全国高等医药院校药学类专业第五轮规划教材

生物药物分析

第3版

（供生物技术、生物工程和生物制药专业使用）

主　编　张怡轩

副主编　赵春杰　何书英　陈晓颖

编　者　（以姓氏笔画为序）

王　淼（沈阳药科大学）

吕国忠（大连民族大学）

何书英（中国药科大学）

张怡轩（沈阳药科大学）

陈　珺（广东药科大学）

陈晓颖（广东药科大学）

赵春杰（沈阳药科大学）

曾　浩（陆军军医大学）

U0196504

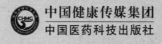
中国健康传媒集团
中国医药科技出版社

内容提要

本教材为"全国高等医药院校药学类专业第五轮规划教材"之一，共16章，主要包括生物药物的质量观念、质量标准和质量管理，生物药物的杂质检查，生物药物的安全性检查，生物药物的微生物限度检查方法，生物药物的酶学分析法，七大类生物药物包括抗生素、维生素和辅酶、核苷酸和核酸、氨基酸、多肽和蛋白质、多糖、酶、细胞因子类药物的分析，抗体、疫苗、血液制品类药物的分析，生物药物质量标准的制订等内容。本教材为书网融合教材，即纸质教材有机融合电子教材、教学配套资源（PPT、微课、视频、图片等）、题库系统、数字化教学服务（在线教学、在线作业、在线考试），使教学资源更加多样化、立体化。

本教材内容翔实、丰富，且各章配有大量实例，具有较强的理论性、科学性、实践性，既可作为全国高等医药院校生物技术、生物工程、生物制药专业的教材，也可供与生物药物分析有关的生产和科研单位科技人员参考。

图书在版编目（CIP）数据

生物药物分析/张怡轩主编. —3 版. —北京：中国医药科技出版社，2019.12

全国高等医药院校药学类专业第五轮规划教材

ISBN 978 – 7 – 5214 – 1497 – 4

Ⅰ. ①生… Ⅱ. ①张… Ⅲ. ①生物制品 – 药物分析 – 医学院校 – 教材 Ⅳ. ①R917

中国版本图书馆 CIP 数据核字（2020）第 000823 号

美术编辑　陈君杞
版式设计　友全图文
出版　**中国健康传媒集团** | 中国医药科技出版社
地址　北京市海淀区文慧园北路甲 22 号
邮编　100082
电话　发行：010 – 62227427　邮购：010 – 62236938
网址　www.cmstp.com
规格　889 × 1194 mm $\frac{1}{16}$
印张　$25\frac{3}{4}$
字数　576 千字
初版　2002 年 8 月第 1 版
版次　2019 年 12 月第 3 版
印次　2024 年 6 月第 4 次印刷
印刷　大厂回族自治县彩虹印刷有限公司
经销　全国各地新华书店
书号　ISBN 978 – 7 – 5214 – 1497 – 4
定价　**69.00 元**

获取新书信息、投稿、为图书纠错，请扫码联系我们。

数字化教材编委会

主　编　张怡轩
副主编　赵春杰　何书英　陈晓颖
编　者　（以姓氏笔画为序）
　　　　王　淼（沈阳药科大学）
　　　　吕国忠（大连民族大学）
　　　　何书英（中国药科大学）
　　　　张怡轩（沈阳药科大学）
　　　　陈　珺（广东药科大学）
　　　　陈晓颖（广东药科大学）
　　　　赵春杰（沈阳药科大学）
　　　　曾　浩（陆军军医大学）

出版说明

"全国高等医药院校药学类规划教材"，于20世纪90年代启动建设，是在教育部、国家药品监督管理局的领导和指导下，由中国医药科技出版社组织中国药科大学、沈阳药科大学、北京大学药学院、复旦大学药学院、四川大学华西药学院、广东药科大学等20余所院校和医疗单位的领导和权威专家成立教材常务委员会共同规划而成。

本套教材坚持"紧密结合药学类专业培养目标以及行业对人才的需求，借鉴国内外药学教育、教学的经验和成果"的编写思路，近30年来历经四轮编写修订，逐渐完善，形成了一套行业特色鲜明、课程门类齐全、学科系统优化、内容衔接合理的高质量精品教材，深受广大师生的欢迎，其中多数教材入选普通高等教育"十一五""十二五"国家级规划教材，为药学本科教育和药学人才培养做出了积极贡献。

为进一步提升教材质量，紧跟学科发展，建设符合教育部相关教学标准和要求，以及可更好地服务于院校教学的教材，我们在广泛调研和充分论证的基础上，于2019年5月对第三轮和第四轮规划教材的品种进行整合修订，启动"全国高等医药院校药学类专业第五轮规划教材"的编写工作，本套教材共56门，主要供全国高等院校药学类、中药学类专业教学使用。

全国高等医药院校药学类专业第五轮规划教材，是在深入贯彻落实教育部高等教育教学改革精神，依据高等药学教育培养目标及满足新时期医药行业高素质技术型、复合型、创新型人才需求，紧密结合《中国药典》《药品生产质量管理规范》（GMP）、《药品经营质量管理规范》（GSP）等新版国家药品标准、法律法规和《国家执业药师资格考试大纲》进行编写，体现医药行业最新要求，更好地服务于各院校药学教学与人才培养的需要。

本套教材定位清晰、特色鲜明，主要体现在以下方面。

1.契合人才需求，体现行业要求 契合新时期药学人才需求的变化，以培养创新型、应用型人才并重为目标，适应医药行业要求，及时体现新版《中国药典》及新版GMP、新版GSP等国家标准、法规和规范以及新版《国家执业药师资格考试大纲》等行业最新要求。

2.充实完善内容，打造教材精品 专家们在上一轮教材基础上进一步优化、精炼和充实内容，坚持"三基、五性、三特定"，注重整套教材的系统科学性、学科的衔接性，精炼教材内容，突出重点，强调理论与实际需求相结合，进一步提升教材质量。

3.创新编写形式，便于学生学习 本轮教材设有"学习目标""知识拓展""重点小结""复习题"等模块，以增强教材的可读性及学生学习的主动性，提升学习效率。

4.配套增值服务，丰富教学资源 本套教材为书网融合教材，即纸质教材有机融合数字教材，配套教学资源、题库系统、数字化教学服务，使教学资源更加多样化、立体化，满足信息化教学的需求。通过"一书一码"的强关联，为读者提供免费增值服务。按教材封底的提示激活教材后，读者可通过PC、手机阅读电子教材和配套课程资源（PPT、微课、视频、图片等），并可在线进行同步练习，实时反馈答案和解析。同时，读者也可以直接扫描书中二维码，阅读与教材内容关联的课程资源（"扫码学一学"，轻松学习PPT课件；"扫码看一看"，即可浏览微课、视频等教学资源；"扫码练一练"，随时做题检测学习效果），从而丰富学习体验，使学习更便捷。

编写出版本套高质量的全国本科药学类专业规划教材，得到了药学专家的精心指导，以及全国各有关院校领导和编者的大力支持，在此一并表示衷心感谢。希望本套教材的出版，能受到广大师生的欢迎，为促进我国药学类专业教育教学改革和人才培养做出积极贡献。希望广大师生在教学中积极使用本套教材，并提出宝贵意见，以便修订完善，共同打造精品教材。

中国医药科技出版社

2019年9月

前　言

　　生物药物分析是医药或相关院校本科生物技术、生物工程、生物制药专业的专业课之一。生物药物分析是应用生物化学、微生物学、细胞生物学、免疫学、分子生物学、有机化学、分析化学、数学、生物工程等学科的理论及技术，检测和研究各种生物药物质量的一门综合性应用学科，旨在培养学生全面的生物药物质量意识和分析工作技能。

　　本教材为"全国高等医药院校药学类专业第五轮规划教材"之一，是在上版教材内容的基础上，结合"十三五"期间教学改革和教学研究经验进行再版修订。本次修订主要做的工作如下：对上版教材中不合理的内容进行修改，还对部分章节内容进行精简或补充，如第一章增加了"质量源于设计"、第二章重金属检查法中增加了"炽灼残渣法"等。且结合《中国药典》（2020 年版）等最新标准对相关的法规、方法等内容及时更新，使得教材的体系更加合理，内容更加丰富、新颖。同时将教材建设为书网融合教材，即纸质教材有机融合电子教材、教学配套资源（PPT、微课、视频、图片等）、题库系统、数字化教学服务（在线教学、在线作业、在线考试），使教学资源更加多样化、立体化。本教材共十六章，第一章绪论介绍生物药物的质量观念、质量标准和质量管理；第二章介绍生物药物的杂质检查；第三章介绍生物药物的安全性检查；第四章介绍生物药物的微生物限度检查方法；第五章介绍生物药物的酶学分析法，分析生物药物的类型、基本原理、操作方法和实际应用；第六章至第十二章介绍七大类生物药物，包括抗生素、维生素和辅酶、核苷酸和核酸、氨基酸、多肽和蛋白质、多糖、酶、细胞因子类药物，简单介绍各类药物化学结构或者（蛋白质）组成、理化性质，重点介绍鉴别方法、检查方法、含量（生物效价）测定以及基因工程药物质控要点等质量分析方法的原理、基本知识和操作技术；第十三章到第十五章分别介绍抗体、疫苗、血液制品类药物的质量控制原理、方法、技术；第十六章介绍生物药物的分类、质量标准制订的基础工作和质量标准主要内容。

　　本教材在内容编排上，紧密围绕《中国药典》（2020 年版），同时参照《美国药典》《英国药典》及《日本药局方》的最新内容，重点介绍各种生物药物的生物学检测方法的基本原理、基础知识和操作技术，注重内容的实用性、科学性及先进性，注重学习过程的循序渐进和深入浅出，以生物药物（包括生物制品）的各种不同类型为主线，选取典型实例，以《中国药典》（2020 年版）收载的分析方法为主，注重介绍生物药物的检定，培养学生的生物药物分析能力和思维方式。为拓宽学生视野，在部分章节中还介绍了一些生物药物分析的新方法。为便于学生学习，在每章前后分别附有学习目标和重点小结，便于学生从整体上把握章节内容，加深对所学内容的理解和掌握。

　　本教材内容翔实、丰富，且各章配有大量实例，具有较强的理论性、科学性、实践性，既可作为全国高等医药院校生物技术、生物工程、生物制药专业的教材，也可供与生物药物分析有关的生产和科研单位科技人员参考。

　　在编写本教材的过程中，得到了各编者所在院校的大力支持，在此表示感谢！由于生物药物正处于迅速发展阶段，相关的各种专业知识也处于不断更新中，编者水平所限，书中难免存在疏漏与不妥，恳请有关专家学者提出批评和建议，以使再版修订时进一步完善。

编　者

2019 年 9 月

目 录

第一章　绪　论

扫码"看一看"

第一节　生物药物分析的性质与任务

扫码"学一学"

一、生物药物概述

生物药品必须是经过国家药品监督管理局审批，允许其上市生产、销售的生物药物（不包括正在上市前临床试验中的生物药物）。生物药物（biopharmaceutics 或 biopharmaceuticals）是与化学药物、中药并驾齐驱的三大类药物之一，指利用生物体、生物组织或组成生物体的各种成分，综合运用生物学、生物化学、微生物学、免疫学、物理化学和药学的原理与方法制得的一大类药物。广义的生物药物是指动物、植物、微生物在其生命活动过程中产生，应用传统技术或现代生物技术制成的一大类用于预防、诊断、治疗疾病和帮助机体恢复正常功能的生理活性物质。生物药物包括：疫苗、抗体、血液制品、细胞因子、蛋白质、酶、酶抑制剂、抗生素、维生素和辅酶、氨基酸、核酸和核苷酸、糖、脂类、微生态制剂等生理活性物质。

生物药物十分接近于人体的正常生理物质，具有更高的生化机制合理性和特异治疗有效性，具有药理活性高、用药剂量小、靶向性强、毒副作用小等优点；但生物药物的有效成分含量低，稳定性差，其原料及产品均为高营养物质，极易染菌、腐败等，因此生物药物分析具有以下特点。

（一）分子量的测定

生物药物中除氨基酸、核苷酸、辅酶等为小分子化合物，化学结构明确、分子量确定外，其他如蛋白质、多肽、核酸、多糖类等均为大分子的生命物质，其分子量大（一般几千至几十万），且具有复杂的化学结构与空间构象，以维持其特定的生理功能。例如《中华人民共和国药典》（简称《中国药典》）（2020 年版）二部收载的胰岛素为五十一肽，分子量约为 6000；《中国药典》（2020 年版）三部收载的注射用人促红素（CHO 细胞）通常为 165 个氨基酸，但是由于糖基化程度不同，分子量为 18235.70Pa。对大分子的化合物而言，即使组分相同，往往由于分子量不同而产生不同的生理活性。例如肝素是

1

由 D – 硫酸氨基葡萄糖和葡萄糖醛酸组成的酸性黏多糖，能明显延长血凝时间，有抗凝血作用；而低分子量肝素，其抗凝活性低于肝素。所以，生物药物常常需要进行分子量的测定。

（二）生化法确证结构

在大分子生物药物中，由于有效结构或分子量不确定，其结构的确证很难沿用化学药物或结构已知的生化药物所常用的元素分析、红外光谱、紫外光谱、核磁共振谱、质谱等方法加以证实，往往还需要选择生物化学分析如氨基酸组成、N 端氨基酸序列、肽图等方法加以证实。例如《中国药典》(2020 年版) 三部收载的注射用重组人干扰素 α1b 的原液检定，不仅要进行蛋白质含量、纯度、等电点、紫外光谱扫描等理化分析，而且按规定要进行肽图检查，同时至少每年测定一次产品 N 端氨基酸序列，用氨基酸序列分析仪测定，其 N 端序列应为：

(Met) – Cys – Asp – Leu – Pro – Glu – Thr – His – Ser – Leu – Asp – Asn – Arg – Arg – Thr – Leu。

（三）生物学活性检查

生物药物对热、酸、碱、重金属及 pH 变化都较敏感，各种理化因素的变化易对生物活性产生影响。特别是在制备多肽或蛋白质类药物时，有时因生产工艺条件的变化，导致活性多肽或蛋白质失活。因此，对这些生物药物，除了用通常采用的理化分析检验外，尚需用生物检定法进行检定，以证实其生物活性。例如《中国药典》(2020 年版) 三部收载的注射用重组人干扰素 α2a 的原液检定要进行生物学活性的检查，采用干扰素生物学活性测定法（细胞病变抑制法），依据干扰素可以保护人羊膜细胞（WISH）免受水泡性口炎病毒（VSV）破坏的作用，用结晶紫对存活的 WISH 细胞染色，于波长 570nm 处测定其吸光度，可得到干扰素对 WISH 细胞的保护效应曲线，以此测定干扰素生物学活性。

（四）安全性检查

由于生物药物大多组分复杂，有效成分在生物材料中浓度都很低，杂质特别是生物大分子杂质的含量相对比较高；同时，此类药物的性质特殊，生产工艺复杂，易引入特殊杂质和污染物，故生物药物常常要求做安全性方面的全面检查，以保证生物药物用于人体时不至于引起严重不良反应或意外事故。例如《中国药典》(2020 年版) 三部收载的注射用人重组干扰素 α2a 涉及的安全性检查项目包括原液中外源性 DNA 残留量、鼠 IgG 残留量、宿主菌蛋白质残留量、残余抗生素活性及半成品、成品检定中有关无菌、细菌内毒素检查和异常毒性试验等。

（五）效价（含量）测定

生化药物和生物制品在定量分析和含量的表示方式上也有所不同。此类药物来源于生物体，是生物体的基本生命物质，与化学药物和中药相比，具有更高的生化机制合理性和特异治疗有效性。因此，对于此类药物有效成分的检测，除应用一般化学方法或理化分析进行有效成分含量测定外，更应根据产品的特异生理效应或专一生化反应拟定其专属性的生物效价测定方法，以表征其所含生物活性成分的含量。如对酶类等药物需进行效价测定或酶活力测定，以表明其有效成分的生物活性。《中国药典》(2020 年版) 三部收载的人凝血酶原复合物的效价测定，包括了其组成的主要活性成分人凝血因子Ⅸ、人凝血因子Ⅱ、人凝血因子Ⅶ和凝血因子Ⅹ效价的依法测定，合格的产品其各项成分的效价测定结果均应符合规定。

二、生物药物分析的内容

生物药物分析是应用微生物学、分子生物学、免疫学、生物化学、有机化学、数学、分析化学、生物工程等学科的理论及技术成就，检测和研究各种生物药物质量的一门综合性应用学科。旨在培养学生全面的生物药物质量意识和分析工作技能。

生物药物分析的基本任务是分析鉴定各种生物药物的化学成分、化学结构，测试产品质量、多组分药物的组分含量、相关物质的降解产物含量等，从而全面控制生物药物质量，保障人民用药的安全性、合理性和有效性。为此，在生物药物的生产、保管、供应、调配及临床应用过程中，对每种产品（原料药和制剂）都应该进行严格的分析检验；同时必须应用各种有效方法针对上述各个环节严格把关药物质量。此外，生物药物生产单位也必须认真进行生物药物生产过程中的质量控制，及时解决工艺中发现的质量问题，提高产品质量，促进生产发展。药品供应和管理部门也要时刻注意药品贮存过程中的质量变化，以便随时研究引起药品质量变化的因素，进一步完善贮存条件和管理方法，全面保证药品质量。

三、生物药物分析的发展趋势

随着人们对生命安全的日益关注和生物技术的快速发展，生物药物的应用愈来愈广泛。由于生物药物生产过程的复杂性、易变性及产品质量的特殊性，需要不断地建立和完善多种多样的微生物学、生物学、化学、物理学检测方法，研究和制定每种产品质量标准。比如，抗生素类药物是微生物生命过程中合成的，一般为热敏性或多组分的药品，虽经化学提纯，但其产品纯度达不到100%，其原料药和制造的各种制剂在贮存过程中，因环境因素的作用，还会产生不同程度的降解反应，失去原有药效，产生一些不良反应。因此对抗生素类药物，各国都规定了特定的管理条例及严格的检验制度。对新产品设计了较完整的分析研究程序，研究和制订产品的质量标准。基因工程药物制备过程中对用于生产的原材料质量、培养过程的检测、分离纯化的中间体、成品均要进行严格的检查。许多国家都制订了"生物技术医药产品的生产和质量控制"一类质量控制准则。

同时，伴随着药物制剂学的剂型研究已从一般的片剂、针剂向微囊制剂、缓释制剂、控释制剂、靶向制剂等新型制剂发展，更加需要建立相应的新的检测方法，以便研究和制订新制剂的质量标准，并且需要紧密配合现代化的仪器和分析手段，以便更深入地研究药物的化学结构与生物活性之间的关系，揭示药物分子与受体间的作用，从而进行药物分子设计、定向生物合成或化学修饰的研究。

总之，对于生物药物分析工作者而言，不仅要重视药物的静态常规监察，还要深入到药物筛选、生产工艺过程、贮存期间、生物体内的药物代谢过程等的动态分析监控。所以，必须进一步提高分析方法的准确度、灵敏度和选择性，研究更快速、灵敏度更高的自动化分析方法，广泛应用计算机来控制分析操作和数据处理，实现分析仪器的连续化、自动化和智能化。

第二节　药典和生物药物的质量标准

一、药典和药品质量标准

生物药物不同于一般的工业产品，它属于医药产品，是用于治病救人、改善体质、增强机体抵抗能力的化学物质，因此，药物质量的优劣直接影响着人们的身体健康和生命安全，必须对生物药物质量实行全面监控。为了确保药物质量，世界各国均规定了国家级的药物质量标准（国家药典），根据其标准来进行药物检验和质量检查工作。除此之外，各国均设有药物质量管理部门和药物检测的法定机构。

药典是国家对药物质量标准及其检验方法所做的技术规定，是药物生产、监控、供应、使用以及管理部门都必须遵循的法典，它与其他法令一样具有法律约束力。生产单位生产的品种，其质量不符合药典中规定标准的均不得出厂，不许销售，更不允许使用，生产与供应不符合药典质量标准规定的药物是犯法的行为。

药品质量标准分为法定标准和企业标准两种。企业标准并无法律约束力，只在企业内部实行。而所谓法定药品质量标准是国家对药品质量、规格及检验方法所作的技术规定，是药品生产、供应、使用、检验和药政管理部门共同遵循的法定依据。国务院药品监督管理部门颁布的《中国药典》和药品标准为国家药品标准。

二、《中国药典》及其历史沿革

（一）《中国药典》内容简介

《中华人民共和国药典》简称《中国药典》，由国家药典委员会组织编纂、审稿，报请国务院批准出版。《中国药典》其后以括号注明出版年份，如2000年版。英文名称为Pharmacopoeia of The People's Republic of China，英文简称Chinese Pharmacopoeia，英文缩写为Ch. P.。新中国成立以来，中国先后出版过十一版药典（1953年、1963年、1977年、1985年、1990年、1995年、2000年、2005年、2010年、2015年和2020年）和若干种国家药品标准。

现行版《中国药典》分为四部。一部收载药材及饮片、植物油脂和提取物、成方制剂和单味制剂等；二部收载化学药品、抗生素、生化药品以及放射性药品；三部收载生物制品；四部收载通用技术要求、药用辅料。

药典的内容一般分为凡例、正文、附录和索引四部分。凡例是为解释和使用《中国药典》，正确进行质量检验提供指导原则；正文部分为所收载药品或制剂的质量标准。药品质量的内涵包括三个方面：真伪、纯度、品质优良度。三者的集中表现即使用过程中的有效性和安全性。因此，药品质量标准的内容一般应包括以下诸项：法定名称、来源、性状、鉴别、纯度检查、含量测定、类别、剂量、规格、贮藏、制剂等等。通则包括制剂通则和通用检测方法，如一般鉴别试验、一般杂质检查方法、有关物理常数测定法、试剂配制法、氧瓶燃烧法、分光光度法以及色谱法等内容，而红外吸收光谱已另成专辑出版。1995年之后的《中国药典》除有中文品名目次外，还有汉语拼音索引和英文索引。

（二）历史沿革

1949年以后的第一部药典是《中国药典》(1953年版)，共收载药品531种，其中有化学药、植物药与油脂类药、动物药、抗生素、生物制品以及制剂等。1965 年 1 月 26 日，卫生部公布了《中国药典》(1963 年版)，该版药典分一、二两部。一部收载常用的中药材和中药成方制剂，二部收载化学药品及其制剂。两部各有凡例和附录。1979 年 10 月 4 日，颁布了《中国药典》(1977 年版)，自 1980 年 1 月 1 日起执行。该版药典仍分为两部，一部收载中草药（包括少数民族药材）、中草药提取物、植物油脂以及一些单味药材制剂和成方制剂（包括少数民族药成方），二部收载化学药品、生物制品等。《中国药典》(1985 年版)自 1986 年 4 月 1 日起执行。该版药典一部仍收载中药材、植物油脂以及单味制剂和中药成方制剂等，二部收载化学药品、生物制品等。与此版药典相配套，第一部英文版的《中国药典》(1985 年版) 在 1988 年编纂出版，同年还出版了《中国药典》二部注释选编。《中国药典》(1990 年版) 自 1991 年 7 月 1 日起执行。该版《中国药典》也分为两部，收载了 1751 种药品。有关品种的红外吸收图谱收入《药品红外光谱集》，另行出版。与该版药典相配套，《中国药典》(1990 年版) 二部注释和一部注释选编、《中药彩色图集》《中药薄层色谱彩色图集》《临床用药须知》以及《中国药品通用名称》等先后编制出版。《中国药典》(1990 年版) 的英文版亦于 1993 年 7 月出版发行。《中国药典》(1995 年版) 自 1996 年 4 月 1 日起执行。该版药典一部和二部共收载 2375 种药品。与前几版药典明显不同的是：本版药典二部中药品的中文名称只收载药品通用名称，不再列副名；药品外文名称取消了拉丁名，改用英文名。《药品红外光谱集》第一卷（1995 年版）亦出版发行。《中国药典》(2000 年版) 于 2000 年 7 月 1 日起正式执行。本版药典收载品种有较大幅度的增加，共计 2691 种，其中一部收载中药材、中药成方制剂 992 种，二部收载化学药品、抗生素、生化药品、放射性药品、生物制品共 1699 种，本版药典的附录作了改进和提高，二部附录中还首次收载了药品质量标准分析方法验证指导原则、药物稳定性试验指导原则等六项指导原则。此外，按照国际惯例，本版药典取消了"剂量"和"注意"等项目，有关内容移至《临床用药须知》一书中。本版药典的中、英文版实现了同步出版。《药品红外光谱集》第二卷（2000 年版）也出版发行。《中国药典》(2005 年版) 于 2005 年 7 月 1 日起正式执行。本版药典共收载 3212 种，其中新增 525 种。一部收载中药材及饮片、植物油脂和提取物、成方制剂和单味制剂，收载品种 1147 种，其中新增 154 种、修订 453 种；二部收载化学药品、抗生素、生化药品、放射性药品及其制剂，以及药用辅料等 1964 种，其中新增 327 种、修订 522 种；首次将生物制品单独列为一部，将原《中国生物制品规程》并入药典，设为第三部，《中国药典》(2005 年版) 第三部收载生物制品共计 101 种，其中新增 44 种、修订 57 种。《中国药典》(2010 年版) 于 2010 年 1 月出版，自 2010 年 10 月 1 日起正式执行，分一部、二部和三部，收载品种总计 4567 种，其中新增 1386 种。一部收载药材和饮片、植物油脂和提取物、成方制剂和单味制剂等，品种共计 2165 种，其中新增 1019 种（包括 439 个饮片标准）、修订 634 种；二部收载化学药品、抗生素、生化药品、放射性药品以及药用辅料等，品种共计 2271 种，其中新增 330 种、修订 1500 种；三部收载生物制品，品种共计 131 种，其中新增 37 种、修订 94 种。

　　《中国药典》(2015 年版) 于 2015 年 12 月 1 日执行。分一部、二部、三部和四部，共收载药品 5608 种，其中新增 1082 种。一部收载药材和饮片、植物油脂和提取物、成方制剂和单味制剂等，共计 2598 种，其中新增 440 种、修订 517 种、不收载 7 种。二部收载化学药品、抗生素、生化药品、放射性药品以及药用辅料等共计 2603 种，其中新增 492 种、修订 415 种、不收载 28 种。三部收载生物制品，共计 137 种，其中新增 13 种、修订 105

种、新增生物制品通则 1 个，新增生物制品总论 3 个、不收载 6 种。《中国药典》(2015 年版) 首次将药典通则、药用辅料单独作为《中国药典》四部。四部收载通则 317 个，其中制剂通则 38 个、检验方法 240 个、指导原则 30 个、对标准物质和试液试药的相关通则 9 个；药用辅料 270 种，其中新增 137 种、修订 97 种、不收载 2 种。现行版《中国药典》由一部、二部、三部、四部构成，收载品种总计 5929 个。一部收载药材和饮片、植物油脂和提取物、成方制剂和单味制剂等，品种共计 2713 种。二部收载化学药品、抗生素、生化药品以及放射性药品等，品种共计 2722 种。三部收载生物制品 153 种。四部收载通则总计 359 个，包括制剂通则、检验方法、指导原则、标准物质和试液试药相关通则；药用辅料 341 种。

三、常用国外药典

世界上大约已有近 40 个国家编制了国家药典，另外还有三种区域性药典(《北欧药典》《欧洲药典》和《亚洲药典》)和世界卫生组织编制的《国际药典》等，这些药典无疑对世界医药科技交流和国际医药贸易具有极大的促进作用。结合生物药物分析课程的学习，简要介绍几部著名国外药典。

(一)《美国药典》及《国家处方集》

《美国药典》(United States Pharmacopoeia)，简称 USP；《国家处方集》或《美国药方集》(National Formulary)，简称 NF；由美国药典委员会编辑出版。

《美国药典》第一版于 1820 年出版，随着时间的推移，《美国药典》的性质从处方汇编改变为药品标准的汇编。它的出版周期也随之改变，从 1840 年到 1942 年，每 10 年一版；1942 年到 2000 年，每 5 年一版；从 2002 年开始每年一版，2019 年已出至第 42 版。

1888 年，美国药学会出版了第一部《国家处方集》，即 NF，原名是《非法定制剂的国家处方集》。以后每隔 10 年修订一次，自 1938 年起改为每隔 5 年修订一次，到 1975 年共出版了 14 版。收载尚未在《美国药典》中收载的，确有疗效的药品和制剂。与《美国药典》密切相关，互相配合，成为美国确保药品质量的依据，故美国《国家处方集》可看成是美国的副药典，它也经常为其他药学参考书所引证。从 1980 年第 15 版起，按照美国药典委员会 1975 年的决议，《美国药典》和美国《国家处方集》统由美国药典委员会负责修订编印。对收载品种的分工，做了大幅度的调整。美国药典委员会于 1980 年第一次将《美国药典》和《国家处方集》合并成一卷出版，即 USA XX 版和 XV 版的联合版，于同年 7 月 1 日颁布施行。两部药品标准虽合成一卷，但两者仍有区分，各有其独特性。主要是收载品种类别不同，内容分别编列。联合版本具有另一优点是：除了正文以外，有很多章节，如凡例、附录、通则、试剂、参考表和索引等，两者均可交叉参阅使用，避免了大量重复。USP 部分约 1200 页，NF 部分约 300 页。因而，这版药典成为第一部收载范围最广的《美国药典》。

从 USP 30、NF 25 开始，由于内容增加，分成 3 卷一套。卷 1 包括序言、通用检测方法和信息指导、饮食增补剂、赋形剂、NF 各论、试剂、试液、指示剂、各药性状和溶解性、胶囊、片剂的容器要求、原子量表、黏度表、乙醇相对密度表等。卷 2 为 USP 各论 A - L，卷 3 为 USP 各论 M - Z。各卷均列入一般注意事项、通用方法指导目录和药物与制剂的综合索引。

USP 正文药品名录分别按法定药名字母顺序排列，各药品条目大都列有品名、结构式、分子式、CAS 登记号、成分和含量说明、包装和贮藏规格、参考物质要求、鉴定方法、干燥失重、炽灼残渣、检测方法等常规项目。

(二)《英国药典》

《英国药典》(British Pharmacopoeia)，简称 BP，由英国药典委员会编纂，经英国药品委员会推荐，由英国卫生部颁发施行。是英国制药标准的重要来源，也是药品质量控制、药品生产许可证管理的重要依据。该药典囊括了几千篇颇有价值的医学专题论文，其中有几百篇是医学新论。它不仅提供了药用和成药配方标准以及公式配药标准，而且也展示了许多明确分类并可参照的《欧洲药典》专著。

首次出版于 1864 年，以后，每隔数年出一次修订版，出版周期不定，至今已有 130 多年历史。自 1953 年第 8 版起改为每 5 年修订出版一次，1980 年 12 月 1 日起颁布施行的是第 13 版。从这版起又改变了前些年代的每 5 年修订一版的固定期限，系根据需要不定期地修订出版。现行版为 2019 年版（BP 2019），2018 年 10 月出版，2019 年 1 月 1 日生效。

BP 的部分品种是从《欧洲药典》而来的，凡《欧洲药典》收载的药品，BP 只收录其名称，其规格则遵循《欧洲药典》，因此 BP 必须和《欧洲药典》配合使用。BP 不仅在本国使用，加拿大、澳大利亚、新西兰、印度、斯里兰卡等英联邦国家也采用。中国制药工业和药品检验机构在工作中，除使用中国自己的药典外，也常参阅《英国药典》。可见，《英国药典》在世界各国药典中占有重要地位。

英国药典委员会为配套药典使用还出版了《英国药品通用名称》(British Aprroved Names，BAN)，其中也收录了 INN 名称。药物的化学系统名称或其他科学名称通常比较复杂，不便日常交流使用。"药品通用名称"科学和简明地对药物进行命名，以方便使用。

(三)《日本药局方》及《日本药局方解说书》

《日本药局方》(Japanese Pharmacopoeia)，简称 JP，由日本药局方编辑委员会编纂，由厚生省颁布执行。

首次出版于日本明治 19 年（1886 年），出版周期不定，至 2016 年已发行第 17 改正版。第 5 改正版以前，日本药局方只有一部，不分册。多以德国和瑞士药典为蓝本制订。二次大战后，受英、美药典影响，昭和 23 年（1948 年），日本出版了《国民药品集》，其性质相当于美国《国家处方集》。1960 年，日本厚生省决定将药局方和国民药品集合称药局方。在第 5 改正版药局方基础上，修订改版的称第 6 改正版《日本药局方》第二部。以后，《日本药局方》都分两部出版。第一部主要收载原料药及其基础制剂，第二部主要收载生药、家庭药制剂和制剂原料。

《日本药局方解说书》自第 7 改正版《日本药局方》发行以来，由日本财团法人公定公书协会编辑出版了包括《日本药局方》第一、二部内容的解说书，对药局方中的总则、通则、试验法有较详细的介绍。在一般试验法中介绍其原理和实际操作；凡能做红外光谱分析的都有红外光谱图解，对合成药物的制法均有简单介绍。在第二部解说书中，关于生药研究占 40%，包括植物学名、产地、植物图解、性状、提取方法、鉴别试验、灰分、有效成分含量测定和参考文献等。解说书首先逐条列出药局方的原条目，逐条加以解释，包括药局方的全部内容。因此，使用比日本药局方更为方便。

(四)《国际药典》

《国际药典》(International Pharmacopoeia)，简称 Ph. Int.，是世界卫生组织（World

Health Organization，WHO）为了统一世界各国药品的质量标准和质量控制的方法而编纂的。

1948 年第一届世界卫生大会确立了统一药典的专家委员会；1950 年世界医学会批准 Ph. Int. 的出版。第一版于 1951 年和 1955 年分两卷用英、法、西班牙文出版，于 1959 年出版增补本。第二版于 1967 年用英、法、俄、西班牙文出版。第三版于 1979 年、1981 年、1988 年、1994 年、2003 年分 5 卷出版。第四版于 2006 年出版发行，第四版将第三版分散的 5 卷整合成 2 卷，并新增抗逆转录病毒药物。2008 年对其进行第一次增补，2011 年又对其进行了第二次增补。

Ph. Int. 现行版第五版，从第四版至第五版，制剂品种增修订 92 个，剔除品种 2 个，约占现有品种数的 65%。Ph. Int. 的目的是作为原始材料，供任何想建立制药要求的世界卫生组织成员国参考或改编。不管何时，国家或区域当局明确地把药典引入到恰当的立法中，药典或药典的任何部分都将有法律地位。Ph. Int. 中采用的信息是综合了各国实践经验并广泛协商后整理出的，对各国无法律约束力，仅作为各国编纂药典时的参考标准，所有会员国免费使用。

Ph. Int. 更多关注的是发展中国家的需要，并且只推荐已被证明合理有效的、经典的化学技术。在世界范围内广泛应用的药物应被优先考虑，重点是这些药物的治疗价值。高度的优先权应该给予那些对世界卫生组织健康计划重要的药物，以及可能含有由于降解或生产中难以避免而引起杂质的药物。分析方法尽可能采用经典的方法，以便在没有昂贵设备的情况下也能进行。

四、生物药物的质量标准

生物药物质量控制与化学药物基本一致，包括性状、鉴别、检查和含量测定；但也不尽相同，特别是生物制品，在均一性、有效性、安全性和稳定性等方面有严格要求，必须对其进行原材料、生产过程（包括培养和纯化工艺过程）和最终产品的全过程质量控制。

生物药物最具代表性的是基因工程药物，基因工程药物是将某一特定编码的天然基因或合成的核苷酸序列，利用有高度特异性的限制性内切核酸酶和连接酶等插入到质粒、病毒等载体中，形成重组的遗传物质，然后再把带此遗传物质的载体转移到宿主细胞，使其扩增和表达而制备的产物。影响外来基因的新宿主细胞中表达的因素是复杂的，不同培养条件与不同的分离纯化方法都会影响到最终产品的质量。因此，基因工程药物可能会含有传统生产方法不可能存在的杂质。如微生物细胞表达的产物可能含有内毒素、致敏原；动物细胞中表达的产物可能含有核酸类杂质和病毒。

基因工程药物的质量控制与传统生产方法制备的药物质量控制有本质的差别，所以一些国家和世界卫生组织先后制订了基因工程药物生产法规等。如 1983 年 11 月美国 FDA 制订了《重组 DNA 生产的药品、生物制品的生产和检定要点》，1988 年又补充了《生物技术医药产品临床前生物安全性试验要求》，1990 年又增加了《生物技术生产细胞因子的质量控制》。1991 年世界卫生组织正式公布了《重组 DNA 生产的药品、生物制品的生产和检定要点》。《英国药典》(1993 年版) 刊载重组 DNA 制品通则。原卫生部 1990 年颁布了《人用重组 DNA 制品质量控制要点》《基因工程人 α 型干扰素制备及质量控制要点》。2003 年，原国家食品药品监督管理局发布《人用重组 DNA 制品质量控制技术指导原则》《人用单克隆抗体质量控制技术指导原则》《人基因治疗研究和制剂质量控制技术指导原则》等。《中国生物制品规程》是中国生物制品的国家标准和技术法规，包括生产规程和检定规程，2005 年国家药典委员会首次将《中国生物制品规程》并入药典，设为《中国药典》三部，收载生物制品 101 种；2010 年《中国药典》三部收载生物制品 131 种；2015 年《中国药典》三部收载生物制品 153 种。

五、人用药品注册技术要求国际协调会

为了严格药品质量管理，保障人体用药安全，多数发达国家对药品的研发、生产、销售和进口等都施行严格的审批注册制度。但是，不同国家对药品审批注册的要求有所不同，易导致药品研发和注册成本的不必要提高、生产资源的浪费，不利于创新药物研究成果的共享和人类医药事业的发展。

因此，由欧盟、美国和日本三方组成的药品注册管理当局和制药企业协会（管理机构）在 1990 年发起了"人用药品注册技术要求国际协调会"（International Conference on Harmonisation of Technical Requirements for Registration of Pharmaceuticals for Human Use, ICH）。ICH 遵循一切为了保护公众健康的利益，以科学、有效和经济的方式开发优质、安全和有效新药的原则。ICH 的目的是通过协调一致，使三方在药品注册技术要求上取得共识；为药品研发、审批和上市制定统一的国际性技术指导原则；以便更好地利用资源、避免重复、减少浪费，加快新药在世界范围内的开发使用；以使新药及改进的产品尽快用于患者。

ICH 由指导委员会、专家工作组和秘书处组成，有六个成员单位，分别为：欧盟（European Union, EU）、欧洲制药工业协会联合会（European Federation of Pharmaceutical Industries and Association, EFPIA）、美国食品药品管理局（Food and Drug Administration, FDA）、美国药物研究和生产联合会（Pharmaceutical Research and Manufacturers of America, PhRMA）、日本厚生省（Ministry of Health and Welfare, MHW）、日本制药工业协会（Japan Pharmaceutical Manufacturers Association, JPMA）。国际制药工业协会联合会（International Federation of Pharmaceutical Manufacturers Associations, IFPMA）作为制药工业的保护组织参与 ICH，并在其日内瓦总部为 ICH 提供秘书处。此外，世界卫生组织（World Health Organization, WHO）、欧洲自由贸易区（European Free Trade Area, EFTA）和加拿大卫生保健局（Canadian Health Protection Branch, CHPB）应邀派观察员参加 ICH 指导委员会。2017 年 5 月 31 日至 6 月 1 日，国际人用药品注册技术协调会（ICH）2017 年第一次会议在加拿大蒙特利尔召开，通过了原国家食品药品监督管理总局（现国家药品监督管理局）的申请，原国家食品药品监督管理总局成为国际人用药品注册技术协调会正式会员。

ICH 技术要求的制定经过专家工作组起草（草案）、指导委员会审核、药品注册管理当局协商修订、指导委员会确认和建议实施（最终文件）5 个阶段。ICH 经过多年的协调统一，已经在药品注册技术要求的许多方面达成了共识，并制定出了有关药品的质量、安全性、有效性和综合要求的四类技术要求，共四十多种；同时在三方的药品注册审评中得到实施。世界卫生组织建议各国在药品注册中采用 ICH 的技术要求。

ICH 有关药品质量的技术要求（quality，以代码 Q 标识）有 11 种（表 1－1），包括稳定性试验、分析方法验证、杂质研究、药典方法、生物技术产品质量和安全、质量标准、原料药 GMP、药品研发、质量风险管理和药品质量体系等。

表 1-1　ICH 有关药品的质量技术要求

技术要求代码和名称	类型	发布日期
Q1A（R2）新药原料和制剂的稳定性试验（Stability Testing of New Drug Substances and Products）	最终文件	11/2003
Q1B 新药原料和制剂的光稳定性试验（Photostability Testing of New Drug Substances and Products）	最终文件	5/1997
Q1C 新剂型的稳定性试验（Stability Testing for New Dosage Forms）	最终文件	5/1997
Q1D 新药原料和制剂的稳定性试验的括号设计和矩阵设计（Bracketing and Matrixing Designs for Stability Testing of New Drug Substances and Products）	最终文件	1/2003
Q1E 稳定性数据评价（Evaluation of Stability Data）	最终文件	6/2004
Q2（R1）分析方法验证—报告和方法（Validation of Analytical Procedures：Text and Methodology，Q2A 和 Q2B 的合并）	最终文件	11/2005
Q3A（R）新药原料中的杂质（Impurities in New Drug Substances）	最终文件	6/2008
Q3B（R）新制剂中的杂质（Impurities in New Drug Products，Revision 2）	最终文件	6/2006
Q3C 残留溶剂杂质（Impurities：Residual Solvents）溶剂类型和限度表（Tables and List）	最终文件	11/2003
Q4B 药典方法指南（Evaluation and Recommendation of Pharmacopoeial Texts for Use in the International Conference on Harmonisation Regions）	最终文件	2/2008
Q5A 人源和动物源细胞生物技术产品的病毒安全性评价（Viral Safety Evaluation of Biotechnology Products Derived From Cell Lines of Human or Animal Origin）	最终文件	9/1999
Q5B 生物技术产品的质量—重组 DNA 蛋白制品中的细胞表达构建分析（Quality of Biotechnological Products：Analysis of the Expression Construct in Cells Used for Production of r-DNA Derived Protein Products）	最终文件	2/1996
Q5C 生物技术产品的质量—生物技术产品/生物制品的稳定性试验（Quality of Biotechnological Products：Stability Testing of Biotechnological/Biological Products）	最终文件	7/1996
Q5D 生物技术产品/生物制品的质量—生物制品生产用细胞基质的来源和鉴定（Quality of Biotechnological/Biological Products：Derivation and Characterization of Cell Substrates Used for Production of Biotechnological/Biological Products）	最终文件	11/2004
Q5E 生物制品生产工艺变更后产品的可比性（Comparability of Biotechnological/Biological Products Subject to Changes in Their Manufacturing Process）		
Q6A 质量标准—化学药物新药原料和制剂的检验方法与限度标准（Specifications：Test Procedures and Acceptance Criteria for New Drug Substances and New Drug Products：Chemical Substances）	最终文件	10/1999
Q6B 质量标准—生物制品的检验方法与限度标准（Specifications：Test Procedures and Acceptance Criteria for Biotechnological/Biological Products）	最终文件	
Q7A 原料药的 GMP（Good Manufacturing Practice Guidance for Active Pharmaceutical Ingredients，11/2005 ICH 重新标识为 Q7）	最终文件	8/1999
Q8（R2）药品研发（Pharmaceutical Development）	最终文件	9/2001
Q9 质量风险管理（Quality Risk Management）		11/2009
Q10 药品质量体系（Pharmaceutical Quality System）	6/2006	
Q11 原料药的研发和生产（Development and Manufacture of Drug Substances）		4/2009
		11/2012

ICH 有关药品安全性的技术要求（Safety，以代码 S 标识）有 10 种，包括药物的致癌

性试验、遗传毒性试验、毒代和药代动力学试验、长期毒性试验、生殖毒性试验、生物制品的临床前安全性试验、安全性药理试验、免疫毒性试验、抗癌药物的非临床试验、药物的光安全性试验等。

ICH 有关药品有效性的技术要求（Efficacy，以代码 E 标识）有 16 种，包括临床安全性的评价、数据管理、安全警戒、临床试验研究的设计、剂量和药效、种族影响因素数据分析、特殊人群试验、注意事项、数据统计、报告要求和 GCP 等。

ICH 有关药品的综合技术要求（Multidisciplinary，以代码 M 标识）有 8 种，包括药品注册申请技术文件（电子）的统一格式要求、药物非临床安全性试验、药物词典的内容和格式要求等。

目前，ICH 中以欧盟、美国和日本为首的国家集团，制药工业产值和研发经费在全球占绝对优势，并集中了国际上最先进的药品研发和审评的技术与经验。因此，ICH 在药品注册管理和生产领域具有重要的影响。中国国家药品监督管理部门制定和推行的药品质量管理规范大多数是根据中国药品生产和监督管理的国情并参考 ICH 的技术要求而制定，促进了中国药物的创新研究发展和药品生产技术水平的不断提高。

ICH 有关药品的质量技术要求也是生物药物分析学科进行药物质量研究的重要技术参考。

第三节　生物药物质量的科学管理

扫码"学一学"

一、生物药物质量的管理条例

生物药物是一类特殊的药物，除用于临床治疗和诊断外，还用于健康人特别是儿童的预防接种，以增强机体对疾病的抵抗力。生物药物质量标准是国家对药物质量、规格及检验方法所做的技术规定。生物药物质量标准可用于判断药物的优劣真伪，并且需要一个科学的、切合实际的药物质量保障体系。该体系涉及生物药物质量管理法规，国家设立药物质量监督机构，新药研制中质量研究的要求，新药的安全性试验和临床疗效的评价，药物的审批和复核，上市药物不良反应的报告制度，药物生产、供应、应用的质量监控，陈旧药品的淘汰制度等。制订并贯彻统一的药品质量标准，将对中国的医药科学技术、生产管理产生良好的影响和促进作用。为了实行全面而有效的药物质量管理，世界各国都依据自己国家的药物研制、生产的实际情况制订出一些科学合理的管理规范或条例原则。有些国家逐步公布了能对药物质量控制的全过程起指导作用的法令性文件。

《药物非临床研究质量管理规范》(Good Laboratory Practices，GLP)，是涉及实验室工作的所有方面的法规性文件，包括从计划、实验、监督、记录到实验报告等一系列内容。GLP 制定的主要目的是严格控制药品安全性评价试验的各个环节，降低试验误差，确保实验结果的真实性。任何科研单位或部门为了研制出安全、有效的药物，必须按照 GLP 的规定开展工作，GLP 从各个有关方面明确规定了如何严格控制药物研制的质量，以确保实验研究的质量与实验数据的准确可靠。

中国 GLP（试行）于 1999 年 9 月 17 日经国家药品监督管理局发布，1999 年 11 月 1 日起施行。修订后的 GLP 已于 2017 年 6 月 20 日经国家食品药品监督管理总局局务会议审议通过，于 2017 年 9 月 1 日施行。

《药品生产质量管理规范》（Good Manufacturing Practices，GMP），是药品生产管理和质量控制的基本要求，旨在最大限度地降低药品生产过程中污染、交叉污染以及混淆、差错等风险，确保持续稳定地生产出符合预定用途和注册要求的药品。要求企业从原料、人员、设施设备、生产过程、包装运输、质量控制等方面按国家有关法规达到卫生质量要求，形成一套可操作的作业规范，帮助企业改善企业卫生环境，及时发现生产过程中存在的问题，加以整改。GMP 的基本要求是：要提供为保证药品质量的各种条件，如经过培训的人员、合适的厂房和空间、合适的设备和维修服务，经过批准的各种操作方法，正确的材料容器和标签、合适的仓储条件与运输。所有的操作都应有文字依据，避免口头叙述引起的遗漏和误解，这样可以保证所有工作均按事前周密设计的方案行事，并且知道可达到的预期结果。每步生产过程都有完整的记录，包括操作者的签名，出现任何偏离规定的现象时都应有记录，而且要得到负责人的认可。每批产品都有其完整的资料可以追溯检查。必要时，可以从销售渠道追回任一批药品。

世界卫生组织于 20 世纪 60 年代中开始组织制订药品 GMP，中国则从 80 年代开始推行。1988 年颁布了中国的药品 GMP，并于 1992 年作了第一次修订。1998 年国家药品监督管理局成立以来，十分重视药品 GMP 的修订工作，《药品生产质量管理规范》（1998 年修订）于 1999 年 8 月 1 日起施行。之后历经 5 年修订、两次公开征求意见，《药品生产质量管理规范（2010 年修订）》（简称新版药品 GMP）于 2011 年 3 月 1 日起施行。本规范为药品生产质量管理的基本要求。对无菌药品、生物制品、血液制品等药品或生产质量管理活动的特殊要求，由原国家食品药品监督管理局以附录方式另行制定。

《药品经营质量管理规范》（Good Supply Practices，GSP），是指在药品流通过程中，针对计划采购、购进验收、储存、销售及售后服务等环节而制定的保证药品符合质量标准的一项管理制度。其核心是通过严格的管理制度来约束企业的行为，对药品经营全过程进行质量控制，保证向用户提供优质的药品。药品供应部门为了保证药品在运输、贮存和销售过程中的质量和效力，必须按照 GSP 的规定进行工作。

世界各国药品管理体制和管理模式的差异，流通领域中的 GSP 在国际上尚未形成如 GMP 那样较为系统和通行的方法。1980 年国际药品联合会在西班牙马德里召开的全体大会上，通过决议呼吁各成员国实施《药品经营质量管理规范》（GSP）。中国推行 GSP 是从 20 世纪 80 年代开始的。1984 年《医药商品质量管理规范（试行）》由原国家医药管理局发文在全国医药商业范围内试行。1992 年，该版 GSP 经修订由原国家医药管理局正式发布实施，使 GSP 正式成为实行医药行业管理的部门规章。2000 年 4 月 30 日国家食品药品监督管理局以第 20 号局令发布了《药品经营质量管理规范》，并已于 2000 年 7 月 1 日起正式施行。这标志着监督实施 GSP 工作开始步入正轨。国家食品药品监督管理总局于 2016 年 7 月 20 日发布《国家食品药品监督管理总局关于修改＜药品经营质量管理规范＞的决定》，公布了新修改的《药品经营质量管理规范》。

《药物临床试验质量管理规范》（Good Clinical Practices，GCP），是药物临床试验全过程的标准规定，包括方案设计、组织实施、监查、稽查、记录、分析总结和报告。这项规范的制订有两个作用：一是为了在新药研究中保护志愿受试者和患者的安全和权利；二是有助于生产厂家申请临床试验和销售许可时，能够提供符合质量的有价值的临床资料，规范对涉及新药临床的所有人员都明确规定了责任，以保证临床资料科学性、可靠性和重现性。

为了促进各国临床试验规范化的发展，1996 年在日本召开的 ICH 会议制订出了第一个

ICH 文件，这个文件不仅将美国、欧洲和日本的法规结合在一起，也将北欧国家、澳大利亚、加拿大和世界卫生组织的规范包含在内。ICH 文件是全球性的临床试验指导原则。在规范化法规的指导下，临床试验既保护了受试者的安全，又科学地证明了新药的有效性。1998 年 3 月 2 日，中国《药品临床试验管理规范（试行）》出台，于 1999 年 9 月 1 日正式实施。又于 2003 年 9 月 1 日重新颁布并改名为《药物临床试验质量管理规范》。中国药品临床试验管理规范的制定，也参照了世界卫生组织和 ICH 的临床试验指导原则，其中各项要求基本实现与国际接轨。这一规范的颁布，必将促进中国药品临床试验尽快达到国际水平，推动中国的新药尽快走向世界。

中国建立药品注册管理制度的时间比较短，1963 年 10 月 25 日，由卫生部、化工部、商业部颁发《关于药品管理的若干规定》，要求对药品实行审批制度。1978 年国务院颁布《药政管理条例》，规定新药由省、自治区、直辖市卫生厅（局）和医药管理局组织鉴定后审批；1982 年全国以省、自治区、直辖市为单位，统一实施药品生产批准文号管理制度，对过去批准生产的药品重新换发批准文号。1984 年全国六届人大七次会议审议通过《中华人民共和国药品管理法》，并于 1985 年 5 月 1 日实施。《药品管理法》的颁布，使中国的药品注册管理制度第一次以法律的形式固定下来。同年 7 月 1 日，卫生部颁布并实施了《新药审批办法》。《药品管理法》规定，新药由国务院卫生行政部门审批，生产地方药品标准、仿制国家药品标准的药品由省级卫生行政部门审批。自实行《新药审批办法》，中药剂型由原始的丸散膏丹发展到 40 多种。1998 年 3 月，国家药品监督管理局成立，修订了一系列药品注册管理规章。修订后的《新药审批办法》于 1999 年 5 月 1 日开始实施。2001 年 3 月，新修订的《药品管理法》正式实施；2002 年 12 月 1 日，国家食品药品监督管理局颁布实施了《药品注册管理办法（试行）》。2005 年 2 月 28 日，国家食品药品监督管理局颁布了新修订的《药品注册管理办法》，规定国家食品药品监督管理局主管全国药品注册工作，负责对药物临床试验、药品生产和进口进行审批。省、自治区、直辖市（食品）药品监督管理部门依法对申报药物的研制情况及条件进行核查，对药品注册申报资料的完整性、规范性和真实性进行审核，并组织对试制的样品进行检验。2015 年 4 月 24 日，第十二届全国人民代表大会常务委员会通过了修改后的《中华人民共和国药品管理法》并予以公布，自公布之日起施行。

二、抗生素药物质量的科学管理

抗生素是由生物体产生的，在低微浓度下，具有选择性抑制他种生物功能的一类活性物质。其主要是从微生物的培养液中提取的或者用合成、半合成方法制造而成的。其分类有以下几种：β-内酰胺类、氨基糖苷类、大环内酯类、四环素类、安莎类抗生素、多肽类抗生素、多烯类抗生素、蒽醌类抗生素、其他类型。抗生素类药品是临床中最常用的药品之一，在治疗感染性疾病和抗肿瘤方面发挥着极其重要的作用，其质量的优劣直接关系着该类药品在临床上使用的安全性和有效性。因而近年来，对抗生素的质量有了更高的要求。

抗生素类药物是较易发生不良反应的药物之一，临床中抗菌药物较常见的一类不良反应是药物所致的过敏反应，β-内酰胺类抗生素、氨基糖苷类抗生素、多肽类抗生素均可引发不同类型的过敏反应，但以 β-内酰胺类抗生素最为严重。多年的研究证明，β-内酰胺类抗生素的过敏反应并非药物本身所致，而是与药物中所含的微量高分子杂质有关。中国科研人员经过深入研究，已从头孢噻肟、头孢哌酮、头孢曲松、头孢他啶等四种第三代头孢菌素中分离收集到了能引发动物过敏反应的基本无抗菌活性的高聚物，利用动物口服主动过敏反应模型，确证了引发青霉素 V 钾、阿莫西林等口服青霉素过敏反应的主要过敏原是它们的高分子聚合物，胃肠道吸收并不改变其过敏性，而头孢菌素和青霉素本身并不引发过敏反应。由此证实，β - 内酰胺类抗生素过敏反应与产品质量有关。

目前中国的抗生素质控理念已经与国外接轨：①采用专属的 HPLC 方法替代传统的容量法与微生物检定法；②重视对组分、相关物质（包括光学异构体）的控制；③重视对残留溶剂的控制；④重视对微量毒性杂质等的控制；⑤重视对晶型的控制；⑥用细菌内毒素检查法替代热原检查法。这些先进的质控理念在《中国药典》（2020 年版）抗生素质量标准的修订中得到了充分的体现。药品标准具有三个要素：质量控制项目、方法与限度，但其归根到底是为了保证药品的安全、有效。

《中国药典》（2020 年版）抗生素质量标准在杂质控制理念方面有所飞跃，即将杂质谱控制理念运用到了抗生素相关物质的控制中。修订后的标准，不仅对几乎所有的品种（包括原料和制剂）均采用 HPLC 方法，多数采用梯度洗脱实现了对有关物质的控制；且对 β - 内酰胺类抗生素、大环内酯类和氨基糖苷类抗生素等已经报道的各类杂质，采用杂质对照品、混合杂质对照品，结合相对保留时间、LC - MS 等方法，在 HPLC 色谱图中进行了归属，并制定了相应的质控限度，其中的数十种杂质已经通过杂质对照品等方法实现了单独控制。

三、基因工程制品质量的管理体系

基因工程药物依据其临床用途分为两大类：一类属于治疗用的药物，主要是激素，包括胰岛素、生长激素等；细胞因子，包括干扰素 α、干扰素 β、干扰素 γ、白细胞介素、单核细胞和巨噬细胞分泌的因子和介质、促红细胞生成素、表皮生长因子、肿瘤坏死因子等；血液制品，包括补体成分，调节血液凝固和溶纤酶活性的因子，如Ⅷ因子、Ⅸ因子等；另一类是用于疾病防治的疫苗和菌苗，包括细菌和病毒抗原。由于应用情况不同，对产品中异源蛋白质等杂质限度的要求亦不同。

基因工程药物是利用活的细胞作为表达系统，极微量就可以产生显著效应，宿主细胞中表达的外源基因，在转录或翻译、工艺放大等过程，都有可能发生变化，并且生产环节复杂，质量要求十分严格，所以生产过程中的每步都要进行严格的质量检查。首先严格控制所用原材料的质量，要提供表达系统的详细资料以及工程菌（或工程细胞）的特征、纯度（是否污染外来因子）和遗传稳定性等。要详述构建载体的来源和功能，如复制起点、启动子、抗性标志、限制性酶切图谱。要详述载体导入宿主细胞的方法及载体在细胞内的状态，拷贝数和宿主载体结合的遗传稳定性。生产过程还要控制标准种子库或细胞库的质量，检查发酵或培养过程的污染物种类及污染物的特性与程度。经过长期的生产，应检查被表达基因的分子完整性和宿主细胞的表型和遗传型特征。要详细提供培养方法和产量稳定性、纯化方法以及各步中间产物的收率和纯度，除去微量的外来抗原、核酸、病毒或微生物等方法。要依据药物的理化特性，对每一步分离纯化获得的中间体均要认真进行分析，不可粗制混批。每批成品都要进行一致性检查、鉴别试验、纯度检查、效价测定等。凡蛋白质产品，必须非常慎重地评价其对人体的有益和有害作用，提供足够的安全性资料。所有基因工程产品都必须经过临床试验，以评价其安全性和有效性。

四、质量源于设计

质量源于设计（QbD）这一概念是美国 FDA 在 2004 年 *Pharmaceutical CGMPs for the 21stcentury – A Risk Based Approach* 报告一文提出的，并被人用药品注册技术规定国际协调会议（ICH）纳入质量体系中。其定义为"在可靠的科学和质量风险管理基础之上的，预先定义好目标并强调对产品与工艺的理解及工艺控制的一个系统的研究方法。"近几年，国际上药品质量管理的理念不断发生变化，从"药品质量是通过检验来控制的"到"药品质量是通过生产来控制实现的"，进而又到"药品质量是通过良好的设计而生产出来的"［即"质量源于设计"（QbD）］理念。这就意味着药品从研发开始就要考虑最终产品的质量，就是要从源头上强化注册监管，确保药品质量和安全。

QbD 系统的作用是，确定目标产品的特性，制定产品的关键质量属性；设计满足产品 CQA 的物料和工艺流程；持续监控和更新工艺确保稳定的质量；确定和控制物料及工艺中变异的来源；了解物料属性和工艺参数对产品 CQA 的影响。

实施 QbD 的步骤：①确定产品的关键质量属性（critical quality attributes，CQAs），包括理化性质、生物学特性及其他质量相关性质；②利用风险分析，确定关键工艺参数（critical process parameters，CPP）、起始物料属性与 CQA 之间的关系；③开发出产品生产工艺的设计空间（design space）；④开发出控制策略（control strategy），形成控制空间（control space）；⑤大生产开始后，对生产过程进行实时监测和控制，持续改进工艺，保证质量的稳定性。

实施 QbD 是将过程分析技术与风险管理综合应用于药品工艺开发的过程，它的目的不是消灭生产过程中的偏差，而是建立一种可以在一定范围内调节偏差来保证产品质量稳定性的生产工艺。

成功的实施 QbD 可以解决只通过最终产品的检测来保证产品质量的问题，因为工艺的开发是建立在对产品关键质量属性、关键工艺参数之间关系的透彻理解的基础上的，实时监测数据就具有实时质量保证作用，减少生产中偏差、变异的概率，减少不合格批次的产生，最终提高产品质量稳定性，减少由于不合格带来的损失。

第四节　生物药物检验工作的基本程序

为了确保用药的安全、合理和有效，对药品进行严格的检验是十分必要的。药物的检验基本程序一般为取样、性状评价、鉴别、检查、含量测定、记录检验报告等。生物药物因其来源、制备方法、生理功能的特异性，其检验工作不仅有理化检验指标，更要有生物活性检验指标。

扫码"学一学"

一、取样

分析任何药品首先是取样，取样的基本原则是真实、合理，具有代表性。取样工作虽然常常被视为简单之事，但却很重要。要从大量的样品中取出少量样品进行质量检验，必须考虑所抽取样品的科学性、真实性和代表性。取样的代表性直接影响到检定结果的正确性。因此，必须重视取样的各个环节。

二、鉴别

生物药物的鉴别是采用化学法、物理法及生物学方法来验证药物的真伪。通过测试特异性的化学反应（如官能团反应、离子反应、呈色反应）、测试物理学特性（如光谱学特性、色谱特性）、测试生物学特性（如抑菌能力试验、生物活性测定）等，来判断药物的真伪。一种鉴别试验只能反映药物的某一种特征，而同时经过几种物理化学鉴别试验和生物学特性测试，才能全面而准确地反映药物的实质。常用的鉴别方法有：理化鉴别法（化学鉴别法、紫外分光光度法、高效液相色谱法）、生化鉴别法（酶法、电泳法）、生物鉴别法等。

三、检查

生物药物的检查主要检查生产过程或贮存过程中可能引进的杂质或药物的降解产物，包括一般杂质检查和特殊杂质检查。药典中的每种药物均设检查项，依据药品的种类、药物特征、生产工艺等规定若干检查项目，按药品质量标准规定的检查项目进行检查，以判断药物的纯度是否符合限量规定要求。在不影响人体健康、不影响药效的原则下，允许有微量杂质存在。对生物药物来说，除进行药品的一般检查项目检查之外，还要进行一些特异性的检查：安全性检查和效力检测。生物药物应保证符合无毒、无热原、无致敏原和降压物质等，故需要进行异常毒性检查、热原性检查、无菌检查、外源性污染的检查及杂蛋白、杂酶、杂核酸的分离与检查等。对于抑菌剂、防腐剂，因其本身具有的抗菌活性或毒性还需进行效力检查，以保证安全用药。此外，某些生物药物还需要进行代谢动力学和毒理学（致癌、致畸、致突变等）的研究。生物药物的效力测定一般采用生物学方法，通过在一定条件下比较待检品和相应标准品或对照品所产生的特定生物反应剂量间的差异，来测定待检品的效价。效力检测主要包括免疫学试验、活菌疫苗的效力测定、抗毒素和类毒素的单位测定、血清学试验和其他有关效力的检定和评价。

四、含量（生物效价）测定

生物药物的含量（生物效价）测定是测定生物药物中主要有效成分的含量。测定含量的方法有微生物学方法、生物学方法、化学分析方法、物理学分析方法。通过上述的测量手段来确定生物药物的有效组分含量是否符合质量标准规定的含量要求。药典和部颁药品质量标准中的每种药品均有明确的有效组分含量要求。含量测定是保证药品质量的最重要环节，一定要认真对待，尤其是多组分药物中各种组分含量比例的测量更要认真分析。生物药物的"性状"在评价药物质量上也有重要的参考价值。如药品的外观、色泽、气味、引湿性、晶型等在一定程度上可综合反映药品的性质和内在质量的变化，亦能反映药物的质量，所以应予以重视。

概括起来，鉴别是用来判定药物的真伪，而检查和含量（生物效价）测定则可用来判定药物的优劣。所以，判断一个药物的质量是否符合要求，必须全面考虑鉴别、检查与含量（生物效价）测定三者的检验结果。除此之外，尚有药物的性状要求。性状在评价质量优劣方面同样具有重要意义。在一定程度上，药物的外观、色泽、气味、晶型、物理常数等性状能综合地反映药品的内在质量，应予重视。

通过上述的各项检验，鉴别出生物药物的真伪，然后通过生物药物的纯度检查和有效成分含量的测试以及性状的评价，就可以判断该生物药物是否符合质量标准规定。只要有任何一项检验结果不符合质量标准规定，这个药品即为不合格药品。

五、检验报告

对一种药品来说，完成上述检验程序后，必须写出检验报告，根据检验结果写出结论明确的报告书，包括药品名称、原料药或制剂规格、检验目的、方法、结果以及是否符合质量标准规定要求等。依据检验目的，可能有以下结果：全面质量检验，其结果均符合质量标准规定要求；不要求做全面质量检验，但检验的主要项目不符合质量标准要求，如含量不符合要求或热原、杂蛋白等不符合质量标准规定，不能作药用。对于不符合质量标准规定的药品，依据实测结果提出处理意见，供有关部门处理时参考。

第五节 药物检验工作的标准操作规范

药品检验是保证人民用药安全有效和评价药品质量的重要手段，亦为贯彻实施《药品管理法》和执行《中国药典》之重要环节。中国地域辽阔，各地情况迥异，各省市药品检验机构的技术力量、检测能力及业务管理水平也有差异。为了促进全国各地药品检验机构检验数据与结论报告的正确、可靠和一致，药品检验实验操作必须规范化、标准化，同时这也是药品检验机构实验室管理规范化的重要内容。为此，原中国药品生物制品检定所组织全国各药品检验所共同编写了《中国药品检验标准操作规范》。

扫码"学一学"

《中国药品检验标准操作规范》至2022年已经出版了五版，即1996年版、2000年版、2005年版、2010年版和2019年版。1996年版和2000年版两版《中国药品检验标准操作规范》都分别只有一卷，药品检验所用仪器的操作规程均列在相关仪器检测方法之后。由于科学技术的进步，药品检验技术均日益向仪器检测方向发展，药检系统仪器设备不断更新充实，为此从2005年版开始将标准操作规范分为两卷出版。上卷为《中国药品检验标准操作规范》，收载《中国药典》附录中对于各项药品质量检测方法、各类制剂及生物测定、中药等诸多方面检验操作规范化的要求，下卷为《药品检验仪器操作规程》，将药品质量检测中所用仪器（包括通用型分析仪器与专用型检测仪器）的标准操作规程汇编成册，单独出版。

2019年版《中国药品检验标准操作规范》主要收载《中国药典》（2019年版）通用技术要求对于各项药品质量检测方法、各类制剂以及生物测定、中药等诸多方面检验操作规范化的要求，是执行《中国药典》标准的重要依据和补充。2019年版《药品检验仪器操作规程》由中国食品药品检定研究院组织全国有关药检所编写，收载的内容主要是各项仪器常规使用的基本规范性操作，其中收载的仪器操作规程共计446项，新起草的规程205项。对于药品质量检验的标准规范化发挥着巨大作用。

第六节 生物药物分析的数据处理

一、误差

扫码"学一学"

在生物药物分析中常常需要进行定量分析，但任何一次测量的测量值都不可能与真实值完全相符，只能尽可能接近真实值。误差指测量结果偏离真值的程度，即用测量技术所能达到的最完善的方法，测出的数值和真实值存在的差异。

（一）误差的分类

1. 绝对误差和相对误差 误差有绝对误差（absolute error）和相对误差（relative error）两种表示方法。

绝对误差（E）表示测量值与真实值之差，设被测量的真值（真正的大小）为a，测得值为x，绝对误差为E，则$E = a - x$。

绝对误差的单位与测量值的单位相同，误差可正可负，其绝对值越小，准确度越高。

相对误差（RE）表示绝对误差与真实值之比，设被测量的真值（真正的大小）为a，测得值为x，相对误差为RE，则$RE = \dfrac{a - x}{x} \times 100\%$。

相对误差是一个百分数，无单位，同样可正可负，其绝对值越小，准确度越高。一般来说，相对误差更能反映测量的可信程度。

2. 系统误差和偶然误差 误差的来源可以分为系统误差（systematic error）（也称为可定误差）和偶然误差（accidental error）（也称为随机误差）。

系统误差是由一些固有的因素（如测量方法的缺陷）产生的，一般由方法、仪器试剂和操作三方面原因产生。系统误差一般有固定的大小和方向，可重复出现，理论上总是可以通过一定的手段来消除。

偶然误差，顾名思义，它是随机产生的，不可预计的。如实验过程中的温度、电压及平行操作的微小差异等因素都可能引入偶然误差。偶然误差随着多次的测量而变化，其大小和方向都是不固定的，它是不可消除的。在这个意义上，测量对象的真值是永远不可知的，只能通过多次测量使获得的均值尽量逼近。

实验表明，大量次数的测量所得到的一系列数据的偶然误差服从统计学上所谓的"正态分布"或称"高斯分布"，且服从一定的统计规律，这些规律有：

（1）绝对值相等的正误差与负误差出现机会相同。

（2）绝对值小的误差比绝对值大的误差出现的机会多。

（3）误差不会超出一定的范围。

（二）误差的传递

每一个分析结果，都是要通过一系列的测量操作步骤后获得的。而其中的每一个步骤可能发生的误差都会对分析结果产生影响，称为误差的传递。那么产生在各测量值的误差是怎样影响分析结果的呢？分析结果计算式多数是加减式和乘除式，另外还有指数式。下面分别讨论系统误差的传递和偶然误差的传递。

1. 系统误差的传递 设：R为A、B、C三个测量值计算的结果；E为各项相应的误差。

（1）加减运算 分析结果的绝对误差E_R等于各个测量值的绝对误差的代数和或差。

如果分析结果R与测量值A、B、C有如下关系：$R = A + B - C$，则其误差传递的关系式为：$E_R = E_A + E_B - E_C$

（2）乘除运算 分析结果的相对误差，是各测量步骤相对误差的代数和（即在乘法运算中，分析结果的相对误差是各个测量值的相对误差之和，而除法则是它们的差）。

如果分析结果R与测量值A、B、C有如下关系：$R = \dfrac{AB}{C}$，则其误差传递的关系式为：

$$\frac{E_R}{R} = \frac{E_A}{A} + \frac{E_B}{B} - \frac{E_C}{C}。$$

（3）指数运算　有指数关系分析结果的相对误差，为测量值的相对误差的指数倍。

如果分析结果 R 与测量值 A 有如下关系：$R = mA^n$，则其误差传递的关系式为：

$$\frac{E_R}{R} = n\frac{E_A}{A}。$$

（4）对数运算　分析结果的绝对误差 E_R 可根据公式进行计算。

如果分析结果 R 与测量值 A 有如下关系：$R = m\lg A$，则其误差传递的关系式为：

$$E_R = 0.434m\frac{E_A}{A}。$$

2. 偶然误差的传递　设：R 为 A、B、C 三个测量值计算的结果；S 为各项相应的标准偏差。

（1）加减运算　分析结果的方差（标准偏差的平方）是各测量值方差的和。

如果分析结果 R 与测量值 A、B、C 有如下关系：$R = A + B - C$，则 $S_R^2 = S_A^2 + S_B^2 + S_C^2$。

（2）乘除运算　分析结果的相对标准偏差的平方是各测量值相对平均偏差平方的和。

如果分析结果 R 与测量值 A、B、C 有如下关系：$R = \frac{AB}{C}$，则 $\left(\frac{S_R}{R}\right)^2 = \left(\frac{S_A}{A}\right)^2 + \left(\frac{S_B}{B}\right)^2 + \left(\frac{S_C}{C}\right)^2$。

（3）指数运算　对于 $R = A^n$，结果的相对偏差是测量值相对偏差的 n 倍。

如果分析结果 R 与测量值 A 有如下关系：$R = A^n$，则 $\frac{S_R}{R} = n\frac{S_A}{A}$。

（4）对数运算　分析结果的标准偏差 S_R 可根据公式进行计算。

如果分析结果 R 与测量值 A 有如下关系：$R = m\lg A$，则其误差传递的关系式为：

$$S_R = 0.434m\frac{S_A}{A}。$$

（三）减少误差的方法

对试样进行分析测试的目的，是希望得到物质的最真实的信息，以指导生产和科研。因此，如何提高分析测定结果的准确度，是分析测试工作的核心问题。要提高分析结果的准确度，就必须减少系统误差和偶然误差。减少误差的方法主要如下。

1. 选择合适的分析方法　各种分析方法的准确度和灵敏度不相同，必须根据被测组分的具体含量和测定的要求来选择方法。例如，用银量法测得炔雌醇的质量分数为 90.2%，方法的相对误差为 0.2%，则炔雌醇的含量为：90.0% ~ 90.4%。同一样品用 HPLC 法测定，因方法的相对误差为 2%，得炔雌醇的含量为：88.4% ~ 92.0%，误差显然较大。化学分析法准确度一般比仪器分析法高，但灵敏度较低。所以对于高含量的组分应采用化学分析法测定，而低含量的组分则应选择仪器分析法测定。

2. 减小测量误差　为保证分析结果的准确度，要十分注意在每一步的操作中减小测量误差。如分析天平称取样品量，一般的分析天平有 ±0.0002g 的称量误差，为使测量时的相对误差小于 0.1%，则试样的量不能少于 0.2g。还有滴定管读数误差与消耗体积的量与测定的相对误差的关系等。

3. 减小随机误差 在消除或校正了系统误差前提下，减少偶然误差可以提高测定的准确度，可通过适当增多测定次数，以减小随机误差。

4. 消除系统误差 要提高分析结果准确度，就要发现和消除系统误差。系统误差来源于确定因素，为了发现并消除（或校正）系统误差，可选用下面几种方法：对照试验、空白试验、仪器校正。

（1）对照试验 要检查一个分析方法是否存在误差可以进行对照试验。称取一定量纯试剂进行测定，看测定结果与理论计算值是否相符。对于实际的样品（比较复杂，除了被测定组分，还存有其他组分），可采用已知含量的标准试样（试样中的各组分含量已知）进行对照试验更合理。

（2）空白试验 由于试剂、蒸馏水或实验器皿含有被测组分或干扰物质，致使测定时观测值增加（如滴定分析中多消耗标准溶液）导致系统误差时，常用空白试验进行校正。空白试验的方法是：在不加试样的情况下，进行相同条件步骤的测定，所得结果称为空白值。在试样测定中扣除空白值，可消除此类系统误差。

（3）仪器校正 在进行测定时，仪器读数刻度、量器刻度、砝码等标出值与实际值的细小差异都会影响测定的准确度，应进行校正并求出校正值，在测定值中加入校正值，可消除此类系统误差。

二、有效数字及其运算规则

测量结果都是包含误差的近似数据，在其记录、计算时应以测量可能达到的精度为依据来确定数据的位数和取位。如果参加计算的数据的位数取少了，就会影响计算结果的应有精度；如果位数取多了，易使人误认为测量精度很高，且增加了不必要的计算工作量。

（一）有效数字

有效数字（significant figure）是指在分析工作中实际能够测量到的数字。所谓"能够测量到"指的是包括最后一位估计的数字。我们把通过直读获得的准确数字叫做可靠数字；把通过估读得到的那部分数字叫做存疑数字；把测量结果中能够反映被测量大小的带有一位存疑数字的全部数字叫有效数字。一般而言，对一个数据取其可靠位数的全部数字加上第一位可疑数字，就称为这个数据的有效数字。

有效数字的位数与被测物的大小和测量仪器的精密度有关。如用直尺测得某物体的长度为8.65cm，若改用千分尺来测，其有效数字的位数则应有五位。实验中的数字与数学上的数字是不一样的，如数学的 $8.65 = 8.650 = 8.6500$，而实验的 $8.65 \neq 8.650 \neq 8.6500$。因此有效数字在一定程度上反映了测量值的不确定度（或误差限值）。测量值的有效数字位数越多，测量的相对不确定度越小；有效数字位数越少，相对不确定度就越大。

有效数字中只应保留一位欠准数字，因此在记录测量数据时，只有最后一位有效数字是欠准数字。在欠准数字中，要特别注意0的情况。第一个非零数字前的0不是有效数字，第一个非零数字以及之后的所有数字（包括0）都是有效数字。0在非零数字之间与末尾时均为有效数字；在小数点前或小数点后均不为有效数字。如0.045和0.45与小数点无关，均为两位有效数字。356与132均为三位有效数字。而 π 等常数，具有无限位数的有效数字，在运算时可根据需要取适当的位数。

有效数字与数学的数有着不同的含义。数学上的数只表示大小，有效数字则不仅表示量的大小，而且反映了所用仪器的准确程度。例如，"取 6.5g NaCl"，这不仅说明 NaCl 质量 6.5g，而且表明用感量 0.1g 的台秤称就可以了，若是"取 6.5000g NaCl"，则表明一定要在分析天平上称取。在记录有效数字时，规定只允许数的末位欠准，而且只能差 ±1 个单位。如果在分析天平上称量下列物质：称量瓶、Na_2CO_3、$H_2C_2O_4 \cdot 2H_2O$、称量纸，所得到的质量结果都必须保留 4 位小数：10.1430g、2.1045g、0.2104g、0.0120g。有效数字位数为：6 位、5 位、4 位、3 位。

由上述可知，有效数字还表示了称量误差。对感量 0.1g 的台秤称 6.5g NaCl，绝对误差为 0.1g，相对误差为 0.002%。对感量为 0.0001g 的分析天平称 6.5000g NaCl，绝对误差为 0.0001g，相对误差为 0.2%。所以，记录测量数据时，不能随便乱写，不然就会夸大或缩小了准确度。用分析天平称 6.5000g NaCl 后，如果记成 6.50g，则相对误差就由 0.002%夸大到 0.2%。总而言之，测量结果所记录的数字，应与所用仪器测量的准确度相适应。

单位的变换不应改变有效数字的位数。因此，实验中要求尽量使用科学计数法表示数据。如 300.4m 可记为 0.3004km。但若用 cm 和 mm 作单位时，数学上可记为 30040cm 和 300400mm，但却改变了有效数字的位数，这是不可取的，应采用科学计数法记为 3.004×10^4cm 和 3.004×10^5mm。

例 1-1 判断下列数字的有效位数：0.0109，3.109×10^5，5 200 000 000，0.0230，1.20，1100.024。

解：0.0109，共有 3 位有效数字。前面两个 0 不是有效数字，后面的 109 均为有效数字（注意，中间的 0 也算）。

3.109×10^5 中，共有 4 位有效数字。3、1、0、9 均为有效数字，后面的 10 的 5 次方不是有效数字。

5 200 000 000，共有 10 位有效数字，全部数字都是有效数字。

0.0230，共有 3 位有效数字。其中前面的两个 0 不是有效数字，后面的 230 均为有效数字（后面的 0 也算）。

1.20 有 3 位有效数字。

1100.024 有 7 位有效数字。

（二）有效数字的修约

在计算时，其计算结果要受误差最大测量值的有效数字位数的限制。因此，常需将有效数字位数较多的测量值的多余数字舍弃，这种舍弃多余数字的过程就称为数字修约，其基本原则如下：

采用"四舍六入五成双"的规则进行修约 当保留 n 位有效数字时，若第 $n+1$ 位数字 ≤4 就舍掉；若第 $n+1$ 位数字 ≥6 时，则第 n 位数字进 1；若第 $n+1$ 位数字 =5 且后面数字为 0 时，则第 n 位数字若为偶数时就舍掉后面的数字，若第 n 位数字为奇数时进 1；若第 $n+1$ 位数字 =5 且后面还有不为 0 的任何数字时，无论第 n 位数字是奇数还是偶数都进 1。

如将下组数据保留三位有效数字

45.77→45.8；43.03→43.0；0.26647→0.266；10.3500→10.4；

38.25→38.2；47.15→47.2；25.6500→25.6；20.6512→20.7；

$2.998 \times 10^4 \rightarrow 3.00 \times 10^4$

例 1-2 修约下列数字，要求小数点后保留二位。

1.2349；1.2351；1.2050；1.2051；1.2245

答案：1.23；1.24；1.20；1.21；1.22

解：根据有效数字修约规则"四舍六入五成双"进行修约。1.2349 要舍去部分为49，比 5 小，故舍去为 1.23；1.2351 要舍去部分为51，比 5 大，故进位为 1.24；1.2050 小数点后第三位是5，0 视为偶数，若 5 进位则成奇数，故舍去为 1.20；1.2051 要舍去部分为51，比 5 大，故进位为 1.21；1.2245 要舍去部分为45，比 5 小，故舍去为 1.22。

（三）有效数字的计算规则

一般来讲，有效数字的运算过程中，有很多规则。为了应用方便，将其归纳整理为如下一般规则和具体规则两类。

1. 一般规则

（1）可靠数字之间运算的结果为可靠数字。

（2）可靠数字与存疑数字，存疑数字与存疑数字之间运算的结果为存疑数字。

（3）测量数据一般只保留一位存疑数字。

（4）运算结果的有效数字位数不由数学或物理常数来确定，数学与物理常数的有效数字位数可任意选取，一般选取的位数应比测量数据中位数最少者多取一位。例如：可取 π = 3.14 或 3.142 或 3.1416……

（5）运算结果将多余的存疑数字舍去时应按照"四舍六入五成双"的法则进行处理。

2. 具体规则

（1）加减法 有效数字是只含一位可疑数字的数。有效数字相加减所得到的数字也只能是含一位可疑数字的数。故加减运算时的修约是以小数点后位数最少的数字来决定，将小数点后多余的有效数字修约舍弃，再进行加减计算。计算结果也使小数点后保留相同的位数。

例 1 – 3 计算 20.3 + 3.45 + 1.5843 = ？

修约为：20.3 + 3.4 + 1.6 = 25.3

在此项计算中，20.3 中的小数点后一位数 3 已是可疑数字，所以在进行加减后，小数点后一位无论如何也是可疑数字。在计算时就没有必要对小数点后两位进行计算，直接都修约成为小数点后保留一位数字，再进行计算。

（2）乘除法 看有效数字的个数（以个数少的为准）；先按有效数字最少的数据保留其他各数的位数，再进行乘除运算，计算结果仍保留相同有效数字。

例 1 – 4 计算 0.0234 × 45.64 × 2.05894 = ？

修约为：0.0234 × 45.6 × 2.06 = ？

计算后结果为：2.1981024，结果仍保留为三位有效数字。

记录为：0.0234 × 45.6 × 2.06 = 2.20

（3）取对数（不管是常用对数还是自然对数），按照有效数字的个数来确定小数点后的位数（位数等于个数）。

（4）取反对数，按照小数点后的位数来确定有效数字的个数（个数等于位数）。

（5）科学常数和整数可以取任意位有效数字。

三、相关与回归

世界上的事物或多或少存在着某种联系。在药物分析中也是如此，比如说用紫外分光光度法测溶液浓度时，溶液浓度与吸光度就存在一定的联系。要研究这些变量之间的关系，可以通过统计的方法进行，而这种统计的方法主要是相关分析和回归分析两种。

（一）相关分析

相关分析法就是对现象进行相关性质和相关密切程度分析的方法，分析现象间是否有关系及相关的密切程度。

变量之间存在着相互的联系，如果进一步考察，可以发现，这些联系又可以分为函数关系和相关关系两种不同的类型。

1. 函数关系　指变量之间存在的相互依存的关系，它们之间的关系值是确定的。例如，$S = \pi R^2$，圆的面积随着半径而变动。

2. 相关关系　指两个现象数值变化不完全确定的随机关系，是一种不完全确定的依存关系。例如，身高与体重之间就存在着一定的联系，虽然不是绝对如此，但一般情况下身体越高，体重也越重。

相关关系与函数关系有一定的区别。函数关系指变量之间的关系是确定的，而相关关系的两变量的关系则是不确定的，可以在一定范围内变动；函数关系变量之间的依存可以用一定的方程表现出来，可以给定自变量来推算因变量，而相关关系则不能用一定的方程表示。函数关系是相关关系的特例，即函数关系是完全的相关关系，相关关系是不完全的相关关系。

在药物分析中，由于各种原因，两个变量之间的关系一般不确定，在一定范围内变动，所以一般属于相关关系而非函数关系。

在统计学中用相关系数 r 来表示变量间的相关性。相关系数 r 必定是介于 -1 和 1 之间的一个数。$r > 0$，表明变量之间正相关；$r < 0$ 表明变量之间负相关。当 $|r| = 1$ 时，表示 x 与 y 两变量完全线性相关，即 x 与 y 之间存在着函数关系；$|r| = 0$，表明变量之间没有线性关系，当 $0 < |r| \leqslant 0.3$ 为弱相关；$0.3 < |r| \leqslant 0.5$ 为低度相关；$0.5 < |r| \leqslant 0.8$ 为显著相关；$0.8 < |r| \leqslant 1$ 为高度相关。

若对两个变量 x 和 y 进行多次测量，则可按下式计算其相关系数：

$$r = \frac{\sum (x - \bar{x})(y - \bar{y})}{\sqrt{\sum (x - \bar{x})^2} \sqrt{\sum (y - \bar{y})^2}}$$

（二）回归分析

回归分析法就是对现象之间的规律性进行分析的方法。通过对相关现象的实际观察值，采用数学方法回归为直线或曲线形式的方程，以反映现象之间的数量关系及变化规律。

通过相关分析可以说明变量之间相关关系的方向和程度，但是却不能说明变量之间具体的数量因果关系。当自变量给出一个数值时，因变量可能取值是多少，这是相关分析不能解决的。这需要通过新的方法，即回归分析。

"回归"意思源于19世纪英国生物学家葛尔登（Francis Galton）对人体遗传学的研究，他发现子女有回归或回复到上一代原有特性的倾向。葛尔登的学生统计学家皮尔生把这一概念和数理统计方法结合，最终形成了回归分析的理论体系。

在回归分析中，如果变量之间的回归模型是直线方程，则这类回归分析为线性回归分析（直线回归），该直线方程成为线性回归方程。具体来说，如果直线方程中只有一个自变量和一个因变量，称之为简单线性回归分析；若存在一组自变量和多个因变量，称之为多元线性回归分析。线性回归分析是整个回归分析的基础，是本书介绍的重点。

简单线性回归分析主要任务是在唯一的自变量 x 和因变量 y 之间建立一个直线函数，其表现形式为：$\hat{y} = a + bx$

需要指出的是：x 是自变量，$\hat{y}$ 是因变量的 y 的估计值，又称理论值。

$$b = \frac{n\sum xy - (\sum x)(\sum y)}{n\sum x^2 - (\sum x)^2}$$

$$a = \frac{1}{n}\left(\sum y - b\sum x\right)$$

（三）回归分析与相关分析的联系与区别

1. 联系 回归分析与相关分析并不是孤立的，具有以下联系。

（1）相关关系是回归分析的前提。

（2）相关的类型决定回归的类型，相关的性质决定回归系数，现象相关的密切程度决定回归预测的准确程度。

（3）回归分析是相关分析的继续和深入。

2. 区别

（1）相关分析的任务是确定两个变量之间相关的方向和密切程度。回归分析的任务是寻找因变量对自变量依赖关系的数学表达式。

（2）相关分析不必确定两变量中哪个是自变量，哪个是因变量，而回归分析中必须区分因变量与自变量。

（3）相关分析中对等地改变两变量的地位，并不影响相关系数的数值，只有一个相关系数。而在回归分析中，互为因果关系的两个变量可以编制两个独立的回归方程。

（4）相关分析中两变量可以都是随机的，而回归分析中因变量是随机的，自变量不是随机的。

四、显著性检验

（一）显著性检验的意义

在实际工作中，往往会遇到对标准样品进行测定时，所得到的平均值与标准值（相对真值）不完全一致；或者采用两种不同的分析法或不同的分析仪器或不同的分析人员对同一试剂进行分析时，所得的样本平均值有一定的差异。抽样试验会产生抽样误差，对试验资料进行比较分析时，不能仅凭两个结果（平均数或率）的不同就作出结论，而是要进行统计学分析，鉴别出两者差异是抽样误差引起的，还是由特定的实验处理引起的。如果存在"显著性差异"，就认为这种差异是由系统误差引起；否则这种误差就是由随机误差引起，认为是正常的。对于不同值是否存在"显著性差异"则应由显著性检验来进行判断。

显著性检验就是事先对总体（随机变量）的参数或总体分布形式做出一个假设，然后利用样本信息来判断这个假设（原假设）是否合理，即判断总体的真实情况与原假设是否显著地有差异。或者说，显著性检验要判断样本与我们对总体所做的假设之间的差异是纯属机会变异，还是由我们所做的假设与总体真实情况之间不一致所引起的。若存在显著性差异而又肯定测定过程中没有错误，可以认定自己所用的方法有不完善之处，即存在较大的系统误差。因此分析结果的差异需进行显著性检验。

（二）显著性检验的原理

显著性检验的基本思想可以用小概率原理来解释。在统计学中认为小概率事件在一次试验中是几乎不可能发生的。假若在一次试验中小概率事件事实上发生了，那只能认为事件不是来自我们假设的总体，也就是认为我们对总体所做的假设不正确。

在检验的操作中，把观察到的显著性水平与作为检验标准的显著水平标准比较，小于这个标准时，得到了拒绝原假设的证据，认为样本数据表明了真实差异存在。大于这个标准时，拒绝原假设的证据不足，认为样本数据不足以表明真实差异存在。检验的操作可以用稍简便一点的做法：根据所提出的显著水平查表得到相应的值，称作临界值，直接用检验统计量的观察值与临界值作比较，观察值落在临界值所划定的尾部内，便拒绝原假设；观察值落在临界值所划定的尾部之外，则认为拒绝原假设的证据不足。

显著性检验一般先提出"无效假设"并选择检验"无效假设"成立的概率（P）水平。所谓"无效假设"，就是当比较实验处理组与对照组的结果时，假设两组结果间差异不显著，即实验处理对结果没有影响或无效。经统计学分析后，如发现两组间差异系抽样引起的，则"无效假设"成立，可认为这种差异为不显著（即实验处理无效）。若两组间差异不是由抽样引起的，则"无效假设"不成立，可认为这种差异是显著的（即实验处理有效）。

检验"无效假设"成立的概率水平一般定为5%（常写为$P \leqslant 0.05$），其含义是将同一实验重复100次，两者结果间的差异有5次以上是由抽样误差造成的，则"无效假设"成立，可认为两组间的差异为不显著，常记为$P > 0.05$。若两者结果间的差异5次以下是由抽样误差造成的，则"无效假设"不成立，可认为两组间的差异为显著，常记为$P \leqslant 0.05$。如果$P \leqslant 0.01$，则认为两组间的差异为非常显著。

统计学上规定的P值意义见表1-2。

表1-2　P值所代表的意义

P值	碰巧的概率	对无效假设	统计意义
$P > 0.05$	碰巧出现的可能性大于5%	不能否定无效假设	无显著意义
$P < 0.05$	碰巧出现的可能性小于5%	可以否定无效假设	有显著意义
$P < 0.01$	碰巧出现的可能性小于1%	可以否定无效假设	有非常显著意义

理解P值，下述几点必须注意：

（1）P的意义不表示两组差别的大小，P反映两组差别有无统计学意义，并不表示差别大小。因此，与对照组相比，C药的$P < 0.05$，D药的$P < 0.01$并不表示D的药效比C强。

（2）$P > 0.05$时，差异无显著意义，根据统计学原理可知，不能否认无效假设，但并不认为无效假设肯定成立。在药效统计分析中，更不表示两药等效。那种将"两组差别无显著意义"与"两组基本等效"相同的做法是缺乏统计学依据的。

（3）统计学主要用上述三种P值表示，也可以计算出确切的P值，有人用$P < 0.001$来表示显著性差异，其实无此必要。

（4）显著性检验只是统计结论，判断差别还要根据专业知识。

（三）显著性检验的步骤

P 值是怎么来的呢？从某总体中抽样所得的样本，其参数会与总体参数有所不同，这可能是由于两种原因：

（1）这一样本是由该总体抽出，其差别是由抽样误差所致。

（2）这一样本不是从该总体抽出，所以有所不同。

如何判断是哪种原因呢？统计学中用显著性检验来判断。其步骤是：

（1）建立检验假设（又称无效假设，符号为 H_0）：如要比较 A 药和 B 药的疗效是否相等，则假设两组样本来自同一总体，即 A 药的总体疗效和 B 药相等，其差别可能仅是碰巧出现的。

（2）选择适当的统计方法计算 H_0 成立的可能性即概率有多大，概率用 P 值表示。

（3）根据选定的显著性水平（0.05 或 0.01），决定接受还是拒绝 H_0。

如果 $P > 0.05$，不能否定"差别由抽样误差引起"，则接受 H_0；如果 $P < 0.05$ 或 $P < 0.01$，可以认为差别不由抽样误差引起，可以拒绝 H_0，则可以接受另一种可能性的假设（又称备选假设，符号为 H_1），即两样本来自不同的总体，所以两药疗效有差别。

（四）显著性检验应注意的问题

进行显著性检验还应注意以下几个问题：

（1）要有合理的试验设计和准确的试验操作，避免系统误差、降低试验误差，提高试验的准确性和精确性。

（2）选用的显著性检验方法要符合其应用条件。由于研究变量的类型、问题的性质、条件、试验设计方法、样本大小等的不同，所选用的显著性检验方法也不同，因而在选用检验方法时，应认真考虑其应用条件和适用范围。

（3）选用合理的统计假设。进行显著性检验时，无效假设和备择假设的选用，决定了采用双侧检验或是单侧检验。

（4）正确理解显著性检验结论的统计意义。显著性检验结论中的"差异显著"或"差异极显著"不应该误解为相差很大或非常大，也不能认为在实际应用上一定就有重要或很重要的价值。"显著"或"极显著"是指表面差异为试验误差可能性小于 0.05 或 0.01，已达到了可以认为存在真实差异的显著水平。有些试验结果虽然表面差异大，但由于试验误差大，也许还不能得出"差异显著"的结论，而有些试验的结果虽然表面差异小，但由于试验误差小，反而可能推断为"差异显著"。

显著水平的高低只表示下结论的可靠程度的高低，即在 0.01 水平下否定无效假设的可靠程度为 99%，而在 0.05 水平下否定无效假设的可靠程度为 95%。

"差异不显著"是指表面差异为试验误差可能性大于统计上公认的概率水平 0.05，不能理解为没有差异。做出"差异不显著"的结论时，客观上存在两种可能：一是无本质差异；二是有本质差异，但被试验误差所掩盖，表现不出差异的显著性来。如果减小试验误差或增大样本容量，则可能表现出差异显著性。显著性检验只是用来确定无效假设能否被否定，而不能证明无效假设是正确的。

（5）统计分析结论的应用，还要与经济效益等结合起来综合考虑。

扫码"练一练"

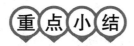

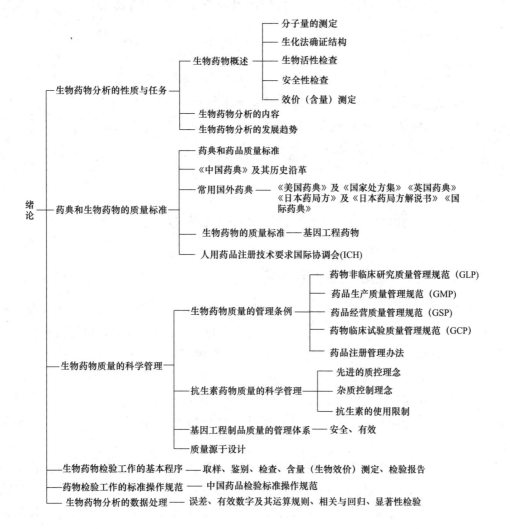

（赵春杰）

扫码"看一看"

扫码"学一学"

第二章　生物药物的杂质检查

> ## 📖 学习目标
>
> 1. **掌握**　杂质的种类、杂质的限量计算和检查方法，一般杂质的检测原理。
> 2. **熟悉**　特殊杂质的检查方法、原理、检测技术和对检查结果的分析。
> 3. **了解**　杂质的来源和生物药物中杂质限量的意义。

第一节　生物药物的杂质及其来源

一、生物药物杂质的概念与分类

生物药物的杂质是指生物药物中存在的无治疗作用或影响药物的稳定性和疗效，甚至对人体健康有害的物质。生物药物的纯度又叫生物药物的纯净程度。杂质是药物优劣的综合评价指标，是影响生物药物纯度的主要方面。在生物药物的研究、生产、供应和临床使用等方面必须保证药物的纯度才能保证药物的安全、有效。如生物药物中含有超过限量的杂质，就有可能使药物理化常数、外观性状产生变异并影响药物的疗效，如活性降低、不良反应增加、药物稳定性发生改变等等，因此生物药物的杂质检查又称生物药物纯度的检查。

杂质按化学类别和特性可分为：有机杂质、无机杂质。按其来源可分为：有关物质（包括化学反应的前体、中间体、副产物和降解产物等）、其他杂质和外来物质等。按结构关系又可分为：其他甾体、其他生物碱、几何异构体、光学异构体和聚合物等。按其毒性又可分为毒性杂质和普通杂质等。普通杂质即为在存在量下无显著不良生物作用的杂质，而毒性杂质为具强烈不良生物作用的杂质。杂质的分类方法很多，针对药品质量标准中检查项下杂质的项目名称，需根据国家药典委员会编写的《国家药品标准工作手册》的要求进行规范。对于有机杂质的项目名称的选用可参考以下原则：①如果检查对象明确为某一物质时，就以该杂质的化学名作为项目名称，并应在质量标准起草说明中写明已明确杂质的结构式；②如若检查对象不能明确为某一单一物质而又仅知为某一类物质时，则其项目名称可采用"其他氨基酸""含氯化合物""残留溶剂"或"有关物质"等；③当为未知杂质，则仅根据检测方法选用项目名称，如"易氧化物""易炭化物""不挥发物"等。

二、生物药物杂质的来源

生物药物中存在的杂质其来源主要有两个：一是由生产过程中引入；二是在贮存过程中受外界条件的影响，引起生物药物理化性质变化而产生杂质。

生物药物在生产过程中引入的杂质，包括未反应完全的原料、反应的中间体和副产物；生产过程中所使用的试剂、溶剂；生物药物中可能存在的一些生物活性与有效成分有很大差异的无效、低效异构体或晶型；以及在制成制剂的过程中，也会产生新的杂质。主要有以下原因：所用原料质量不合格（包括植物原料结构类似物分离不完全、化学原料精制不完全以及由动物脏器提取时一些组织细胞粉碎物质分离不完全）；生产过程所用到的溶剂与试剂的残留以及与反应罐或反应器皿接触而带入的杂质；部分原料反应不完全或生物药物中间产物与副产物的存在，在精制过程中未能完全除去。如甾体激素类药物多由甾体母核或结构类似其他甾体激素经结构改造制备而来，因此可能带入原料、中间体、异构体降解产物以及残留溶剂等杂质；抗生素类药物多是由几种相似结构化合物组成的复合物，庆大霉素是含有 B 族、C 族等二十多种组分的复合物，医疗上使用庆大霉素 C 族，并要求 C 族中三种主组分含量的百分比 C_1 为 25% ~50%、C_{1a} 为 15% ~40%、$C_{2a} + C_2$ 为 20% ~50%，不得带入其他副产物。肾上腺素的合成要经过中间体肾上腺酮，如果精制时肾上腺酮不能除尽则可带入酮体杂质；糜蛋白的制备过程中易带入胰蛋白酶；尿激酶制备过程中易带入凝血质样活性物质。生产过程中所用到的试剂由于溶解、吸附、吸留、共沉淀和产生混晶等原因存留于成品中而成为杂质，如地塞米松的检查项下包括甲醇、丙酮试剂的检查。因而必须按照《中国药典》规定检查药物在生产过程中引入的有害有机溶剂（如苯、三氯甲烷、1，4-二氧六环、二氯甲烷、吡啶、甲苯和环氧乙烷等）的残留量。在生产中如果使用金属器皿、管道和不耐酸碱的金属工具，可能带入砷、铅、铁、铜、锌等金属杂质。如枸橼酸是发酵产生的酸性产物，易溶解发酵罐管道中的 Fe^{3+}，故要检查 Fe^{3+} 含量。在生产过程中产生的低效、无效的异构体或晶型很难完全分离除尽，且生产条件如加热温度、结晶溶剂的不同以及贮存中受光线、温度、湿度等影响也可能引起晶型的转变。因而在药物的纯度研究中，异构体和多晶型对药物有效性和安全性的影响正日益受到重视。

生物药品（特别是性质不稳定的生物药品）在贮存过程中，尤其是贮藏保管不善，在温度、湿度、日光、空气等影响下，或因微生物的作用，引起药物发生氧化、分解、水解、晶型转变、聚合、异构化、潮解和发霉等变化，使药物外观性状发生改变，降低药物的稳定性和质量，甚至失去疗效或对人体产生毒害。水解反应是最容易发生的变质反应，酯、内酯、酰胺、环酰胺及苷类药物在水分存在下均容易水解。如青霉素遇碱易水解为青霉噻唑酸，受热可进一步分解为青霉胺和青霉醛而使青霉素失效。具有酚羟基、巯基、亚硝基以及醚、醛、长链共轭双键等结构的药物在空气中容易氧化，是引入杂质而使这些药物降效或失效甚至产生毒性的因素。如维生素 B_2（核黄素）遇光分解为光黄素（OH^- 条件下）或光色素（中性、H^+ 条件下）。维生素 C 在空气中受光、温度影响极易被氧化，内酯环水解，进一步脱羧转变为糠醛，以致聚合呈色，失去生物活性。药物在贮存过程中还可以被微生物污染。微生物几乎具有降解所有有机物的能力，这种降解是在温和条件下发生的，使药物中某些成分被破坏，如微生物可以降低液体药物制剂的 pH，产生腐败味、苦味、泥土味、酸味甚至香味、乙醇味；污染了杂色曲霉、岛青霉、黄曲霉、橘青霉等霉菌的药物，能产生使人致癌的毒素。巨大芽孢杆菌、大肠埃希菌等能使青霉素裂解为 6-氨基青霉烷酸（6-APA）和侧链，从而使青霉素失效。药物发生同分异构及同质异晶现象，也可影响生物活性、生物利用度甚至产生不良反应。如重酒石酸去甲肾上腺素左旋体活性比右旋体高出 27 倍，在贮存温度升高时，发生消旋化，从而使疗效降低；无味氯霉素存在多晶型现象，其中 B 晶型为活性型。A、C 晶型为非活性型，B 晶型在室温下稳定，但如遇热会转变为非活性型；四环素在酸性条件下 A 环 C_4 上二甲氨基易发生差向异构化生成毒性高、活性低的差向四环素，其抗菌活性仅为四环素的 4.7%；盐酸金霉素有 α、β 两种晶型，β 晶型较 α 晶型更易为肠道吸收，其生物利用度也大于 α 晶型，若在水中，则 β 晶型转变为 α 晶型。此外，在水分、温度、湿度适宜条件下，微生物还可使一些药物尤其是从动物脏器中提取的药物发霉变质而失效，甚至产生毒性。因此，为了保证临床用药安全、有效，也需对药品的贮藏条件进行严格控制。

药典根据药物的性质规定了药物的贮存条件，一般药物是在室温避光容器内密闭（或封存）保存，或于阴凉干燥处保存，以保证其相对的稳定性。但有少数易于起变化的药物，则必须加入一定量的稳定剂，如注射剂中往往要加抗氧剂，但如果在规定剂量范围内，就不能认为是杂质。当超过限量时，有可能影响药物质量或干扰检查测定结果，应严格控制。人们对于药物纯度的认识、规定和要求不是一成不变的，而是随着生活水平的提高，防病治病经验的积累，分离纯化、检测技术的提高以及所用生产原料、工艺条件的不断改善和改进而提高的。如《英国药典》1948 年版收载的盐酸哌替啶（哌替啶，Ⅰ）已广泛应用，直到 1970 年经气相色谱分离鉴定时发现主峰Ⅰ前还有无效杂质（Ⅱ、Ⅲ），这两种杂质是由于生产工艺控制不当而产生的，其含量甚至可以高达 20% ~ 30% 。

第二节　生物药物中杂质检查的要求及限量计算

一、生物药物中杂质检查的要求

扫码"学一学"

生物药物中存在杂质不仅可以影响药物的质量，而且还可以反映出生产贮存等过程中存在的问题。因此，进行杂质检查是考核生产工艺和企业管理是否正常的一种手段，以保证用药安全、有效。单从杂质产生的影响来看，杂质含量应越少越好，但从经济成本角度考虑，要把药物中所有的杂质全部除去势必增加精制时间，使工艺程序繁杂，降低收率，提高成本。因此，只要不致对人体产生有害影响，不影响疗效，同时又便于生产、调制、贮藏，那么对于药物中可能存在的杂质允许有一个限度。药典上称之为杂质限量。杂质限量是指药物中所含杂质的最大容许量，它通常不要求准确测定其含量，只要杂质含量在一定限度内。常用百分之几（%）或百万分之几（$\times 10^{-6}$）来表示。一般能危害人体健康，影响药物稳定性的杂质，必须严格要求限量。非特定杂质（unspecified impurities）的限度，一般为不得超过 0.10%。如重金属（以铅为主）易在体内积蓄，引起慢性中毒，并影响药物的稳定性，一般最大容许量不超过 50×10^{-6}。在原料中已控制的杂质，除降解产物和毒性杂质外，在制剂中一般不再控制。可根据生产工艺、起始原料情况来对原料药和制剂中的无机杂质确定检查项目，但对于毒性无机杂质，应在质量标准中规定其检查项。在生物药物中共存的异构体和抗生素多组分，除毒性杂质，一般作为共存物质，不作为杂质检查项目；对于单一对映体药物，共存的其他对映体应进行杂质检查；如若为消旋体药物，且已存在其单一对映体药物的法定标准时，应对该消旋体药物设旋光度检查项目；生物药物中的残留溶剂可参考《中国药典》(2020 年版）关于残留溶剂的要求进行检查，尤其是毒性杂质和毒性残留有机溶剂。

二、生物药物杂质的限量计算

药物杂质应按质量标准的要求进行检查。进行杂质限量检查时，可以采用标准对照法。即取一定量的与被检杂质相同的纯品或对照品配成标准溶液，与一定量药物的供试溶液在相同条件下处理，比较反应结果（比色或比浊），从而确定杂质含量是否超过规定，针对危害人体健康或影响药物稳定性的杂质允许限量值很低。这是各国药典的杂质检查所采用的主要方法。杂质限量（L）可用式（2-1）计算：

$$杂质的限量（\%）=\frac{杂质的最大允许量}{供试品量}\times100 \qquad (2-1)$$

如果供试品（S）中所含杂质的量是通过容量法测定的，杂质限量在数值上应是标准溶液的体积（V）与其浓度（C）的乘积。因此，杂质限量（L）的计算式又可表示为：

$$杂质的限量（\%）=\frac{标准溶液体积\times标准溶液浓度}{供试品量}\times100 \qquad (2-2)$$

$$或\ L（\%）=\frac{C\times V}{S}\times100$$

杂质检查的另一种方法就是灵敏度法，不用标准液对比，在一定条件下观察杂质有无正反应出现。即利用灵敏度法控制杂质限量，方法是取一定量的供试品溶液，加入检查试剂，在一定反应条件下，不得有杂质正反应出现，从而判断供试品中所含杂质是否符合限量规定。该方法不需用杂质的纯品或对照品。如乳酸中枸橼酸、草酸、磷酸或酒石酸的检查：取本品 0.5g，加水适量使成 5ml，混匀，用氨试液调至微碱性，加氯化钙试液 1ml，置水浴中加热 5min，不得产生浑浊。

采用色谱法进行杂质检查，由于色谱法杂质限度检查受色谱参数设置值的影响较大，有关操作注意事项应在起草说明中写明，如有必要，可在质量标准中予以规定。如在用薄层色谱分析杂质时，可采用杂质对照品或主成分的梯度浓度溶液比对，对杂质斑点进行半定量评估，质量标准中应规定杂质的个数及其限度。

对已建立的杂质检查分析方法，应按《中国药典》（2020 年版）的要求作方法验证。通常采用几种不同的分离分析方法或不同测试条件，以便比对结果，选择较佳的方法作为质量标准的检查方法。

对于一些保持药物稳定性的保存剂或稳定剂，不认为是杂质，但需检查是否在允许范围内。

杂质限量检查法的特点是：只需通过与对照液比较即可判断药物中所含杂质量是否符合限量规定，不需测定杂质的准确含量，杂质检查分析方法专属、灵敏。

第三节 一般杂质检查

生物药物中所含有的杂质按其性质可分为无机杂质和有机杂质，按杂质的来源分为一般杂质和特殊杂质。一般杂质是指在自然界中分布较广，在多种药物的生产或贮存过程中容易引入的杂质。一般杂质检查项目有氯化物、硫酸盐、酸、碱、硫化物、硒、氟、氰化物、铁盐、重金属、砷盐、铵盐、水分、易炭化物、干燥失重、炽灼残渣、溶液颜色与澄清度以及有机溶剂残留量等。一般杂质的检查方法在《中国药典》通则中加以规定。本节简单介绍几种最常见的一般杂质检查规则。

《中国药品检验标准操作规范》规定：①遵循平行操作原则，包括仪器（纳氏比色管、刻度线、检砷器等）的配对性，供试管与对照管的同步操作；②正确取样及供试品的称量范围（供试品称量在 1g 或 1g 以下时应不超过规定量的 ±2%，1g 以上时应不超过规定量的 ±1%）；③正确的比浊、比色方法；④检查结果不符合规定或在限度边缘时应对供试管和对照管各复查两份。

扫码"学一学"

一、氯化物检查法

氯化物广泛存在于自然界中，在药品的原料或生产过程中极易被引入。微量的氯化物对人体无害，但通过对氯化物控制，可同时控制与氯化物结合的一些阳离子以及某些同时生成的副产物。因此，氯化物的控制对其他杂质的控制亦具有特殊意义，可以从氯化物检查法结果显示药品的纯度，间接考核药物的生产、贮藏过程是否正常。因而，氯化物又被认为是一种"指示性杂质"。

（一）原理

《中国药典》的氯化物检查法是利用氯化物在硝酸酸性溶液中与硝酸银试液作用，生成氯化银的白色浑浊液，与一定量标准氯化钠溶液在相同条件下生成的氯化银浑浊液比较，以判断供试品中的氯化物是否超过了限量。

$$Cl^- + Ag^+ \longrightarrow AgCl\downarrow$$

（二）操作方法

取供试品，加水溶解使成25ml（溶液如显碱性，可滴加硝酸使呈中性），再加稀硝酸10ml（溶液如不澄清，应滤过），置50ml纳氏比色管中，加水使成约40ml，摇匀得供试溶液。另取标准氯化钠溶液（每1ml标准氯化钠溶液相当10μgCl$^-$），置50ml纳氏比色管中，加稀硝酸10ml，加水使成约40ml，摇匀得对照溶液。于供试溶液及对照品溶液中，分别加入硝酸银试液1.0ml，用水稀释使成50ml，摇匀，在暗处放置5min，比浊。

加入硝酸可加速氯化银沉淀的生成，并产生较好的乳浊，又可避免弱酸银如碳酸银、氧化银或磷酸银沉淀的形成。反应需在硝酸酸性条件下进行，本法以50ml中含稀硝酸10ml为宜，酸度过大，所显浑浊度降低，结果也不一致。

在测定条件下，氯化物浓度（以Cl计）以50ml中含0.05～0.08mg（即相当于标准氯化钠溶液5.0～8.0ml），所显浑浊最大，结果稳定。

温度对产生氯化银的浊度有影响，以30℃～40℃产生的浑浊最大且恒定，但作为限度检查，对照溶液与供试溶液在相同条件下操作后比较，仍可在室温进行。

（三）注意事项

1. **有色供试品的处理**　供试品有色，需经处理后方可检查，如可用含硝酸的蒸馏水洗净滤纸中氯化物后滤过。

2. **有色供试品的消色法**　供试品如有色，应消除颜色对测定结果的干扰。常用的有两种方法；一种是内消色法（倍量法），取供试品两等份，其中一份经过处理，即先完全除去被测物，再加入标准溶液，使成对照液，另一份作为供试品管，在相同条件下依法操作，检查待测离子是否超过限量。这样对照液与供试液颜色相同，这种方法应用得较多。另一种方法是外消色法，即加入一定的有色物，如稀焦糖等，经过处理降低色度，要求加入的试剂不干扰测定，如高锰酸钾中氯化物的检查，可先加乙醇适量，使其还原褪色后再依法检查。

3. **干扰物除去法**　当有其他干扰测定的物质存在时，必须在检查前除去。如Br$^-$、I$^-$与AgNO$_3$作用均产生AgX沉淀；硫氰酸盐能与AgNO$_3$作用生成硫氰酸银沉淀。以上均干扰氯化物的测定，可应用下述方法除去。

（1）溴化物中检查氯化物法　采用在硝酸酸性条件下，加过氧化氢溶液，氧化溴离子为溴分子，加热使溴挥散（氯离子不能被氧化），然后依法检查，如 KBr 中氯化物检查，在供试液中加硝酸与 30% 的过氧化氢溶液，加热煮沸，使溴离子氧化为溴而挥去，氯的氧化电位高，Cl^- 不能被氧化为 Cl_2，溶液澄清无色后，准确稀释至一定体积，取出适量，再依法检查氯化物。与标准氯化钠溶液制成对照液比较，不得更浓。

（2）**碘化物除去法** 在供试液中加入氨试液和硝酸银试液，利用碘化银不溶于氨溶液中，除去碘化银沉淀，而氯化银溶于氨溶液中成为银氨络离子 $[Ag(NH_3)_2 \cdot Cl]$ 而被沉淀，滤液加硝酸酸化后，又析出氯化银浑浊，与一定量标准氯化钠溶液所生成的浑浊比较。

（3）**硫氰酸盐除去法** 加硫酸铜与亚硫酸以除去硫氰酸盐，反应如下：

$$2KCNS + 2CuSO_4 + H_2SO_3 \longrightarrow Cu_2(SCN)_2 \downarrow + 2KHSO_4 + H_2SO_4$$

4. **浑浊度的比较** 一般在纳氏比色管中进行。《中国药典》规定为同置黑色背景上，自上而下观察，比较。要求比色管玻璃质量好，不带任何颜色，大小相等，刻度高低一致，差别不超过 2mm，以保证测定结果准确。

5. **滤纸过滤** 用滤纸过滤时滤纸中如含有氯化物，可预先用含有硝酸的水溶液洗净后使用。

二、硫酸盐检查法

药品中存在的微量硫酸盐杂质，也是一种指示性杂质。硫酸盐检查法（sulfate limit test）适用于药品中微量硫酸盐的限量检查。

（一）原理

药物中微量的硫酸盐在稀盐酸酸性条件下，利用硫酸根离子与氯化钡在盐酸酸性溶液中生成硫酸钡的白色浑浊液，与一定量标准硫酸钾溶液在相同条件下生成的浑浊比较，以判断药物中硫酸盐是否超过限量。

$$SO_4^{2-} + Ba^{2+} \longrightarrow BaSO_4 \downarrow$$

（二）操作方法

取供试品，加水溶解使成约 40ml（溶液如显碱性，可滴加盐酸使成中性。溶液如不澄清，可滤过），置 50ml 纳氏比色管中，加稀盐酸 2ml，摇匀，即得供试溶液；另取药品项下规定量的标准硫酸钾溶液（每 1ml 标准硫酸钾溶液相当于 $100\mu g$ 的 SO_4^{2-}），加水使成约 40ml，加稀盐酸 2ml，置 50ml 纳氏比色管中，摇匀即得对照溶液；于供试溶液与对照溶液中分别加入 25% 氯化钡溶液 5ml，用水稀释成 50ml，立即摇匀，放置 10min，同置黑色背景上，从比色管上方向下观察，比浊。

溶液的酸度对浊度有影响，加入盐酸可防止碳酸钡或磷酸钡等沉淀的生成。本法溶液的酸度以 50ml 供试液中含稀盐酸 2ml 为宜，溶液 pH 约为 1，酸度过高会增大硫酸钡的溶解度，使反应灵敏度降低，应严格控制。

本法适宜比浊浓度为 $0.2 \sim 0.5mg$ SO_4^{2-}/50ml（相当于标准硫酸钾溶液 $2.0 \sim 5.0ml$/50ml），浑浊梯度明显。若 SO_4^{2-} 的浓度小于 0.05mg/50ml，产生的硫酸钡浑浊不明显，若大于 1mg/50ml，则产生的浑浊度较大，无法区别其浓度差异，且重现性不好。

温度对浑浊产生有影响。温度太低，产生浑浊慢、少且不稳定，当室温低于 10℃ 时，应将比色管在 25～30℃ 水浴中放置 10min，再观察比较。

（三）注意事项

（1）供试液加稀盐酸后，如不澄明，可用滤纸滤过，但应先用稀盐酸使成酸性的水洗净滤纸上的硫酸盐。

（2）供试液如有色，可采用内消色法处理。

（3）《中国药典》（2020 年版）采用 25% 氯化钡溶液，呈现的浑浊较稳定，使用时不必新制。经验证，放置 1 个月后，反应的效果无显著改变。

三、铁盐检查法

药物中含有微量铁盐可能会加速药物的氧化和降解，因此要控制铁盐的含量，铁盐检查法（iron limit test）有硫氰酸盐法与巯基醋酸法，《中国药典》（2020 年版）和《美国药典》使用前者，《英国药典》使用后者。本节简单介绍硫氰酸盐法。

（一）原理

本法系利用铁盐在盐酸酸性溶液中与硫氰酸铵生成红色可溶性硫氰酸铁配位离子，与一定量标准铁溶液用同法处理后所显的颜色进行比较。

$$Fe^{3+} + 6SCN^- \longrightarrow [Fe(SCN)_6]^{3-}（红色）$$

反应在 HCl 酸性溶液中进行，可防止 Fe^{3+} 水解。

（二）操作方法

取各药品项下规定量的供试品，加水溶解，使成 25ml，移置于 50ml 纳氏比色管中，加稀盐酸 4ml 与过硫酸铵 50mg，加水稀释使成 35ml 后，加 30% 硫氰酸铵溶液 3ml，再加水适量稀释成 50ml，摇匀；如显色，立即与标准铁溶液一定量按相同方法制成的对照溶液比较，来判断样品中铁盐的量是否超过限量。

用硫酸铁铵 $[FeNH_4(SO_4)_2 \cdot 12H_2O]$ 配制标准溶液，并加入硫酸防止铁盐水解，使易于保存。标准铁溶液临用前由贮备液稀释而成，每 1ml 标准铁溶液相当于 10μg 的 Fe。

本法以 50ml 供试液中含 Fe^{3+} 10～50μg（相当于标准铁溶液 1～5ml）为宜，所显色泽梯度明显。在 50ml 供试液中含 Fe^{3+} 5～90μg 时，吸光度与浓度呈良好的线性关系。

本反应是在盐酸酸性条件下进行。因为在中性或碱性溶液中，Fe^{3+} 水解形成棕色的水合羟基铁离子 $[Fe(H_2O)_5OH]^{2+}$ 或红棕色的氢氧化铁沉淀；又因为硝酸具氧化性，可使 SCN^- 受到破坏，故用稀盐酸酸化，并避免弱酸盐如醋酸盐、磷酸盐、砷酸盐等的干扰。以 50ml 供试液中加稀盐酸 4ml 所生成的红色最深。

光线和温度均影响硫氰酸铁的稳定性。光线促使硫氰酸铁还原而褪色，褪色程度与光照时间长短成正比。温度高，褪色快，故加入氧化剂过硫酸铵 $(NH_4)_2S_2O_8$，以防止褪色。过硫酸铵还氧化供试品中 Fe^{2+} 为 Fe^{3+}。

$$2Fe^{2+} + (NH_4)_2S_2O_8 \xrightarrow{H^+} 2Fe^{3+} + (NH_4)_2SO_4 + SO_4^{2-}$$

如供试管与对照管色调不一致时，可分别移至分液漏斗中，各加正丁醇 20ml 提取，待分层后，将正丁醇层移置 50ml 纳氏比色管中，再用正丁醇稀释至 25ml 比较即得。

四、重金属检查法

重金属系指在实验条件下能与硫代乙酰胺或硫化钠作用显色的金属杂质，如银、铅、汞、铜、镉、铋、锑、锡、砷、镍、钴、锌等。重金属的存在影响药物的稳定性及安全性。其中铅最常遇到，且铅在体内易积蓄中毒，所以检查时常以铅为代表。所显示的结果为重金属硫化物微粒均匀混悬在溶液中所呈现的颜色。

《中国药典》(2020 年版) 通则中规定了三种重金属检查法 (heavy metals limit test): ① 硫代乙酰胺法; ②炽灼残渣法; ③硫化钠法。最常用的为硫代乙酰胺法, 它适用于溶于水、稀酸及乙醇的药物。

(一) 硫代乙酰胺法

1. **原理**　硫代乙酰胺在弱酸性条件下 (pH 3.5 醋酸盐缓冲液) 水解产生硫化氢, 与微量重金属离子 (以 Pb^{2+} 为代表) 生成黄色到棕黑色的硫化物悬液, 与一定量标准铅溶液同法处理后所呈颜色比较, 白色背景, 自上而下。以判断供试品中重金属的含量是否符合限量规定要求。

硫代乙酰胺法适用于在实验条件下供试液澄清、无色, 对检查无干扰或经处理后对检查无干扰的药物。

$$CH_3CSNH_2 + H_2O \xrightarrow{pH\,3.5} CH_3CONH_2 + H_2S$$

$$Pb^{2+} + H_2S \xrightarrow{H^+} PbS\downarrow + 2H^+$$

2. **操作方法**　取 25ml 纳氏比色管三支, 甲管中加标准铅溶液一定量与 (pH3.5 醋酸盐缓冲液) 2ml 后, 加水或规定的溶剂稀释成 25ml, 乙管中加入供试液 25ml; 丙管中加入与乙管相同重量的供试品, 加配制供试品溶液的溶剂适量使溶解, 再加与甲管相同量的标准铅溶液与醋酸盐缓冲液 (pH3.5) 2ml 后, 用溶剂稀释成 25ml; 若供试品溶液带颜色, 可在甲管中滴加少量的稀焦糖溶液或其他无干扰的有色溶液, 使之与乙管、丙管一致; 再在甲、乙、丙三管中分别加硫代乙酰胺试液各 2ml, 摇匀, 放置 2min, 同置白纸上, 自上向下透视, 当丙管中显出的颜色不浅于甲管时, 乙管中显示的颜色与甲管比较, 不得更深。如丙管中显出的颜色浅于甲管, 应取样按第二法重新检查。

用硝酸铅配制标准铅贮备液, 并加入硝酸防止铅盐水解, 使之易于保存。标准铅溶液应临用前取贮备液稀释而成, 每 1ml 标准铅溶液相当 10μgPb。配制和贮存用的玻璃容器均不得含铅。

3. **注意事项**

(1) 本法适宜的目视比色范围为 10 ~ 20μg Pb/35ml。重金属的含量以 Pb 计算在 20μg (相当于标准铅液 2ml 时), 加硫代乙酰胺试液后所显黄褐色最适于目视法观察。如小于 10μg 则显色太浅, 大于 30μg 则显色太深, 均不利于观察与区别。

(2) 溶液 pH 值对金属离子与硫化氢呈色影响较大, pH 在 3.0 ~ 3.5, 硫化物沉淀比较完全, 酸度太大或太小都使颜色显色浅, 结果不正确。

(3) 供试品如有色可采用外消色法或内消色法消除干扰。

(4) 供试品中如果有微量高铁离子存在时, 能在弱酸溶液中氧化硫化氢溶液而析出硫, 产生浑浊而影响重金属的比色, 因此必须除去。《中国药典》(2020 年版) 中利用在供试管和对照管中分别加入维生素 C 或盐酸羟胺 0.5 ~ 1.0g, 使 Fe^{3+} 还原成 Fe^{2+}, 再依法检查。

(二) 炽灼残渣法

1. **原理**　当硫代乙酰胺法不能检查重金属时, 可采用该方法。通过高温炽灼破坏供试品, 加硝酸加热处理后, 加盐酸溶解, 最后按第一法进行检查。该法适用于含芳环、杂环以及不溶于水、稀酸、乙醇及碱的有机药物。

2. **操作方法**　取各品种项下规定量的供试品, 按炽灼残渣检查法进行炽灼处理, 然后取遗留的残渣 (如供试品为溶液, 则取各品种项下规定的溶液, 蒸发至干, 再按上述方法处理后取遗留的残渣）加硝酸 0.5ml，蒸干，至氧化氮蒸气除尽后放冷，加盐酸 2ml，置水浴上蒸干后加水 15ml，滴加氨试液至对酚酞指示液显微粉红色，再加醋酸盐缓冲液（pH3.5）2ml，微热溶解后，移置纳氏比色管中，加水稀释成 25ml 作为乙管；另取配制供试品溶液的试剂，置瓷皿中蒸干后，加醋酸盐缓冲液（pH3.5）2ml 与水 15ml，微热溶解后，移置纳氏比色管中，加标准铅溶液一定量，再用水稀释成 25ml，作为甲管；再在甲、乙两管中分别加硫代乙酰胺试液各 2ml，摇匀，放置 2min，同置白纸上，自上向下透视，乙管中显出的颜色与甲管比较，不得更深。

3. 注意事项

（1）炽灼温度对重金属检查影响较大，温度越高，重金属的回收率越低。用该法进行重金属检查时，炽灼温度必须控制在 500～600℃。

（2）操作过程中加入的硝酸必须蒸干，氧化氮必须除尽，否则会析出硫而影响比色。

（3）用该法检查含有钠盐和氟的有机药物时，在炽灼的过程中会腐蚀瓷坩埚，所以应该使用铂坩埚或硬质玻璃蒸发皿。

（三）硫化钠法

1. 原理 以硫化钠作为显色剂，供试品在碱性条件下生成 PbS 微粒混悬液。与一定量同法处理的标准铅溶液比较，颜色不得更深。该法适用于溶于碱而不溶于稀酸或在稀酸中会生成沉淀的药物。

2. 操作方法 除另有规定外，取供试品适量，加氢氧化钠试液 5ml 与水 20ml 溶解后，置纳氏比色管中加硫化钠试液 5 滴，摇匀，与一定量的标准铅溶液同样处理后的颜色比较，不得更深。

3. 注意事项 硫化钠试液对玻璃具有一定的腐蚀性，久置后会产生絮状物，应该临用新制。

五、砷盐检查法

砷为毒性物质，多由药物在生产过程中所使用的无机试剂引入。砷盐和重金属一样在多种药物中均要求检查，须严格控制其限量。砷盐检查法（arsenic limit test）主要采用古蔡法和二乙基二硫代氨基甲酸银法。《中国药典》（2020 年版）采用古蔡法（Gutgzeit）和二乙基二硫代氨基甲酸银法检查药物中微量砷。

（一）古蔡法

1. 原理 供试品中含砷盐的化合物，经金属锌与酸作用反应生成具挥发性的砷化氢，遇溴化汞试纸作用产生黄色至棕色的砷斑，同条件下与一定量标准砷溶液（每 1ml 相当于 1μg 的 As）所生成的砷斑比色，判断砷盐的限量。其反应式如下：

$$As^{3+} + 3Zn + 3H^+ \longrightarrow 3Zn^{2+} + AsH_3 \uparrow$$

$$AsO_3^{3-} + 3Zn + 9H^+ \longrightarrow AsH_3 \uparrow + 3Zn^{2+} + 3H_2O$$

$$AsO_4^{3-} + 4Zn + 11H^+ \longrightarrow 4Zn^{2+} + 4H_2O + AsH_3 \uparrow$$

$$AsH_3 + 2HgBr_2 \longrightarrow 2HBr + AsH(HgBr)_2$$

棕色

$$AsH_3 + 3HgBr_2 \longrightarrow 3HBr + As(HgBr)_3$$

棕色

2. 操作方法　仪器装置见图 2-1。测试时，于导气管 C 中装入醋酸铅棉花，于旋塞 D 的顶端平面上放一片溴化汞试纸，盖上旋塞盖 E 并旋紧，即得。

有机玻璃塞 D 和 E 的孔径应与导气管 C 内径一致，以免生成的色斑直径不同，影响比色的准确度，B 为磨口塞，C 管顶端与 D、E 有机玻璃旋塞塞盖间应紧密吻合，以防砷化氢泄露。

标准砷斑的制备：精密量取标准砷溶液 2ml，置 A 瓶中，加盐酸 5ml 与水 21ml，再加碘化钾试液 5ml 与酸性氧化亚锡试液 5 滴，在室温放置 10min 后，加锌粒 2g，立即将装妥的导气管 C 密塞于 A 瓶上，并将 A 瓶置 25～40℃水浴中，反应 45min，取出溴化汞试纸，即得。

另取供试液，置 A 瓶中，照标准砷斑的制备，

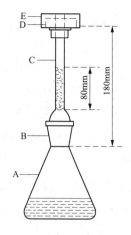

图 2-1　古蔡法检砷装置
A. 100ml 标准磨口锥形瓶；B. 中空的标准磨口塞；C. 导气管（内径为 6.0mm）；D. 具孔有机玻璃旋塞（孔径与导气管内径一致）；E. 具孔有机玻璃旋塞盖（孔径为 6.0mm）

自"再加碘化钾试液 5ml"起，依法操作。将生成的砷斑与标准砷斑比色，不得更深。

在反应液中加入还原剂酸性氯化亚锡及碘化钾将供试品中可能存在的五价砷还原为三价砷。因为五价砷生成砷化氢的速度慢，氧化生成的碘又被氯化亚锡还原为碘离子，与反应中产生的锌离子形成稳定的配离子，使生成砷化氢的反应不断进行。

$$AsO_4^{3-} + 2I^- + 2H^+ \longrightarrow AsO_3^{3-} + I_2 + H_2O$$

$$AsO_4^{3-} + Sn^{2+} + 2H^+ \longrightarrow AsO_3^{3-} + Sn^{4+} + H_2O$$

$$I_2 + Sn^{2+} \longrightarrow 2I^- + Sn^{4+}$$

$$4I^- + Zn^{2+} \longrightarrow ZnI_4$$

氯化亚锡与碘化钾还可抑制锑化氢的生成，因锑化氢也能与溴化汞试纸作用生成锑斑。在实验条件下，100μg 锑的存在也不致干扰测定。又能促进锌与盐酸的反应，即纯锌与浓盐酸作用甚慢，加入氯化亚锡与锌作用形成锌锡齐，锌置换出锡沉积在锌表面，形成局部电池，加快锌与盐酸作用，使氢气均匀而连续地发生。

供试品和锌粒中可能含有少量的硫化物，在酸性溶液中产生硫化氢气体，与溴化汞作用生成硫化汞色斑，干扰试验，故须在检砷器的导管中装入醋酸铅棉花以吸收硫化氢。醋酸铅棉花用量太少，可能除不尽硫化氢，太多或塞得太紧会阻碍砷化氢的通过。所以《中国药典》（2020 年版）规定取醋酸铅棉花 60mg，装管高度为 60～80mm，则在 1000μg S^{2-} 存在下也不干扰测定。导气管中的醋酸铅棉花应保持干燥，如有打湿，应重新操作。

标准砷溶液是用三氧化二砷配制贮备液临用前稀释而成。每 1ml 标准砷溶液相当于 1μgAs。标准砷斑过深或过浅都会影响比色的准确性，《中国药典》（2020 年版）规定标准砷斑由 2ml 标准砷溶液制成。药物含砷限量不同，可按规定限量改变供试品取用量，不可改变标准砷溶液量。如《中国药典》（2020 年版）规定某药物含砷量不得超过百万分之一，则应取供试品 2.0g 与标准砷斑比较，而不是取供试品 1.0g 与标准砷溶液 1ml 所产生的砷进行比较。

3. 注意事项

（1）氢气发生的速度过缓或过于剧烈，都将影响砷化氢的逸出速度，使砷斑的色泽和清晰程度受影响。而氢气的发生速度与溶液的酸度、锌粒的粒度与用量以及反应温度等有

关，《中国药典》（2020 年版）采用供试液酸度为 2mol/L 盐酸，碘化钾浓度为 2.5%，氯化亚锡浓度为 0.3%，加入试液后在室温放置 10min，再加锌粒（通过一号筛）2g，立即密塞导气管，发生瓶置 25 ~ 40℃ 水浴，反应 45min。所用锌粒应无砷，粒度较大时，用量酌情增加，反应时间延长为 1h。

（2）砷斑不够稳定，遇光、热及湿气则褪色，故不能用手接触砷斑。在反应中应保持干燥及避光，并立即与标准砷斑比较。如需保存，可将砷斑在石蜡饱和的石油醚液中浸过晾干或避光置于干燥器内，也可将砷斑用滤纸包好夹在记录本中保存。

（二）二乙基二硫代氨基甲酸银法

1. 原理　金属锌与酸作用产生新生态的氢，与药物中微量的砷反应，生成具有挥发性的砷化氢。砷化氢把二乙基二硫代氨基甲酸银还原为红色的胶态银。与相同条件下制备的一定量标准砷盐溶液产生的红色进行比较，判断药物中砷盐是否过量。

2. 操作方法　取照各品种项下规定方法制成的供试品溶液，置 A 瓶中，加盐酸 5ml 与水 21ml，再加碘化钾试液 5ml 与酸性氯化亚锡试液 5 滴，在室温放置 10min 后，加锌粒 2g，立即将导气管 C 与 A 瓶密塞，使生成的砷化氢气体导入 D 管中，并将 A 瓶置 25 ~ 40℃ 水浴中反应 45min，取出 D 管，添加三氯甲烷至刻度，混匀。将所得溶液与标准砷对照液同置白色背景上，从 D 管上方向下观察、比较，所得溶液的颜色不得比标准砷对照液更深。必要时，可将所得溶液转移至 1cm 吸收池中，照紫外 – 可见分光光度法（通则 0401）在 510nm 波长处以二乙基二硫代氨基甲酸银试液作空白，测定吸光度，与标准砷对照液按同法测得的吸光度比较，即得。

3. 注意事项

（1）当 As 浓度在 1 ~ 10μg 范围内时，所得胶体银溶液的吸光度显色在 2h 内稳定，重现性好，线性关系良好，并可以测得砷盐的含量。

（2）制备标准砷斑或标准砷对照液，应与供试品检查同时进行。

六、酸碱度检查法

纯净的药物在加水溶解或制成过饱和混悬液后，其水溶液 pH 应较为恒定，否则显示其受酸、碱物质的污染，或有水解反应发生。因此进行酸碱度检查是保证药品质量的一项重要措施。《中国药典》（2020 年版）规定溶液 pH 值低于 7.0 称为"酸度"，pH 值高于 7.0 称"碱度"，pH 值在 7.0 上下两侧的称为酸碱度。

酸碱度检查法（acidity and basicity limit test）所用的水应是新沸并放冷至室温的水，不溶于水的药物可用中性乙醇等有机溶剂溶解，或将药物与水混摇，使所含酸碱性杂质溶解，滤过，取滤液检查。

（一）酸碱滴定法

在一定指示剂条件下，用酸或碱（如盐酸滴定液或氢氧化钠滴定液）滴定供试品溶液中碱性或酸性杂质，用消耗酸或碱滴定液的毫升数来控制酸碱性杂质量。如检查氯化钠的酸碱度：取本品 5.0g，加水 50ml 溶解后，加溴麝香草酚蓝指示液（pH6.0 ~ 7.6，黄色至蓝色）2 滴，如显黄色（示为酸性），加氢氧化钠滴定液（0.02mol/L）0.10ml，应变为蓝色；如显蓝色或绿色（示为碱性），加盐酸滴定液（0.02mol/L）0.20ml，应变为黄色。所得结果表明本品 100g 中所含酸性杂质的限量为 0.04mmol；或所含碱性杂质的限量为 0.08mmol。

（二）指示剂法

利用酸碱指示剂在不同 pH 条件下颜色的改变来检查酸碱性杂质的方法，如蒸馏水的酸碱度检查。

（三）pH 值法

用电位法测定供试品溶液的 pH 值，衡量其酸碱性杂质是否符合限量规定。本法准确度高，《中国药典》（2020 年版）中的注射液、供配制注射剂的原料药以及酸碱性大小明显影响稳定性的药物，大多采用本法检查酸碱度。如青霉素钠酸碱度的检查方法为：取本品，加水制成每 1ml 中含 30mg 的溶液，依法测定，pH 值按 "pH 值测定法" 检查应为 5.0 ~ 7.0。

七、溶液澄清度检查法

某些药物（特别是作注射剂的原料药物）中存在不溶性杂质，溶液澄清度检查法（test for clarity of solution）是检查药品溶液中微量不溶性杂质的一种方法，它可以在一定程度上反映药品的质量和生产工艺水平，对于用作注射剂的原料药，一般应作此项检查。

《中国药典》（2020 年版）采用目视法和浊度仪法。规定浊度标准贮备液的制备是称取 105℃ 干燥至恒重的 1.00g 硫酸肼溶液与 10% 乌洛托品（六亚甲基四胺）溶液等体积混合，于 25℃ 避光处静置 24h，配制成浊度标准贮备液。由于乌洛托品在偏酸性条件下易水解产生甲醛，甲醛与肼缩合生成甲醛腙，形成白色浑浊，故以其作为浊度标准贮备液。其反应原理如下：

$$(CH_2)_6N_4 + 6H_2O \rightleftharpoons 6HCHO + 4NH_3$$

$$H-\overset{\overset{\displaystyle H}{|}}{C}=O + H_2N-NH_2 \longrightarrow H-\overset{\overset{\displaystyle H}{|}}{C}=N-NH_2 \downarrow + H_2O$$

本贮备液置冷处避光保存，可在 2 个月内使用，用前摇匀。

取浊度标准贮备液一定量，加水稀释即得浊度标准原液（应在 24h 内使用，用前摇匀），浊度标准原液的浑浊度用紫外分光光度法检查。浊度标准原液应在配制后 48h 内使用。临用时取浊度标准原液适量，加水按表 2-1 配制成不同级号的浊度标准液，浊度标准液应在配制后 5min 内使用，供试品则应在溶解后立即检视（使用前充分摇匀）。

表 2-1　浊度标准液的制备

浊度标准液	级号				
	0.5	1	2	3	4
浊度标准原液（ml）	2.50	5.0	10.0	30.0	50.0
水（ml）	97.5	95.0	90.0	70.0	50.0

1. 目视法　检查时，将规定级号的浊度标准液与一定浓度的供试品溶液分别置于配对的比浊用玻璃管中，装入液面的高度为 40mm。在浊度标准液制备后 5min，同时垂直置于照度为 1000lx 的伞棚灯下，从水平方向观察、比较；或置黑色背景下，在漫射光下，从比浊管上方向下观察、比较；判断该供试品澄清度是否符合规定。当供试品溶液的澄清度与所用溶剂相同或未超过 0.5 级的浊度标准液时，称为澄清；当供试品溶液的乳色比 0.5 级明显，而不及 1 级时，称浊度 0.5 级；其余依此类推，分别称浊度 1、2、3 级。

多数药物的澄清度检查以水为溶剂，但也有或同时有用酸、碱或有机溶剂（如乙醇、甲醇、丙酮）做溶剂的。有机酸的碱金属盐类药物强调用"新沸过的冷水"，因为若水中溶有二氧化碳会影响其澄清度；若检查后的溶液还需供"酸度"检查，也应强调用"新沸过的冷水"。

2. 浊度仪法　供试品溶液的浊度用浊度仪测定。溶液中不同大小、不同特性的微粒物质包括有色物质均可使入射光产生散射，通过测定透射光或散射光的强度，可以检查供试品溶液的浊度。仪器测定模式通常有三种类型，透射光式、散射光式和透射光 – 散射光比较测量模式。本法采用散射光式浊度仪，适用于低、中浊度无色供试品溶液的浊度测定。因为高浊度的供试品会造成多次散射现象，使散射光强度迅速下降，导致散射光强度不能正确反映供试品的浊度值。

按照仪器说明书要求并采用规定的浊度液进行仪器校正。溶液剂直接取样测定；原料药或其他剂型按照各论项下的标准规定制备供试品溶液，临用时制备。分别取供试品溶液和相应浊度标准液进行测定，测定前应摇匀，并避免产生气泡，读取浊度值。供试品溶液浊度值不得大于相应浊度标准液的浊度值。

八、溶液颜色检查法

溶液颜色检查法（test for colour of solution）是控制药物中可能引入的有色杂质限量的方法。《中国药典》（2020 年版）采用三种检查法。

（一）目视比色法

采用与标准比色液作对照来判断溶液颜色是否符合限量要求。由于一般化学反应所产生的颜色只能够在一定时间内稳定，因此，每次比色时都要同时制备供试液与对照液，且比色操作要在一定时间内完成。取一定量的供试品，用水溶解，置纳氏比色管中，加水稀释至 10ml，将溶液呈现的颜色与规定色调色号的标准比色液比较，不得更深。观察方式规定有两种：①色泽较深时，白色背景前平视观察；②色泽较浅时，白色背景自上而下透视。《中国药典》（2020 年版）规定用氯化钴溶液（每 1ml 含 59.5mg $CoCl_2 \cdot 6H_2O$）为红色原液，重铬酸钾溶液（每 1ml 含 0.800mg $K_2Cr_2O_7$）为黄色原液，硫酸铜溶液（每 1ml 含 62.4mg $CuSO_4 \cdot 5H_2O$）为蓝色原液。按一定比例分别配成黄绿色、黄色、橙黄色、橙红色和棕红色 5 种色调的标准贮备液。每种色调液再按一定比例加水稀释成 10 种色号共计 50 种标准比色液。具体配制方法见《中国药典》（2020 年版）四部通则。检查时根据该药物的有色杂质所呈颜色以及对该药物的有色杂质限量要求，取相应颜色的不同色号为对照，进行比较。五种颜色贮备液的最大吸收波长分别为：黄色 435nm，黄绿色 430nm，橙红色 453nm，橙黄色 448nm，棕红色 465nm、505nm。1 ～ 10 号标准比色液稀释后的最大吸收波长基本不变。各颜色的 1 ～ 10 号标准比色液的吸收梯度明显，线性关系良好，重现性好。表明标准比色液的制订合理。不少药物同时检查溶液的澄清度与颜色，如邻氯青霉素钠，取本品 0.60g，加水 4.6ml 溶解后，溶液应澄清无色，如显浑浊，与 1 号浊度标准液比较，不得更浓；如显色，与黄色或黄绿色 4 号标准液比较，不得更深。当供试液的色调与标准比色液不一致时，可由上述三种比色原液按规定方法配制对照液，如烟酸中检查碱性溶液的颜色。

（二）分光光度法

测定吸光度更能反映颜色的变化。本法系取一定量供试品加水溶解至 10ml，必要时滤过，以除去不溶性杂质对吸光度测定的干扰，在规定波长处测定滤液的吸光度，不得超过规定值。如见光易变色分解的药物维生素 C，其水溶液（浓度为 20%）经 4 号玻砂漏斗滤过（消除溶液中不溶性杂质对吸光度测定的影响），在 420nm 波长处测定滤液的吸光度，不得超过 0.03。

（三）色差计法

当目视比色法较难判定供试品与标准比色液之间的差异时，应考虑采用色差计法进行测定和判断。本法是通过色差计直接测定溶液的透射三刺激值（tristimulus values，是引起人体视网膜对某种颜色感觉的三种原色的刺激程度之量），对其颜色进行定量表述和分析的方法。除另有规定外，用水对仪器进行校准，取按各品种项下规定的方法分别制得的供试品溶液和标准比色液，置仪器上进行测定，供试品溶液与水的色差值 ΔE^* 应不超过相应色调的标准比色液与水的色差值 ΔE^*。如品种项下规定的色调有两种，且供试品溶液的试剂色调介于两种规定色调之间，且难以判断更倾向何种色调时，将测得的供试品溶液与水的色差值（ΔE^*）与两种色调标准比色液与水的色差值的平均值 $\left[\Delta E^* \leqslant (\Delta E^*_{S_1} + \Delta E^*_{S_2})/2\right]$ 比较，不得更深。

九、易炭化物检查法

易炭化物系指药品中夹杂的遇硫酸易炭化或易氧化而呈色的有机杂质。本法系于比色管中将一定量供试品分次缓缓加入到 5ml 硫酸 $\left[含 H_2SO_4\ 94.5\% \sim 95.5\%\ (g/g)\right]$ 中，振摇溶解后，静置 15min，溶液呈现的颜色与规定的对照液比较，不得更深，以控制药品中易炭化物限量。对照液主要有三类：①用"溶液颜色检查"项下的标准比色液作为对照液；②由比色用重铬酸钾液、比色用氯化钴液和比色用硫酸铜液按规定方法配成的对照液；③高锰酸钾液。比色时，应将甲、乙两管同置白色背景前，平视观察比较，判断结果。如阿司匹林中易炭化物的检查。

当易炭化物检查法（test for readily carbonizable substance）中供试品为固体时，应先研成细粉，以利于溶解、呈色和检出。如需加热才能溶解时，可将供试品与硫酸混合均匀后加热溶解，放冷至室温，再移至比色管中。硫酸的浓度、反应温度与时间均对易炭化物所呈现的颜色产生影响，必须按规定严格控制。

十、炽灼残渣检查法

有机药物经炭化或无机药物加热分解后，加硫酸湿润，先低温加热至硫酸蒸气被除尽后再高温（700~800℃）炽灼，使完全灰化，有机物分解挥发，残留的非挥发性无机杂质（多为金属的氧化物或无机盐类）生成硫酸盐，称为炽灼残渣（BP 称硫酸灰分），称重，判断是否符合限量规定。

$$炽灼残渣\% = \frac{残渣及坩埚重 - 空坩埚重}{供试品重量} \times 100\%$$

炽灼残渣检查法（test for residue on ignition）供试品的取用量应根据炽灼残渣限量和称量误差决定。过多，炭化和灰化所需时间太长；过少，称量误差增大。一般应使炽灼残渣量为 1~2mg，残渣限量一般为 0.1% ~0.2%，如限量为 0.05% 者，取样约 2mg；限量为 0.1% 者，取样约 1g；限量为 1% 以上者，取样可在 1g 以下。

供试品应先缓缓加热，可采用坩埚斜置方式以避免供试品骤然膨胀而逸出直至完全炭化（不影响烟雾），放冷，加硫酸 0.5~1ml 湿润后，先低温加热，温度过高易使供试品飞溅，影响测定结果。含氟的药品易腐蚀瓷坩埚，应采用铂坩埚。重金属于高温下易挥发，故若需将炽灼残渣留作重金属检查时，炽灼温度必须控制在 500～600℃。置高温炉内炽灼前务必通过蒸发除尽硫酸，以免硫酸蒸气腐蚀炉膛，造成漏电事故。可采用蓝墨水与 FeCl₃ 溶液的混合液涂写烘烤用瓷坩埚的编号。

十一、干燥失重检查法

干燥失重系指药品在规定的条件下，经干燥后所减失的量，以百分率表示。主要指水分，也包括其他挥发性物质，如残留的挥发性有机溶剂等。干燥失重测定法（test for loss of drying）有下列几种。

（一）常压恒温干燥法

本法适用于受热较稳定的物质。将供试品置相同条件下已干燥至恒重的扁形称瓶中，在规定温度下于烘箱内干燥至恒重（即供试品连续两次干燥炽灼后的重量差异在 0.3mg 以下），由从减失的重量和取样量计算供试品的干燥失重。干燥温度一般为 105℃，干燥时间除另有规定外，根据含水量的多少，一般在达到指定温度 ±2℃ 干燥 2～4h，再称至恒重为止。为了使水分及挥发性物质易于挥散，供试品应平铺于扁形称瓶中，其厚度不超过 5mm。如为疏松物质，厚度不超过 10mm。如为大颗粒结晶，应研细至粒度约 2mm。某些药物含结晶水，在 105℃ 不易除去，可提高干燥温度，如枸橼酸钠在 180℃ 干燥至恒重。某些药物中含有较大量的水分，并且熔点较低，如直接在 105℃ 干燥，供试品即融化，表面结成一层薄膜，使水分不易继续挥发，应首先低温干燥，使大部分水分去除后，再于规定温度下干燥。如硫代硫酸钠，先在 40～50℃ 逐渐升高温度至 105℃ 并干燥至恒重。供试品如为膏状物，先在称瓶中置入干净的粗砂粒及一小玻棒，在规定条件下干燥至恒重后，称入一定量的供试品，用玻棒搅匀后进行干燥，并在干燥过程中搅拌数次，促使水分挥发，直至恒重。某些受热逐渐分解而达到恒重的药物，采用一定温度下干燥一定时间减失的重量代表干燥失重，如右旋糖酐 40 的干燥失重（105℃ 干燥 6h）不得超过 0.5%。

（二）干燥剂干燥法

本品适用于受热分解且易挥发的供试品。将供试品置干燥器中，利用干燥器内的干燥剂吸收水分干燥至恒重。《中国药典》（2020 年版）中常用的干燥剂有硫酸、硅胶以及五氧化二磷。其中以五氧化二磷的吸水效力、吸水容量和吸水速度均较好，但其价格较贵，且不能反复使用；使用时，将五氧化二磷铺于培养皿中，将培养皿置干燥器内，如发现五氧化二磷表层已结块或出现液滴，应将表层刮去，另加新的五氧化二磷再使用；弃去的五氧化二磷不可倒入下水道，应埋入土中。硫酸的吸水效力与吸水速度不及五氧化二磷，但吸水容量比五氧化二磷大，价格也较便宜；使用时将硫酸盛于培养皿或烧杯中，不能直接倒入干燥器，搬动干燥器时，注意勿使硫酸溅出；用过的硫酸经加热去水后可再用（将含水硫酸置烧杯中加热至冒白烟，保持在 110℃ 左右约 30min，即可除水）。硅胶的吸水效力仅次于五氧化二磷，大于硫酸，又因为其使用方便、廉价、无腐蚀性且可重复使用，所以是最常用的干燥剂；变色硅胶是加有氯化钴的硅胶，干燥后生成无水氯化钴而呈蓝色，吸水后生成含有两分子结晶水的氯化钴而呈淡红色，可在 140℃ 以下干燥除水（温度超过 140℃，硅胶裂碎成粉破坏毛细孔，影响吸水作用）；变色硅胶 1g 吸水约 20mg 开始变色，吸水 200mg 时完全变色，吸水 300～400mg 达到饱和；吸收水分以外的溶剂（如乙醇、三氯甲烷）后，颜色不变。

（三）减压干燥法

适用于熔点低、受热不稳定及难赶除水分的药物。采用在一定温度下减压干燥的方法。减压条件可降低干燥温度并且缩短干燥时间。使用减压干燥器或恒温加压干燥箱，压力应控制在2.67kPa（20mmHg）以下。减压干燥器初次使用时，应用厚布包好再进行减压，以防炸裂伤人。开盖时，因器外压力大于内压，必须先将活塞缓缓旋开，使空气缓缓进入，避免气流太快将称量瓶中的供试品吹散；在供试品取出后应立即关闭活塞。

十二、水分测定法

药品中的水分包括结晶水和吸附水。如果药品中所含的水分过高，不仅会使药物含量降低，还可能导致药物发生水解或其他化学反应，甚至发生霉变，从而影响药物的理化性质和疗效，甚至可能生成对人体健康有害的物质。因此，应对药物中的水分进行测定。《中国药典》（2020年版）介绍了五种水分测定法（water determination），分别是费休氏法、烘干法、减压干燥法、甲苯法和气相色谱法。其中，最常用的是费休氏法，下面介绍费休氏法的两种滴定法，即容量滴定法和库伦滴定法。

（一）容量滴定法

1. 原理　根据碘和二氧化硫在吡啶和甲醇溶液中与水定量反应的原理来测定水分。所用仪器应干燥，并能避免空气中水分的侵入，测定应在干燥处进行。

2. 操作方法

（1）费休氏试液的制备　称取碘（置硫酸干燥器内48h以上）110g，置干燥的具塞锥形瓶（或烧瓶）中，加无水吡啶160ml，注意冷却，振摇至碘全部溶解，加无水甲醇300ml，称定重量，将锥形瓶（或烧瓶）至水浴中冷却，在避免空气中水分侵入的条件下通入干燥的二氧化硫至重量增加72g，再加无水甲醇使成1000ml，密塞，摇匀，在暗处放置24h。也可以使用费休氏试液，市售的费休氏试液可以是无吡啶试剂或无甲醇试剂，也可以是由两种溶液临用前混合而成的费休氏试液。本试液应遮光，密封，阴凉干燥处保存。

（2）费休氏试液的标定　本试液临用前应标定滴定度。精密称取纯化水10～30mg，用水分测定仪直接标定；或精密称取纯化水10～30mg，置干燥的具塞锥形瓶中，除另有规定外，加无水甲醇2～5ml，在避免空气中水分侵入的条件下，用费休氏试液滴定至溶液由浅黄色变为红棕色，或用电化学方法指示终点；另做空白试验，按式（2-3）计算：

$$F(\%) = \frac{W}{A-B} \times 100\%$$

（2-3）

式中，F 为每1ml费休氏试液相当于水的重量，mg；W 为称取纯化水的重量，mg；A 为滴定所消耗费休氏试液的容积，ml；B 为空白所消耗费休氏试液的容积，ml。

（3）测定法　精密称取供试品适量（消耗费休氏试液1～5ml），除另有规定外，溶剂为无水甲醇，用水分测定仪直接测定。或精密称取供试品适量，置干燥的具塞锥形瓶中，加溶剂2～5ml，在不断振摇（或搅拌）下用费休氏试液滴定至溶液由浅黄色变为红棕色，或用永停滴定法指示终点；另做空白试验，按式（2-4）计算：

$$F(\%) = \frac{(A-B) \times F}{W} \times 100\%$$

（2-4）

式中，F 为每 1ml 费休氏试液相当于水的重量，mg；W 为供试品的重量，mg；A 为滴定所消耗费休氏试液的容积，ml；B 为空白所消耗费休氏试液的容积，ml。

如果供试品吸湿性较强，可称取供试品适量置干燥的容器中，密封，精密称定，用干燥的注射器注入适量无水甲醇或其他适宜溶剂，精密称定总重量，振摇使供试品溶解，测定水分。洗净并烘干容器，精密称定其重量。同时测定溶剂的水分。按式（2－5）计算：

$$供试品中水分含量（\%）=\frac{(W_1-W_3)C_1-(W_1-W_2)C_2}{W_2-W_3}\times100\% \qquad (2-5)$$

式中，W_1 为供试品、溶剂和容器的重量，g；W_2 为供试品、容器的重量，g；W_3 为容器的重量，g；C_1 为供试品溶液的水分含量，g/g；C_2 为溶剂的水分含量，g/g。

对热稳定的供试品，也可将水分测定仪和市售卡式干燥炉联用测定水分。即将一定量的供试品在干燥炉或样品瓶中加热，并用干燥气体将蒸发出的水分导入水分测定仪中测定。

（二）库伦滴定法

本法仍以卡尔－费休氏（Karl－Fischer）反应为基础，应用永停滴定法测定水分。与容量滴定法相比，库伦滴定法中滴定碘不是从滴定管加入，而是由含有碘离子的阳极电解液电解产生。一旦所有的水被滴定完全，阳极电解液中就会出现少量过量的碘，双铂丝电极探知这一信号即停止碘的产出。根据法拉第定律，产生碘的量与通过的电量成正比，因此可通过测量电量总消耗的方法来测定水分总量。本法主要用于测定微量水分（0.0001%～0.1%）的供试品，特别适用于测定化学惰性物质如烃类、醇类和脂类中的水分。所用仪器应干燥，并能避免空气中水分的侵入；测定操作应在干燥处进行。

1. 费休氏试液 按卡尔－费休氏库伦滴定仪的要求配制或购置费休氏试液，无需标定滴定度。

2. 测定法 于滴定杯加入适量费休氏试液，先将试液和系统中的水分预滴定除去，然后精密量取供试品适量（含水量为 0.5～5mg），迅速转移至滴定杯中，以永停滴定法指示终点，从仪器显示屏上直接读取供试品中水分的含量，其中每 1mg 水相当于 10.72 库仑电量。

十三、残留溶剂测定法

药品中的残留溶剂系指在原料药或辅料的生产中，以及在制剂制备过程中使用的，但在工艺过程中未能完全去除的有机溶剂。许多有机溶剂对人体有害，因此，《中国药典》（2020 年版）介绍了残留溶剂测定方法，明确了残留溶剂的种类、分类和限度要求。

《中国药典》（2020 年版）采用气相色谱法检查残留有机溶剂。所用色谱柱为不同极性的毛细管柱或填充柱。在测定残留溶剂前应做色谱系统适用性试验，确定色谱系统应符合：①用待测物的色谱峰计算，毛细管色谱柱的理论板数一般不低于 5000；填充柱法的理论板数一般不低于 1000。②色谱图中，待测物色谱峰与其相邻色谱峰的分离度应大于 1.5。③以内标法测定时，对照品溶液连续进样 5 次，所得待测物与内标物峰面积之比的 RSD 应不大于 5%；若以外标法测定，所得待测物峰面积的 RSD 应不大于 10%。具体的残留溶剂测定法（residual solvent determination）有以下 3 种。

（一）毛细管柱顶空进样等温法

当需要检查的有机溶剂数量不多，且极性差异较小时，可采用此法。

1. 色谱条件 柱温一般为 40～100℃；常以氮气为载气，流速为 1.0～2.0ml/min；以水为溶剂时，顶空瓶平衡温度为 70~85℃，平衡时间为 30~60min，平衡时间过长，可能破坏顶空瓶的密闭性，导致残留溶剂气体测定不准；进样口温度为 200℃，如采用火焰离子化检测器（FID），温度为 250℃。

2. 测定法　取对照品溶液和供试品溶液，分别连续进样不少于 2 次，测定待测峰的峰面积。

（二）毛细管柱顶空进样系统程序升温法

当需要检查的有机溶剂数量较多，且极性差异较大时，可采用此法。

1. 色谱条件　柱温一般先在 40℃维持 8min；再以 8℃/min 的速度升至 120℃，维持 10min；以氮气为载气，流速为 2.0ml/min；以水为溶剂时，顶空瓶平衡温度为 70~85℃，平衡时间为 30~60min，进样口温度为 200℃，如采用 FID 检测器，温度为 250℃。

2. 测定法　取对照品溶液和供试品溶液，分别连续进样不少于 2 次，测定待测峰的峰面积。

（三）溶液直接进样法

此法既可采用填充柱，也可采用适宜极性的毛细管柱。

1. 测定法　取对照品溶液和供试品溶液，分别连续进样 2~3 次，测定待测峰的峰面积。

2. 计算法

（1）限度检查　除另有规定外，按各品种项下规定的供试品溶液浓度测定。以内标法测定时，供试品溶液所得被测溶剂峰面积与内标峰面积之比不得大于对照品溶液的相应比值。以外标法测定时，供试品溶液所得被测溶剂峰面积不得大于对照品溶液的相应峰面积。

（2）定量测定　按内标法或外标法计算各残留溶剂的量。

（四）注意事项

1. 顶空平衡温度和时间的选择　对沸点较高的残留溶剂，选择较高的平衡温度，但也应兼顾供试品的热分解特性，尽量避免供试品产生的挥发性热分解产物对测定的干扰。顶空平衡时间一般为 30~45min，以保证供试品溶液的气-液两相有足够的时间达到平衡。顶空平衡时间通常不宜过长，如超过 60min，可能引起顶空瓶的气密性变差，导致定量准确性的降低。

2. 供试品溶液与对照品溶液平行原则　对照品溶液与对照品溶液必须使用相同的顶空条件。

3. 含氮碱性化合物的测定　普通气相色谱仪中的不锈钢管路、进样器的衬管等，对有机胺等含氮碱性化合物具有较强的吸附作用，致使其检查灵敏度降低，因此，应采用惰性的硅钢材料或镍钢材料管路。采用溶液直接进样法测定时，供试品溶液应不呈酸性，以免待测物与酸反应后不易气化。通常采用弱极性的色谱柱或其填料预先经碱处理过的色谱柱分析含氮碱性化合物，如果采用胺分析专用柱进行分析，效果更好。

4. 检测器的选择　对含卤素元素的残留溶剂如三氯甲烷等，采用电子捕获检测器（ECD），易得到较高的灵敏度。

扫码"学一学"

第四节　特殊杂质检查

特殊杂质是相对于一般杂质而言的，它是指在生产和贮存过程中根据其性质和一定的生产方法与贮藏条件下有可能引入的杂质，如四环素中脱水物及差向脱水物的检查、尿激酶中凝血质样活性物质的检查、胰岛素中含氮量的检查、多糖类物质中单糖的检查等等，生物药物中可能引入的特殊杂质随品种不同而异，它一般分列在该品种项目下。

生物药物中杂质的检查原理是利用药物和杂质在物理、化学或生物学等方面的差异采用物理、化学或生物学的方法进行检查。特殊杂质的检查项目收载在该药品检查项目下。

一、利用生物药物与杂质在物理性质方面的差异检查

（一）臭味及挥发性的差异

药物中如存在具有特殊气味的杂质，可以由气味判断该杂质的存在。例如黄凡士林中异性有机物检查。异性有机物主要是指非烃类有机物，利用其灼烧时产生异味可检查黄凡士林精制的程度。

（二）颜色的差异

某些药物自身无色，但从生产中引入了有色的有关物质，或其分解产物有颜色。采用检查供试品溶液的方法，可以控制药物中有色杂质的量，如维生素 C 氧化变质后颜色加深，因此可以通过观察维生素 C 是否变色来判断是否引入杂质。

（三）溶解行为的差异

某些生物药物可溶于水、有机溶剂或酸、碱溶液中，而其杂质不溶；或某些生物药物不溶于水、有机溶剂或酸、碱溶液中，反之，杂质能溶。利用这种溶解行为差异进行杂质检查的药品很多，如葡萄糖中检查糊精，就是利用葡萄糖可溶于热乙醇，而糊精溶解度很小，供试品加乙醇回流，如有糊精存在，则乙醇液不澄清。

（四）旋光性质的差异

其有旋光性的物质称为光学活性物质。比旋度（或旋光度）的数值可以用来反映药物的纯度，限定杂质的含量。生物药物中混入杂质往往会引起旋光现象的改变，利用这一性质也可以检查生物药物中的杂质。如维生素 C 溶液（0.10g/ml）比旋度为 +20.50° ~ +21.50°。

（五）对光吸收性质的差异

若药物和杂质对光的吸收存在着显著差异，可利用这些差异对药物中存在杂质及其量加以控制。如果生物药物在紫外光区或可见光区有吸收而杂质无吸收，或在杂质吸收峰处药物无吸收，杂质即被检出，检查方法如下。

1. 紫外分光光度法　当杂质在某一波长处有最大吸收，而药物在此无吸收时，可以通过控制供试品溶液在此波长处的吸光度来控制杂质的量。若药物在紫外区有明显吸收，而杂质吸收很弱或没有吸收，可以根据吸光度大小限制杂质的量。规定供试品吸光度的上下幅度，可以一定程度上控制产品的纯度。例如规定葡萄糖注射液在 284nm 波长处的吸光度不得过 0.32，即可控制其杂质 5 - 羟甲基糠醛的量。有的杂质紫外吸收光谱与药物的紫外

吸收光谱重叠，但可以通过控制供试品溶液的吸光度比值来控制杂质的量。

2. 红外分光光度法 利用生物药物的红外吸收光谱中某些特征峰的频率、峰形、强度发生明显变化来检查药品中低效或无效晶型。某些多晶型药物由于其晶型结构不同，一些化学键的键长、键角等发生不同程度的变化，从而导致红外吸收光谱中某些特征峰的频率、峰形和强度出现显著差异。利用这些差异，检查药物中低效（或无效）晶型杂质，结果可靠，方法简便。该法的优点是灵敏度高，仪器较普遍，测量值较准确，因此应用日益广泛。

3. 原子吸收分光光度法 原子吸收分光光度法是通过测定药物中所含待检元素的原子蒸气，吸收发自光源的该元素特定波长光的程度，以求出供试药物中待检元素含量的方法。

主要用于药物中金属盐等杂质的检查，如曾用于测定维生素 C 注射液中的 Cu、Fe 含量。

4. 荧光分析法 某些物质受紫外光或可见光照射后能发射出比激发光波长长的荧光。利用物质的激发和发射光谱，对物质进行分析的方法即为荧光分析法。荧光分析法灵敏度高，专一属性强，在药物的鉴别、检查和含量测定中均有应用。

（六）吸附或分配性质的差异

利用生物药物与杂质被一定吸附剂吸附和被一定洗脱剂解吸的性质不同，或在不相混溶（或部分混溶）的溶剂中分配比的不同，加以分离和检查。

1. 薄层色谱法 由于薄层色谱法较灵敏、简便、快速，不需要特殊设备，用于杂质限量的检查，检查方法如下。

（1）杂质对照品法 适用于已知杂质并能制备杂质对照品的情况。要求供试品与所检杂质对显色剂所显的颜色应相同，显色灵敏度也应相同或相近。根据限量，用已知杂质（或可能存在的某种杂质）的对照品溶液和供试品溶液分别点样于同一硅胶（或其他吸附剂）薄层板上，展开、定位、检查，供试品中所含杂质的斑点，不得超过相应杂质的对照斑点。当无确认的待检杂质对照品或不止一种待检杂质存在时，也可选用可能存在的某种杂质作为对照。

（2）供试品自身对照法 适用于杂质的结构不能确定，或无杂质对照品的情况。将供试品溶液按限量要求稀释至一定浓度作为对照溶液，与供试品溶液分别点在同一薄层板上，展开、定位、检查。供试品溶液所显杂质斑点颜色不得深于对照溶液所显主斑点颜色（或荧光强度不得超过）。

此法虽不及（1）法理想，但其优点是不需制备杂质对照品，并可配成几种限量的对照溶液，来控制杂质限量，比较简便易行，所以应用较多。采用本法时应该注意供试品与所检杂质的显色灵敏度应相同或较为接近，且斑点颜色应相同。

（3）灵敏度法 少数生物药物采用在实验条件下显色剂对杂质的检出限来控制其限量。即在一定供试品及检查条件下，不允许有杂质斑点存在。如肌苷中次黄嘌呤在实验条件下 $0.5\mu g$ 即可被检出，因此规定点样量 $100\mu g$，展开定位检视，不得出现次黄嘌呤的斑点，则次黄嘌呤的限量为 0.5%。

用薄层色谱法检查生物药物中杂质，通常使用以上三种方法，但当无适合的杂质对照品或供试品斑点颜色与对照溶液斑点的颜色有差异，难以判断其限量时，可选用质量符合规定的与供试品相同的药物作为对照，这样克服（2）法中对照品与杂质斑点有时不可比性，且不需杂质对照品，但对照药物中所含待检杂质的量应符合规定要求的限量水平，且稳定性好。

2. 纸色谱法 纸色谱法用于极性较大物质的分离、分析，其检查原理同薄层色谱法。由于纸色谱法较薄层色谱法展开时间长，斑点通常较易扩散，不能用强酸等腐蚀性显色剂，方法也不及薄层色谱法简便，故在杂质检查方面没有薄层色谱法应用广泛。

3. 气相色谱法 主要用于挥发性有机杂质和有机溶剂残留量的检查。

（1）挥发性有机杂质测定法

1）面积归一化法 计算各杂质峰面积及其总和，并求出占总峰面积的百分率，但溶剂峰不计算在内。色谱图的记录时间应根据供试品所含杂质的保留时间决定，一般可为供试品中主成分保留时间的倍数。

2）主成分自身对照法 当杂质峰面积与成分峰面积相差悬殊时，采用主成分对照法。在测定前，先按供试品规定的杂质限度，将供试品稀释成一定浓度的溶液，作为对照溶液，进样，调节检测器的灵敏度或进样量，使对照溶液中的主成分色谱峰面积满足准确测量要求。然后取供试品溶液，进样，记录时间，一般应为主成分峰保留时间的倍数。根据测得的供试品溶液的各杂质峰面积及其总和并与对照溶液主成分的峰面积比较，计算杂质限量。

3）内标法测定供试品中杂质的总量限度，采用不加校正因子的峰面积法 供试品按该品种项下规定的方法配制不含内标物质的供试品溶液，注入仪器，记录色谱图Ⅰ；再配制含有内标物质的供试品溶液，在同样条件下注入，记录色谱图Ⅱ。记录的时间应为该品种规定项下的内标峰保留时间的倍数，色谱图上内标峰高应为记录仪满刻度的30%以上，否则应重新调整注样量或检测灵敏度。如色谱图Ⅰ中没有与色谱图Ⅱ上内标峰保留时间相同的杂质峰，则色谱图Ⅱ中各杂质峰面积之和应小于内标物质的峰面积（溶剂峰不计在内）。如果色谱图Ⅰ中有与色谱图Ⅱ上内标物质峰保留时间相同的杂质峰，应将色谱图Ⅱ上的内标物质峰面积减去色谱图Ⅰ中此杂质峰面积，即为内标物质峰的校正面积；各杂质峰的校正总面积应小于内标物质峰的校正面积。

4）内标法加校正因子测定供试品中某个杂质（或主成分）含量 精密称（量）取内标物质和杂质对照品，分别配成溶液，精密量取各溶液，配成校正因子测定用溶液，再取一定量注入仪器，记录色谱图，测量杂质对照品和内标物质的峰面积或峰高，计算出校正因子。再将含有内标物质的供试品溶液，注入仪器，记录色谱图，测量杂质峰和内标物质的峰面积或峰高，再计算所测杂质的含量。

5）外标法测定供试品中某个杂质含量 精密称（量）取杂质对照品，分别配成梯度浓度的杂质对照品溶液，再取一定量注入仪器，记录色谱图，量取其相应的峰面积或峰高。绘制杂质的量对峰面积或峰高的标准曲线。同上述条件，测供试品溶液，杂质峰面积或峰高，在标准曲线上读出供试品溶液中所含杂质的量，计算即得。

（2）有机溶剂残留量测定法 该法用以检查药物在生产过程中引入有害的有机溶剂残留量，包括苯、三氯甲烷、1，4-二氧六环、二氯甲烷、吡啶、甲苯及环氧乙烷。测定方法仍属限量检查，即取限量的待测有机溶剂的标准物质和规定的内标物质一定量，分别配制标准溶液及内标溶液；另取供试品一定量，按规定配制成供试品溶液，依法进行检查。具体操作见《中国药典》(2020 年版)。

（七）高效液相色谱法检查杂质

高效液相色谱法分离效率高，选择性好，检测灵敏度高，操作自动化，应用范围广；

用于药物的含量测定和杂质检查。与气相色谱法相比具有以下优点：不受试样的挥发性和热稳定性限制，应用范围广；流动相种类多，可通过流动相的优化达到高分离效率；一般在室温下分析即可，不需高柱温。较用薄层色谱法灵敏，且重现性好。但在目前情况下，由于受设备条件的限制，不宜作为杂质检查的首选方法。只有当用其他方法不能解决，或因在含量测定中已采用本法时，选用本法作为已知有机杂质、异构体、有关物质或抗生素组分的检查是很好的。由于通常采用紫外吸收检测器，其检测灵敏度受组分结构不同而对吸收波长和吸收系数影响很大，因而对"有关物质"的检查，不宜采用归一化法，但可采用类似于薄层色谱法中的自身对照，限量中不能给出所含杂质的真实限量；对于已知有机杂质的检查，宜采用杂质对照品的外标法，能给出明确限量；对于异构体或抗生素组分的检查，因其化学结构类似，可用相互间峰面积的比值计算，但不宜用峰高比，必要时应规定系统适用性试验要求，有关高效液相色谱法的测定方法可参阅气相色谱法。

二、利用生物药物与杂质在化学性质方面的差异检查

1. **酸碱性的差异** 生物药物中所含杂质是酸或碱，通过控制酸、碱的限量即可控制该杂质的量，可采用如下方法检查：规定消耗滴定液的体积；pH 值法；指示剂法。有的药物中所含杂质经处理后，能产生酸性或碱性物质，控制反应后所产生酸、碱性物质的限量则可控制该杂质的量。如玻璃酸酶（水解玻璃酸黏多糖的酶）酸度的检查：取本品制成 3mg/ml 溶液，pH 值应在 4.5 ~ 7.5。

2. **氧化还原性的差异** 利用药物与杂质之间的氧化还原性差异来控制被检杂质的量。

3. **杂质与一定试剂反应产生沉淀** 所检杂质与一定试剂产生沉淀反应来检查杂质，此法应用较多，如检查生物药物中的氯化物、硫酸盐等杂质就使用该法。又如生物碱中其他生物碱的检查，多采用此法。

4. **杂质与一定试剂产生颜色反应** 由于所检杂质与一定试剂发生氧化、络合、偶合等显色反应，因此，可根据杂质限量要求，规定：一定反应条件下不得产生某种颜色；供试品在相同条件下呈现的颜色不得超过杂质对照品相应颜色；对呈现的颜色用直接目视比色或用分光光度法测定其吸光度。这种方法应用的也较多，如赖氨酸中其他杂质的检查。

5. **杂质与一定试剂反应产生气体** 通过检查某些药物杂质与一定试剂反应产生的气体来控制杂质的限量。例如氰化物的检查，就是利用氰化物在酸性条件或水溶液中，产生氢氰酸扩散或逸出，遇试剂显色的原理进行检查的。

6. **药物经有机破坏后测待检杂质** 含环状结构的有机药物在生产中可能引入磷、硫、卤素、硒及不溶药物的杂质，可与有机分子中碳原子以共价键结合而不能直接检出，需经有机破坏，使待检杂质成游离状态方可检出。比较常用的方法有硒检查法、氟检查法等。这种利用药物与杂质在破坏分解后性质的差异进行测定的药物也不少。

各国多采用氧瓶燃烧法（oxygen flask combustion method）进行有机破坏：系将有机药物放入充满氧气的密闭燃烧瓶中进行燃烧，并将燃烧所产生的欲测组分吸收于适当的吸收液中。然后根据欲测组分的性质，选用适当方法进行鉴别、检查、含量测定。该法优点是简便快速，破坏完全，尤其适用于微量样品的分析。

扫码"练一练"

重点小结

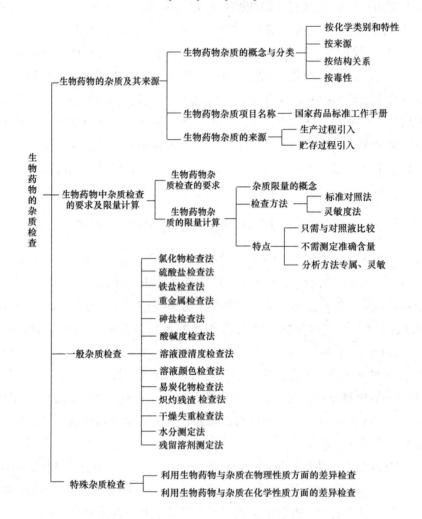

生物药物的杂质检查

- 生物药物的杂质及其来源
  - 生物药物杂质的概念与分类
    - 按化学类别和特性
    - 按来源
    - 按结构关系
    - 按毒性
  - 生物药物杂质项目名称——国家药品标准工作手册
  - 生物药物杂质的来源
    - 生产过程引入
    - 贮存过程引入
- 生物药物中杂质检查的要求及限量计算
  - 生物药物杂质检查的要求
  - 生物药物杂质的限量计算
    - 杂质限量的概念
    - 检查方法
      - 标准对照法
      - 灵敏度法
    - 特点
      - 只需与对照液比较
      - 不需测定准确含量
      - 分析方法专属、灵敏
- 一般杂质检查
  - 氯化物检查法
  - 硫酸盐检查法
  - 铁盐检查法
  - 重金属检查法
  - 砷盐检查法
  - 酸碱度检查法
  - 溶液澄清度检查法
  - 溶液颜色检查法
  - 易炭化物检查法
  - 炽灼残渣检查法
  - 干燥失重检查法
  - 水分测定法
  - 残留溶剂测定法
- 特殊杂质检查
  - 利用生物药物与杂质在物理性质方面的差异检查
  - 利用生物药物与杂质在化学性质方面的差异检查

（赵春杰）

第三章 生物药物的安全性检查

扫码"学一学"

学习目标

1. **掌握** 生物药物安全性检查各方法的原理。
2. **熟悉** 生物药物安全性检查的范围、种类和具体方法。
3. **了解** 生物药物安全性检查的概念和意义。

对于生物药物来讲，通常对其所含有的杂质进行检查。这些杂质虽然痕量地存在于生物药物中，但对生物体能产生特殊的生理作用，严重影响用药安全，因此，必须对这些特殊杂质进行安全分析和检查，即生物药物的安全性检查。生物药物的安全评价是新药研究开发的重要前提，也是药物质量的可控安全性和有效性的主要标志。凡是新药在上市前，世界各国都对其进行严格的药物安全性评价，检查范围包括药品的外观、常规、理化及缺陷检测等。检查种类包括异常毒性检查、热原检查、细菌内毒素检查、无菌检查、升压和降压物质检查、致敏物质检查、宿主细胞蛋白质检测、残余 DNA 检测与抗体检测。由于目前还没有完全阐明这些能产生生理作用的杂质的化学结构和作用机制，所以，一般采用实验动物进行检查，通过观察它们在动物体内引起的生理反应，来判断生物药物中这些杂质含量是否符合限量要求。

第一节 异常毒性检查法

异常毒性检查（test for abnormal toxicity）是对生物制品的非特异性毒性的通用安全试验。

一、检查原理

一定剂量的供试品溶液注入小鼠体内或口服给药，在规定的时间内观察小鼠异常反应或死亡情况，以判定供试品是否符合规定。其目的是检查生物制品中是否含有外源性毒性物质污染以及是否存在意外的不安全因素。

二、检查方法

除另有规定外，异常毒性试验应包括小鼠试验和豚鼠试验。

1. **小鼠试验法** 除另有规定外，每批供试品用 5 只小鼠（体重为 18～22g）进行试验。每只小鼠腹腔注射供试品 0.5ml（除另有规定外，用氯化钠注射液按各品种项下规定的浓度制成供试品溶液），观察 7d。

2. **豚鼠试验法** 除另有规定外，每批供试品用 2 只豚鼠（体重为 250～350g）进行试验。每只豚鼠腹腔注射供试品 5.0ml（除另有规定外，用氯化钠注射液按各品种项下规定的浓度制成供试品溶液），观察 7d。

三、结果判定

试验中应设同批动物空白对照，观察期内，动物全部健存，且无异常反应，到期时每只动物体重增加，则供试品判为合格。如不符合上述要求，小鼠试验法可用 10 只小鼠复试 1 次，豚鼠试验法可用 4 只豚鼠复试 1 次，判定标准同前。

第二节　热原检查法

热原主要存在于天然水、自来水、尘埃中，药品特别是抗生素、生物制品、生化药品更易污染热原。热原指能引起恒温动物体温异常升高的致热物质，它包括细菌性热原、内源性高分子热原、内源性低分子热原及化学热原等。若患者使用了污染源的药物，轻者可能出现发热、呕吐、恶心、腹泻等症状，重者可能发生昏厥、休克甚至死亡，故热原的检查是十分必要的。某些能致热的化学物质不属于热原，热原多数是由于制备生物药物的原材料本身被微生物污染，或生物药物在制备或贮存过程中污染微生物，由微生物代谢产生的。

迄今为止，热原的检测方法已从动物体内试验向体外试验，从生物试验向物理化学试验方向发展。但是由于热原分子大部分为革兰阴性菌产生的脂多糖（LPS，其分子结构大致可分为多糖链、核心多糖、脂质 A 三部分），其具有无限异质性，即不同细菌（甚至相同细菌）产生的热原分子（糖基部分）结构也有所不同，故没有办法得到一个同质标准品或供试品，所以，实际上直到今天世界各国仍采用一种限度试验方法，即兔温法，进行热原检查。

一、检查原理

家兔对热原的反应与人基本相似，因而本法系将一定剂量的供试品溶液，以静脉注射的方式注入家兔体内，在规定的时间内，对家兔体温升高情况进行观察，通过观察结果判定供试品中所含热原的限度是否符合规定。

二、检查方法

1. **供试用家兔**　供试用家兔应健康合格，体重 1.7kg 以上，雌兔应无孕。预测体温前 7d 即应用同一饲料饲养，在此期间内，体重应不减轻，精神、食欲、排泄等不得有异常现象。未曾用于热原检查的家兔或供试品判定为符合规定，但组内升温达 0.6℃ 的家兔以及 3 周内未曾使用的家兔应在检查供试品前 7 日内预测体温，进行挑选。挑选试验的条件与检查供试品相同，仅不注射药液，每隔 30min 测体温 1 次，共测 8 次，8 次体温均在 38.0 ~ 39.6℃ 的范围内，且最高与最低体温相差不超过 0.4℃ 的家兔，方可供热原检查用。用于热原检查后的家兔，如供试品判定为符合规定，至少应休息 48h 方可再供热原检查用；对用于血液制品、抗毒素和其他同一抗原性供试品检测的家兔在 5d 内可重复使用 1 次。若供试品判定为不符合规定，则组内全部家兔不得再使用。

2. **试验前的准备**　在做热原检查前 1 ~ 2d，供试用家兔应尽可能处于同一温度的环境中，实验室和饲养室的温度相差不得大于 3℃，且应控制在 17 ~ 25℃，在试验全部过程中，实验室温度变化不得大于 3℃，并应保持安静，避免强光照射、噪声干扰和引起动物骚动。

家兔在试验前至少1h开始停止给食，并置于宽松适宜的装置中，直至试验完毕。测家兔体温应使用精密度为±0.1℃的测温装置。测温探头或肛温计插入肛门的深度和时间各兔应相同，深度一般约为6cm，时间不得少于1.5min，每隔30min测量体温1次，一般测量2次，两次体温之差不得超过0.2℃，以此两次体温平均值作为该兔的正常体温。当日使用的家兔，正常体温应在38.0~39.6℃的范围内，且同组各兔间正常体温之差不得超过1℃。与供试品接触的试验用器皿应无菌、无热原。去除热原通常采用干热灭菌法（250℃加热30min以上）。

3. **检查法**　供试品或稀释供试品的无热原稀释液，在注射前应预热至38℃。供试品的注射剂量按各品种的规定，但家兔每1kg体重注射体积不得少于0.5ml，不得大于10ml。

取适用的家兔3只，测定其正常体温后15min以内，自耳静脉缓缓注入规定剂量的供试品溶液，然后每隔30min按前法测量其体温1次，共测6次，以6次体温中最高的一次减去正常体温，即为该兔体温升高温度（℃）。如3只家兔中1只体温升高0.6℃或高于0.6℃，或3只家兔体温升高的总和达1.3℃或高于1.3℃，应另取5只家兔复试，检查方法同上。

三、结果判定

在初试的3只家兔中，体温升高均低于0.6℃，并且3只家兔体温升高总和低于1.3℃；或在复试的5只家兔中，体温升高0.6℃或高于0.6℃的家兔不超过1只，并且初试、复试合并8只家兔的体温升高总和为3.5℃或低于3.5℃，均判定供试品的热原检查符合规定。

在初试的3只家兔中，体温升高0.6℃或高于0.6℃的家兔超过1只；或在复试的5只家兔中，体温升高0.6℃或高于0.6℃的家兔超过1只；或在初试、复试合并8只家兔的体温升高总和超过3.5℃，均判定供试品的热原检查不符合规定。

当家兔升温为负值时，均以0℃计。

第三节　细菌内毒素检查法

细菌内毒素检查法（test for bacterial endotoxin）系用鲎试剂与细菌内毒素产生凝集反应的机制，以判断供试品中细菌内毒素的限量是否符合规定的一种方法。细菌内毒素的量用细菌内毒素单位（EU）表示。

细菌内毒素检查有两种方法，即凝胶法和光度测定法，后者包括浊度法和显色基质法。新的细菌内毒素检测方法不断出现，2020年版《中国药典》增加了重组C因子法，以适应特殊品种检查需要，或减少鲎试剂的使用量。供试品进行检测时，可使用其中任何一种方法进行试验。当测定结果有争议时，除另有规定外，以凝胶法结果为准。因凝胶法在实际检查中更为常用，因而以下详细介绍凝胶法的原理、方法及结果判定。

一、检查原理

本法系通过鲎试剂与细菌内毒素产生凝集反应的原理来检测或半定量由革兰阴性菌产生的细菌内毒素，以判断供试品中的细菌内毒素的限量是否符合规定的一种方法。

二、检查方法

1. **鲎试剂灵敏度复核试验**　在本检查法规定的条件下，使鲎试剂产生凝集内毒素的最低浓度即为鲎试剂的标示灵敏度，用 EU/ml 表示。当使用新批号的鲎试剂或试验条件发生了可能影响检验结果的改变时，应进行鲎试剂灵敏度复核试验。

根据鲎试剂灵敏度的标示值（λ），将细菌内毒素国家标准品或细菌内毒素工作标准品用细菌内毒素检查用水溶解，在旋涡混合器上混匀 15min，然后制成 2λ、1λ、0.5λ 和 0.25λ 四个浓度的细菌内毒素标准溶液，每稀释一步均应在旋涡混合器上混匀 30s 或参照标准品说明书中要求的混匀时间进行操作。取不同浓度的内毒素标准溶液，分别与等体积（如 0.1ml）的鲎试剂溶液混合，每一个内毒素浓度平行做 4 管；另外取 2 管加入等体积的细菌内毒素检查用水作为阴性对照。将试管中溶液轻轻混匀后，封闭管口，垂直放入 37℃±1℃ 的恒温器中，保温 60min±2min。

将试管从恒温器中轻轻取出，缓缓倒转 180°，若管内形成凝胶，并且凝胶不变形、不从管壁滑脱者为阳性；未形成凝胶或形成的凝胶不坚实、变形并从管壁滑脱者为阴性。在保温和拿取试管过程中应避免受到振动造成假阴性结果。

当最大浓度 2λ 管均为阳性，最低浓度 0.25λ 管均为阴性，阴性对照管为阴性，试验方为有效。按下式计算反应终点浓度的几何平均值，即为鲎试剂灵敏度的测定值（λ_c）。

$$\lambda_c = \text{antilg}(\sum X/n) \tag{3-1}$$

式中，X 为反应终点浓度的对数值（lg）。反应终点浓度是指系列递减的细菌内毒素浓度中最后一个呈阳性结果的浓度。n 为每个浓度的平行管数。当 λ_c 在 $0.5\lambda \sim 2\lambda$（包括 $0.5\lambda \sim 2\lambda$）时，方可用于细菌内毒素检查，并以标示灵敏度 λ 为该批鲎试剂的灵敏度。

2. 干扰试验　按表 3-1 制备溶液 A、B、C 和 D，使用的供试品溶液应为未检验出细菌内毒素且不超过最大有效稀释倍数（MVD）的溶液，按鲎试剂灵敏度复核试验项下操作。最大有效稀释倍数是指在试验中供试品溶液被允许达到稀释的最大倍数（1→MVD），在不超过此稀释倍数的浓度下进行内毒素限值的检测。

表 3-1　凝胶法干扰试验溶液的制备

编号	细菌内毒素浓度/被加入细菌内毒素的溶液	稀释用液	稀释倍数	所含细菌内毒素的浓度	平行管数
A	无/供试品溶液				2
B	2λ/供试品溶液	供试品溶液	1	2λ	4
			2	1λ	4
			4	0.5λ	4
			8	0.25λ	4
C	2λ/检查用水	检查用水	1	2λ	2
			2	1λ	2
			4	0.5λ	2
			8	0.25λ	2
D	无/检查用水				2

注：A 为供试品溶液；B 为干扰试剂系列；C 鲎试剂标示灵敏度的对照系列；D 为阴性对照。

只有当溶液 A 和阴性对照溶液 D 的所有平行管都为阴性，并且系列溶液 C 的结果在鲎试剂灵敏度复核范围内时，试验方为有效。当系列溶液 B 的结果符合鲎试剂灵敏度复核试验要求时，认为供试品在该浓度下无干扰作用。其他情况则认为供试品在该浓度下存在干扰。若供试品溶液在小于 MVD 的稀释倍数下对试验有干扰，应将供试品溶液进行不超过 MVD 的进一步稀释，再重复干扰试验。

可通过对供试品进行更大倍数的稀释或通过其他适宜的方法（如过滤、中和、透析或加热处理等）排除干扰。为确保所选择的处理方法能有效地排除干扰，而且不会使细菌内毒素失去活性，要使用预先添加了标准细菌内毒素再经过处理的供试品溶液进行干扰试验。

当进行新药的细菌内毒素检查试验前，或无细菌内毒素检查项的品种建立细菌内毒素检查法时，需进行干扰试验。

当鲎试剂、供试品的处方、生产工艺改变或试验环境中发生了任何有可能影响试验结果的变化时，需重新进行干扰试验。

3. 检查法

（1）凝胶限度试验 按表 3-2 制备溶液 A、B、C 和 D。使用稀释倍数不超过 MVD 并且已经排除干扰的供试品溶液来制备溶液 A 和 B。按鲎试剂灵敏度复核试验项下操作。

表 3-2 凝胶限度试验溶液的制备

编号	细菌内毒素浓度/配制细菌内毒素的溶液	平行管数
A	无/供试品溶液	2
B	2λ/供试品溶液	2
C	2λ/检查用水	2
D	无/检查用水	2

注：A 为供试品溶液；B 为供试品阳性对照；C 为阳性对照；D 为阴性对照。

（2）凝胶半定量试验 本方法系通过确定反应终点浓度来量化供试品中细菌内毒素的含量。按表 3-3 制备溶液 A、B、C 和 D。按鲎试剂灵敏度复核试验项下操作。

表 3-3 凝胶半定量试验溶液的制备

编号	细菌内毒素浓度/被加入细菌内毒素的溶液	稀释用液	稀释倍数	所含细菌内毒素的浓度	平行管数
A	无/供试品溶液	检查用水	1	–	2
			2	–	2
			4	–	2
			8	–	2
B	2λ/供试品溶液		1	2λ	2
C	2λ/检查用水	检查用水	1	2λ	2
			2	1λ	2
			4	0.5λ	2
			8	0.25λ	2
D	无/检查用水	–	–	–	2

注：A 为不超过 MVD 并且通过干扰试验的供试品溶液。从通过干扰试验的稀释倍数开始用检查用水稀释至 1、2、4 和 8 倍，最后的稀释倍数不得超过 MVD；B 为 2λ 浓度标准细菌内毒素的溶液 A（供试品阳性对照）；C 为鲎试剂标示灵敏度的对照系列；D 为阴性对照。

三、结果判定

1. 凝胶限度试验 保温 60min ± 2min 后观察结果。若阴性对照溶液 D 的平行管均为阴性，供试品阳性对照溶液 B 的平行管均为阳性，阳性对照溶液 C 的平行管均为阳性，试验有效。若溶液 A 的两个平行管均为阴性，判定供试品符合规定；若溶液 A 的两个平行管均为阳性，判定供试品不符合规定。若溶液 A 的两个平行管中的一管为阳性，另一管为阴性，需进行复试。复试时，溶液 A 需做 4 支平行管，若所有平行管均为阴性，判定供试品符合规定；否则判定供试品不符合规定。

2. 凝胶半定量试验 若阴性对照溶液 D 的平行管均为阴性，供试品阳性对照溶液 B 的平行管均为阳性，系列溶液 C 的反应终点浓度的几何平均值在 $0.5\lambda \sim 2\lambda$ 之间，则判定试验有效。

系列溶液 A 中每一系列平行管的终点稀释倍数乘以 λ，为每个系列的反应终点浓度。每一系列细菌内毒素浓度（c）的几何平均值即为供试品溶液的细菌内毒素浓度［按公式 $c_E = \text{antilg}(\sum \lg c/2)$］。如试验中供试品溶液的所有平行管均为阴性，应记为细菌内毒素浓度小于 λ（如果检验的是稀释过的供试品，则记为小于 λ 乘以供试品进行半定量试验的初始稀释倍数）。如果供试品溶液的所有平行管均为阳性，应记为细菌内毒素的浓度大于或等于最大的稀释倍数乘以 λ。

若细菌内毒素浓度小于规定的限值，判定供试品符合规定；若细菌内毒素浓度大于或等于规定的限值，判定供试品不符合规定。

第四节 无菌检查法

一、检查原理

无菌检查法（test for sterility）是用于检查药典中要求无菌的生物制品、医疗器械、原料、辅料及其他品种是否无菌的一种方法。若供试品符合无菌检查法的规定，仅表明了供试品在该检验条件下未发现微生物污染。无菌检查应在无菌条件下进行，试验环境必须达到无菌检查的要求，其全过程应严格遵守无菌操作，防止微生物污染。

二、方法适用性试验

进行产品无菌检查时，应进行方法适用性试验，以确认所采用的方法是否适合于该产品的无菌检查。若检验程序或产品发生变化可能影响检验结果时，应重新进行方法适用性试验。

1. 薄膜过滤法 取每种培养基规定接种的供试品总量按薄膜过滤法过滤，冲洗，在最后一次的冲洗液中加入不大于 100CFU 的试验菌，过滤。加培养基至滤筒内接种金黄色葡萄球菌、大肠埃希菌、梭菌的滤筒内加硫乙醇酸盐流体培养基；接种枯草芽孢杆菌、白色念珠菌、黑曲霉的滤筒内加胰酪大豆胨液体培养基。另取一装有同体积培养基的容器，加入等量试验菌，作为对照。置规定温度培养时间不得超过 5d。

2. 直接接种法 取符合直接接种法培养基用量要求的硫乙醇酸盐流体培养基 6 管，分别接入不大于 100CFU 的金黄色葡萄球菌（*Staphylococcus aureus*）、大肠埃希菌（*Escherichia*

coli）、梭菌（*Clostridium sporogenes*）各 2 管，取符合直接接种法培养基用量要求的胰酪大豆胨液体培养基 6 管，分别接入不大于 100CFU 的枯草芽孢杆菌（*Bacillus subtilis*）、白色念珠菌（*Candida albicans*）、黑曲霉（*Aspergillus niger*）各 2 管。其中 1 管按照供试品的无菌检查要求接入每支培养基规定的供试品接种量，另 1 管作为对照，置规定的温度培养时间不得超过 5d。

3. 结果判定　与对照管比较，如含供试品各容器中的试验菌均生长良好，则说明供试品的该检验量在该检验条件下无抑菌作用或其抑菌作用可以忽略不计，照此检查方法和检查条件进行供试品的无菌检查；如含供试品的任一容器中的试验菌生长微弱、缓慢或不生长，则说明供试品的该检验量在该检验条件下有抑菌作用，应采用增加冲洗量、增加培养基的用量、使用中和剂或灭活剂、更换滤膜品种等方法，消除供试品的抑菌作用，并重新进行方法适用性试验。

方法适用性试验也可与供试品的无菌检查同时进行。

三、检查方法

无菌检查法包括薄膜过滤法和直接接种法。只要供试品性质允许，应采用薄膜过滤法。供试品无菌检查所采用的检查方法和检验条件应与方法适用性试验确认的方法相同。

在进行无菌检查过程中，若需使用表面活性剂、灭活剂、中和剂等试剂，应证明其有效性，且对微生物无毒性。

除另有规定外，按下列方法进行供试品处理及接种培养基。

1. 薄膜过滤法　应采用封闭式薄膜过滤器。检查品种包括水溶液供试品、水溶性固体供试品、非水溶性供试品、可溶于十四烷酸异丙酯的膏剂和黏性油剂供试品、无菌气（喷）雾剂供试品、装有药物的注射器供试品、具有导管的医疗器具（输血、输液袋等）供试品。无菌检查用的滤膜孔径应不大于 0.45μm，滤膜直径约为 50mm。根据供试品及其溶剂的特性选择滤膜材质。使用时，应保证滤膜在过滤前后的完整性。

水溶性供试液过滤前应先将少量的冲洗液过滤以润湿滤膜。油类供试品，其滤膜和过滤器在使用前应充分干燥。为发挥滤膜的最大过滤效率，应注意保持供试品溶液及冲洗液覆盖整个滤膜表面。供试液经薄膜过滤后，若需要用冲洗液冲洗滤膜，每张滤膜每次冲洗量一般为 100ml，总冲洗量不得超过 500ml，最高不得超过 1000ml，以避免滤膜上的微生物受损伤。

2. 直接接种法　适用于无法用薄膜过滤法进行无菌检查的供试品，检查品种包括混悬液等非澄清水溶液供试品、固体供试品、非水溶性供试品、敷料供试品、肠线，缝合线，灭菌医用器具供试品、放射性药品等。取规定量供试品分别等量接种至硫乙醇酸盐培养基和胰酪大豆胨液体培养基中。除生物制品外，一般样品无菌检查时两种培养基接种的供试品数量相等；对生物制品进行无菌检查时，硫乙醇酸盐流体培养基和胰酪大豆胨液体培养基接种的供试品数量为 2:1。除另有规定外，每个容器中培养基的用量应符合接种的供试品体积不得大于培养基体积的 10%，同时，硫乙醇酸盐流体培养基每管装量不少于 15ml，胰酪大豆胨液体培养基每管装量不少于 10ml。在对供试品进行检查时，培养基的用量和高度同方法适用性试验。

将上述接种供试品后的培养基容器分别按各培养基规定的温度培养不少于 14d；接种生物制品的硫乙醇酸盐流体培养基的容器应分成两等份，一份置 30～35℃培养，一份置 20～

25℃培养。培养期间应定期观察并记录是否有菌生长。如在加入供试品后或在培养过程中，培养基出现浑浊，培养14d后，不能从外观上判断有无微生物生长，可取该培养液不少于1ml转种至同种新鲜培养基中，将原始培养物和新接种的培养基继续培养不少于4d，观察接种的同种新鲜培养基是否再出现浑浊；或取培养液涂片，染色，镜检，判断是否有菌。

四、结果判定

阳性对照管应是生长良好，阴性对照管不得有菌生长，否则，试验无效。若供试品管均澄清，或虽显浑浊，但经确证无菌生长，则判供试品符合规定；若供试品管中任何一管显浑浊并确证有菌生长，判供试品不符合规定，除非能充分证明试验结果无效，即生长的微生物非供试品所含。当符合下列至少一个条件时方可判试验结果无效：

（1）无菌检查试验所用的设备及环境的微生物监控结果不符合无菌检查法的要求。

（2）回顾无菌试验过程，发现有可能引起微生物污染的因素。

（3）供试品管中生长的微生物经鉴定后，确证是因无菌试验中所使用的物品和（或）无菌操作技术不当引起的。

试验若经确认无效，应重试。重试时，重新取同量供试品，依法检查，若无菌生长，则判定供试品符合规定；若有菌生长，则判定供试品不符合规定。

第五节　升压物质检查法

一、检查原理

升压物质检查法（test for uppressor substance）是指比较赖氨酸升压素标准品（S）与供试品（T）升高大鼠血压的程度，以判定供试品中所含升压物质的限度是否符合规定。

二、检查方法

检查前，精密量取赖氨酸升压素标准品适量，用氯化钠注射液制成每1ml中含0.1单位的溶液。按《中国药典》（2020年版）上该药品种项下规定的限值，且供试品溶液与标准品稀释液的注入体积应相等的要求，制备适当浓度的供试品溶液。

取健康合格、体重300g以上的成年雄性大鼠，用适宜的麻醉剂（如腹腔注射乌拉坦1g/kg）麻醉后，固定于保温手术台上，分离气管，必要时插入插管，以使呼吸通畅。在一侧颈静脉或股静脉插入静脉插管，供注射药液用，按体重每100g注入肝素溶液50～100IU，然后剥离另一侧的颈动脉，插入与测压计相连的动脉插管，在插管与测压计通路中充满含适量肝素钠的氯化钠注射液。全部手术完毕后，将测压计的读数调整到与动物血压相当的高度，开启动脉夹，记录血压。缓缓注入适宜的交感神经阻断药（如甲磺酸酚妥拉明，按大鼠每100g体重注入0.1mg，每隔5～10min用相同剂量再注射一次），待血压稳定后，即可进行药液注射。各次注射速度基本相同，并于注射后立即注入氯化钠注射液0.5ml，相邻两次注射的间隔时间应基本相同（一般为5～10min），每次注射应在前一次反应恢复稳定以后进行。选定高低两剂量的赖氨酸升压素标准品溶液，高低剂量之比约为1:0.6。低剂量应能使大鼠血压升高1.33～3.33kPa，将高低剂量轮流重复注入2～3次，如高剂量所致反应的平均值大于低剂量所致反应的平均值，可认为该动物的灵敏度符合规定。

三、结果判定

在上述高低剂量范围内选定标准品溶液的剂量（d_S）。供试品溶液按品种项下规定的剂量（d_T），按照下列次序注射一组 4 个剂量：d_S、d_T、d_T、d_S，然后以第一与第三、第二与第四剂量所致的反应分别比较；如 d_T 所致的反应值均不大于 d_S 所致反应值的一半，则判定供试品的升压物质检查符合规定。否则应按上述次序继续注射一组 4 个剂量，并按相同方法分别比较两组内各对 d_S、d_T 所致的反应值；如 d_T 所致的反应值不大于 d_S 所致的反应值，则判定供试品的升压物质检查符合规定，如 d_T 所致的反应值均大于 d_S 所致的反应值，则判定供试品的升压物质检查不符合规定；否则应另取动物复试。如复试的结果仍有 d_T 所致的反应值大于 d_S 所致的反应值，则判定供试品的升压物质检查不符合规定。

第六节　降压物质检查法

一、检查原理

降压物质是指某些药物中含有能够导致血压降低的杂质。《中国药典》（2020 年版）降压物质检查法（test for depressor substance）是利用猫对组胺样物质具有较为敏感的反应，通过比较组胺对照品（S）与供试品（T）引起麻醉猫血压下降的程度，以判定供试品中所含降压物质的限度是否符合规定。

二、检查方法

用磷酸组胺制备标准溶液，每 1ml 中含有 1.0mg 磷酸组胺。4～8℃贮存，3 个月内使用。临用前，精密量取组胺对照品溶液适量，用氯化钠注射液稀释制成每 1ml 含组胺 0.5μg 或其他适宜浓度的溶液。

供试品按品种项下规定的限值，且供试品溶液与标准品稀释液的注入体积应相等的要求，制备适当浓度的供试品溶液。

取健康合格、体重 2kg 以上的猫，雌者应无孕，用适宜的麻醉剂（如巴比妥类）麻醉后，固定于保温手术台上，分离气管，必要时插入插管以使呼吸畅通，或可进行人工呼吸。在一侧颈动脉插入连接测压计的动脉套管，管内充满适宜的抗凝剂溶液，以记录血压，也可用其他适当仪器记录血压。在另一侧股静脉内插入静脉插管，供注射药液用。试验中应注意保持动物体温。全部手术完毕后，将测压计调节到与动物血压相当的高度（一般为 13.3～20.0kPa），开启动脉夹，待血压稳定后，方可进行药液注射。各次注射速度应基本相同，每次注射后立即注入一定量的氯化钠注射液，每次注射应在前一次反应恢复稳定以后进行，且相邻两次注射的间隔时间应尽量保持一致。自静脉依次注入上述对照品稀释液，剂量按动物体重每 1kg 注射组胺 0.05μg、0.1μg 及 0.15μg，重复 2～3 次，如 0.1μg 剂量所致的血压下降值均不小于 2.67kPa，同时相应各剂量所致反应的平均值有差别，可认为该动物的灵敏度符合规定。

三、结果判定

取对照品稀释液按动物体重每 1kg 注射组胺 0.1μg 的剂量（d_S），供试品溶液依据品种项下规定的剂量（d_T），按照下列次序注射一组 4 个剂量：d_S、d_T、d_T、d_S。然后以第一与第三、第二与第四剂量所致的反应分别比较：如 d_T 所致的反应值均不大于 d_S 所致反应的值的一半，则判定供试品的降压物质检查符合规定。否则应按上述次序继续注射一组 4 个剂量，并按相同方法分别比较两组内各对 d_S、d_T 剂量所致的反应值：如 d_T 所致的反应值均不大于 d_S 所致的反应值，则判定供试品的降压物质检查规格符合规定；如 d_T 所致的反应值均大于 d_S 所致的反应值，则判定供试品的降压物质检查不符合规定；否则应另取动物复试。如复试的结果仍有 d_T 所致的反应值大于 d_S 所致的反应值，则判定供试品的降压物质检查不符合规定。

所用动物经灵敏度检查如仍符合规定，可继续用于降压物质检查。

第七节　过敏物质检查法

一、检查原理

过敏物质检查是检查异性蛋白质的试验。药物中若含有异性蛋白质，在临床使用时易引起患者多种过敏反应。因此，有可能存在异性蛋白质的药物，应做过敏试验。过敏物质检查法（test for allergic substance）系将一定量的供试品溶液注入豚鼠体内，间隔一定时间后静脉注射供试品溶液进行激发，观察动物出现过敏反应的情况，以判定供试品是否引起动物全身过敏反应。

二、检查方法

供试用的豚鼠应健康合格，体重 250～350g，雌鼠应无孕。在试验前和试验过程中，均应按正常饲养条件饲养。做过本试验的豚鼠不得重复使用。

除另有规定外，取上述豚鼠 6 只，隔日每只每次腹腔或适宜的途径注射供试品溶液 0.5ml，共 3 次，进行致敏。每日观察每只动物的行为和体征，首次致敏和激发前称量并记录每只动物的体重，然后将其均分为 2 组，每组 3 只，分别在首次注射后第 14 天和第 21 天，由静脉注射供试品溶液 1ml 进行激发。观察激发后 30min 内动物有无过敏反应症状。

三、结果判定

静脉注射供试品溶液 30min 内，不得出现过敏反应。如在同一只动物上出现竖毛、发抖、干呕、连续喷嚏 3 声、连续咳嗽 3 声、紫癜和呼吸困难等现象中的两种或两种以上，或出现大小便失禁、步态不稳或倒地、抽搐、休克、死亡现象之一者，判定供试品不符合规定。

第八节　宿主细胞蛋白质检测法

宿主细胞蛋白质（host cell protein，HCP）简称为宿主蛋白，是指基因工程药物及病毒性疫苗中来自宿主细胞或培养基中的残留蛋白质或多肽成分，包括宿主细胞结构蛋白和转化蛋白。HCP 不仅有诱导机体产生抗体引发过敏反应的可能，还有可能引起机体对蛋白质药物产生抗体从而影响药效。为确保制品安全，需要对 HCP 含量进行测定，宿主细胞蛋白

扫码"看一看"

质检测法（test for host cell protein）一般采用 ELISA 法，也可采用蛋白质印迹法做 HCP 的限度检查。

一、ELISA 法

大肠杆菌是目前原核细胞表达系统中应用最为普遍的基因工程菌之一，许多外源基因都是在该宿主菌中获得高效表达，近年围绕大肠杆菌的菌体蛋白质检测已成为 HCP 检测研究热点。以下以大肠杆菌菌体蛋白质检测为例说明 ELISA 法检测 HCP 的具体方法。

1. **检查原理** ELISA 是一种免疫测定，基础为抗原或抗体的固相化及抗原或抗体的酶标记。加入酶反应的底物后，底物被酶催化成为有色产物，产物的量与标本中受检物质的量直接相关，由此进行定性或定量分析。

2. **检查方法** 取兔抗大肠杆菌菌体蛋白质抗体适量，用包被液溶解并稀释成每 1ml 含 10μg 的溶液，以 100μl/孔加至 96 孔酶标板内，4℃放置过夜（16～18h）。用洗涤液洗板 3 次；用洗涤液制备 1% 牛血清白蛋白溶液，以 200μl/孔加至酶标板内，37℃放置 2h；将封闭好的酶标板用洗涤液洗板 3 次；以 100μl/孔加入标准品溶液和供试品溶液，每个稀释度做双孔，同时加入 2 孔空白对照（稀释液），37℃放置 2h；用稀释液稀释辣根过氧化物酶（HRP）标记的兔抗大肠杆菌菌体蛋白质抗体 1000 倍，以 100μl/孔加至酶标板内，37℃放置 1h，用洗涤液洗板 10 次，以 100μl/孔加入底物液，37℃避光放置 40min，以 50μl/孔加入终止液终止反应。用酶标仪在波长 492nm 处测定吸光度，应用计算机分析软件进行读数和数据分析，也可使用手工作图法计算。

3. **结果判定** 以标准品溶液吸光度对其相应的浓度作标准曲线，并以供试品溶液吸光度在标准曲线上得到相应菌体蛋白质含量，按以下公式计算：

$$供试品菌体蛋白质残留量\% = c \times n \times 100 / (T \times 10^6)\%$$

式中，c 为供试品溶液中菌体蛋白质含量，ng/ml；n 为供试品稀释倍数；T 为供试品蛋白质含量，mg/ml。

二、蛋白质印迹法

蛋白质印迹法也称作 Western blotting 法，为分子生物学、生物化学和免疫遗传学中常用的一种实验方法。

1. **检查原理** 通过电泳区分不同组分，并从凝胶转移至固相支持物（硝酸纤维素膜），以固相载体上的蛋白质或多肽作为抗原，与对应的抗体发生免疫反应，再与酶或放射性核素标记的第二抗体起反应，经过底物显色或放射自显影对靶物质进行检测。

2. **检查方法** 采用 SDS - PAGE 凝胶电泳法进行检测，上样（供试品与阳性对照品）量应大于 100ng。经电泳后，取出凝胶，切去凝胶边缘，浸于 EBM 缓冲液中 30min。另取用 EBM 缓冲液浸透的与凝胶同样大小的厚滤纸 6 张、硝酸纤维素膜 1 张。用半干胶转移仪进行转移；在电极板上一次放湿滤纸 3 张、硝酸纤维素膜 1 张、电泳凝胶、湿滤纸 3 张，盖上电极板，按 0.8mA/cm² 硝酸纤维素膜恒电流转移 45min。

取出硝酸纤维素膜，浸入封闭液封闭 60min，弃去液体，加入 TTBS 缓冲液 10ml，摇动加入适量的供试品抗体，室温过夜。用 TTBS 缓冲液将硝酸纤维素膜淋洗 1 次，再用 TTBS 缓冲液浸洗 3 次，每次 8min。弃去液体，再加入 TTBS 缓冲液 10ml，摇动加入适量的微生物标记的第二抗体，室温放置 40min。用 TTBS 缓冲液淋洗 1 次，再用 TTBS 缓冲液浸洗 3

次，每次 8min。弃去液体，更换 TTBS 缓冲液 10ml，摇动加入适量的亲和素溶液和生物素标记的辣根过氧化物酶溶液，室温放置 60min。用 TTBS 缓冲液淋洗 1 次，再用 TTBS 缓冲液浸洗 4 次，每次 8min。弃去液体，加入适量底物缓冲液，置于室温避光条件下显色，显色程度适当时水洗终止反应。

3. **结果判定** 阳性结果应呈现明显色带，阴性结果不显色。

第九节 残留 DNA 检测法

随着生物医药领域的发展，由哺乳动物细胞产生的具有治疗性作用的疫苗和生物制品在市场上的应用范围越来越广阔。而这些由细胞培养产生的疫苗和生物制品会含有特定的杂质，如残留外源 DNA。残留外源 DNA 对人体可能会产生严重的危害，包括造成插入突变、抑癌基因失活、癌基因被激活等，最终会导致疫苗或生物制品的使用者致癌。

依据《中国药典》(2020 年版) 关于残留 DNA 的检测方法 (test for residual DNA)，可根据供试品具体情况选择下列任何一种方法进行测定。

一、DNA 探针杂交法

1. **检查原理** 供试品中的外源性残留 DNA 经变性为单链后吸附于固相膜上，在一定温度下可与相匹配的单链 DNA 复性而重新结合成为双链 DNA，称为杂交。将特异性单链 DNA 探针标记后，与吸附在固相膜上的供试品单链 DNA 杂交，并使用与标记物相应的显示系统显示杂交结果，与已知含量的阳性 DNA 对照对比后，可测定供试品中外源性 DNA 残留量。

2. **检查方法**

(1) 蛋白酶 K 预处理 按表 3-4 对供试品、阳性对照和阴性对照进行加样，混合后于 37℃保温 4h 以上，以保证酶切反应完全。

表 3-4 蛋白酶预处理

	加样量 (μl)	2% 蛋白酶 K 溶液 (μl)	蛋白酶缓冲液 (μl)	3% 牛血清白蛋白溶液	加水至终体积 (μl)
供试品	100	1	20		200
D_1	100	1	20	适量	200
D_2	100	1	20	适量	200
D_3	100	1	20	适量	200
阴性对照	100	1	20	适量	200

(2) 点膜 即用 TE 缓冲液浸润杂交膜后，将预处理的供试品、阳性对照、阴性对照与空白对照置于 100℃水浴加热 10min，迅速冰浴冷却，以 8000r/min 离心 5s。用抽滤加样器点样于杂交膜 (因有蛋白质沉淀，故要视沉淀多少确定加样量，以避免加入蛋白质沉淀。所有供试品与阳性对照、阴性对照、空白对照加样体积应一致，或按同样比例加样)。晾干后置于 80℃真空干烤 1h 以上。

(3) 杂交及显色 此步骤按照所用试剂盒使用说明书进行。

3. **结果判定** 阳性对照应显色，且其颜色深度与 DNA 含量相对应，呈一定的颜色梯度；阴性对照、空白对照应不显色，或显色深度小于阳性 DNA 对照 D_3，则试验成立。将供试品与阳性对照颜色进行对比，根据显色的深浅判定供试品中残留 DNA 的含量。

二、荧光染色法

1. 检查原理　双链 DNA 荧光染料与双链 DNA 特异性结合形成复合物，在波长 480nm 激发下产生超强荧光信号，可用荧光酶标仪在波长 520nm 处进行检测，在一定的 DNA 浓度范围内以及在荧光染料过量的情况下，荧光强度与 DNA 浓度呈正比，根据供试品的荧光强度，计算供试品中的 DNA 残留量。

2. 检查方法　精密量取 DNA 标准品及供试品溶液各 400μl 于 1.5ml 离心管中，分别加入新配制的双链 DNA 荧光染料 400μl，混匀后，避光室温放置 5min。取 250μl 上述反应液于 96 孔黑色酶标板中，并做 3 个复孔。用荧光酶标仪在激发波长 480nm、发射波长 520nm 处测定荧光强度。以 TE 缓冲液测得的荧光强度为本底，测定和记录各测定孔的荧光值。

3. 结果判定　以标准品溶液的浓度对其相应的荧光强度作直线回归方程，相关系数应不低于 0.99，将供试品溶液的荧光强度代入直线回归方程，即得供试品中 DNA 残留量。

4. 注意事项　残留 DNA 量在 1.25 ~ 80ng/ml 范围内，本法线性关系较好；首次使用本法进行测定时需要进行方法学验证，验证内容至少包括精密度试验和回收率试验。若供试品干扰回收率和精密度，则应采用适当的方法稀释或纯化 DNA 以排除干扰。

第十节　抗体检测法

生物制品类药物越来越广泛地应用于临床，其安全问题也日益引起关注。与化学合成药物以及中药、天然提取药物相比，生物制品有许多自身特点，如生产过程中多采用动物、生物组织或细胞、原料血浆等作为生产原材料；原料、辅料以及半成品、成品在生产、纯化、加工过程中都有可能引入生物源污染。有些基因工程蛋白质在工业生产中要用单克隆抗体亲和色谱法进行纯化，而在色谱过程中，可能会有少量单克隆抗体被洗脱下来而混在纯化液中，这些单克隆抗体为异体大分子蛋白质，如果样品中混有单克隆抗体会给患者使用造成强烈的过敏反应，因此，必须进行单克隆抗体检查。

免疫球蛋白（IgG）的测定方法有多种。用于定性分析的有生物化学方法（包括 SDS - PAGE、等电聚焦电泳）和免疫学方法；用于定量分析的有蛋白质质量分析法、火箭免疫电泳法、对流免疫电泳法、酶联免疫法等。《中国药典》（2020 年版）采用酶联免疫法测定，针对抗体检测法（test for antibodies）列举了对鼠 IgG 残留量测定法。

一、检查原理

系用酶联免疫法测定经单克隆抗体亲和色谱方法纯化的重组制品中鼠 IgG 残留量。

二、检查方法

取山羊抗鼠 IgG 抗体适量，用包被液稀释成每 1ml 含 10μg 的溶液；以 100μl/孔加至 96 孔酶标板内，4℃放置过夜（16 ~ 18h），用洗涤液洗板 3 次；用洗涤液制备 1% 牛血清白蛋白溶液，以 200μl/孔加至酶标板内，37℃封闭 2h，将封闭好的酶标板用洗涤液洗 3 次，以 100μl/孔加标准品溶液和供试品溶液，37℃放置 1h，将封闭好的酶标板用洗涤液洗 3 次；按说明书用稀释液稀释辣根过氧化酶标记的绵羊抗鼠 IgG 抗体，以 100μl/孔加至酶标板内，37℃放置 30min，用洗涤液洗板 3 次；以 50μl/孔加入底物液，37℃避光放置 20min，以

50μl/孔加入终止液（1mol/L 硫酸溶液）终止反应。用酶标仪在 492nm 波长下测定吸光度值。

三、结果判定

以标准品溶液的吸光度值对其相应的浓度作标准曲线，线性回归的相关系数应大于0.995，以供试品溶液的吸光度在标准曲线上读出相应的鼠 IgG 残留量。如无特殊规定，则要求单位剂量的供试品中鼠 IgG 残留量应不高于 100ng。

第十一节　抗生素残留量检测法

对于生物制品的制造工艺，原则上不主张使用抗生素。如果生物制品在生产过程中使用了抗生素，则不仅要在纯化工艺中去除，而且要在原液检定中增加残余抗生素活性的检测项目。《中国药典》（2020 年版）三部收载的大肠埃希菌表达系统生产的重组生物制品如注射用重组人干扰素 α1b、α2a、α2b、γ 和注射用重组人白介素 -2 等，在原液制造的种子液制备过程中使用了含适量抗生素的培养基，需进行检查。《中国药典》（2020 年版）三部收载培养法检测供试品中氨苄西林或四环素残留量。

一、检查原理

依据在琼脂培养基内抗生素对微生物的抑制作用，比较对照品与供试品对接种的试验菌产生的抑菌圈的大小来检测抗生素的残留量。

二、检查方法

本试验应在无菌条件下进行，使用的玻璃仪器、钢管等应无菌。取直径 8cm 或 10cm 的培养皿，注入融化的抗生素 Ⅱ 号培养基 15～20ml，使在碟底内均匀摊布，放置水平台上使凝固，作为底层。取抗生素 Ⅱ 号培养基 10～15ml 置于 1 支 50℃ 水浴预热的试管中，加入0.5%～1.5%（ml/ml）的菌悬液 300μl 混匀，取适量注入已铺制底层的培养皿中，放置水平台上，冷却后，在每个培养皿上等距离均匀放置钢管（内径 6～8mm、壁厚 1～2mm、管高 10～15mm 的不锈钢管，表面应光滑平整），于钢管中依次滴加供试品溶液、阴性对照溶液（磷酸盐缓冲液）及对照品溶液。培养皿置于 37℃ 培养 18～22h。

三、结果判定

对照品溶液有抑菌圈，阴性对照溶液无抑菌圈。供试品溶液抑菌圈的直径小于对照品溶液抑菌圈的直径时判为阴性；否则判为阳性。

目前，对抗生素残留的检测主要分为微生物检测、试剂盒检测和仪器检测三种方法。其中，《中国药典》（2020 年版）三部收载的培养法即微生物检测法是一种快速检测方式，通过不同抗生素产生抑菌圈的大小和情况不同，可以做出抗生素是否有超标的定性判断，不需要特殊的仪器，常常被用于检验检疫的初级筛选，简便快捷。试剂盒检测则是一种降低成本的筛选方式，不需要使用大型仪器，其工作主要部分和重点之处是合成抗原，筛选抗体的工作，以此作为一种检测的手段，与所要检测的药物进行特异性的结合，但是，假阳性的现象比较突出，只能作为一种筛选方法。仪器检测是真正的定性定量的检测方式，涉及的仪器主要有 HPLC、LC – MS/MS、GC、GC – MS 等，其原理主要是根据药物的不同性质，选择不同种类的仪器，经过适当的前处理之后，获得比较干净的样品，利用药物的结构特点或者质量的不同来选择其相应的检测器。GC 与 GC/MS 气相色谱法是以气体作为流动相的色谱法，适用于大部分抗生素检测。GC 与 GC/MS 气相色谱法具有高选择性、高效能、低检测限、分析速度快、应用范围广等优点，但是也有其局限性，即只能分析气态物质和具有挥发性的有机物，对于沸点高、易分解、腐蚀性和反应性较强的物质，以及分子量超过 300 的高分子物质分析则较为困难。HPLC 是国内药物残留检测应用最普遍、最有效的分析方法，其特点是灵敏度高，检测限低，方法稳定。LC – MS/MS 则结合了液相色谱的快速分析能力和质谱的结构确证特性于一体，广泛应用于食品、生物、医药等行业，准确定性、定量测定复杂混合物的组分。

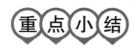

重点小结

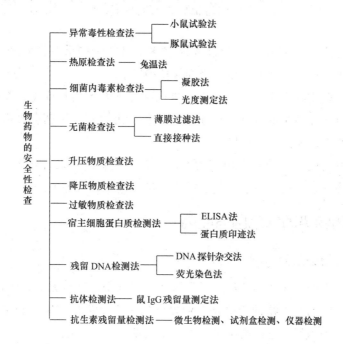

生物药物的安全性检查
- 异常毒性检查法
  - 小鼠试验法
  - 豚鼠试验法
- 热原检查法 —— 兔温法
- 细菌内毒素检查法
  - 凝胶法
  - 光度测定法
- 无菌检查法
  - 薄膜过滤法
  - 直接接种法
- 升压物质检查法
- 降压物质检查法
- 过敏物质检查法
- 宿主细胞蛋白质检测法
  - ELISA法
  - 蛋白质印迹法
- 残留 DNA 检测法
  - DNA 探针杂交法
  - 荧光染色法
- 抗体检测法 —— 鼠 IgG 残留量测定法
- 抗生素残留量检测法 —— 微生物检测、试剂盒检测、仪器检测

扫码"练一练"

（王　淼）

扫码"看一看"

扫码"学一学"

第四章　生物药物的微生物限度检查

📖 **学习目标**

1. **掌握**　控制微生物的检查原理和方法。

2. **熟悉**　以大肠埃希菌、金黄色葡萄球菌、铜绿假单胞菌、沙门菌等常见致病菌为例的生物药物含菌量的检查方法。

3. **了解**　生物药物微生物限度检查的意义。

第一节　生物药物微生物限度检查的必要性

药物是治疗疾病、预防疾病、保证人体健康不可缺少的重要物质。一个优良的药物，不但要疗效好，不良反应少，而且质量必须保持稳定。

由于各种原因药物在生产、储存和使用过程中经常发生质量变化，其中有两个主要原因：一是药物本身内在质量的变化，如水解、氧化、沉淀；二是药物被微生物污染等。后者是生产中普遍存在而又严重的问题。

药物被微生物污染（染菌）是指药物中存在着不应有的、来自外界的微生物。其污染源主要来自制药原料、厂房设备、空气、操作人员、包装材料等生产环节。

一、生物药物染菌的范围与原因

（一）生物药物染菌的范围

受到微生物污染的药物相当广泛，几乎涉及所有剂型，甚至无菌制剂和抗菌药物制剂。

生物药物中污染的微生物种类也是多种多样的，主要包括细菌、霉菌和酵母菌等。制药原料、生产环境等因素与染菌的种类和程度常密切相关。

（二）生物药物染菌的原因

1. **微生物的特性**　微生物具有个体微小、种类多、繁殖快、分布广，且适应性强的特点，可谓无处不有、无孔不入。因此，生物药物非常容易受到微生物的污染，差别仅在于程度的轻重而已。但在人为的努力下，严格采取相应的有效措施，可将污染降到最低限度。

2. **生产过程和设备**　生产设备中特殊、不易清洗的部位即所谓的"死角"常常是微生物增殖的场所。尤其是压片机、灌装机、粉碎机和中间补料设备系统"死角"里的残留物，最易于被微生物污染。如果生产管理不善，如空气过滤系统未定期检查灭菌，未定期更换介质，经常排放油水，设备系统长期经受高温、高压和突然冷却的损害而造成生物反应器底部或器壁的穿孔或渗漏等，均可能导致药物被微生物污染。

3. **制药原料和药物本身的性质**　大量数据证明，常用的各种制药原料中存在多种微生物种群。其中，动物性原料菌群多来自动物寄生微生物、病原微生物及土壤微生物的污染，植物性原料菌群主要来自土壤微生物、土壤病原菌及人、畜粪便等。特别指出的是，生化制剂原料本身富含营养，其生产工艺过程往往不能进行高温加热，显然大大增加了药物中微生物的存活与繁殖。许多生物药物，如核酸、氨基酸、糖类、蛋白质和肽类等本身就是微生物生长所需要的营养物质，是微生物生长的良好培养基。只要温度和湿度适宜，菌类就易于存活和增殖。

二、生物药物染菌后的质量变化

药物被微生物污染后，引起质量上的变化和用药后的危害性大致表现在以下五个方面：药品理化性质改变，有效成分被破坏，产生毒性代谢物，产生致命物质，引起药源性继发感染等。以下仅对其中三个方面做简要说明。

1. 药品理化性质改变　药品被微生物严重污染后，将会在外观、气味、颜色、黏稠度、pH、产生气体等方面出现药品变质迹象。例如，固体制剂表面变得更湿润或黏滑，出现菌落。水溶液制剂染菌后常产生泥土、腐败苦、酸等味道。微生物代谢物亦能对药物产生影响，例如，微生物产酸可导致制剂 pH 值降低。由于微生物可产生各种色素，可使药物呈绿、褐、黄、黑等颜色。黏稠剂和悬浮剂等液体制剂在染菌后可能出现解聚现象，黏度明显下降，悬浮物发生沉淀，乳剂变成块状和沙粒状，甚至变成两相。在糖类药物中形成聚合性的黏性丝，产气性微生物在制剂中繁殖不仅致使药物化学成分变化，在黏稠的药物中累积则引起塑料包装鼓胀，甚至可引起安瓿、玻璃瓶爆炸伤人的严重事故。

2. 产生微生物毒性代谢物　有些生物原料和生物药物易被黄曲霉（*Aspergillus flavus*）、寄生曲霉（*A. parasiticus*）、杂色曲霉（*A. versicolor*）和橘青霉（*Penicillium citrinum*）等致病菌污染，这些霉菌在适宜条件下能产生真菌毒素，如黄曲霉毒素等，从而危害人体健康。

3. 药效变化　微生物可产生多种酶，因此，具有降解多种有机化合物的能力。这种降解过程是在温和条件下发生的，降解率依药物的化学结构、理化性质、污染的微生物种类及程度而不同。许多药物可被降解而失效或显著改变疗效。例如，青霉素酶可使青霉素失活，氯霉素乙酰化酶可使氯霉素失活；许多霉菌能转化甾体化合物，因而在甾体片剂或乳化剂中生长的霉菌周围，可检出甾体转化产物。大多数有机防腐剂和消毒剂（除季铵盐外）可被细菌和真菌分解而失效，甚至在低于有效使用浓度时，可被微生物当做营养物质加以利用，苯扎溴铵便是如此。另外，对羟基苯甲酸酯按防腐剂浓度加在滴眼剂中或其他液体合剂中，一般能被铜绿假单胞菌（*Pseudomonas aeruginosa*）等细菌迅速利用，从而导致防腐剂失效。总之，许多微生物能对不同结构的药物进行生物转化，从而导致药效改变或丧失。

三、生物药物微生物限度检查的意义

药品是防病治病、关心用药者生命健康的特殊商品，必须保证其质量、用药的安全和有效。近年来微生物污染药品引起的药源性疾病和事故屡见不鲜，在国内外均有报道，如不合格的针剂引起局部感染或败血症；受铜绿假单胞菌污染的眼药水使受伤的眼睛严重感染；受污染的软膏和乳剂引起皮肤病和烧伤创面的感染。微生物毒素产生的热原是受污染药物引起危险的主要原因，若输液中存在热原，轻者出现发热、休克等症状，重者可导致死亡。实践证明，为保证药品质量，必须对微生物污染进行必要的控制和检查，其目的如下。

1. 确保药品质量　大量资料统计表明，药品染菌不仅危害人身安全，而且对药效也有不同程度的影响。

2. 反映药品生产工艺的科学性、合理性和管理水平　通过对药品中微生物菌种的检测能发现生产工艺差、管理水平低、不注意卫生的生产单位。

3. 反映药品质量差异　通过染菌限度检查，不仅可明显反映出药物的卫生质量优劣，而且还可以从某些有抑菌作用的药物染菌检查结果中，反映出两批产品的质量是否存在差别。

药品染菌不仅可导致药品失效，更可能危害到用药者的生命安全。总之，微生物限度检查是保证药品在生产、销售和使用过程中有效性和安全性的重要保证措施，也是提高生产单位全面质量管理水平，改进药物质量监督的有效措施。

四、国内外微生物限度检查概况

药品是否符合微生物限度标准，对患者用药是否安全有效具有很大影响。国外很早就意识到微生物限度检查的重要性，英国于 1925 年首先使用直接接种法，并于 1932 年在药典中推荐使用无菌检查。美国于 1936 年在药典中首先引用单个培养基的直接接种法。自 20 世纪 60 年代起，美国、英国、德国、比利时、瑞士、法国和日本等国家相继将非规定灭菌药物染菌限度标准逐渐纳入国家标准，成为药物质量的常规检查内容之一。例如《英国药典》于 1963 年收载薄膜过滤法进行无菌检查，《美国药典》于 1965 年引用薄膜过滤法用于非抑菌性药品的无菌检查，世界卫生组织于 1969 年提出了一套药物生产措施，称为《药品生产质量管理规范》（Good Manufacture Practice for Drugs，GMP），其核心内容之一就是关于药物微生物污染。《美国药典》第 18 版收载了微生物限度检查方法，规定了具体品种及要求，以后各版又相继做了修改和调整。1985 年还将 "GMP" 载入第 21 版药典中，特别加强了防范药物污染微生物的措施，使之具有法律效力。

中国自 1972 年开展微生物限度检查工作以来，系统地研究和建立了符合国情的检查方法和质量标准。原卫生部于 1980 年正式发行《药品卫生检验方法》，1984 年和 1990 年又相继出版了《药品卫生检验方法》第 2 版和第 3 版。《中国药典》（1990 年版）第二增补本中收载了微生物限度检查法，这也是中国首次在药典上收载此方法。《中国药典》（1995 年版）也收载了此检查法，少数剂型收载了微生物限度规定。《中国药典》（2000 年版）一、二部同时收载了检查法和限度标准，首次将微生物限度检查法和限度标准同时发布。《中国药典》（2005 年版）和（2010 年版）进一步明确规定了不同制剂的微生物限度标准。2015 年版《中国药典》在微生物检验中又做出了重大修订，不仅对实验环境方面进行了修订，而且对无菌检查环境洁净度和微生物限度检查环境洁净度进行了更详细的规定，还对培养系统进行了修订，并对无菌检查中培养基、微生物计数法中培养基、控制菌检查法中培养基以及抑菌效力测定法中的培养基进行了修订。此外，与《美国药典》（USP 35 版）《欧洲药典》（EP 7.0 版）《日本药局方》（JP 16 版）比较，《中国药典》（2015 年版）微生物检验体系规划收载的项目和内容已基本趋向一致，将使《中国药典》的微生物检验成为比较完备的标准体系，全面与国际药典标准接轨，并从对终产品的检验向过程控制转变。《中国药典》（2020 年版）对微生物限度标准进行了修订，并新增了中药饮片微生物限度检查法。

第二节　生物药物的微生物限度检查法

微生物限度检查法是指非规定灭菌制剂及其原料、辅料受到微生物污染程度的一种检

扫码"学一学"

查方法，包括染菌量和控制菌（致病菌）的检查。

一、微生物限度标准

不同生物制品制剂的微生物限度标准，已在《中国药典》（2020 年版）中做了明确的规定，详见表4－1。

表4－1　不同制剂的微生物限度标准

给药途径	需氧菌总数（CFU/g、CFU/ml 或 CFU/10cm²）	霉菌和酵母菌总数（CFU/g、CFU/ml 或 CFU/10cm²）	控制菌
口服给药 固体制剂 液体及半固体制剂	10^3 10^2	10^2 10^1	不得检出大肠埃希菌（1g 或 1ml）；含脏器提取物的制剂还不得检出沙门菌（10g 或 10ml）
口腔黏膜给药制剂 齿龈给药制剂 鼻用制剂	10^2	10^1	不得检出大肠埃希菌、金黄色葡萄球菌、铜绿假单胞菌（1g、1ml 或 10cm²）
耳用制剂 皮肤给药制剂	10^2	10^1	不得检出金黄色葡萄球菌、铜绿假单胞菌（1g、1ml 或 10cm²）
呼吸道吸入给药制剂	10^2	10^1	不得检出大肠埃希菌、金黄色葡萄球菌、铜绿假单胞菌、耐胆盐革兰阴性菌（1g 或 1ml）
阴道、尿道给药制剂	10^2	10^1	不得检出金黄色葡萄球菌、铜绿假单胞菌、白色念珠菌（1g、1ml 或 10cm²）
直肠给药 固体制剂 液体及半固体制剂	10^3 10^2	10^2 10^2	不得检出金黄色葡萄球菌、铜绿假单胞菌（1g 或 1ml）
其他局部给药制剂	10^2	10^2	不得检出金黄色葡萄球菌、铜绿假单胞菌（1g、1ml 或 10cm²）

由表4－1可见，药物染菌限度基本上分为两个方面：染菌种类限制和染菌数量限制，即质与量的限制，两者相关。因染菌的数量越多，污染限制病原菌的可能性相对也越大。

二、微生物限度检查原则

微生物限度检查是用规定的方法与步骤测定药品染菌的数量是否在允许的数量之下。因此，微生物限度的检查必须遵守以下基本原则，以保证检查结果的准确、可靠。

（1）检查应符合规定的条件　染菌数量检查结果只是反映在一定检查条件下药物染菌的程度。例如，需氧菌总数的测定条件只适用于多数能在35℃左右、中性偏碱、需氧或兼性厌氧以及牛肉膏和蛋白胨培养基上生长的细菌。而一些嗜低温、嗜酸性或专性厌氧的菌类在此条件下则不能生长繁殖。为使检查结果能够更加接近供试品实际染菌量，故应力求将规定的检查条件适应更多种类的微生物生长和繁殖。但即使这样，检出的菌量较实际菌量仍偏低。因此，检出的染菌数量有两种含义：①不能完全代表供试品实际的染菌数量；②检测结果依检查条件而变化，故染菌数量检查要求在严格控制的条件下进行，否则将无可比性。染菌数量的检查结果之所以波动幅度大，主要原因之一就是检查条件不一致。

（2）为了保证检查结果的准确性，抽检的供试品应严格保持原有的状态。供试品在检查前不得启封，防止再次污染；并放在阴凉干燥处，防止微生物继续繁殖。

（3）从启封至全部检查操作过程中，凡直接与供试品接触的用品均应无菌。检查的全过程必须严格遵守无菌操作，严防再次污染。

（4）在检查过程中还应防止污染供试品的菌类死亡、受损或繁殖。在制备供试液加热助溶时，温度不应超过45℃。供试液应在1h内注入平皿。同时还要注意，供试液应在均匀状态下取样。

（5）凡能用肉眼看出外观发霉、变质的药物，可直接判为不合格，无需再抽样检查。

（6）为便于研究成药制剂中含有防腐剂或抑菌成分的干扰作用，以及检测常规菌方法、培养基和试剂的灵敏度，控制菌检查均应做相应已知菌的对照试验。将一定数量的已知阳性对照菌加在供试品稀释剂中，按检查供试品的操作方法进行阳性菌株的对照试验，阳性对照菌株应生长，并表现出特有的生理、生化特征。阳性对照菌株由中国微生物菌种保藏管理委员会统一编号，由中国食品药品检定研究院负责保藏和供应。常用的有大肠埃希菌［CMCC（B）44 102］、金黄色葡萄球菌［CMCC（B）26 003］、沙门菌［CMCC（B）50 094］、铜绿假单胞菌［CMCC（B）10 104］、破伤风杆菌［CMCC（B）64 067］等。

三、微生物限度检查步骤

（一）供试品的制备

1. 供试品的抽样量

（1）抽样　供试品抽样应有一定的数量，以保证检查结果具有代表性。供试品应按批号随机抽样（2个以上最小包装），膜剂不得少于4片，抽样量为检查用量的3倍。如遇异常和可疑样品，需选取有疑义的样品。

（2）检查量　固体制剂为10g；液体制剂为10ml；外用软膏、栓剂、眼膏等为5g；膜剂为100cm^2。对于贵重或极微量包装的药物，口服固体制剂不得少于3g，液体制剂不少于3ml，外用药不得少于5g。

2. 一般供试液的制备　除少数液体制剂可直接用作供试液外，其他制剂需用稀释剂作一定的稀释处理，才可作为供试液。常用的稀释剂有pH 7.0无菌氯化钠－蛋白胨缓冲液和中性磷酸盐缓冲液。后者的优点在于将pH不同的药物供试液的酸碱性调至近中性，利于细菌检查。

（1）液体供试品　取供试品10ml，加入90ml稀释剂中，混匀，制成1:10供试液。油剂可加适量聚山梨酯80，再加入适量稀释剂，混匀，吸取相当于10g或10ml的供试品，再稀释成100ml供试液。合剂与滴眼剂等供试品可直接作为供试液。

（2）固体、半固体或黏稠液供试品　称取供试品10g，置100ml稀释剂中，用振荡器（时间不超过1h）或其他适宜的方法使供试品分散、溶解后，制成1:10供试液。在制备过程中，必要时可加适量聚山梨酯80，并适当加温，但不应超过45℃，防止微生物受热致死。对于吸水膨胀或黏度大的供试品，可制成1:20供试液。

（3）非水溶性供试品　取供试品5g（5ml），加入含熔化的无菌司盘80.5g、单硬脂酸甘油酯3g、聚山梨酯80 10g混合物的烧杯中，用无菌玻璃棒搅拌后，慢慢加入45℃左右的pH 7.0无菌氯化钠－蛋白胨缓冲液至100ml，边加边搅拌，使供试品充分乳化，制成1:20

供试液。

（4）不溶于水的膜剂供试品　取规定量，剪碎，加稀释剂 100ml（必要时可增加稀释剂至 1:20），浸泡，振摇，作为供试液。

（5）肠溶胶囊（片）供试品　称取供试品 10g，置含 100ml 无菌磷酸盐缓冲液（pH 6.8）的锥形瓶内，于 45℃ 水浴中保温、振摇、助溶，使之成为 1:10 供试液。

（二）限度检查方法

1. 需氧菌、霉菌及酵母菌的测定　供试品检查时，应根据供试品理化特性和微生物限度标准等因素选择计数方法，检测的样品量应能保证所获得的试验结果能够判断供试品是否符合规定。所选方法的适用性需经确认，（试验组菌落数 − 供试品对照组菌落数）的值与菌液对照组菌落数的比值应在 0.5～2 范围内。需氧菌、霉菌及酵母菌的测定采用微生物计数法，包括平皿法、薄膜过滤法和最可能数法，此处介绍平皿法。

（1）培养和计数　取规定量供试品进行供试液制备和菌数测定，每稀释级胰酪大豆胨琼脂培养基和沙氏葡萄糖琼脂培养基各至少制备 2 个平板。胰酪大豆胨琼脂培养基平板在 30～35℃ 培养 3～5d，沙氏葡萄糖琼脂培养基平板在 20～25℃ 培养 5～7d，观察菌落生长情况，点计平板上生长的所有菌落数，计数并报告。菌落蔓延生长成片的平板不宜计数。点计菌落数后，计算各稀释级供试液的平均菌落数，按菌落数报告规则报告菌数。若同稀释级两个平板的菌落数平均值不小于 15，则两个平板的菌落数不能相差 1 倍或以上。

（2）菌落报告规则　需氧菌总数测定宜选取平均菌落数小于 300CFU 的稀释级、霉菌和酵母菌总数测定宜选取平均菌落数小于 100CFU 的稀释级，作为菌数报告（取两位有效数字）的依据。以最高的平均菌落数乘以稀释倍数的值报告 1g、1ml 或 10cm² 供试品中所含的菌数。如各稀释级的平板均无菌落生长，或仅最低稀释级的平板有菌落生长，但平均菌落数小于 1 时，以 <1 乘以最低稀释倍数的值报告菌数。

2. 控制菌的检查　检查方法与程序见本章第三节。

（三）药检结果判定

需氧菌菌落数、霉菌（酵母菌）菌落数、控制菌三项均符合该品种微生物限度项下规定，应判供试品合格；其中任何一项不符合该该品种项下规定，应判供试品不合格。

第三节　控制菌检查法

"控制菌"是指法规中规定不得在药物中检出的条件致病菌或致病菌。除另有规定外，取供试液 10ml（相当于供试品 1g、1ml、10cm²），直接或处理后接种，经增菌、分离培养后，进行革兰染色、生化试验与血清凝集试验等项检查。

增菌培养的目的在于提高各种控制菌的检出率。控制菌常因数量少、分布不均或受药物影响呈亚致死状态，导致规定的控制菌不易检出而出现漏检现象。因此，必须创造适宜的条件使药品中染有的控制菌能迅速地恢复繁殖，以便顺利检出。常用的方法是利用适宜的培养基做增菌培养，以提高检出率。增菌培养基多数具有选择性，一种控制菌可使用多种分离培养基，但不同的分离培养基上会出现不同特征的菌落，可作为鉴别控制菌的初步判定标准。

在非灭菌药物制剂中常染有不同的菌类。当检查某一种控制菌时，虽采用选择性增菌

扫码"学一学"

培养法，使控制菌得以大量繁殖，但同时杂菌也会少量繁殖。故必须从混杂生长的增菌液中，以平板划线分离法得到控制菌的单个菌落，供挑选和鉴别。若发现疑似菌落，应挑出进行纯培养，再继续做各项鉴别试验。

鉴别试验的目的是确立是否能检出控制菌，以生理生化试验为主。为了防止出现假阴性或假阳性等异常现象，而造成错检或漏检，鉴别试验应具备如下条件：①选用新鲜纯培养物；②选出的疑似菌落至少应挑2~3个，以增加检出机会；③使用的试剂和培养基均应符合规定，保证灵敏可靠；④培养温度和时间应符合规定；⑤正确掌握各种生化试验的特定反应原理及其判定标准。控制菌检查均应做相应已知菌的对照试验。取相应对照菌18~20h营养肉汤液体培养物，稀释至1:10^6，对照菌的加入量为50~100个。

一、大肠埃希菌

大肠埃希菌（*Escherichia coli*）是各种环境中常见的污染细菌，其分布广，抵抗力强，在水中或土壤中可存活数月，但加热至60℃30min可被杀死。大肠埃希菌大量存在于人和动物的肠道中，一般情况下能合成维生素B和维生素K，对机体有利。但在某些情况下，当该菌侵入肠道外的组织和器官时，可引起化脓性炎症，如肾盂肾炎、胆囊炎、败血症等。若在药品中检出大肠埃希菌，表明该药已被粪便污染。患者服用此药后，存在被大肠埃希菌和粪便中可能存在的其他肠道致病菌、寄生虫卵等病原体感染的危险。因此，大肠埃希菌被列为重要的卫生指标控制菌，是非规定灭菌口服药品的常规必检项目之一。

（一）形态特征

大肠埃希菌为革兰阴性短杆菌，两端钝圆，通常具有周生鞭毛。

（二）初步鉴别和分离培养

取供试品，照微生物计数法制成1:10供试液，取相当于1g或1ml供试品的供试液，接种至适宜体积（经方法适用性试验确定）的胰酪大豆胨液体培养基中，混匀，30~35℃培养18~24h。取上述预培养物1ml接种至100ml麦康凯液体培养基中，42~44℃培养24~48h，取其培养物划线接种于麦康凯琼脂培养基平板上，30~35℃培养18~72h。若麦康凯琼脂培养基平板上有菌落生长，应进行分离、纯化及适宜的鉴定试验，确证是否为大肠埃希菌；若麦康凯琼脂培养基平板上没有菌落生长，或虽有菌落生长但鉴定结果为阴性，判供试品未检出大肠埃希菌。大肠埃希菌检查程序见图4-1。

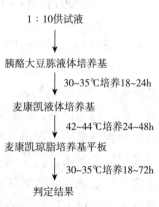

图4-1　大肠埃希菌检查程序

（三）IMViC 试验

由靛基质试验（I）、甲基红试验（M）、V－P 试验（V）和枸橼酸盐利用试验（C）四项构成。目的在于区别大肠埃希菌和产气杆菌。

1. 靛基质试验（I）

（1）原理　蛋白胨水培养基中含有色氨酸，当有典型大肠埃希菌繁殖时，可分解色氨酸，形成靛基质（无色），当加入靛基质试剂后，能与靛基质结合生成玫瑰吲哚而显玫瑰红色。

（2）方法　将纯培养物接种于蛋白胨水培养基中，置 37℃ 培养 24h，沿管壁加靛基质试剂数滴，轻轻摇动，静置片刻。液面呈玫瑰红色为阳性；液面呈试剂本色为阴性。

（3）注意事项　培养基中蛋白胨的质量影响本反应的阳性率。可采用乙醚提取培养液中的靛基质，提高阳性率。

2. 甲基红试验（M）

（1）原理　本试验主要是鉴别大肠埃希菌和产气杆菌。这两种菌在分解葡萄糖后都产生丙酮酸，产气杆菌可将两分子丙酮酸缩合、脱羧生成一分子中性的乙酰甲基甲醇，可使培养液 pH 值在 5.4 以上，指示剂甲基红呈黄色为阴性。而大肠埃希菌因产酸量较多，可将培养液 pH 值降至 4～5，指示剂呈红色为阳性。

（2）方法　将纯培养物接种于磷酸盐葡萄糖蛋白胨水培养基中，置 37℃ 培养 48h，加入甲基红指示液数滴，观察结果。

3. V－P（Voges－Proskauer）试验

（1）原理　本试验是测定细菌分解葡萄糖后能否产生乙酰甲基甲醇，故又称乙酰甲基甲醇生成试验，常用来鉴定肠道菌科的各种细菌，主要用于鉴别大肠埃希菌和产气杆菌。大肠埃希菌不能合成乙酰甲基甲醇，而产气杆菌可使两分子丙酮酸脱羧，缩合成乙酰甲基甲醇，后者在碱性环境中，很快被空气氧化为二乙酰。二乙酰同蛋白胨水中的精氨酸胍基作用，生成红色化合物，即 V－P 反应为阳性。

（2）方法　将纯培养物接种于磷酸盐葡萄糖蛋白胨水培养基中，置 37℃ 培养 48h，加入催化剂 6% α－萘酚乙醇试液 1ml，再加入 40% KOH 0.4ml，充分振摇，出现红色为阳性。加入试剂 4h 内，如出现红色亦应判为阳性，无红色反应为阴性。

4. 枸橼酸盐利用试验（C）

（1）原理　该试验用于鉴别细菌能否利用枸橼酸盐作为代谢的唯一碳源，并形成碱性，使溴麝香草酚蓝指示剂由绿色变为深蓝色。

（2）方法　将纯培养物接种于西蒙枸橼酸盐琼脂斜面上，37℃ 培养 48～72h，斜面上有菌苔生长，若培养基由绿色变为蓝色则为阳性（如产气杆菌），培养基仍为绿色则为阴性（如大肠埃希菌、痢疾杆菌等）。当有微量或痕量生长的可疑现象时，应将疑似菌株分离纯化后再进行试验。

（四）检查结果判定与报告

当空白对照试验呈阴性，阳性对照正常，供试品检查为革兰阴性无芽孢短杆菌；MUG 反应为阳性；IMViC 试验为 ＋＋－－ 或 －＋－－，判定为检出大肠埃希菌。

注意事项：供试品检出大肠埃希菌后，该菌种应保存 1 个月备查。如有疑问，可送药检部门或上一级药检单位复核。

二、沙门菌

沙门菌（*Salmonella*）为肠杆菌沙门菌属细菌，种类繁多，主要寄生在人体、哺乳动物及家禽的肠道内，可随粪便的排泄物污染水源、食品与药品。该菌对人体有致病力，能引起伤寒、急性胃肠炎和败血症等疾病，特别对于动物脏器制成的药品染菌概率较高。受到污染的药品，不仅影响服用者的安全，并可造成沙门菌的传播和流行。故对含动物组织或提取物来源的制剂必须检查沙门菌。

（一）形态特征

革兰阴性无芽孢的肠道寄生杆菌。

（二）初步鉴别和分离培养

取 10g 或 10ml 供试品直接或处理后接种至适宜体积（经方法适用性试验确定）的胰酪大豆胨液体培养基中，混匀，30～35℃培养 18～24h。取上述预培养物 0.1ml 接种至 10ml RV 沙门增菌液体培养基中，30～35℃培养 18～24h，取少量 RV 沙门菌增菌液体培养物划线接种于木糖赖氨酸脱氧胆酸盐琼脂培养基平板上，30～35℃培养 18～48h。沙门菌在木糖赖氨酸脱氧胆酸盐琼脂培养基上生长良好，菌落为淡红色或无色、透明或半透明、中心有或无黑色，用接种针挑选疑似菌落于三糖铁琼脂培养基高层斜面上进行斜面和高层穿刺接种，培养 18～24h；若木糖赖氨酸脱氧胆酸盐琼脂培养基平板上有疑似菌落生长，且三糖铁琼脂培养基的斜面为红色、底层为黄色，或斜面黄色、底层黄色或黑色，应进一步进行适宜的鉴定试验，确证是否为沙门菌。若平板上没有菌落生长，或虽有菌落生长但鉴定结果为阴性，或三糖铁琼脂培养基的斜面未见红色、底层未见黄色；或斜面黄色、底层未见黄色黑色，判供试品未检出沙门菌。沙门菌检查程序见图 4－2。

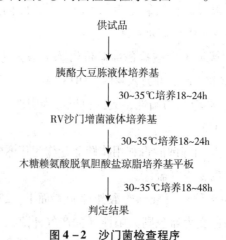

供试品

↓

胰酪大豆胨液体培养基

↓ 30～35℃培养18～24h

RV沙门增菌液体培养基

↓ 30～35℃培养18～24h

木糖赖氨酸脱氧胆酸盐琼脂培养基平板

↓ 30～35℃培养18～48h

判定结果

图 4－2　沙门菌检查程序

（三）生化试验

1. **靛基质试验**　按大肠埃希菌项下方法操作并判断结果。

2. **脲酶试验**　检查细菌通过脲酶分解尿素形成 2 分子氨并产碱的能力。本试验采用酚红指示剂，碱性下斜面呈红色为阳性，颜色可渗透到培养基内，尿素水解的速度可用颜色扩散程度来表示。斜面不变色为阴性。沙门菌为阴性反应。

【注意事项】 尿素不稳定，制备培养基时应严格控制灭菌温度和时间。接种时，要求取菌量大，浓厚涂布于整个斜面。

3. **氰化钾试验** 检查细菌在含氰化钾条件下生长和繁殖能力，常用以区别肠道细菌中不同的菌属。大多数需氧细菌都具有细胞色素氧化酶，氰化物是细胞色素氧化酶的抑制剂。由于氰化物的存在，细菌色素酶系的作用受抑制导致细菌不能生长。取疑似菌落培养24～48h，沙门菌氰化钾试验呈阴性。

4. **赖氨酸脱羧酶试验** 主要检查肠杆菌科中的菌群。氨基酸脱羧酶有赖氨酸脱羧酶、鸟氨酸脱羧酶和精氨酸脱羧酶。赖氨酸脱羧产生1，5－戊二胺和CO_2，造成培养基 pH 升高，pH 指示剂溴甲酚紫由黄色变为紫色（变色范围 pH 5.2～6.8）。沙门菌赖氨酸脱羧酶试验呈紫色或紫红色则为阳性，呈黄色则为阴性。

5. **动力检查** 是依靠鞭毛的运动，检查细菌有无动力。动力培养基为半固体培养基，肉眼可判断结果。细菌离开穿刺线扩散到培养基中，使培养基浑浊，呈绒毛条纹状生长，为动力阳性，否则为动力阴性，对照管应没有细菌生长。取疑似沙门菌的纯培养物穿刺接种于半固体培养基中，于37℃培养24h，观察动力表现。动力为阴性的培养物，应在室温保留2～3d，再判断。绝大多数沙门菌为动力阳性。

6. **血清凝集试验** 取上述疑似菌落的 TSI 琼脂培养物少许，与沙门菌 A－F"O"多价血清做玻片凝集试验，用 0.9% 氯化钠溶液做对照试验。无凝集现象时，应将菌苔制成浓菌液在 100℃水浴中保温 30min，然后再进行血清凝集试验，如出现凝集，应判为阳性，否则为阴性。

（四）检查结果判定与报告

沙门菌一般应为硫化氢阳性（或阴性），靛基质阴性，脲酶阴性，氰化钾阴性，赖氨酸脱羧酶阳性，动力检查阳性，A－F"O"多价血清凝集试验阳性。

三、铜绿假单胞菌

铜绿假单胞菌（*Pseudomonas aeruginosa*）为假单胞菌属细菌，俗称绿脓杆菌，分布极广，包括空气、水、正常人的皮肤、上呼吸道、肠道等。该菌对人类有致病力，特别在大面积烫伤、烧伤、眼科疾病和其他外伤病症中，常因感染铜绿假单胞菌使病情加重，造成伤处化脓，并可引起败血症，眼角膜溃疡，甚至失明。因此，一般眼科制剂和外伤用药，规定不得检出铜绿假单胞菌。

（一）形态特征

铜绿假单胞菌属于革兰阴性短杆菌，菌体长短不一，无荚膜，无芽孢，菌体一端有1～3 根鞭毛，运动极为活泼。菌落周围常有水溶性蓝绿色色素扩散到培养基中。

（二）初步鉴别和分离培养

取供试品，照微生物计数法中规定制成1：10供试液，取相当于1g 或1ml供试品的供试液，接种至适宜体积（经方法适用性试验确定）的胰酪大豆胨液体培养基中，混匀。30～35℃培养18～24h。取上述预培养物划线接种于溴化十六烷基三甲铵琼脂培养基平板上，30～35℃培养18～72h。若平板上有菌落生长，进行氧化酶试验，将洁净滤纸片置于平皿内，用无菌玻棒取菌落涂于滤纸片上，滴加新配制的1%二盐酸二甲基对苯二胺试液，在30s内若培养物呈粉红色并逐渐变为紫红色为氧化酶试验阳性，否则为阴性；氧化酶试验阳性者应进一步进行适宜的鉴定试验，确证是否为铜绿假单胞菌。若平板上没有菌落生长，或虽有菌落生长但鉴定结果为阴性，或氧化酶试验阴性，判供试品未检出铜绿假单胞菌。铜绿假单胞菌检查程序见图4-3。

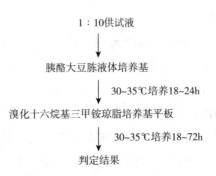

1：10供试液

↓

胰酪大豆胨液体培养基

↓ 30~35℃培养18~24h

溴化十六烷基三甲铵琼脂培养基平板

↓ 30~35℃培养18~72h

判定结果

图4-3　铜绿假单胞菌检查程序

（三）生化试验

1. 氧化酶试验　需氧细菌细胞内存在细胞色素氧化酶系，它使细菌利用氧作为最终氢受体，还原氧分子为水。在分子氧和细胞色素C的存在下，氧化酶能氧化盐酸二甲基对苯二胺，使之成为玫瑰红色到暗紫红色的醌类化合物。但细菌的氧化酶不直接作用于试剂，而是使细胞色素由还原型转变为氧化型，进而氧化试剂。

用无菌玻棒挑取疑似菌纯培养物于一小块滤纸片上，在培养物上滴加新配制的1%盐酸二甲基对苯二胺试液，在0.5min内由粉红色逐渐变为紫红色的则为氧化酶试验阳性，否则为阴性。铜绿假单胞菌为阳性，还需进行铜绿假单胞菌素试验。

2. 铜绿假单胞菌素试验　假单胞菌属除铜绿假单胞菌外，均不产生铜绿假单胞菌素（脓毒素）。铜绿假单胞菌素是一种蓝绿色水溶性吩嗪类化合物，在培养基中无荧光，可溶于三氯甲烷。用三氯甲烷提取后，滴加稀盐酸，呈红色则为阳性。

挑取纯培养物接种于专供测定铜绿假单胞菌素使用的PDP琼脂斜面培养基上，置37℃培养24h后，在试管内加入三氯甲烷3~5ml，搅碎培养基并充分振摇。静置片刻，将三氯甲烷移至另一试管中，加入1mol/L HCl约1ml，振摇后，静置片刻。如果在上层的盐酸液内出现粉红色，即铜绿假单胞菌素为阳性。如为阴性，应继续将纯培养物接种在PDP琼脂斜面上，37℃培养2~3d，再进行检查。此外，本实验还可以在十六烷基三甲基溴化铵琼脂平板进行。对铜绿假单胞菌素试验为阴性的培养物，应继续进行以下试验。

3. 硝酸盐还原产气试验　有的细菌可以将硝酸盐还原为亚硝酸盐，并可将亚硝酸盐继续分解产生氮气，鉴别是否产气。铜绿假单胞菌在硝酸盐蛋白胨培养基中为阳性反应，在培养基倒置管内有气体生成。

4. 明胶液化试验　明胶是一种在温水中溶解时形成凝胶的动物蛋白，可被一些细菌分泌的胞外酶（明胶酶）分解。分解后的明胶凝固力低，分子量小，低于20℃时呈液态。

以接种针取疑似菌落的纯培养物，穿刺接种于明胶培养基内，37℃培养24h，取出放冰箱内10~30min，如培养基仍呈液体状态，即为明胶液化试验呈阳性。

（四）42℃生长试验

铜绿假单胞菌在一般培养基上生长良好，最适温度为37℃，42℃仍然生长，这一特点可作为与其他假单胞菌相区别的一种考查试验。

挑取纯培养物，制成菌悬液，接种于营养琼脂斜面上，立即放在41℃±1℃培养箱（或水浴）中培养24～48h有菌苔生长为阳性，否则为阴性。

（五）检查结果判定与报告

当空白对照试验呈阴性，供试品检查为革兰阴性杆菌，氧化酶和铜绿假单胞菌素试验同为阳性，可判定为检出铜绿假单胞菌。如果铜绿假单胞菌素试验为阴性，硝酸盐还原产气，明胶液化和42℃生长试验均为阳性时，亦应判定为检出铜绿假单胞菌。

四、金黄色葡萄球菌

金黄色葡萄球菌（*Staphylococcus aureus*）为葡萄球菌属细菌，是化脓性炎症中最常见的致病菌，也是葡萄球菌中致病力最强的一种。它通过创伤部位、毛囊和汗腺等进入机体，引起化脓感染，如疖、痈、毛囊炎等。如侵入内脏器官，可致膀胱炎、脓胸及败血症等。该菌可产生多种毒素，如耐热肠毒素，在100℃30min毒素仍不被破坏，以致引起急性胃肠炎，是人类食物中毒症状的常见病因之一，故外用药品和眼科制剂规定不得检出金黄色葡萄球菌。

1. **形态特征**　金黄色葡萄球菌为革兰染色阳性球菌，圆形，菌体成堆，呈葡萄状排列，无芽孢及鞭毛。在普通平板上菌落光滑，圆形凸起，边缘整齐，菌落初期呈不透明的白色，后期产生黄色脂溶性色素。

2. **初步鉴别和分离培养**　取供试品，照微生物计数法中规定制成1∶10供试液，取相当于1g或1ml供试品的供试液，接种至适宜体积（经方法适用性试验确定）的胰酪大豆胨液体培养基中，混匀，30～35℃培养18～24h。取上述预培养物划线接种于甘露醇氯化钠琼脂培养基平板上，30～35℃培养18～72h。若平板上有黄色菌落或外周有黄色环的白色菌落生长，应进行分离、纯化及适宜的鉴定试验，确证是否为金黄色葡萄球菌；若平板上没有与上述形态特征相符或疑似的菌落生长，或虽有相符或疑似的菌落生长但鉴定结果为阴性，判供试品未检出金黄色葡萄球菌。金黄色葡萄球菌检查程序见图4－4。

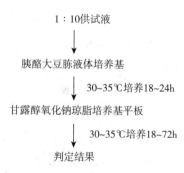

图4－4　金黄色葡萄球菌检查程序

3. **血浆凝固酶试验**　本试验是鉴别葡萄球菌有无致病性的重要指标。金黄色葡萄球菌是致病菌，产生血浆凝固酶（毒性酶）可使兔或人血浆凝固。本试验利用该酶造成血浆中纤维蛋白原变为不溶性纤维蛋白，附于菌体表面，生成凝块，以此区别于白葡萄球菌。取 3 支灭菌小试管，各加入血浆 - 无菌水（1:1）0.5ml，1 支加入疑似菌落的营养肉汤培养液（或菌悬液）0.5ml，1 支加入金黄色葡萄球菌的营养肉汤培养液（或菌悬液）0.5ml 作阳性对照，另 1 支加入营养肉汤或生理盐水 0.5ml，作空白对照。将 3 支管同时培养，3h 后开始检查，以后适当时间逐次观察直至 24h。空白对照管的血浆流动自如，阳性对照管血浆凝固，试验管血浆凝固者为阳性；阳性对照管和空白对照管任何一管不符合要求时，应另制备血浆，重新试验。

4. 检查结果判定与报告 当空白对照和阳性对照符合要求，供试品所含菌株为革兰阳性球菌，血浆凝固酶试验为阳性，则判定为检出金黄色葡萄球菌。

五、梭菌

梭菌（*Clostridium sporogenes*）属于严格厌氧的梭状芽孢杆菌，别名产孢梭菌，能够产生孢子，存在于土壤、伤口和肠道内。

1. 形态特征 梭菌为革兰染色阳性梭菌，以周生鞭毛运动，细胞大小 $(0.3 \sim 0.4)\mu m \times (1.4 \sim 6.6)\mu m$，芽孢卵圆形、次端生。在固体培养基上菌落直径 $2 \sim 6mm$，中部突起，白色至淡黄色，边缘假根状，半透明，表面无光泽。梭菌能够分解蛋白质和糖类，发酵葡萄糖和麦芽糖，产生丁酸和少量乙酸等。

2. 步鉴别和分离培养 取供试品，照微生物计数法中规定制成 1：10 供试液。取相当于 1g 或 1ml 供试品的供试液 2 份，其中 1 份置 80℃保温 10min 后迅速冷却。将上述 2 份供试液分别接种至适宜体积（经方法适用性试验确定）的梭菌增菌培养基中，置厌氧条件下 30 ~ 35℃培养 48h。取上述每一培养物少量，分别涂抹接种于哥伦比亚琼脂培养基平板上，置厌氧条件下 30 ~ 35℃培养 48 ~ 72h。若哥伦比亚琼脂培养基平板上有带或不带芽孢的厌氧杆菌生长，进行过氧化氢酶试验：取菌落置洁净玻片上，滴加 3% 过氧化氢试液，若菌落表面有气泡产生，为过氧化氢酶试验阳性，否则为阴性，阴性者应进一步进行适宜的鉴定试验，确证是否为梭菌；如果哥伦比亚琼脂培养基平板上没有厌氧杆菌生长，或虽有相符或疑似的菌落生长但鉴定结果为阴性，或过氧化氢酶反应阳性，判供试品未检出梭菌。梭菌检查程序见图 4 - 5。

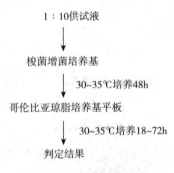

1：10供试液

↓

梭菌增菌培养基

↓ 30~35℃培养48h

哥伦比亚琼脂培养基平板

↓ 30~35℃培养18~72h

判定结果

图 4 - 5　梭菌检查程序

3. 过氧化氢酶试验 取上述平板上的菌落，置于洁净玻片上，滴加 3% 过氧化氢试液，若菌落表面有气泡产生，为过氧化氢酶试验阳性，否则为阴性。

4. 检查结果判定与报告 若上述可疑菌落为革兰阳性梭菌，有或无卵圆形或球形的芽孢，过氧化氢酶试验阳性，可判定供试品检出梭菌，否则判定供试品未检出梭菌。

六、白色念珠菌

念珠菌属于隐球菌科真菌，包括念珠菌、高里念珠菌、假热带念珠菌和白色念珠菌（白假丝酵母菌）等，其中白色念珠菌（*Candida albicans*）是人类最主要的致病性菌。白色念珠菌可侵染人体许多部位，可引起：①皮肤念珠菌病，好发于皮肤皱褶处，皮肤潮红、潮湿、发亮，有时盖上一层白色或呈破裂状物，病变周围有小水泡；②黏膜念珠菌病，以鹅口疮、口角炎、阴道炎最多见，在黏膜表面盖有凝乳大小不等的白色薄膜，剥除后，留下潮红基底，并产生裂隙及浅表溃疡；③内脏及中枢神经念珠菌病，可由黏膜皮肤等处病菌播散引起，有肺炎、肠胃炎、心内膜炎、脑膜炎、脑炎等，偶尔也可发生败血症。白色念珠菌生长最适宜的 pH 值为 5.5，对热的抵抗力不强，加热至 60℃ 1h 后即可死亡。但对干燥、日光、紫外线及化学制剂等抵抗力较强。白色念珠菌通常存在于正常人口腔、上呼吸道、肠道及阴道，一般在正常机体中数量少，不引起疾病，当机体免疫功能或一般防御力下降或正常菌群相互制约作用失调，则该菌大量繁殖，并改变生长形式侵入细胞引起疾病。白色念珠菌的检查程序见图 4-6。

1. 形态特征　白色念珠菌为革兰阳性真菌，卵形或卵圆形，很像酵母菌，比葡萄球菌大 5~6 倍，在病灶材料中常见菌细胞出芽生成假菌丝，假菌丝长短不一，并不分支，假菌丝收缩断裂又成为芽生的菌体。

2. 初步鉴别和分离培养　取供试品，照微生物计数法中规定制成 1:10 供试液。取相当于 1g 或 1ml 供试品的供试液，接种到适宜体积的沙氏葡萄糖液体培养基中，混匀，30~35℃培养 3~5 天。取上述预培养物划线接种于沙氏葡萄糖琼脂培养基平板上，30~35℃培养 24~48h。若平板上有疑似菌落（菌落乳白色，偶见淡黄色，表面光滑有浓酵母气味，培养时间稍久则菌落增大，颜色变深、质地变硬或有皱褶）生长，挑取疑似菌落接种至念珠菌显色培养基平板上，培养 24~48h（必要时延长至 72h），若显色平板上菌落呈阳性反应，应进一步进行适宜的鉴定试验，确证是否为白色念珠菌；若沙氏葡萄糖琼脂培养基平板上没有菌落生长，或虽有菌落生长但鉴定结果为阴性，或疑似菌在念珠菌显色培养基平板上生长的菌落呈阴性反应，判供试品未检出白色念珠菌。白色念珠菌检查程序见图 4-6。

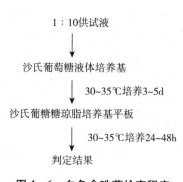

图 4-6　白色念珠菌检查程序

3. 芽管试验　挑取 1% 聚山梨酯 80-玉米琼脂培养基上的培养物，接种于加有一滴血清的载玻片上，盖上盖玻片，置湿润的平皿内，于 35~37℃ 培养 1~3h，置显微镜下观察孢子上是否长出短小芽管。

4. 检查结果判定与报告　若上述疑似菌在显微镜下未见厚膜孢子、假菌丝、芽管，则判定为未检出白色念珠菌。

第四节　含抑菌成分的生物药物染菌检查法

该类药品中含有抑制或阻碍微生物生长或繁殖的成分，但并不杀死微生物，在适宜条件下微生物仍然能生长和繁殖。

一、含抑菌成分药品染菌的原因

很多药品具有杀菌或抑菌能力，如抗生素、磺胺制剂等，这些药品似乎不可能污染活菌，但大量资料证明，含抑菌成分的药品同样可以染菌，其主要原因如下。

（1）微生物具有很强的适应性　适应外界条件变化的生理表现之一就是产生各种诱导酶。许多微生物具有产生诱导酶的能力，但只有在诱导物存在时才能形成。例如，大肠埃希菌的 β - 半乳糖苷酶等在诱导条件下即可产生，并且是可遗传的。

（2）微生物具有抵抗不良环境的能力　有些微生物可耐酸，耐高温，甚至依赖抗生素，这是微生物在自然环境中遗传变异的结果。

（3）药物杀菌需要一定的条件　水的存在是绝对必要的，药物必须溶于水中才能进入细胞引起相应的生理变化，使细胞生长受到抑制或死亡。所以，在干燥条件下，药物即使具有杀菌能力，也未必能发挥其作用，以至混入其中的菌类仍有存活的可能性。

（4）药物的抑菌作用是相对的，而污染的菌类往往是多样的，因而一种抑菌药品不可能抑制所有的污染菌。

上述各种情况说明，药品被微生物污染并非偶然，只有采取相应的措施，才能减少或避免污染。

二、含抑菌成分供试品的确定

一般采用加入阳性对照菌试验的方法进行药品染菌测定，即取 1:10 的供试品溶液 10ml，加入到 100ml 增菌培养基中，同时设 2 份，一份为样品液，另一份加 50～100 个/ml 的阳性对照菌液 1ml，36℃培养 18～24h，然后观察，并做分离培养和生化试验，从而判断结果。如果样品增菌试验后无菌生长，阳性对照菌增菌培养后有菌生长，可判定供试品无抑菌成分。反之，阳性对照菌培养后无菌生长，则判定供试品含有抑菌成分。本试验应重复 2 次后才能下结论。

三、含抑菌成分供试液的制备

含有抑菌成分的供试品，应选择适宜的处理方法。一般根据供试品的性质和检查目的，通过试验确定供试品溶液的制备方法。在排除了对控制菌等待检菌的干扰后，依法检查。常用的方法有稀释法、离心沉淀集菌法、薄膜过滤法、中和法等。

1. 稀释法　取 1:10 供试液 10ml 加入到较大量（200ml）的增菌培养基中，使该供试抑菌成分稀释至不具抑菌作用的浓度。本法适用于很多抑菌作用不强的药物制剂。

2. 离心沉淀集菌法

（1）低速离心沉淀法　取 1:10 供试液 10ml 于离心管中，低速离心（500r/min）5min，吸取上清液加入到增菌培养基中。本法适用于抑菌成分不溶于水的制剂。

（2）高速离心沉淀法　取 1:10 供试液 10ml，高速离心（3000r/min）30min，弃去上清液，留管底集菌液约 2ml，再稀释成原规定量的供试品溶液。本法适用于抑菌成分存在于溶液中的样品，通过高速离心，使菌体沉积于管底，弃去上清液，从而排除了抑菌成分的干扰。

如有不溶性药渣，可先低速离心（500r/min）5min，取全部上清液再进行集菌处理。本法适用于固体药物或混悬剂。用低速离心去掉固体成分，高速离心使菌体沉积于管底。但本法操作较复杂，药品中污染的微生物有一定的损失。

（3）薄膜过滤法　本法采用孔径不大于 0.45μm ± 0.02μm 的微孔滤膜。取规定量的供试品溶液，置 100ml 稀释剂，摇匀，以无菌操作法加入装有上述规格的微孔薄膜过滤器中，减压抽干后，用稀释剂冲洗膜 3 次，每次 50～100ml，除掉抑菌成分。由于菌体相对较大，则被截留在滤膜上，取出滤膜备检。本法适用于含抑菌作用的液体制剂。

（4）中和法　凡含磺胺、汞、砷类或防腐剂的供试品，可用相应的试剂钝化活性因子，中和毒性后，制成供试品溶液。

供试品选用哪种化合物进行中和，需经严格的筛选，并确定其使用浓度。一般来说，中和剂应具备下列特点：本身以及同供试品反应的产物对微生物无杀灭或抑制作用；对供试品具有切实可靠的中和作用；对培养基成分无破坏作用，亦不影响其理化性状；理化性质稳定，可灭菌。目前，常用的中和剂或灭活方法见表 4-2。

表 4-2　常见干扰物的中和剂或灭活方法

干扰物	可选用的中和剂或灭活方法
戊二醛、汞制剂	亚硫酸氢钠
酚类、乙醇、醛类、吸附物	稀释法
醛类	甘氨酸
季铵化合物、对羟基苯甲酸、双胍类化合物	卵磷脂
季铵化合物、碘、对羟基苯甲酸	聚山梨酯
水银	巯基醋酸盐
水银、汞化物、醛类	硫代硫酸盐
EDTA、喹诺酮类抗生素	镁或钙离子
磺胺类	对氨基苯甲酸
β-内酰胺类抗生素	β-内酰胺酶

中和剂筛选方法：准备 4 支试管，依次编号。1 号试管含中和剂的稀释液 9ml，加供试液 1ml；2 号试管含中和剂的稀释液 9ml，加无菌水 1ml；3 号试管加无菌水 10ml；4 号试管加菌龄为 18h、菌浓为 50～100 个/ml 的稀释菌液。

将 1～3 号试管中分别加入 4 号试管的稀释菌液 1ml，充分振摇，放置 30min，然后从 1～3 号试管中各取 1ml 溶液，分别置于 3 个平皿中，各加 15ml 普通肉汤琼脂培养基，摇匀冷凝后，倒置于 36℃ ±1℃ 培养 24h，统计菌落数，以判断中和剂的使用效果。

扫码"练一练"

重点小结

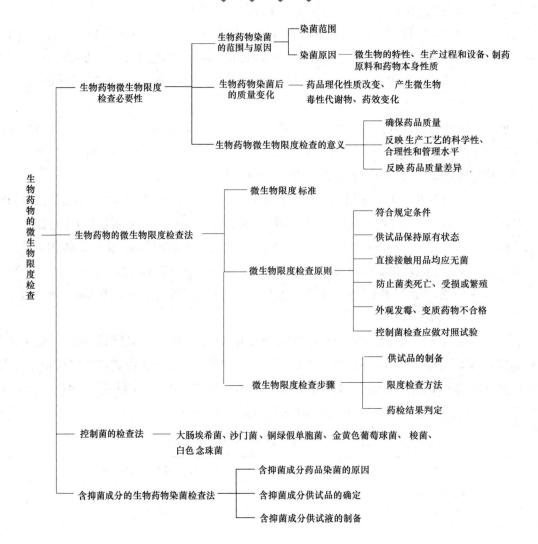

生物药物的微生物限度检查

- 生物药物微生物限度检查必要性
  - 生物药物染菌的范围与原因
    - 染菌范围
    - 染菌原因 —— 微生物的特性、生产过程和设备、制药原料和药物本身性质
  - 生物药物染菌后的质量变化 —— 药品理化性质改变、产生微生物毒性代谢物、药效变化
  - 生物药物微生物限度检查的意义
    - 确保药品质量
    - 反映生产工艺的科学性、合理性和管理水平
    - 反映药品质量差异
- 生物药物的微生物限度检查法
  - 微生物限度标准
  - 微生物限度检查原则
    - 符合规定条件
    - 供试品保持原有状态
    - 直接接触用品均应无菌
    - 防止菌类死亡、受损或繁殖
    - 外观发霉、变质药物不合格
    - 控制菌检查应做对照试验
  - 微生物限度检查步骤
    - 供试品的制备
    - 限度检查方法
    - 药检结果判定
- 控制菌的检查法 —— 大肠埃希菌、沙门菌、铜绿假单胞菌、金黄色葡萄球菌、梭菌、白色念珠菌
- 含抑菌成分的生物药物染菌检查法
  - 含抑菌成分药品染菌的原因
  - 含抑菌成分供试品的确定
  - 含抑菌成分供试液的制备

（王 森）

第五章　生物药物的酶学分析法

学习目标

1. **掌握**　酶学分析法的定义、分类、用途以及研究进展，酶学分析法主要方法及原理。
2. **熟悉**　酶学分析法的分类、用途及方法等。
3. **了解**　酶学分析法的主要分析方法。

第一节　概　述

扫码"学一学"

酶学分析法因其对底物的专一性和具有很高的催化效率，具有其他分析方法无法比拟的优点，因此，酶学分析法是生物药物分析中最常用和有效方法之一。随着酶学技术及相关生物技术的快速发展，酶学生物分析技术在实际工作中得到了越来越广泛的应用。目前，酶学分析法包括两部分，即酶法分析和酶免疫测定法。

一、酶法分析的分类与原理

利用酶作为分析工具，测定样品中待测物质含量的方法称作酶法分析。其中待测物质应是酶的底物，或者是酶的抑制剂、活化剂或酶的辅因子，否则不能采用酶法进行分析检测。根据检测原理，酶法分析可分终点法和反应速度法。

（一）终点法

终点法又称总变量法。该分析法的基本原理是利用酶的生物催化反应，使待测物质发生转化，然后测定产物产量或底物残余量，通过定量分析，从而明确待测物质的含量。借助的酶反应可以是单独的反应或几种酶构成的偶联酶反应。在生物药物分析中，终点法是最常用的酶法分析。

采用终点法进行生物药物分析时应注意以下四点：

1. 酶对底物的特异性　不同酶对底物的特异性或选择性存在不同程度的差异。最理想的酶是具有绝对专一性的酶，但在实际应用中往往缺少绝对专一性的酶，而多数酶具有相对专一性，因此，在利用酶进行待测物质的定量测定时，除注意样品中待测物质的同时，还应注意是否存在可作为该酶底物的其他物质。如果存在，可利用偶联酶的专一性进行区别定量分析。

2. 酶催化反应的平衡性　由于酶的催化反应具有可逆反应的特点，因此，在选定酶时应考虑酶促反应的方向。由于不同酶具有不同的反应平衡点，其中水解酶的催化反应倾向于将底物完全水解，但其他酶类往往不易将底物完全转化。如果酶促反应偏向既定方向进行，则是理想终点测定法。如果酶促反应不偏向既定方向进行，则导致反应不彻底，因而不能正确定量。在这样的情况下，可采用如下方向进行测定，例如，增加第二底物浓度，改变反应液 pH，设法去除反应产物，选用具有不同平衡常数的辅酶类似物替代原来的辅酶，与不可逆的酶反应偶联，或与第二底物再生系统偶联促进第一底物发生完全转化。

3. 反应液中加入的酶量 为保证终点法测定的准确性，应考虑实现底物彻底转化（底物转化率在99%以上）所需的酶量和酶促反应时间。对于一个具体的测定来讲，底物初始浓度应低于酶反应常数（K_m），即必须加入足够量的酶。因此，在计算出该酶作用待测底物的 K_m 值时，确定在反应液中应加入的酶量。

4. 反应产物的抑制 如果酶促反应的产物对该反应存在抑制作用，就会阻碍反应的正常进行。因此，在这样的情况下，应采取去除该产物或用再生系统偶联的办法加以解决。

在生物药物分析中，根据是否采用单酶或酶偶联的方法，常将终点法分成单酶反应定量法和指示酶反应偶联定量法。单酶反应定量法是指用一种酶为工具酶来定量测定某种物质的方法。指示酶反应偶联的定量法是指当单酶反应底物或产物无法用物理化学方法区分时，可借助另一种酶作为指示酶，通过偶联反应进行定量分析。

（二）反应速度法

反应速度法是指通过测定酶促反应速度对待测物质（底物、辅酶或抑制剂）进行定量测定的方法。相比终点法，反应速度法不受酶反应特异性的限制。当待测物质还没有找到特异性的酶或偶联指示酶时，或待测物质含量极其微少时，不能采用终点法对待测物质进行定量分析，但反应速度法则可行。

在生物药物分析中，根据是否采用常规或特殊反应的方法，常将反应速度法分成一般反应速度法和特殊反应速度法。

1. 一般反应速度法 主要用于测定底物、辅酶或酶抑制剂的量。当被测物质作为底物时，此法是在一定 pH 和温度下测反应初速度。反应时除被测物（底物）外，其他影响反应速度的物质均过剩，反应速度与被测物质的浓度成正比关系。如果被测物质可作为某种酶专一的辅酶或抑制剂，则该物质的浓度和将其作为辅酶或抑制剂的酶的反应速度之间有一定的关联，因此，通过测定该酶的反应速度即可对该物质进行定量。

2. 特殊反应速度法 主要用于可发生酶偶联反应和可循环再生的物质的测定。如果将与待测物质相关的两种酶反应偶联起来，构成待测物质能够再生的循环系统，然后再将可作为指示剂的第三种酶反应在适当条件下与之偶联，那么指示剂酶反应的速度应该和待测物质量之间有一定的比例关系。

二、酶免疫测定法的分类与原理

酶免疫测定（enzyme immunoassay，EIA）是将酶催化作用的高效性与抗原 – 抗体反应的特异性相结合的一种微量分析技术。经酶标记的抗原或抗体形成的酶标记物，既保留了抗原或抗体的免疫活性，同时保留了酶的催化活性。当酶标记物与待测样品中相应的抗原或抗体相互作用时，则形成酶标记抗原 – 抗体复合物。利用复合物上标记的酶催化底物后显色，其颜色深浅与待测样品中抗原或抗体的含量相关。该方法的灵敏度可达 ng ~ pg/ml 水平。常用的标记物有辣根过氧化物酶（HRP）和碱性磷酸酶（AP）等。

酶免疫测定法是 20 世纪 70 年代在放射免疫测定法（radioimmunoassay，RIA）的基础上建立起来的一种新型免疫分析方法。EIA 法较 RIA 法具有无放射性元素伤害，酶标记物存放有效期长，测定灵敏度高或测定限度低等方面的优点。EIA 法多用于抗生素类、激素类、蛋白质类及肽类药物的质量分析，以及血药浓度的检测和体内代谢产物的分析等。

1. 酶免疫测定法的分类 根据抗原－抗体反应后是否需要分离结合态的和游离态的酶标记物，将酶免疫测定法分为均相法和非均相法两种类型。均相法不需要将结合态和游离态的酶标记物分离便可进行测定，而非均相法需要将结合态和游离态的酶标记物分离后才能进行测定。非均相法根据是否需要固相载体分离，又可分为固相酶免疫测定和液相酶免疫测定。固相酶免疫测定包括酶联免疫吸附测定法（enzyme－linked immunosorbent assay，ELISA）和酶免疫组化技术（enzyme immunohistochemistry technique），前者用于测定可溶性抗原或抗体，后者用于测定组织或细胞表面的抗原。

2. 酶免疫测定法的原理 酶免疫测定法的原理是酶标抗原（*Ag）和非酶标抗原（Ag）对特异性抗体（Ab）的竞争结合反应。它的反应式为：

$$\text{*Ag} + \text{Ab} \Longleftrightarrow \text{*Ag–Ab}$$
$$\text{(F)} + \qquad\qquad \text{(B)}$$
$$\text{Ag}$$
$$\Updownarrow$$
$$\text{Ag–Ab}$$

从上述反应可以看出，当反应液中存在一定量的*Ag 和 Ab 时，结合态的（B）*Ag－Ab和游离态的（F）*Ag 存在一定的比例关系，而且保持着可逆的动态平衡。随着 Ag 浓度的增加，Ag 和*Ag 分别对 Ab 存在竞争，从而使*Ag－Ab 结合物减少。因此，只要将结合态的（B）*Ag－Ab 和游离态的（F）*Ag 分开，分别测定其酶活性，即可计算出 B/F 比值和百分率（B%）。使用已知浓度的 Ag 和一定量的*Ag，与 Ab 反应，可测出不同浓度的 Ag 的 B/F 比值或 B%。以 Ag 浓度为横坐标，B/F 或 B% 为纵坐标，可绘制出竞争抑制反应的标准曲线。同上测出待检 Ag 的 B/F 比值或 B%，在标准曲线上就可查出样品中待测 Ag 的含量。

第二节 酶法分析类型与操作步骤

一、终点法

（一）单酶反应定量法

1. 底物减少量的测定 在以待测物质作为底物的酶反应中，如果底物能完全或接近完全转化为产物，而且底物具有某种特征性质（如特征性吸收谱带）时，就可通过直接测定底物的减少量来间接计算出待测物的含量。该法可用于胆红素、胞嘧啶、腺嘌呤及尿酸等物质的定量分析。

例 5－1 胆红素的定量测定

$$尿胆红素 + 1/2O_2 \xrightarrow{\text{胆红素氧化酶}} 胆绿素 + H_2O$$

胆红素在460nm 处具有特征性吸收峰，根据胆红素在反应前后吸光度的差值就可计算出胆红素的含量。

方法：将 20μl 胆红素氧化酶加到 50μl 胆红素样品中（胆红素含量 0.8～2.6mg/L），然后加入 1.0ml 磷酸缓冲液（0.2mol/L，pH 4.5）混匀，以空白管加水或缓冲液代替酶液作为对照，37℃反应 15min，测定 460nm 吸光度，以加水对照校零。计算 $A_{对照空白} - A_{样品}$ 的差值，即可从标准曲线上求出样品中胆红素的含量。

扫码"学一学"

2. 产物增加量的测定 在以待测物为底物的酶反应中，底物被转变为产物，而产物又具有可进行专一性定量测定的性质，因此，可根据产物生成量计算出底物含量。按此原理可对氨基酸类、草酸、黄嘌呤及次黄嘌呤等进行定量分析。氨基酸类和草酸可借助脱羧酶的作用，采用 Warburg 呼吸计测定生成 CO_2 的量。黄嘌呤和次黄嘌呤在黄嘌呤氧化酶反应中形成的产物在 293nm 处具有特征性吸收峰，所以可用此法进行定量。对于痕量物质的分析，可在反应系统中将第二底物进行放射性标记，然后检测产物中放射性物质的增加量，就可进行定量分析，而且灵敏度高。

例 5 – 2 草酸的定量测定

$$草酸 \xrightarrow{\text{草酸脱羧酶}} 甲酸 + CO_2$$

草酸在草酸脱羧酶的作用下，释放出 CO_2，再借助 Warburg 呼吸计进行测定，就可计算出草酸的含量。

方法：将 0.2mol/L 枸橼酸（柠檬酸）缓冲液（pH3.0）、样品（草酸含量 0.5 ~ 4mmol/L）及约 2.5U/ml 草酸脱羧酶组成的反应液（2.0ml）加入 Warburg 呼吸计反应瓶中，在 37℃进行反应，测定 CO_2 生成量，然后计算出草酸含量。

3. 辅酶变化量的测定 还原型辅酶 I（NADH）和还原型辅酶 II（NADPH）在 340nm 处有特征性吸收峰，而氧化型辅酶 I（NAD^+）和氧化型辅酶 II（$NADP^+$）在 340nm 处却无此吸收峰，因此，采用以 NAD^+ 或 $NADP^+$ 为辅酶的脱氢酶反应，通过测定 340nm 处吸光度的变化，就可对作为相应脱氢酶底物的物质进行定量分析，该法适应范围较广。

例 5 – 3 羟基丙酮酸的定量测定（NADH 减少值的测定）

$$羟基丙酮酸 + NADH + H^+ \underset{}{\overset{\text{甘油酸脱氢酶}}{\rightleftharpoons}} D – 甘油酸 + NAD^+$$

由于甘油酸脱氢酶反应的平衡常数 K（K =［羟基丙酮酸］［NADH］/［D – 甘油酸］［NAD^+］）在 pH 7.9、22℃条件下为 3×10^{-5}，反应定量地向右进行，因此，通过甘油酸脱氢酶反应，测定 340nm 处 NADH 吸光度的减少值，就可计算出羟基丙酮酸的含量。如果已知样品中不含有丙酮酸，则可用乳酸脱氢酶进行定量分析。

$$羟基丙酮酸 + NADH + H^+ \xrightarrow{\text{乳酸脱氢酶}} L – 甘油酸 + NAD^+$$

方法：将含有 50mmol/L Tris 缓冲液（pH 7.4）、270μmol/L NADH、样品（羟基丙酮酸含量 15 ~ 150μmol/L）和 0.7μg（35mU）/ml 乳酸脱氢酶的反应液（3.0ml）置于分光光度计检测系统中，在 340nm 处测定吸光度，然后计算出加酶前和加酶后反应液的吸光度差值（ΔA）（图 5 –1），根据 ΔA 值和 NADH 的吸光度可计算出羟基丙酮酸的含量。

例 5 – 4 L – 谷氨酸的定量测定（NADH 生成量的测定）

$$L – 谷氨酸 + NAD^+ + H_2O \xrightarrow{\text{谷氨酸脱氢酶}} \alpha – 酮戊二酸 + NADH + NH_4^+$$

该方法是通过谷氨酸脱氢酶反应测定 NADH 生成量来计算出 L – 谷氨酸。该反应的平衡虽然偏向左方，但若添加肼可捕捉酮酸，并加过量的 NAD^+，同时控制反应在碱性（pH 9.0）条件下进行，只要谷氨酸浓度低于 60μmol/L 时，就可保证反应定量地向右进行。

方法：将含有 0.3mol/L 甘氨酸 – 0.25mol/L 肼缓冲液（用硫酸调至 pH 9.0）、1.0mmol/L ADP、1.6mmol/L β – NAD^+、样品（谷氨酸含量低于 60μmol/L）和 155μg（4.5mU）/ml 谷氨酸脱氢酶的反应液（3.35ml）置于分光光度计检测系统中，在 340nm 处测定添加 NAD^+ 后反应 60min 的吸光度（A_1）。另外，以不加酶的相同溶液系统作为空白对照，同样测定在添加 NAD^+ 后反应 60min 的吸光度（A_2），$\Delta A = A_1 - A_2$，与 NADH 的生成量相对应，因此，根据 NADH 的吸光度可计算出 NADH 的实际生成量，然后可计算出谷氨酸的含量。

由于 NAD^+ 和肼形成的络合物在紫外光区有吸收峰，所以空白值相当高（图 5-2 中的曲线 II）。由于这种络合物在反应开始时形成快，以后逐渐减缓。因此，要求样品和空白的反应时间必须一致，否则存在明显误差。

由图 5-2 可以看出，A 表示样品测定时间比空白短，所以 ΔA 值比实测值小；B 表示样品测定时间与空白相同，所以获得正确 ΔA 值；C 表示样品处理时间比空白长，所以 ΔA 值比实测值大。

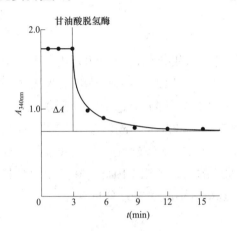

图 5-1　基于辅酶变化量（NADH 减少量）
测定的终点测定法

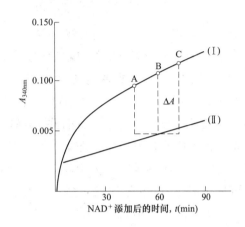

图 5-2　基于辅酶变化量（NADH 增加量）
测定的终点测定法

I . 加酶反应测定曲线；II . 不加酶空白反应曲线

（二）和指示酶反应偶联的定量法

该定量法适用于如下两种情况：①当被分析的反应产物和底物无法用物理化学手段区分时，可借助酶的特异反应来加以识别。在这种情况下，如该酶可用作指示酶反应，就有可能通过和它偶联进行定量分析。②如果所用酶的专一性不强，同时样品中还夹杂有可作为它们底物的其他物质，这时单用一种酶很难进行定量，需要再偶联一个酶，通过偶联酶的专一性才能实现区别定量。

根据偶联酶反应所用酶的不同可分为以下两大类：

1. 以脱氢酶为指示剂　在用作偶联指示剂的酶中，应用最普遍的是以 NAD 或 NADP 为辅酶的脱氢酶类。

例 5-5　葡萄糖-1-磷酸（G-1-P）的定量测定：

将磷酸葡萄糖变位酶反应与 G-6-P 脱氢酶反应偶联，由于 NADPH 的生成量与 G-1-P 的减少量成正比，所以，通过 340nm 吸光度的测定来定量 G-1-P。

$$葡萄糖-1-磷酸（G-1-P）\xrightarrow[\text{葡萄糖-1，6-二磷酸}]{\text{磷酸葡萄糖变位酶}}葡萄糖-6-磷酸（G-6-P）$$

$$葡萄糖-6-磷酸 + NADP^+ \xrightarrow{\text{葡萄糖-6-磷酸脱氢酶}}葡萄糖醛酸-6-磷酸 + NADPH + H^+$$

方法：将含有 88mmol/L 三乙醇胺缓冲液（pH 7.6）、1.7mmol/L EDTA、4.4mmol/L Mg^{2+}、0.5mmol/L NADP、样品（G-1-P 应在 0.11mmol/L）及 4.4μg（1.5U）/ml 以上的葡萄糖-6-磷酸脱氢酶的混合溶液（2.26ml）放置 5min，使反应完全彻底，用分光光度计测定 340nm 吸光度（A_1）。然后加入 0.1ml 磷酸葡萄糖变位酶，使其在反应液（2.27ml）

中的酶量达到 $8.8\mu g$（$1.8U/ml$）以上，待反应完成（约 4min）后，测定 340nm 吸光度（A_2）。根据标准曲线就可计算出 G－1－P 的含量。

磷酸葡萄糖变位酶反应虽然需要葡萄糖－1，6－二磷酸为辅酶，但它的 K_m 值很低（$0.5\mu mol/L$）。另外，由化学制备的 G－1－P 一般都含有少量的葡萄糖－1，6－二磷酸。因此，在反应中一般无须添加葡萄糖－1，6－二磷酸。

例 5－6 丙酮酸、磷酸烯醇丙酮酸（PEP）和 D－2－磷酸甘油酸的定量测定：

$$D－2－磷酸甘油酸（D－2PGA）\xrightarrow{\text{烯醇化酶}}磷酸烯醇丙酮酸$$

$$磷酸烯醇丙酮酸 + ADP \xrightarrow{\text{丙酮酸激酶}}丙酮酸 + ATP$$

$$丙酮酸 + NADH \xrightarrow{\text{乳酸脱氢酶}}乳酸 + NAD^+$$

在由丙酮酸、磷酸烯醇丙酮酸和 D－2－磷酸甘油酸组成的混合液中，用乳酸脱氢酶（LDH）作用时，使乳酸脱氢酶反应定量地向右方进行，因此，根据 340nm 吸光度的减少便可计算出丙酮酸量。如果向反应液中再加入丙酮酸激酶，使丙酮酸激酶反应与乳酸脱氢酶反应发生偶联反应，因此，NADH 的减少和磷酸烯醇丙酮酸量成比例。如果进一步向该反应系统中加烯醇化酶，使烯醇化酶反应与丙酮酸激酶反应及乳酸脱氢酶反应偶联，那么，此时 NADH 减少与 D－2－磷酸甘油酸的量成正比。因此，在一个比色杯内就可依次进行丙酮酸、磷酸烯醇丙酮酸、D－2－磷酸甘油酸的定量分析。

方法：将含有 300mmol/L 三乙醇胺缓冲液（pH7.6）、3mmol/L EDTA、0.1mmol/L NADH 的混合溶液（3.8ml）置于 25℃ 下，待温度达到平衡后，测定 340nm 吸光度，并计算出乳酸脱氢酶添加时的外延值（图 5－3 中的 E_1）。加约 $5\mu g$（0.03ml 以下）的乳酸脱氢酶，使反应中的酶浓度达到 275U/ml，并测定吸光度，在反应 20min 后再测定吸光度，根据加入乳酸脱氢酶前后反应的吸光度可计算出加入乳酸脱氢酶的外延值（E_2），E_2 代表由丙酮酸引起的吸光度的变化（ΔE_{pyr}）。再向反应液中加入少量的 ADP（0.03ml 以上）、硫酸镁（0.06ml 以下）、氯化钾（0.03ml 以下），使它们的最终浓度分别为 1.2mmol/L、10mmol/L 和 37mmol/L，

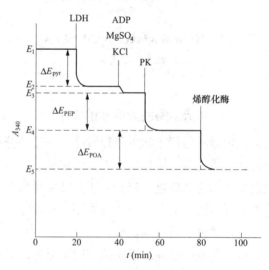

图 5－3 丙酮酸、磷酸烯醇丙酮酸的测定图示
在同一比色杯中通过依次添加脱氢酶进行定量测定

然后测定吸光度约 15min，并计算出添加丙酮酸激酶时的外延值（E_3）。再向反应液中加入约 $10\mu g$（0.06ml 以下）丙酮酸激酶，使酶浓度达到 $2\mu g/ml$，测定反应 20min 内的吸光度变化，同样计算出加入丙醇酸激酶时的外延值（E_4）。（$E_3 - E_4$）相当于来源 PEP 的吸光度变化值（ΔE_{PEP}）。最后向反应液中加入约 $10\mu g$（0.06ml 以下）烯醇化酶，使浓度达到 0.4U/ml，测定反应 20min 内吸光度变化，计算出添加烯醇化酶时的外延值（E_5）。根据（$E_4 - E_5$）$= \Delta E_{2PGA}$ 可计算出 D－2PGA 的量。

2. 以脱氢酶以外的酶作指示剂 除 NAD 或 NADP 为辅酶的脱氢酶类被广泛用作指示剂以外，还有些酶可用作指示剂。例如，参与某些色素氧化还原的酶就可用作指示剂，其基

本原理是用氧化酶氧化被测物，生成 H_2O_2，而 H_2O_2 在过氧化物酶作用下，与 4 - 氨基安替比林（还原型色素 DH_2）和酚类衍生物反应生成醌亚胺色素（氧化型色素 D）。氧化型色素在可见光范围内有最大吸收峰，因此，根据吸光度变化来测定被测物。

例 5 - 7　D - 葡萄糖的定量测定

$$葡萄糖 \xrightarrow{\text{葡萄糖氧化酶}} 葡萄糖醛酸 + H_2O_2$$

$$H_2O_2 + 4 - 氨基安替比林 + 酚 \xrightarrow{\text{过氧化物酶}} 醌亚胺色素 + 4H_2O$$

方法：在葡萄糖氧化酶（GOD）反应中，葡萄糖被氧化成葡萄糖醛酸和 H_2O_2。如果再和过氧化酶反应偶联，可将还原型色素（DH_2）转化成氧化型色素 D。氧化型色素在 270 ~ 420nm 有吸收带，因此，可借助分光光度计进行测定，进而对葡萄糖进行定量分析。

例 5 - 8　L - 谷氨酸的定量测定

$$L - 谷氨酸 + NAD^+ + H_2 \underset{\text{谷氨酸脱氢酶}}{\rightleftharpoons} \alpha - 酮戊二酸 + NADH + NH_4^+$$

$$NADH + 碘代硝基四唑（INT） + H^+ \xrightarrow{\text{心肌黄酶}} NAD^+ + 甲䐉$$

谷氨酸在谷氨酸脱氢酶作用下生成 α - 酮戊二酸、NADH 及 NH_4^+，通过测定 NADH 含量可对谷氨酸进行定量分析。然而，该反应的平衡主要偏向左方，因此，利用谷氨酸脱氢酶反应进行定量时常有一些限制。如果添加肼则可去除产物，或添加高浓度的 NAD^+ 则可使反应转向右方。另外，如果有心肌黄酶同时存在时，由谷氨酸脱氢酶反应生成的 NADH 可与碘代硝基四唑（INT）发生还原反应生成 NAD 和甲䐉，甲䐉在 492nm 附近具有强吸收带。由于心肌黄酶反应几乎是不可逆的，因此，谷氨酸的氧化能够定量地进行。甲䐉的吸收带在可见光区，其摩尔吸收系数比 NADH 在 340nm 处的吸收系数大 3 倍以上，所以借助心肌黄酶偶联反应，可实现对谷氨酸高灵敏度的定量测定。

方法：将含有 57mmol/L 三甲胺、14mmol/L 磷酸缓冲液（pH8.6）、0.38mmol/L NAD、0.068mmol/L INT、14.3μg（0.14U）/ml 以上的心肌黄酶和样品（谷氨酸含量在 30μmol/L 以下）的混合溶液（3.45ml）进行充分搅拌后，在 492nm 测定吸光度（A_1）。然后，向此溶液中加入 0.05ml 谷氨酸脱氢酶（0.14mg），使反应液（3.5ml）中酶的浓度在 14U/ml 以上。反应 15min 后再测定吸光度（A_2），（$A_2 - A_1$）表示 $\Delta A_{样品}$。另外，再以代替样品作为空白对照，同样可计算出 $\Delta A_{空白}$。（$\Delta A_{样品} - \Delta A_{空白}$）代表谷氨酸吸光度增加值，所以，根据标准曲线甲䐉分子的吸光度的变化就可计算出谷氨酸的含量。

二、反应速度法

1. 一般反应速度测定法　利用反应速度法可测定底物、辅酶或抑制剂的含量。此法是根据酶在一定 pH 和温度条件下催化底物（待测物）的反应初速度进行测定的。在酶反应中除待测物（底物）外，影响反应速度的其他物质均是过量的，反应速度则与待测物的浓度成正比关系。

当待测物作为某种酶专一的辅酶或抑制剂时，则这种物质的浓度和酶的反应速度之间存在一定关系。因此，通过测定该酶的反应速度可对这种物质进行定量。

例 5 - 9　D - 2，3 - 二磷酸甘油酸（2，3 - DPG）的定量测定

$$D - 3 - 磷酸甘油酸 \underset{\text{D - 2，3 - 二磷酸甘油酸}}{\xrightarrow{\text{磷酸甘油酸变位酶}}} D - 2 - 磷酸甘油酸$$

磷酸甘油酸变位酶的特点是催化 D - 3 - 磷酸甘油酸（3 - PGA）和 D - 2 - 磷酸甘油酸（2 - PGA）发生相互转换。除了植物来源的酶外，该酶催化活性需要以 2，3 - DPG 为辅

酶，PGA 变位酶的活性（反应速度）和 2，3 - DPG 的浓度有直接关系，因此，利用这一关系可对 2，3 - DPG 进行定量分析。

从酵母菌分离纯化的结晶 PGA 变位酶的反应速度在底物（DL - 2 - PGA）浓度一定时，其米氏方程可用下式表示：

$$v = \frac{[C_0] + K}{VK}\left(\frac{[C_0] + K}{[C_a]} + 1\right)$$

式中，C_0 为底物（DL - 2 - PGA）中混杂的微量 2，3 - DPG，C_a 为样品中存在的 2，3 - DPG（或外源添加的），K 为 2，3 - DPG 的表观米氏方程常数。如果以没有外加 2，3 - DPG（$C_a = 0$）时的反应速度为 v_o，则可用下式表示：

$$\frac{1}{v - v_0} = \frac{[C_0] + K}{VK}\left(\frac{[C_0] + K}{[C_a]} + 1\right)$$

因此，$1/(v - v_0)$ 对 $1/[C_a]$ 作图时应有线性关系。用已知量的 2,3 - DPG 预先制备标准曲线后，通过测定 PGA 变位酶的活性（反应速度），就可计算出样品中 2,3 - DPG 的量。

方法：将含有 1.32mmol/L DL - 2 - PGA、100mmol/L 醋酸缓冲液（pH 5.9）、2,3 - DPG 样品及 0.43μg/ml 结晶酵母 PGA 变位酶的反应液（2.0ml）置于 25℃反应一段时间（例如 10min），加入 2.0ml 钼酸铵溶液终止反应，使 3 - PGA 形成旋光性络合物，最后测定 411.3nm 吸光度，通过制作标准曲线计算出 3 - PGA 的生成量，进而计算出反应速度和 2，3 - DPG 的量。

另外，根据上述相同原理，可采用如下几种辅酶进行药物定量分析。

（1）黄素单核苷酸（FMN） 该辅酶能专一地活化乳酸氧化酶的酶蛋白，该酶的活性在一定范围内与 FMN 的量和该酶的活性成比例。因此，根据 CO_2 生成量计算出反应速度，并可定量 FMN。

（2）黄素嘌呤二核苷酸（FAD） 该辅酶可专一地活化 D - 氨基酸氧化酶的酶蛋白，在一定条件下 FAD 的量与该酶的活性成比例。因此，根据 CO_2 生成量计算出该酶的反应速度，并可定量 FAD。

（3）硫胺焦磷酸（TPP） 该辅酶可专一地活化丙酮酸脱羧酶的酶蛋白，将该酶反应与醇脱氢酶偶联后，由于 NADH 的氧化速度与 TPP 量成比例，就可定量 TPP。

（4）5 - 磷酸吡哆醛（PALP）和 5 - 磷酸吡哆胺（PAMP） 这两种辅酶能专一地活化谷氨酸 - 草酰乙酸氨基转移酶，当该酶反应与苹果酸脱氢酶偶联时，由于 NADH 的氧化速度与 PALP 和 PAMP 的浓度成比例，所以，可用来定量 PALP 和 PAMP。

（5）辅酶 B_{12} 该酶是丙二醇脱水酶的辅酶，在低浓度条件下，该辅酶的量与丙二醇脱水酶的活性成比例。因此，通过对该酶反应速度的测定就可定量辅酶 B_{12}。

2. 特殊的反应速度测定法 如果将与待测物质相关的两种酶反应偶联起来，就构成了待测物质可再生的循环系统，然后将可作为指示剂的第三种酶在适当条件下再与之偶联，那么第三种指示剂酶的反应速度与待测物质之间存在一定的量比关系，由此通过第三种指示剂酶的反应速度就可计算出待测物质的量。

例 5 - 10 辅酶 A 和乙酰辅酶 A 的定量测定：

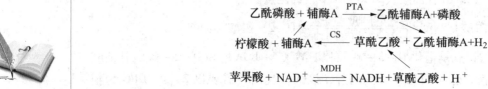

乙酰磷酸 + 辅酶A $\xrightarrow{\text{PTA}}$ 乙酰辅酶A + 磷酸

柠檬酸 + 辅酶A $\xleftarrow{\text{CS}}$ 草酰乙酸 + 乙酰辅酶A + H_2

苹果酸 + NAD^+ $\xrightleftharpoons{\text{MDH}}$ NADH + 草酰乙酸 + H^+

磷酸转乙酰基酶（PTA）与柠檬酸裂合酶（CS）可建立起偶联反应系统，在此系统中，如果草酰乙酸得到连续补充，辅酶 A 则处于再生循环状态。在这个偶联系统基础上，如果再将第三种酶，如苹果酸脱氢酶（MDH）反应与之相偶联，从而可导致这一反应偏向左方，这样在柠檬酸裂合酶的反应中消耗的草酰乙酸就可得到不断补充。在这样的条件下，苹果酸脱氢酶的反应速度与辅酶 A 和乙酰辅酶 A 的量成比例。因此，采用这样的偶联系统，可通过测定 NADH 增加的速度来计算出苹果酸脱氢酶的反应速度，然后就可定量出 CoA 和乙酰 CoA。

【方法】按如下成分和浓度配制反应混合液 2.30ml：①样品（CoA 和乙酰 CoA 应小于 60μmol/L）；②140mmol/L 三乙醇胺 - 10.5mmol/L 苹果酸缓冲液（pH 8.0）；③0.46mmol/L 二巯基赤藓糖醇；④1.4mmol/L NAD^+；⑤4.6mmol/L 乙酰磷酸；⑥7U/ml 转乙酰基酶；⑦9.8U/ml 苹果酸脱氢酶；⑧1.3U/ml 柠檬酸裂合酶。

具体操作步骤如下：首先将含①、②、③的溶液（2.05ml）在 25℃ 条件下放置 15min；将含有④、⑤、⑥、⑦的溶液（0.23ml）加入并混合至反应停止，测定 340nm 处吸光度的变化，此过程需要约 5min，再加⑧溶液（0.02ml）（此时反应液体积为 2.30ml），然后测定 340nm 吸光度，从而计算出反应速度增加值。由于反应速度和辅酶 A 的量成比例，就可定量辅酶 A。

例 5 - 11　肝素的反应速度法测定

肝素对核糖核酸酶具有专一抑制性，因此，可通过测定核糖核酸酶活性（反应速度）的降低值来测定肝素的量。核糖核酸酶水解核糖核酸时以 300nm 吸光度值表示酶反应速度。首先用已知量的肝素制作标准曲线，然后测定待测肝素的含量，经查标准曲线就可计算出待测样品中的肝素含量。该方法简便，一次可测多个样品，适于大批量工业样品中肝素定量分析。

【方法】首先制备 5U/ml 的标准肝素溶液和核糖核酸溶液（核糖核酸 0.2g 溶于 100ml 0.2mol/L、pH 5.0 的乙酸缓冲液中）。按梯度吸取不同量标准肝素溶液分别加入试管中，每管加双蒸水至总体积为 2ml，各加入 1ml 核糖核酸溶液，然后逐管加入核糖核酸酶溶液（5mg 核糖核酸酶溶于 100ml 双蒸水中）1ml 混匀，立即测定。对照组以双蒸水代替标准肝素溶液进行测定。待测样组以待测样液代替标准肝素溶液进行测定。

取加有标准肝素和各试剂的各管，测定其在 300nm 吸光度值每下降 0.04U 所需时间（Δt_n）及未含肝素对照组所需时间（Δt_0），以 $\Delta t_1/\Delta t_0$ 为 Y 轴，以肝素含量为 X 轴，制作标准曲线回归方程（适于 4U 活性以下）。根据待测样品在相同条件下所需时间（$\Delta t_{测}$）计算出肝素的量。

三、酶循环放大分析法

酶法分析因具有较强的特异性和很高的灵敏度，其一直是生物药物定量分析的常用方法。然而，对于含量极微少的物质，若采用酶法直接定量，却受到灵敏度的限制，甚至不能采用常规的终点法。因此，采用酶循环放大法则可进行测定。酶循环放大法仍然利用酶对底物的专一性，使微量的底物"增幅放大"以达到定量分析目的。从理论上讲，酶法分析这种化学性放大作用可无限放大。目前，酶循环放大分析法定量限度可达 10^{-15} ～ 10^{-18} mol。

（一）酶循环放大原理

酶循环放大分析法是一种超微量分析法，分三个步骤。①转换反应：以样品中的待测组分为底物，经特异反应生成与待测组分相当的定量循环底物。②循环反应：生成的循环底物反复参加由两个酶反应组成的偶联反应（图5-4），所得产物量为循环底物的若干倍。③指示反应：采用酶法测定反应物。根据反应产物量和循环次数，计算出循环底物量，然后推算出样品中待测组分的量。

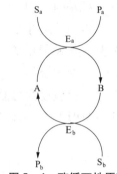

图5-4 酶循环性原理
E_a 和 E_b. 酶；S_a 和 S_b. 底物（过量）；
A 和 B. 循环底物（微量）；P_a 和 P_b. 产物

下面以超微量前列腺素（PG）的定量分析为例加以说明。

1. 转换反应 样品中的 PG 在 NAD^+ 过量的条件下，经前列腺素脱氢酶（PGDH）催化进行转换反应，生成与 PG 相当的 NADH。

$$PG + NAD^+ \xrightarrow{\text{前列腺素脱氢酶}} 15 - 脱羧前列腺素 + NADH + H^+$$

2. 循环反应 采用一定方法除去剩余的 NAD^+ 后进行循环反应，在过量的甘油醛 -3- 磷酸、$\alpha -$ 酮戊二酸和铵盐条件下，经甘油醛 -3- 磷酸脱氢酶（GAPDH）和谷氨酸脱氢酶（GDH）进行催化。NADH 被氧化成 NAD^+，并生成与 NADH 量相当的谷氨酸。同时，NAD^+ 又被还原成 NADH，并产生与 NADH 量相当的甘油酸 -3- 磷酸。如此反复进行 n 次，蓄积的谷氨酸和甘油酸 -3- 磷酸的量就是 NADH 的 n 倍。

3. 指示反应 蓄积的谷氨酸在过量 NAD^+ 条件下，经谷氨酸脱氢酶（GDH）进行指示反应，利用终点法即可测出谷氨酸的量。

$$谷氨酸 + NAD^+ \xrightarrow{\text{谷氨酸脱氢酶}} \alpha - 酮戊二酸 + NADH + H^+$$

由谷氨酸的量和循环次数 n 就可计算出待测 PG 的量。

在循环反应中，各成分的浓度应满足一定的要求。底物 S_a 和 S_b 的浓度应比酶 E_a 和 E_b 的米氏常数值大；循环底物 A 和 B 的浓度与待测组分的浓度相当，但应比酶 E_a 和 E_b 的米氏常数值小。

在同一循环反应中，循环底物的两型（氧化型和还原型）被同时放大。发生转化反应后，应将剩余的未参加转化反应的循环底物那一型除去。很多循环底物的对应两型对酸、碱和热的稳定性存在较大差别，常用于在循环反应前对循环底物进行选择性破坏。例如，氧化型的 NAD 和 NADP（NAD^+ 和 $NADP^+$）在 60℃、pH 13 条件下经 10min 处理则有 99.9% 被破坏；然而，在相同条件下，其还原型（NADH 和 NADPH）经 12h 处理仍很稳定。在 25℃、pH 2.0 条件下，经 5min 处理则有 99.9% 的还原型 NAD 和 NADP（NADH 和 NADPH）被破坏，而在同样条件下，其氧化型（NAD^+ 和 $NADP^+$）经 1h 处理仍很稳定。

（二）循环反应

循环反应是酶循环放大分析的关键，虽然现已报道的循环反应有 20 余种，但实用价值较大的有 NAD 循环、NADP 循环和辅酶 A 循环（表5-1）。

除采用双酶循环外，还可采用单酶循环进行酶循环放大分析。例如，丙二酸脱羧酶（MD）所催化的乙酰辅酶 A/丙二酰辅酶 A 循环，3β,$17\beta -$ 羟固醇脱氢酶所催化的 NAD^+/NADH 循环。

表 5 – 1　常用的循环反应

$\dfrac{A}{B}$	$\dfrac{E_a}{E_b}$	$\dfrac{S_a}{S_b}$	$\dfrac{P_a}{P_b}$
$\dfrac{NAD^+}{NADH}$	醇脱氢酶（ADH） 苹果酸脱氢酶（MDH）	乙醇 草酸乙酸	乙醛 苹果酸
	3 – 磷酸甘油醛脱氢酶（GAPDH） 谷氨酸脱氢酶（GDH）	甘油醛 – 3 – 磷酸 α – 酮戊二酸	甘油酸 – 3 – 磷酸 谷氨酸
$\dfrac{NADP^+}{NADPH}$	6 – 磷酸葡萄糖脱氢酶（G – 6 – PDH） 谷氨酸脱氢酶（GDH）	葡萄糖 – 6 – 磷酸 α – 酮戊二酸	葡萄糖酸 – 6 – 磷酸 谷氨酸
$\dfrac{辅酶 A}{乙酰辅酶 A}$	磷酸转乙酰基酶（PTA） 柠檬酸合酶（CS）	乙酰磷酸 草酰乙酸	磷酸 柠檬酸

乙酰辅酶 A/丙二酰辅酶 A 循环：

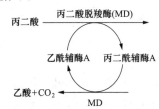

$NAD^+/NADH$ 循环：

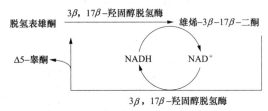

（三）应用实例

在酶循环放大分析中，采用的循环底物都是辅酶，例如 NAD^+、$NADP^+$、辅酶 A、腺苷酸、鸟苷酸和谷胱甘肽等。对于任何生化物质，只要能与有辅酶参加的酶反应相连，就可设计出转化反应，用酶循环放大分析法进行定量测定。

例如，在下面的转换反应中：

$$葡萄糖 + ATP \xrightarrow{\text{己糖激酶}} 葡萄糖 – 6 – 磷酸 + ADP$$

$$葡萄糖 – 6 – 磷酸 + NADP^+ \xrightarrow{\text{G – 6 – PDH}} 葡萄糖醛酸 – 6 – 磷酸 + NADPH + H^+$$

在葡萄糖和 $NADP^+$ 过量时就可对 ATP 进行定量测定，而在 ATP 和 $NADP^+$ 过量时就可对葡萄糖进行定量测定。在 ATP、葡萄糖及 $NADP^+$ 都过量时，而用 6 – 磷酸葡萄糖脱氢酶进行脱氢，就可对己糖激酶（HK）进行活力测定。

酶循环放大分析法的灵敏度远远超过比色法、荧光法和放射性元素法。在目前采用的酶循环放大分析法中所用的循环反应的循环率均已超过 20 000 次/小时。如果连续进行几个循环反应，使循环率大幅度增加。例如，将辅酶 A 循环后指示反应所生成的NADPH再进行一次 NADP 循环，即 CoA – NADP 双重循环，其循环率可达 7.5×10^8 次/小时，可定量测出 10^{-18} mol 的物质。另外，采用 NAD – NAD 和 NADP – NADP 双重循环，也可定量测出 10^{-18} mol 的物质。

酶循环放大分析法具有很强的特异性，因此，在对生物药物分析时可直接进行测定，无需对样品进行纯化处理。如果样品中含有吸光性或荧光性物质时，可先将样品充分稀释，使干扰物的浓度降到几乎无影响的程度，而待测组分经过循环放大仍可测出。随着酶制剂质量的提高，酶循环放大分析法在生物药物分析中将得到更广泛的应用。

第三节　酶免疫测定法的类型与操作步骤

　　酶免疫测定法是生物药物分析中应用非常有效和灵敏的技术，其中酶联免疫吸附测定法（ELISA）的应用范围最广泛，既可用于测定抗原，也可用于测定抗体。酶联免疫吸附测定法属于固相免疫测定，其基本原理是：包被抗原或抗体后，通过抗原－抗体反应将酶标抗体结合到抗原上，使结合的酶标抗体和游离的酶标抗体分离，洗去游离的酶标抗体，加入底物显色，根据颜色深浅进行定性或定量。

　　在酶联免疫吸附测定法中，用于抗原测定的类型有双抗体夹心法、双位点一步法和竞争法；而用于抗体测定的类型有间接法、双抗原夹心法和竞争法。

一、双抗体夹心法

　　1. 原理　双抗体夹心法（double antibody sandwich method）的测定原理是将包被在微量反应板上的已知抗体与待检抗原进行反应，再加上酶标抗体和底物，通过显色反应对抗原进行定性或定量（图 5－5）。该法是测定抗原的最常用方法。

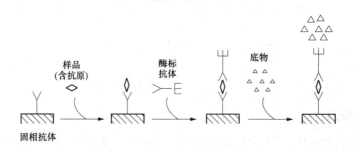

图 5－5　双抗体夹心法检测抗原示意图

　　2. 操作步骤　①首先将特异性抗体与包被固相载体（96 孔微量反应板）孵育一定时间，促进形成固相抗体，然后洗涤除去未结合的抗体和杂质。②加待检样品（抗原），孵育，使样品中的抗原与固相载体上的抗体充分反应，形成固相抗原－抗体复合物，洗涤除去未结合的抗原和其他杂质。③加酶标抗体，孵育，促进形成固相抗体－待检抗原－酶标抗体夹心复合物，洗涤除去未结合的酶标抗体。此时，在固相载体上带有的酶量与样品中待检物质（抗原）的量成正比。④加底物显色，固相载体上的酶催化底物形成有色产物，采用分光光度计根据颜色深浅可对样品中的抗原进行定性或定量。

　　同样，根据上述原理采用双抗原夹心法，即将抗原分别制备固相抗原（固着在固相载体上）和酶标抗原，对样品中抗体进行定性或定量。

二、双位点一步法

　　1. 原理　双位点一步法的测定原理是应用识别抗原不同位点的 2 个单克隆抗体（McAb）做双抗体夹心法测定。在固体载体（如 96 孔微量反应板）上包被 1 个 McAb 后，同时加入待检测抗原和另一个经酶标记的 McAb，待检抗原上的 2 个抗原决定簇同时与固相McAb 和酶标 McAb 结合，形成固相 McAb－待检抗原－酶标 McAb 复合物，加入底物显色后，根据颜色深浅对待检抗原进行定性或定量（图5-6）。

2. 操作步骤 ①首先将1个McAb与固相载体（96孔微量反应板）结合，孵育一定时间，形成固相McAb，然后洗涤除去未结合物。②同时加入待检样品（抗原）和酶标McAb，孵育，使待检抗原与固相McAb及酶标McAb反应，形成固相双抗体夹心复合物，洗涤除去未结合物。③加底物显色，根据颜色深浅可对样品中的抗原进行定性或定量。

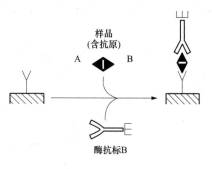

图5-6 双位点一步法示意图

在一步法测定中，如果待检抗原浓度过高，大量过剩的抗原分别饱和结合固相McAb和酶标McAb，抑制夹心复合物的形成，从而出现假阴性结果，这种现象称为钩状效应（hook effect）。因此，在检测前，需要将待检样品进行适当稀释或提高抗体试剂的亲和力、浓度、纯度等，避免出现钩状效应。

三、间接法

1. 原理 间接法的测定原理是利用酶标记抗体检测已与固相载体结合的待检抗体（图5-7）。该法是检测抗体最常用的方法。

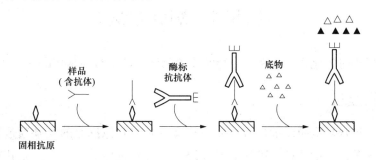

图5-7 间接法检测抗体示意图

2. 操作步骤 ①首先将特异性抗原与固相载体（96孔微量反应板）结合，孵育一定时间，形成固相抗原，然后洗涤除去未结合的抗原和杂质。②加入待检样品（抗体或血清），孵育，形成固相抗原-抗体复合物，洗涤除去未结合物。③加酶标抗抗体，孵育，形成固相抗原-待检抗体-酶标抗抗体复合物（使待检抗体间接地标记上酶），洗涤除去未结合物。此时，在固相载体上带有的酶量与样品中待检物质（抗体）的量成正比。④加底物显色，根据颜色深浅对待检抗体进行定性或定量。

四、竞争法

1. 原理 竞争法的测定原理是将待检抗原和酶标抗原与相应固相抗体竞争结合，样品中抗原越多，与固相抗体结合的酶标抗原就越少，与底物反应生成的颜色越浅。因此，根据颜色深浅可进行定量测定（图5-8）。由于小分子抗原或半抗原缺乏可作为双抗夹心法的2个或2个以上位点，不能采用前面的三种方法测定，但可采用竞争法进行测定。竞争法均可用于抗原和抗体测定。下面以抗原测定为例。

2. 操作步骤 ①首先将特异性抗体与固相载体（96孔微量反应板）结合，孵育，形成固相抗体，然后洗涤除去未结合抗体。②同时加入待检样品（抗原）和酶标抗原，孵育，使两者与固相抗体竞争结合，洗涤除去未结合物。③加底物显色，根据颜色深浅对待检抗原进行定性或定量。

同样，按此步骤采用固相抗原和酶标抗体对待检抗体样品进行测定。

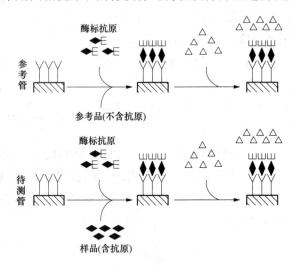

图 5-8 竞争法测定抗原示意图

第四节 酶联方法

本节将以辣根过氧化物酶为例，介绍常用的酶联方法。目前常用酶联方法有以下几种。

一、戊二醛法

戊二醛是一种双功能团试剂，可以使酶与蛋白质或其他抗原的氨基通过它而偶联。利用戊二醛处理聚苯乙烯微孔板，可显著增强聚苯乙烯对抗原的亲和力，尤其对吸附力较弱的半抗原、短肽和多糖类抗原等的包被。戊二醛法分为一步法和二步法。一步法容易形成高分子量的酶和酶标抗体聚合物，以及形成不稳定的酶标抗体；二步法也形成高分子量的复合物，但酶与抗体的分子比为1:1，特别适用于定量 ELISA。

（一）材料

（1）1%戊二醛（glutaraldehyde）水溶液。

（2）磷酸盐缓冲液（phosphate buffer，PB）：0.1mol/L，pH6.8 和 7.4。

（3）抗体球蛋白溶液。

（4）辣根过氧化物酶（horseradish peroxidae，HRP）。

（5）葡聚糖凝胶（Sephadex G-200）。

（6）0.15mol/L NaCl 和 0.2mol/L 甘氨酸。

（7）碳酸盐缓冲液 1.0mol/L，pH 9.5。

（8）乙基汞化硫代水杨酸钠缓冲液 10.4mol/L，含 1.0mol/L NaCl，0.1mol/L Tris-HCl。

（二）酶联法

1. 方法一

（1）将 5.0mg 抗体球蛋白溶于 1.0ml pH 6.8 的 PB 中。

（2）加入 12mg HRP（Ⅵ型），充分溶解。

（3）在室温下向上述混合溶液中滴加 0.5moL 1% 的戊二醛水溶液，加时轻轻搅拌。

（4）滴加完后，于室温静置 2h。

（5）将混合液倒入透析袋中，用 5ml pH 7.4 的 PB 在 4℃ 透析过夜，其间换 2 次液。

（6）透析后，用 Sephadex G－200 柱分离结合物。柱用乙基汞代硫代水杨酸钠缓冲液平衡。流速 20ml/h。每 2ml 一份收集洗脱液，然后在 280nm（测蛋白）和 403nm（测酶）测吸光度，将含结合物的各管合并（图 5－9）。

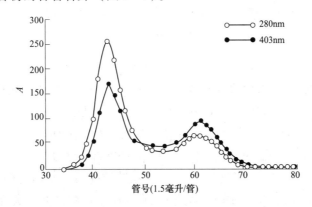

图 5－9 酶联免疫球蛋白通过 Sephadex G－200 柱的典型洗脱图

而结合物可用硫酸铵沉淀法进行提纯，方法简述如下：透析后，将在 4℃ 预冷的中性饱和硫酸铵溶液按 1:1（V/V）比例，在搅拌下缓慢加入结合物中，并在 4℃ 静置 30min。然后以 3000×g 离心 15min，弃上清液，沉淀物用 50% 饱和硫酸铵溶液洗 2 次，最后溶解在少量蒸馏水或 0.9% 氯化钠溶液中，在 4℃ 用 PBS 透析 24h，调到所需体积保存备用。或者在 4℃ 以 18 000r/min 离心 30min，去除微量沉淀，加纯甘油（终浓度 30%）或不加，分装冻存。

2. 方法二

（1）将 10mg HRP 溶解在 0.2ml 含 1.25% 戊二醛的 PB（0.1mol/L，pH 6.8）中，在室温下静置 18h。

（2）反应后的溶液通过 Sephadex G－25 柱（40cm×2cm）过滤，柱预先用 0.15mol/L NaCl 平衡。分份收集洗脱液，将含有棕色的各份合并。

（3）将合并液用超滤膜浓缩到 1ml。

（4）将 1ml 含 5mg 抗体球蛋白的 0.15mol/L 0.9% 氯化钠溶液加到上述浓缩液中。

（5）再加入 0.1ml 1.0mol/L pH 9.5 的碳酸盐缓冲液，在 4℃ 放置 24h。

（6）加入 0.1ml 0.2mol/L 的甘氨酸溶液。

（7）2h 后，用 PB 在 4℃ 透析过夜。

（8）用上述方法纯化，保存备用。

二、过碘酸钠法

过碘酸钠可将 HRP 分子表面糖基中的邻二羟基氧化成活泼的醛基，可与蛋白质上的氨基形成 Schiff 碱而结合。

（一）材料

（1）HRP（Ⅵ型）。

（2）1%氟二硝基苯（fluorodinitrobenzene，FDNB）无水乙醇溶液。

（3）1mol/L NaOH。

（4）0.08mol/L过碘酸钠（sodium periodate）。

（5）0.16mol/L聚乙二醇（polyethylene glycol，PEG，分子量为6000）。

（6）0.01mol/L碳酸盐缓冲液，pH 9.5；PBS pH 7.1~7.2。

（7）抗体球蛋白溶液。

（8）4mmol/L氢硼化钠。

（9）0.3mol/L碳酸氢钠溶液，pH 8.1。

（10）葡聚糖凝胶（Sephadex G-100）及玻璃柱。

（二）酶联法

（1）首先将要与HRP接触的玻璃器皿用1mol/L的NaOH冲洗，消除有害作用。

（2）将5mgHRP溶于1.0ml 0.3mol/L的碳酸氢钠溶液中。

（3）加入1%有FDNB乙醇溶液0.1ml，并在室温下搅拌1h。

（4）加入0.08mol/L过碘酸钠溶液1.0ml，并在室温下继续搅拌1h。

（5）加入0.16mol/L PEG溶液1.0ml，并再继续搅拌1h，灭活过碘酸钠。

（6）用0.01mol/L pH 9.5的碳酸盐缓冲液在4℃透析3d（换3次液）。

（7）将透析后的HRP-醛3.3ml加到1mol含5mg球蛋白的溶液中，并在室温下搅拌2~3h。

（8）将结合物在4℃用PBS透析过夜。

（9）用含4mmol/L氢硼化钠的PBS在4℃透析8h，离心去除可能形成的少量沉淀。

（10）离心后，通过Sephadex G-100或G-200柱（85cm×1.5cm，预先用PBS平衡），分份收集，每份在280nm和403nm测吸光度（A），将含结合物的各份合并。图5-9为用此法结合的酶联绵羊抗兔IgG免疫球蛋白的典型洗脱图，流速约10ml/h。第一峰的各份合并，分装冻存。使用前可用肝粉吸收，消除非特异性染色。

三、二异氰酸甲苯法

二异氰酸甲苯（TDI）性质活泼，可以使酶与蛋白质或其他抗原的羟基通过它而偶联。另外，TDI能与端基为羟基的树脂（如聚酯，聚醚）发生交联，可提高微孔板的吸附能力。

（一）材料

（1）TDI（toluene-2,4-diisocyanate或toluene-2,6-diisocyanate；2,4-二异氰酸甲苯或2,6-二异氰酸甲苯）的混合液：20% 2,6-TDI和80% 2,4-TDI。

（2）HRP（Ⅵ型）。

（3）抗体球蛋白溶液或Fab′片段。

（4）PB：0.04mol/L，pH 7.5。

（5）硼酸盐缓冲液：0.025mol/L，pH 9.5。

（6）碳酸盐缓冲液：1.0mol/L pH 9.3。

（7）碳酸铵溶液：0.01mol/L。

（8）葡聚糖凝胶（Sephadex G-100）或Sephadex G-200及玻璃柱。

（二）酶联法

（1）将HRP溶于0.04mol/L的PB中，配成1.5%的酶溶液。

（2）在0℃下，加入0.1ml TDI混合溶液，不断搅拌。

（3）搅拌25min后，在0℃10 000r/min离心10min。

（4）离心后，将反应过的酶在0℃静置1h。

（5）将HRP加到等体积的1.5%球蛋白溶液中（用硼酸盐缓冲液配制）。

（6）混合物在37℃孵育1h，不断振摇。

（7）孵育后，用碳酸铵溶液在4℃透析过夜。

（8）离心去除可能形成的微量沉淀物后，通过Sephadex G-200柱（预先用碳酸盐缓冲液在4℃平衡），分份收集，测定280nm和403nm处吸光度，冻存。

上述方法也可用于葡萄糖氧化酶、碱性或酸性磷酸酶的酶联标记，但不适于半乳糖苷酶。

四、苯二马来酰亚胺法

苯二马来酰亚胺是一种交联剂，可以使酶与蛋白质或其他抗原的巯基发生反应，并通过它而偶联。

（一）苯二马来酰亚胺与抗体球蛋白的Fab′片段结合法

1. 材料

（1）抗体球蛋白的Fab′片段。

（2）苯二马来酰亚胺（phenylenedimaleimide，PDM）。

（3）β-D-半乳糖苷酶（galactosidase，β-D-Gal）。

（4）5%牛血清白蛋白（bovine serum albumin，BSA）溶液。

（5）二乙氨基乙基（diethylaminoethyl，DEAE）-纤维素。

（6）Sephadex G-25。

（7）醋酸钠缓冲液 0.1mol/L，pH 5.0。

（8）PBS 0.01mol/L，pH 7.0，含0.1mol/L NaCl、1mmol/L MgCl$_2$、0.1% NaN$_3$、0.01% BSA（缓冲液A）。

（9）琼脂糖凝胶（Sepharose 6B）。

（10）1mol/L NaOH，1mol/L MgCl$_2$。

（11）4-甲基伞形酮（4-methylumbelliferone，4Mu）。

（12）4-甲基伞形酮基-β-D-半乳糖苷（4-methylumbelliferyl-β-D-galactoside，4MuG）。

（13）分光光度计和荧光光度计等。

2. 酶联法

（1）将2ml含4~6mg Fab′片段的醋酸钠缓冲液在0℃滴加到1ml饱和PDM溶液（约0.75mmol/L，用醋酸钠缓冲液配制）中（抗体或抗原通过PDM与酶结合的原理见图5-10）。

（2）混合物在30℃孵育20min。

（3）孵育后，混合物通过Sephadex G-25柱（预先用醋酸钠缓冲液平衡），除去分子量较小的化合物，包括未反应的PDM。

（4）将通过柱的PDM处理过的Fab′片段0.4~0.7mg，与0.075mg或0.44mg的Gal混合，终体积1ml，pH 5.0。

（5）混合物在 30℃ 孵育 20min。

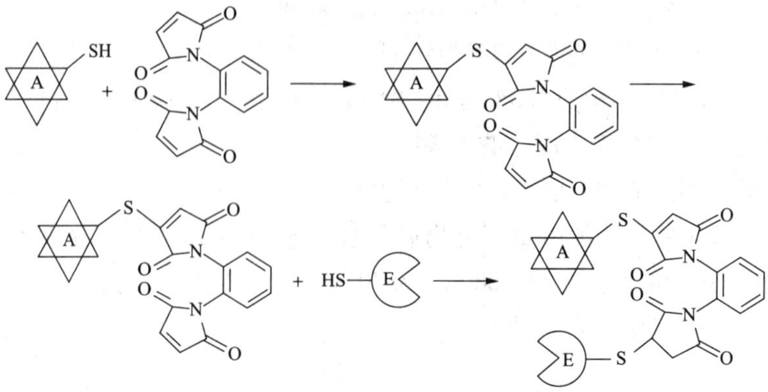

图 5 – 10 抗体或抗原通过 PDM 与酶结合的示意图

A. 抗体或抗原；E. 酶

（6）用 1mol/L NaOH 将混合物的 pH 调至 7.0。

（7）加入 $2\mu l$ 5% 的 BSA 溶液和 $2\mu l$ 1mol/L 的 MgCl$_2$。

（8）混合物在 4℃ 放置 24 ~ 72h。

（9）将混合物通过预先用缓冲液 A 平衡的 Sepharose 6B 柱（1.5cm×40cm），分份收集洗脱液，每份 0.7ml。

（10）每份洗脱液用分光光度计测定 280nm 吸光度。

（11）每份洗脱液取一部分用同样的缓冲液稀释 50 ~ 500 倍，然后于 0.1ml 各稀释液中加入 $50\mu l$ 的 3×10^{-4}mol/L 4MuG，在 30℃ 孵育 10min 后，加入 2.5ml 0.1mol/L 甘氨酸 – NaOH 缓冲液（pH 10.3）终止反应。用荧光光度计测定稀释液的酶活性（即游离的 4Mu）。激发和发射波长分别为 360nm 和 450nm。规定每分钟水解 1pmol/L 的 4MuG 的酶活性为一个单位。将具有酶活性的结合物合并，并用于测定。这样的结合物在 0.1% NaN$_3$ 存在下，于 4℃ 至少 1 个月是稳定的。

（二）PDM 与抗原结合法

1. 材料

（1）抗原：以猪胰岛素为分析对象。

（2）S – 乙酰巯基琥珀酐（S – acetylmercaptosuccinic anhydride）。

（3）苯二马来酰亚胺（phenylenedimaleimide，PDM）。

（4）0.1mol/L PBS，pH 6.3，pH 7.0。

（5）0.05mol/L 和 1.0mol/L NaOH 溶液。

（6）0.5mol/L 羟胺，pH 7.3。

（7）β – D – 半乳糖苷酶（galactosidase，β – D – Gal）。

（8）5% 牛血清白蛋白（bovine serum albumin，BSA）溶液。

（9）1mol/L MgCl$_2$ 溶液。

（10）缓冲液 A 含 1mol/L NaCl，1mmol/L MgCl$_2$，0.1% BSA 和 0.1% NaN$_3$ 的 0.01mol/L PBS，pH 7.0。

（11）葡萄糖凝胶（Sephadex G – 25）柱（1.5cm×40cm）。

（12）琼脂糖凝胶（Sepharose 6B）柱（1.5cm×40cm）。

（13）4 – 甲基伞形酮（4 – methylumbelliferone，4Mu），4 – 甲基伞形酮基 – β – D – 半乳糖苷（4 – methylumbelliferyl – β – D – galactoside，4MuG）。

（14）磁力搅拌器、分光光度计和荧光光度计等。

2. 酶联法

（1）在胰岛素上引入巯基　通过 PDM 将抗体或抗原与酶结合，原理见图 5 – 11。

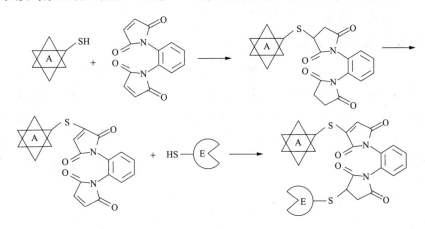

图 5 – 11　用马来酰亚胺化合物将抗体或抗原与酶结合的示意图

A. 抗体或抗原；E. 酶

①于 5ml（200U）的胰岛素中加入 0.5ml PBS（0.1mol/L，pH 6.3），使 pH 为 6.2；②在磁力搅拌器上，边搅拌边加入 2mg S – 乙酰巯基琥珀酐，在室温反应 40min；③将反应液通过经 0.1mol/L PBS（pH 6.3）平衡的 Sephadex G – 25 柱，使胰岛素与其他低分子化合物分开（通过测定 280nm 吸光度值进行确定）；④于收集的胰岛素溶液（约 8ml，A_{280nm} = 0.85）中加入 1/10 量的 0.5mol/L 羟胺，置 30℃反应 20min（脱乙酰化）；⑤反应液经 PBS（0.1mol/L，pH 6.3）充分洗涤过的 Sephadex G – 25 柱，将巯基胰岛素与其他低分子化合物分开。

（2）在胰岛素上引入马来酰亚氨基　通过 PDM 将抗体或抗原与酶结合原理见图 5 – 12。

图 5 – 12　用马来酰亚胺化合物通过 PDM 将抗体或抗原与酶结合的示意图

E. 酶

①取 PBS（0.1mol/L，pH 7.0）溶解的 PDM 饱和溶液 1.5ml，滴加上述巯基胰岛素溶液（A_{280nm} = 0.6）3ml，然后置于 30℃反应 15min（PDM 需临用前配制，置冰中保存）；②反应液如前通过 Sephadex G – 25 柱（pH 6.3），将胰岛素与未反应的 PDM 分开。

（3）胰岛素与酶结合及其复合物的分离　①于 1ml 上述马来酰亚氨 – 胰岛素（A_{280nm} =

0.25 ~ 0.3，含有 $0.5 \times 10^{-5} \sim 1.2 \times 10^{-5}$ mol/L 马来酰亚氨基）中，加入 20μl（0.75mg）Gal，在 30℃ 静置 30min；②反应后，用 1mol/L NaOH 调 pH 至 7.0；③加入 5% BSA 20μl 和 1mol/L MgCl₂ 2μl；④将反应液通过经缓冲液 A 平衡的 Sepharose 6B 柱，按每份 1ml 收集洗脱液，将复合物与未和酶结合的胰岛素分开；⑤按上述"用苯马来酰亚胺与抗体球蛋白的 Fab′片段结合的方法"的第（11）步测定各份收集液的酶活性；⑥收集酶活性的主峰（6 ~ 8ml），置于 4℃ 保存（稳定期为 6 个月）。

（三）MBAE 或 MCAE 与抗原结合法

MBAE 全称为 4 –（马来酰亚氨基甲基）苯甲酸琥珀酰亚胺酯 ［4 –（maleimidomethyl）benzoic acid succinimide ester］，MCAE 全称为 4 –（马来酰亚氨基甲基）环己烷 – 1 – 羧酸琥珀酰亚胺酯 ［4 –（maleimidomethyl）cyclohexane – 1 – carboxylic acid succinimide ester］，二者为异型双功能交联剂，它们都具有两个不同的选择性反应基团，其一是琥珀酰亚胺可专一地与蛋白质分子中的氨基结合，另一个是马来酰亚氨基可与蛋白质分子中的巯基反应，因此实现酶联。

1. 材料

（1）MBAE 或 MCAE。

（2）二噁烷。

（3）其他材料同上述"用 PDM 与抗原结合的方法"。

2. 酶联法 原理见图 5 – 12。

（1）于胰岛素上引入马来酰亚氨基 ①将 5ml（约 1mg）猪胰岛素溶液（pH 6.3）用冰冷却后，加入 0.1ml 二噁烷溶解的 0.5mg MBAE，边加边搅拌，充分混合后，在 4℃ 静置 2h；②将反应液通过 Sephadex G – 25 柱，使胰岛素与其他低分子化合物分开（可冻存）。

（2）胰岛素与酶结合物及其复合物的分离 操作过程与用 PDM 相同，但在 30℃ 结合物反应需进行 40 ~ 60min。

MBAE 和 MCAE 的马来酰亚氨基远比 PDM 稳定，与巯基的反应更快。另外，用 MBAE 和 MCAE 可将马来酰亚氨基直接引入胰岛素的氨基（用 PDM 时，需首先引入巯基），操作更简单。用 MBAE 和 MCAE 制备的胰岛素 – 酶结合物可非特异性地吸附于固相，而且制备的复合物比 PDM 法少。

第五节　酶免疫测定法要点

一、固相载体与试剂的选择

扫码"学一学"

1. 固相载体 聚苯乙烯是制作 ELISA 固体载体的最常用物质，因其对抗原或抗体蛋白质具有较强的吸附性能，而且还能保留抗原或抗体的免疫活性，再加之其价格便宜和易于制成多种样式，被普遍采用。

（1）ELISA 载体的三种形式 小试管、小珠和微量反应板。①小试管体积小，还可兼作反应的容器，可放入分光光度计中进行比色。②小珠多为直径 0.6cm 的圆球，表面经磨砂处理后吸附面积显著增加。小珠滚动性好，在特殊的洗涤器中便于淋洗，具有较好的使用效果。③实际上，在 ELISA 测定中最普遍采用的是微量反应板，现已制成国际标准板形，即 8 × 12 的孔板，也称 ELISA 板。ELISA 板具有可同时进行大样本检测和便于酶标仪等特定比色计检测的特点，而且在加样、洗涤、保温及比色等操作步骤上都有严格标准，显著方便了大样本的自动化检测。

ELISA 微量反应板对抗原或抗体的吸附效果与制作的塑料类型及其表面特性存在很大关系。由于生产厂家不同，配料不同，生产工艺不同，常常导致产品性能和质量存在很大差别。因此，在选用 ELISA 板时必须进行试验，应选择吸附性好的产品。

（2）评价 ELISA 板吸附性能的方法　在反应板的每个孔中加入同一份抗原或抗体，使其吸附于小孔表面，然后按测定方法操作，加底物显色后用分光光度计测定每一孔中反应液的吸光度值。一般每孔的吸光度值误差在 ±10% 范围内，方可选择使用。

另外，反应板的阴性和阳性试验小孔中溶液的吸光度值差值应该大，这样可以提高检测的灵敏度。

2. 包被抗原或包被抗体　包被（coating）是指将抗原或抗体连接到固相载体上的过程。以聚苯乙烯微量板包被为例，首先将抗原或抗体溶于 pH 9.6 的碳酸缓冲液中，加满反应孔，于 4℃ 过夜，然后洗涤即可。如果抗原或抗体完全覆盖在孔表面，表明已成功包被。如果包被液中的蛋白质浓度过低，就不能将固相载体表面完全覆盖，那么后来加入的样品或酶标物中的蛋白质只能部分地吸附于固相载体表面，会发生非特异性显色反应，同时导致本底偏高。在这种情况下，如果在包被后再用 1% ~5% 牛血清白蛋白包被一次，可以消除这种干扰。这一过程被称为封闭（blocking）。包被好的 ELISA 板在低温下可放置一段时间也不失去免疫活性。

3. 对照品和标准品　在 ELISA 测定中一般设有阳性对照（positive control，PC）和阴性对照（negative control，NC），可检查试验的有性效，并可作为结果判断的对照。标准品用于制作标准曲线，以便进行 ELISA 定量测定。

4. 稀释液　用于稀释酶标抗体或样品，通常采用含有高浓度蛋白质（如 10% 动物血清、1% BSA、1% 明胶等）和非离子型表面活性剂（如 0.05Tween 或 Triton X – 100 等）的中性 PBS 或 Tris – HCl 缓冲液。

5. 洗涤液　一般采用相同的稀释液，如 PBS 或 Tris – HCl 缓冲液。加入 0.05% Tween 20 可增强去除非特异性反应的作用。有些洗涤仪器往往有特殊的冲洗装置，用蒸馏水作洗液，同样会有比较彻底的洗涤效果。

6. 酶反应终止液　HRP 在酸性条件下会丧失酶活性，因此，常采用强酸终止 HRP 酶反应。例如，采用 2 ~4mol/L H_2SO_4，产物由橙黄色固定为棕黄色，1 ~2h 内保持稳定不变色，可在 492nm 处测定其最高峰值。

二、酶与抗体的活性测定

一般采用免疫电泳技术测定酶与抗体或抗原结合物的活性。将酶结合物按成倍比例稀释后进行双相免疫扩散或对流免疫电泳，形成沉淀后，经 PBS 反应漂洗 1 ~2d，再用蒸馏水浸洗 1h，在凝胶表面覆盖一层滤纸，在 37℃ 下干燥后去掉滤纸，然后加酶的作用底物。如果沉淀线显色，并用 0.9% 氯化钠溶液或 PBS 浸泡后仍保持颜色不褪，表明结合物中同时具有酶活性和抗体活性，同时也说明酶与抗体结合良好。另外，如果结合物琼脂双相免疫扩散的滴度为 1:16，也表明结合物结合良好。

还可直接采用 ELISA 法测定结合物中酶与抗体的活性，此法一方面检测酶标效果，另一方面还可确定酶标结合物的使用浓度。

三、酶标结合物的定量测定

可采用分光光度法测定酶标结合物中的酶量和抗体蛋白量。

$$酶量（mg/ml）= A_{403nm} \times 0.4$$

$$IgG 量（mg/ml）=（A_{280nm} - A_{403nm} \times 0.42）\times 0.94 \times 0.62$$

A_{403nm} 为 403nm 处的吸光度值。酶在 403nm 波长处测定吸光度值为 1 时，酶量约为 0.4mg/ml，所以 0.4 为在 403nm 波长处测定酶量的换算系数。

"$A_{403nm} \times 0.42$" 为酶蛋白本身在 280nm 波长处应有的吸光度，并加上结合戊二醛后增加的吸光度的总和。"$A_{280nm} - A_{403nm} \times 0.42$" 为结合物中 IgG 在 280nm 波长处的吸光度。与酶、戊二醛结合后，A_{280nm} 约增加 6%，故以 0.94 校正。

IgG 在 280nm 波长处吸光度为 1 时，IgG 量为 0.62mg/ml，所以 0.62 是在波长 280nm 处测定 IgG 量的换算系数。

上述公式适用于戊二醛标记抗体的定量分析。若使用过碘酸钠氧化法制备标记抗体时，IgG 量则应按下面公式进行计算：

$$HRP/IgG(摩尔比) = HRP(mg/ml)/IgG(mg/ml)/ \times IgG 分子量/HRP 分子量$$

$$= HRP(mg/ml)/IgG(mg/ml) \times 160\,000/40\,000$$

$$= HRP(mg/ml)/IgG(mg/ml) \times 4$$

$$结合物中酶量 = 每毫升溶液中的酶量 \times 结合物溶液量$$

$$酶结合率 =（结合物中酶量/标记时加入的酶量）\times 100\%$$

有报道指出，用于 ELISA 的结合物，当酶量为 400mg/ml 时，效果一般；酶量为 500mg/ml 时，效果较好；酶量达到 1000mg/ml 时，效果最好。由于结合物中含有的 IgG 并不完全可靠，所以，不能将摩尔比值作为结合物质量的主要参数。一般认为，摩尔比值为 0.7 时，效果一般；摩尔比值为 1.0 时，效果较好；摩尔比值为 1.5 ~ 2.0 时，效果最好。酶结合率为 7% 时，效果一般；酶结合率为 9% ~ 10% 时，效果较好；酶结合率高于 30% 时，效果最好。

四、酶标结合物最适浓度的测定

（1）以 pH 9.6 的碳酸盐缓冲液将 IgG 稀释至 100mg/ml，于微量反应板的每一小孔中加入 200μl，在湿盒中于 4℃孵育过夜。

（2）取出反应板，洗涤。

（3）将酶标记的 IgG 按 1:100、1:200、1:400 等进行系列稀释，依次加入反应板的各小孔中，每孔加 200μl，在室温条件下放置 5h。

（4）洗涤。

（5）加入底物溶液，每孔加 200μl，在室温条件下放置 30min。

（6）终止反应。用酶标仪测吸光度（A），绘制曲线（图 5 - 13）。当吸光度为 1 时的稀释度为结合物的最适浓度。

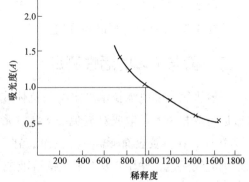

图 5 - 13　酶结合底物的最适稀释度的选择

五、抗原最适浓度的测定

在 ELISA 测定中，确定酶标抗体结合物浓度后，还应测定明确抗原包被载体的最适浓度，具体步骤如下：

（1）将抗原以 pH 9.6 的碳酸盐缓冲液按 1:10、1:20、1:40、1:80 等比例进行系统稀释后，加入到微量反应板的小孔中，每个稀释抗原加一个小孔，每一小孔加入 200μl。

（2）将反应板置于湿盒内，于 4℃孵育吸附 18h。

（3）取出反应板，洗涤。

（4）每孔加 1:200 稀释的阳性参考抗体血清 200μl，在室温下放置 3h。

（5）洗涤。

（6）每孔加 200μl 最适稀释的酶结合物，在室温下作用 3h。

（7）洗涤。

（8）每孔加 200μl 底物溶液，室温下作用 30min（可根据底物选择合适时间）。

（9）终止反应。

（10）测定吸光度，以能产生吸光度为 1 的稀释度作为抗原的最适浓度。

六、酶和底物的选择

虽然已发现的酶的种类很多，但可用于免疫标记技术的酶是有限的。对其要求条件如下：①来源和纯化容易，可制备高纯度的酶制剂；②性质稳定，比活力高；③与抗原或抗体分子共价键结合后仍保持原活性；④相应底物来源方便，易于制备和保存，反应速度快，反应后产物易检测；⑤分子量不宜太大，若分子量太大则难于进入组织细胞内，从而影响组织化学免疫定位或酶免疫电镜技术对超显微结构的定位。

大量实践证明，辣根过氧化物酶和碱性磷酸酶是免疫标记技术中广泛采用和最有效的酶类。

1. 辣根过氧化物酶　辣根过氧化物酶（horseradish peroxidase，HRP）是从辣根菜中提取的酶类，由糖蛋白和辅基（含铁血红素）构成，辅基为酶活性中心，在 403nm 处有最高吸收峰，糖蛋白在 275nm 处有最高吸收峰。因此，可用该酶在 403nm 和 275nm 处的吸光度 A_{403nm} 和 A_{275nm} 的比值表示酶的纯度（reinheir zahl，RZ）。值得指出的是，用于酶免疫标记技术的 HRP 的 RZ 值应大于 3.0。值得指出的是，酶纯度并不代表酶活力，而酶活力是选择酶的重要指标。评价酶活力单位，一般用 1min 能将 1μmol 底物转化为产物的酶活量为一个单位来表示。

根据底物的溶解性，HRP 作用的底物可分为可溶性底物和不溶性底物两种。

（1）用于 HRP 标记的可溶性底物　①邻苯二胺（OPD），呈橙红色，测定波长为 492nm，敏感性高，颜色稳定，可维持数小时，对光敏感；②四甲基联苯（TMB），呈黄色，测定波长为 450nm；③5 – 氨基水杨酸（5 – ASA），呈棕色，测定波长为 550nm。

（2）用于 HRP 标记的不溶性底物　①3，3 – 二氨基联苯胺四盐酸盐（DAB），显色时呈棕黄色；②3 – 氧基 – 9 – 乙基卡唑（AEC），呈红色；③α – 萘酚，呈红色；④4 – 氯 – 1 – 萘酚（CN），呈灰蓝色。

2. 碱性磷酸酶　碱性磷酸酶（alkaline phosphatase，AP）多从大肠埃希菌或小肠黏膜中提取，具有敏感性高和空白值低的特点，故应用广泛。其分子量较大，为80 000，穿透细胞膜能力较差，遇甘氨酸、枸橼酸、EDTA 易失活。

用于 AP 标记的不溶性底物有：①硝基蓝四氮唑（nitroblue tetrazolium，NBT）和5－溴－4－氯－3－吲哚基－磷酸（5－bromo－4－chloro－3－indole－phosphate，BCIP）混合液，呈紫色；②坚牢红和萘酚 ASMX 混合液，呈红色。

用于 AP 标记的可溶性底物一般采用对硝基苯磷酸酯（p－nitrophenyl phosphate，p－NPP），反应产物为对硝基苯酚，呈黄色，测定波长为405nm。

3. 其他酶类 用于酶免疫标记技术的酶类还有 β－半乳糖苷酶（Gal）和脲酶。Gal 的底物常用4－甲基伞基－β－D－半乳糖苷，其产物是4－甲基伞酮，具有荧光性，可用荧光计测量。脲酶的底物是尿素，经水解后生成的 NH_3 可改变溶液的 pH 值，用 pH 指示剂溴甲酚紫进行显色测定。

第六节　其他酶免疫测定法

一、液相酶免疫测定法

液相酶免疫测定法（liquid EIA）是指酶标记抗原或抗体在液相中反应，然后采用一定方法将酶免疫结合物分离出来并进行测定的一种方法。其原理是用一定量的酶标记抗原和待检抗原的特异性抗体在液相中发生竞争性结合反应，形成待检抗原－抗体－抗抗体复合物，最后经离心沉淀，测定其酶活性。待检测抗原量与沉淀物中酶活性成反比。用抗原标准品绘制标准曲线，即可求出待检抗原含量。该方法适于小分子物质的定量分析，如药物和激素等。

二、均相酶免疫测定法

均相酶免疫测定法（homogenous EIA）主要用于小分子抗原或半抗原的定量测定。如激素、药物、毒品等。其原理是通过引发酶活性改变的酶标抗原－抗体反应，测定酶活性改变水平来推算待测物的量。在这种免疫反应中，酶标抗原－抗体复合物中的酶会降低或失去活性，因此，测定该反应系统中的酶活性便可测出其免疫水平，而不需要分离出酶标记物。该技术与酶扩大免疫测定技术（enzyme multiplied immunoassay technique，EMIT）相似。

酶扩大免疫测定技术是由美国 SYVA 公司最先研制成功的，主要用于小分子抗原或半抗原的测定，在药物测定中应用普遍。其设计原理：半抗原与酶结合形成酶标半抗原，保留其半抗原和酶的活性，当酶标半抗原与抗体结合后，抗体与酶密切接触，使酶的活性中心受到影响，酶的活性被抑制。采用竞争法测定待检半抗原，即在待检样品中的半抗原、酶标半抗原与相应抗体竞争性结合，形成待检半抗原－抗体复合物、酶标半抗原－抗体复合物，加底物测定反应系统中的酶活性。待检半抗原量与酶标半抗原－抗体复合物量成反比，与酶活性成正比，即待检半抗原量越多，酶标半抗原－抗体复合物形成量越少，使酶的活性保持在较高水平。反之，酶活性较低。用半抗原标准品绘制标准曲线，根据酶催化底物的能力便可测出样品中半抗原的含量。

扫码"学一学"

扫码"学一学"

第七节　应用实例

随着生物药物种类的不断增多和酶学生物分析技术的不断发展，酶学技术在生物药物定量分析中的应用优势越来越明显，尤其酶对底物的专一性和高效催化、抗原抗体免疫反应的特异性及它们共同所具有的高灵敏性等生物学特性，是其他分析技术所无法比拟的。酶学技术无论是在小分子生物药物还是在大分子生物药物的分析中都可以加以应用。由于酶学技术种类较多，而且适用对象不同，因此，在开展生物药物分析中应加以区别利用。因篇幅所限，本章仅举少数几个大分子生物药物作为典型例子加以介绍。

一、蛇毒

蛇毒（snake venom）是从毒蛇蛇头毒腺中分泌的一类物质，虽然其成分复杂，但主要由 20~30 种蛋白质组成，约占干重的 90%。蛇毒中包括 5~15 种酶，其中 3~12 种为非酶活性蛋白或多肽，如神经毒素、膜活性肽、舒缓激肽增强肽、肌肉毒素、出血因子等；另外 5%~20% 为小分子肽、氨基酸、糖类、脂类、生物胺及无机盐等。

蛇毒为蛋清状半透明的黏稠液体，易溶于水，易产生泡沫。新鲜的蛇毒含有 50%~80% 的水分。蛇毒的水溶液一般呈弱酸性或近中性。蛇毒的毒性成分易被活性炭吸附，能穿过各种滤器，能透过火胶棉胶囊。蛇毒可被强酸、强碱、氧化剂（高锰酸钾等）、还原剂（亚硫酸氢钠）等破坏，遇甲醛、乙醇、酚类和重金属盐类等则失活变性或失去毒性，但仍可保持免疫原性。

新鲜蛇毒液经低温真空干燥失去水分后，呈无定形但仍保持其原来色泽的半透明固体。干燥状态的蛇毒耐热，稳定，可保持毒力 25 年以上。但多数蛇的新鲜蛇毒液在室温下 24h 后发生腐败变质，不耐热，在夏天高温天气尤其如此。新鲜蛇毒液在冰箱中低温保藏最多能保持两周至 1 个月。加热至 65℃ 以上毒性被破坏，紫外线长时间照射可使其毒性下降或丧失。可采用 50% 甘油保存蛇毒，但维持时间较短。目前，对许多蛇毒的化学结构已测定明确。

下面以蛇毒的酶联免疫测定法为例进行简述：

1. **ELISA**　双抗体夹心法、聚苯乙烯微量反应板法。

2. **原理**　固相的抗蛇毒抗体和蛇毒、酶标记的抗蛇毒抗体反应形成结合物，经底物反应显色后进行定量分析。

3. **材料**

（1）蛇毒精制品。

（2）兔抗蛇毒抗血清。

（3）碱性磷酸酶。

（4）戊二醛。

（5）0.05mol/L Na$_2$CO$_3$ – NaHCO$_3$（pH 9.6）缓冲液。

（6）0.1mol/L PBS – 0.05% Tween 20（pH 7.4）（PBS – Tween）。

（7）底物缓冲液（pH 9.8）　0.05mol/L 碳酸盐缓冲液内含 10^{-3} mol/L MgCl$_2$、1mg/ml 4 – 硝基酚磷酸盐。

（8）待测血清样品、正常人血清。

4. 操作步骤

（1）按戊二醛一步法制备碱性磷酸酯酶和兔抗蛇毒抗血清的结合物。

（2）兔抗蛇毒抗血清用 0.05mol/L 碳酸盐缓冲液（pH 9.6）按 1:300 稀释，聚苯乙烯微量反应板每孔加入 0.3ml，于 37℃ 孵育 5h，然后用 PBS – Tween 洗涤 3 次，每次 3min。

（3）蛇毒精制品用健康人血清以 1～1000ng/ml 浓度分别稀释后，再用 PBS – Tween 按 1:200 稀释；待测血清同样用 PBS – Tween 按 1:200 稀释。

（4）在已包被的小孔内加入上述样品或血清样品 0.3ml，于 4℃ 过夜后按上述方法洗涤。

（5）酶结合物用 PBS – Tween 按 1:100 稀释，每孔加入 0.3ml，于 37℃ 孵育 3h 后按前述方法洗涤。

（6）每孔加入底物溶液 0.3ml，室温下静置 30min，然后加入 3mol/L NaOH 50μl 终止反应。

（7）于分光光度计测定 400nm 吸光度值（A_{400nm}）。

（8）根据蛇毒精制品的测定结果绘制标准曲线，对待检血清中的蛇毒进行定量。

二、胰岛素

胰岛素（insulin）是由胰腺 β 细胞受内源性或外源性物质（如葡萄糖、乳糖、核糖、精氨酸、胰高血糖素等）的刺激而分泌的一种蛋白质激素，是动物机体内唯一降低血糖的激素，同时促进糖原、脂肪、蛋白质合成，抑制分解代谢。外源性胰岛素主要用于糖尿病治疗。英国科学家于 1955 年完成了牛胰岛素氨基酸序列测定，中国科学家于 1965 年在世界上首次人工合成了具有生物活性的结晶牛胰岛素，开创了人工合成蛋白质的先河。过去用于临床的胰岛素几乎都是从猪或牛胰脏中提取的，而到了 20 世纪 80 年代初人类已成功地运用基因工程技术由微生物大量生产人的胰岛素，现已广泛用于临床糖尿病治疗。

胰岛素定量分析的方法较多，其中酶免疫测定法就有双抗体夹心 ELISA 法和液相竞争型 ELISA 法。下面以液相竞争型 ELISA 法作简要介绍。

1. 原理 待检抗原和酶标抗原与特异性抗体（第一抗体）发生竞争性结合，再加入另一种由不同属动物制备的抗抗体（第二抗体），从而形成更大的免疫复合物，离心后测上清液或沉淀部分的酶活性，酶活性与待检抗原量密切相关。

2. 材料

（1）胰岛素（由猪胰腺提取）。

（2）β – 半乳糖苷酶。

（3）间 – 苯甲酰马来酰亚氨 – N – 羟基琥珀酰亚胺酯（metamaleimidobenzoyl – N – hydroxysuccinimide ester，MBS）。

（4）豚鼠抗胰岛素抗体（IgG）。

（5）正常豚鼠血清。

（6）兔抗豚鼠 IgG 抗体。

（7）缓冲液 A：0.02mol/L PB，含 0.1% 兔血清白蛋白、1mmol/L $MgCl_2$、0.1mol/L NaCl、0.1% NaN_3（pH 7.0）。

（8）4 – 甲基伞酮 – 半乳糖苷（4MuG），用缓冲液 A 配成 10^{-4}mol/L 浓度。

（9）0.02mol/L PB – 0.1mol/L NaCl（pH 7.0）。

（10）终止液：0.1mol/L 甘氨酸 – NaOH。

3. 操作步骤

（1）胰岛素和 β – 半乳糖苷酶用 MBS 交联，通过 Sepharose 4B 色谱柱（33cm × 1.8cm）纯化，将酶标记抗原用 0.02mol/L PB – 0.1mol/L NaCl（pH 7.0）按 1:200 稀释。

（2）豚鼠抗胰岛素抗体用 1% 正常豚鼠血清的缓冲液 A 进行适当稀释。

（3）猪胰岛素用缓冲液 A 稀释成不同浓度。

（4）酶标记抗原 10μl、抗胰岛素抗体 50μl 中加入不同量（0 ~ 800pg）的猪胰岛素溶液，使最后总液量为 0.2ml。

（5）于 4℃ 孵育 16h。

（6）加入兔抗豚鼠 IgG 抗体溶液 10μl。

（7）于 4℃ 孵育 8h。

（8）800 × g 离心 15min。

（9）取上清液 50μl，加入底物溶液 0.15ml，30℃ 孵育 60min，加入终止液 2.5ml 后测酶活性。或将沉淀用缓冲液 A 2ml 洗 2 次，加入底物溶液 0.15ml，混匀后 30℃ 孵育 30min，加入终止液 2.5ml 后测酶活性，绘制剂量反应曲线。

（10）以血清样品代替方法第（4）步中的猪胰岛素，即可检测人血清中的胰岛素含量。

三、氨苄西林

氨苄西林（ampicillin）为 β – 内酰胺类抗生素，为半合成的广谱青霉素。该药主要用于敏感细菌所致的泌尿系统、呼吸系统、胆道、肠道感染以及脑膜炎、心内膜炎等疾病的治疗。虽然通常采用滴定分析法、紫外分光光度法、高效液相色谱法等方法对氨苄西林进行含量测定，但对于其在体内的药物分析和血药浓度测定，采用特异性较强的酶免疫测定法仍是一种非常有效的方法。下面以氨苄西林的酶免疫测定法作简要介绍。

1. 方法　双抗体竞争法。

2. 氨苄西林中的氨基的酰化　氨苄西林分子中的氨基被马来酰亚氨苯甲酸琥珀酰亚胺［N –（m – maleimidobenzoyloxy succinimide），MBS］的琥珀酰亚胺残基结合发生酰化。50μl 氨苄西林的 0.05mol/L 磷酸盐缓冲液（pH 7.0）与等量的 MBS 于 30℃ 孵育 50min，冷冻干燥后，残渣用 10ml 乙醚 – 二氯甲烷溶液（2:1）洗涤 3 次，以除去未反应的 MBS。真空干燥后，溶于 0.5mol/L 磷酸盐缓冲液（pH 6.0）中，用 TLC（荧光硅胶板）检查溶液中是否含 MBS。酰化后的产物再与还原的 BSA 反应，其制备过程如下。

牛血清白蛋白（BSA）中的二硫键的还原分解：BSA 中的胱氨酸基团的二硫键被还原成硫醇基。将 BSA（0.3μmol）溶于 0.2mol/L Tris – HCl 缓冲液中（含有 8mol/L 脲和 100 倍摩尔量的二硫苏糖醇，pH 8.6），室温孵育 1h。加 5% 三氯醋酸溶液，使还原的 BSA 沉淀下来。用去离子水洗涤，将还原的 BSA 溶于含有 8mol/L 脲的 0.05mol/L 磷酸盐缓冲液中。

3. MBS – 酰化氨苄西林与 BSA 结合物的制备　酰化氨苄西林（10μmol）与还原的 BSA 的脲溶液（8mol/L）于室温孵育 2h，反应混合物直接通过 Sephadex G – 100 柱（2.8cm × 33cm）［柱预先用 0.01mol/L 磷酸盐缓冲液（含有 6mol/L 脲，pH 7.0）溶胀］纯化后，加入抗兔 IgG 抗血清，于 4℃ 孵育 8h，测定沉淀的酶活性。

4. 氨苄西林的酶标记　按上述氨苄西林酰化方法，用马来酰亚氨丙酸琥珀酰亚胺

［N －（3 － maleimidopropionyloxy succinimide），MPGS］代替 MBS，将氨苄西林与 MPGS 进行酰化。MPGS 酰化氨苄西林（1nmol）溶于 1ml 0.05mol/L 的磷酸盐缓冲液（pH 6.0）中，加入 β － D － 半乳糖（93pmol），室温孵育过夜。反应混合液经 Sepharose 6B 柱 0.02mol/L 磷酸盐缓冲液（含有 0.1% 卵清蛋白，1mol/L MgCl$_2$ 及 0.1% NaN$_3$，pH 7.0，缓冲液 A）洗脱，保留具有酶活性的部分备用。

5. 氨苄西林的酶免疫测定步骤 18μU 酶标记氨苄西林和 5μl 稀释 10^4 倍的兔抗氨苄西林血清混合液（体积为 0.3ml 的缓冲液 A 中）于 4℃孵育 16h。加入 50μl 稀释 500 倍的正常兔血清和 50μl 稀释 10 倍的用酶或放射性元素标记的抗原或半抗原的山羊血清，用荧光分光光度计测定（激发波长 360nm，发射波长 450nm）释放出的 4 － 甲基伞形酮的量。该法的检测限可达 4ng ~ 1μg。

四、白细胞介素 –2

白细胞介素 –2（interleukin – 2，IL – 2）是由 T 细胞产生的淋巴因子，具有刺激 T 细胞增殖、活化 T 细胞、促进细胞因子产生、刺激 NK 细胞增殖、增强 NK 杀伤活性及产生细胞因子、诱导 LAK 细胞产生、促进 B 细胞增殖和分泌抗体、激活巨噬细胞等功能，可增强机体免疫力。IL–2 已在临床上广泛用于肿瘤治疗。用于白细胞介素 –2 的测定方法有 MTT（四甲基偶氮唑盐）比色分析法、RIA 法（放射免疫测定法）、[^{3}H] – TdR 掺入法及 ELISA 等，下面介绍 ELISA 双抗体夹心法。

1. 原理 在微量反应板上包被抗 IL – 2 单克隆抗体（IL – 2McAb），待测样品和标准品中的 IL – 2 与 IL – 2McAb 结合，洗去游离的成分；加酶标记的 IL – 2McAb，从而形成（IL –2McAb）–（IL –2）–（酶标 IL – 2McAb）免疫复合物，游离的成分被洗去；加入底物显色后测吸光度值。IL – 2 浓度与吸光度成正比，通过绘制标准曲线求出样品中的 IL – 2 浓度。

2. 材料

（1）白细胞介素 –2 标准品。

（2）抗白细胞介素 –2 单克隆抗体（IL –2McAb）。

（3）酶标 IL –2 单克隆抗体（辣根过氧化物标记）。

（4）0.1% 戊二醛溶液。

（5）0.02mol/L 碳酸盐（pH 9.5）缓冲液。

（6）0.1mol/L PBS – 0.05% Tween 20 pH 7.4）（PBS – Tween）。

（7）底物缓冲液（pH5.0）：0.1mol/L 枸橼酸缓冲液（内含 20mmol/L 邻苯二胺和 12mmol/L H$_2$O$_2$）。

（8）待测血清样品。

（9）终止液：2mol/L 硫酸溶液（含 0.1mol/L 亚硫酸钠）。

3. 操作步骤

（1）微量反应板预处理：每孔加 0.1ml 反应板处理液［0.02mol/L 碳酸盐（pH 9.5）缓冲液，0.1% 戊二醛］，37℃放置 2 ~ 3h 后弃处理液。

（2）每孔加入 0.1ml IL –2McAb（经处理液稀释）包被，于 37℃放置 3h 或 4℃过夜。

（3）去除溶液后用 PBS – Tween 缓冲液洗涤 3 次。

（4）每孔加 0.1ml IL –2 原液或按 1:2、1:4、1:8、1:16 比例的稀释液，或待测血清样品，37℃孵育 30min 后洗涤 3 次。

（5）每孔加 0.1ml 酶标 IL－2McAb，37℃孵育 30min 后洗涤 3 次。

（6）每孔加 0.1ml 底物缓冲液，显色反应 30min。

（7）每孔加 2mol/L 终止反应液，终止反应。

（8）测 490nm 吸光度。

（9）根据 IL－2 标准品的测定结果绘制剂量反应曲线，对待测血清样品进行定量。

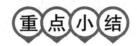

扫码"练一练"

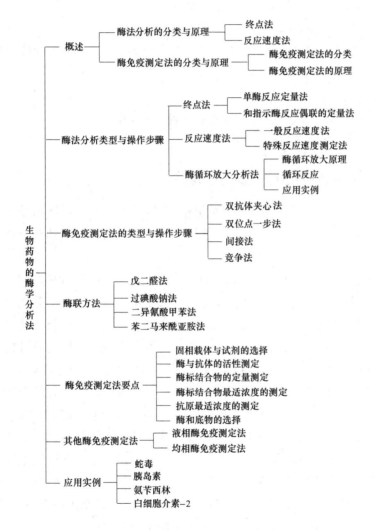

（吕国忠）

第六章　抗生素类药物的分析

第一节　概　述

一、抗生素类药物的特点及检测项目

青霉素于 1928 年被弗莱明发现，但至 1943 年链霉素的发现者赛尔曼·瓦克斯曼才给出了抗生素的定义，即微生物代谢产生的能抑制它种微生物生长活动甚至杀灭它种微生物的化学物质。

1. **特点**　抗生素是生物体在生命活动过程中合成的一种次生代谢产物，是经过微生物发酵和化学提取制备的，或者经过半合成或全合成制备。由于生产工艺比较复杂，涉及的原材料较多，加上发酵过程中微生物产生的一些生物大分子杂质如蛋白质、色素、多糖类物质等，对抗生素的分离纯化造成困难。因此，抗生素产品中一般会有微量杂质和自身的降解产物，在临床上表现出不同程度的不良反应。有的不良反应是由抗生素自身引起的，有的是抗生素的聚合物或降解产物引起的，有的是抗生素产品中夹带的杂质引起的，后两者均属于产品质量问题。在生产实践中很难使抗生素产品的纯度达到 100%，为了保证用药的安全有效，除了不断提高产品的分离纯化技术外，更重要的是制订产品质量标准，研究每种抗生素的聚合物或降解产物的理化性质和生物学特征，深入分析抗生素产品中夹带的杂质类型、理化性质和生物学活性。目前世界各国都对抗生素产品的质量标准进行严格监督，规定杂质检查和含量测定的操作程序和方法，以保证测试结果的准确性与可比性。

2. **检测项目**　抗生素产品质量的常规检定一般包括下列项目。

（1）鉴别检查　用物理化学方法或生物学方法证明是何种抗生素。

（2）异常毒性检查　限制产品中致毒性杂质。

（3）无菌检查　检查有无杂菌污染。

（4）热原检查　限制产品中致热杂质。

（5）降压试验　限制降低血压的杂质。

（6）酸碱度（pH 值）　测定规定原料药和制剂的酸碱度，保证产品稳定和适用于临床。

（7）水分测定　限制产品的含水量。

（8）溶液澄明度　检查限制不溶性杂质。

（9）效价测定（或含量测定）效价是抗生素产品纯度的重要标志。

（10）其他检查　抗生素组分、有关物质、比旋度、熔点、晶型、溶剂残留量、重金属，固体制剂检查溶出度等。

各种抗生素及其制剂的性质和生产工艺不同，规定的检验项目也不完全相同。一般来说，注射剂产品规定的检验项目多，要求也严格；而口服制剂、外用制品规定的检验项目较少，要求程度较宽。

二、抗生素类药物的分类

抗生素的种类繁多，性质复杂，用途又各异，对其系统分类有一定困难。根据不同的研究目的，抗生素一般有以下几种分类法。

1. 根据产生抗生素的生物来源分类　细菌产生的抗生素、真菌产生的抗生素、放线菌产生的抗生素等。

2. 根据抗生素的作用对象分类　抗革兰阳性菌的抗生素、抗革兰阴性菌的抗生素、广谱抗生素、抗真菌的抗生素、抗肿瘤的抗生素、抗病毒及抗原虫系昆虫的抗生素、抗结核分枝杆菌的抗生素。

3. 根据抗生素的作用机制分类　抑制细胞壁合成的抗生素、影响细胞膜功能的抗生素、抑制和干扰细胞蛋白质合成的抗生素、抑制细胞核酸合成的抗生素、抑制细菌生物能作用的抗生素。

4. 根据抗生素的化学结构分类　以按照化学结构共分为以下几大类。

（1）β-内酰胺类抗生素　这类抗生素的化学结构中都含有一个四元的内酰胺环，属于这类抗生素的有青霉素、头孢菌素以及它们的衍生物。

（2）四环类抗生素　这类抗生素的化学结构中都含有一个四并苯的母核，属于这类抗生素的有盐酸四环素、盐酸土霉素、盐酸多烯环素、盐酸米诺环素、盐酸金霉素、盐酸美他环素等。

（3）氨基糖苷类抗生素　这类抗生素的化学结构中都有氨基糖苷和氨基环醇。

（4）大环内酯类抗生素　这类抗生素的化学结构中都有一个大环内酯作为配糖体，红霉素为本类抗生素的代表。

（5）其他抗生素　凡不属于上述四类的抗生素均归于其他抗生素，如多烯大环类抗生素及多肽类抗生素等。

三、抗生素效价

抗生素效价是以它的生物活性来衡量其活性标准，因此以效价的高低作为抗生素质量的相对标准。抗生素效价的最初衡量标准是用牛津单位衡量青霉素的质量。在标准情况下，能完全抑制50ml肉汤培养液中的金黄色葡萄球菌标准菌株（牛津标准菌株）生长的青霉素最低含量为一个牛津单位（即1个生物活性单位，1个单位）。

随着抗生素分离纯化技术的不断提高，现已能制备出纯净的抗生素，如首先制备出纯净的青霉素G钠盐，就可用重量来表示抗生素效价单位，1949年国际联盟卫生组织规定，以纯净的青霉素G钠盐的重量作为衡量抗生素活性的标准。1mg纯净的青霉素G钠盐能完全抑制83300ml肉汤培养液中的标准金黄色葡萄球菌的生长，因此1mg青霉素G钠盐含有

1667 个牛津单位，即 1 个牛津单位相当于 0.6μg 青霉素 G 钠盐所具有的抗生活力，作为一个国际单位（international unit，IU）。

抗生素药物大多数是微生物发酵后经化学分离纯化制备的，或经化学半合成制得的，少数品种是化学合成的，如氯霉素、磷霉素等。抗生素效价的标示量，可用两种效价单位来表示。

1. **稀释单位** 在某些抗生素的生产初期或新抗生素的研究、试制初期，由于分离纯化技术所限，不能立时获得纯净制品，不能以重量来标示抗生素的效价剂量，就采用稀释单位来标示抗生素的生物活性。如青霉素研制初期，采用的牛津单位。在链霉素研制初期，也采用过稀释单位来标示链霉素的抗生活力，即能完全抑制 1ml 肉汤培养液中大肠埃希菌标准菌株生长的最低含量作为链霉素的一个效价单位。

2. **重量单位** 抗生素效价单位的标示量，原则上应以所含特定的生物活性部分的重量来计算，称为重量单位。但有些抗生素含有多种组分（生物活性不一致）或产品纯度未达到纯净品程度；有些抗生素的效价单位已在习惯上形成一种计量方法，如若更改，对原来的标示量进行重新换算，这对科研、生产、检定及临床应用等均造成困难。因此，在实际应用过程中，抗生素效价剂量的标示方法不能完全相同，要按抗生素的特性和生产实际情况，采用合适的标示方法。目前使用的抗生素效价标示方法，大致可分为五大类。

（1）**重量单位** 这种效价单位的标示方法是以抗生素的生物活性部分的重量作为效价单位，称为重量单位。如一个链霉素碱单位的重量为 1μg，因为纯净的 1mg 链霉素碱能完全抑制 1L 肉汤培养液中大肠埃希菌标准菌株的生长，所以 1mg = 1000U。同理一个青霉素 G 钠盐单位的重量为 0.6μg。各种抗生素的效价基准是人们根据科研生产及应用的实际规定的。如碱性抗生素，以纯碱的重量作为有效部分的量，而酸性抗生素，以纯酸的重量作为有效部分的量，如链霉素、红霉素、卡那霉素、新霉素、庆大霉素、土霉素等的游离碱；氯霉素、新生霉素酸、利福霉素 SV 等均以 1mg 相当于 1000U 计算。同一种抗生素的各种盐类的效价可根据分子量与标准物单位进行换算，如青霉素 G 钾盐（苄星青霉素钾盐）的理论效价可依据青霉素 G 钠盐（苄星青霉素钠盐）的理论效价和两种盐类的分子量换算。

$$苄星青霉素钾盐理论效价（U/mg）=\frac{苄星青霉素钠盐理论效价×青霉素 G 钠分子量}{苄星青霉素钾盐分子量}$$

$$=\frac{1667×356.37}{372.48}=1593（U/mg）$$

采用同样计算方法换算硫酸链霉素的理论效价为 798（U/mg）。

（2）**类似重量单位** 以抗生素盐类纯净品的重量作为效价基准。如纯净的金霉素盐酸盐、四环素盐酸盐（包括无生物活性的盐酸根在内），1mg 相当于 1000 单位（U）。这是依据国际使用习惯规定的。

（3）**重量折算单位** 以特定的纯抗生素某一重量为 1 单位而加以折算。例如青霉素国际标准品以青霉素钠重 0.5988μg 为 1U，即 1mg 相当于 1670U。又如多黏菌素 B 是以多黏菌素 B 碱 1μg 指定为 10U。现在青霉素制品完全可以用物理方法或化学方法检验其含量，因此，1968 年青霉素国际标准品已停发，同样青霉素 V 和氯霉素国际标准品也分别于 1968 年和 1956 年停止分发，改为化学对照品。因此，计算单位也改为重量单位。但是，有些国家的法定检验方法，仍然使用生物检定法（理化方法并列）检验青霉素制品、青霉素 V 制品、氯霉素制品。

（4）**特定单位** 对那些组分复杂或不易获得纯净品的抗生素，以特定的某一批产品的某一重量作为 1 个单位，经过国家机构认证而确定的。如第一批杆菌肽国际标准品（1953年）杆菌肽 A 为 55U/mg；第二批杆菌肽国际标准品杆菌肽锌（1963 年）为 74U/mg。又如制霉菌素第一批国际标准品（1963 年）为 3000U/mg。

（5）半合成新青霉素及半合成头孢菌素类　这是经过化学半合成法精制得到的抗生素，纯度较高，化学结构确定。原料药按整个分子计算其含量百分率。如其制成盐类、酯类等衍生物，则也应按其盐、酯或其他衍生物整个分子计算含量，但结晶水一般不应包括在内，即应按无水物计算。这类抗生素制剂，其标示量应按所含特定的生物活性部分的量计算。如羧苄西林原料按羧苄西林钠（$C_{17}H_{16}N_2Na_2O_6S$）计，而制剂按所含羧苄西林（$C_{17}H_{18}N_2O_6S$）的量计。

四、抗生素微生物检定用标准品

抗生素微生物检定用标准品包括标准品与国际标准品。标准品是指与商品同质的纯度较高的抗生素，每 1mg 含有一定的活性单位。用作供试品效价测定时的标准。国际标准品是经过国际有关机构协议认定的每 1mg 含有一定单位的标准品，其单位称为国际单位。抗生素标准品效价单位的含义，世界各国应一致。抗生素的国际标准品是在联合国世界卫生组织生物检定专家委员会主持下，委托英国（伦敦）国立生物标准检定所负责（如标准品原料的挑选、理化分析、分装与分发等）。国际标准品效价单位的标定由世界卫生组织邀请有条件的国家检定所或药厂实验室，对准备作为国际标准品的抗生素进行协作效价标定，然后通过统计分析，观察标定结果的误差和真实性，最后由生物检定专家委员会通过决定。中国自 1976 年起参加了部分品种的国际协作标定。

国际标准品主要提供各国在标定本国国家标准品时作对照品。凡国际上已制备的国际标准品的品种，在制备国家标准品时，均应与国际标准品比较而确定效价。中国抗生素国家标准品就是按上述原则制订的。但是中国特有的品种则以理论上的纯品一定量定为 1 个单位，即为 1μg，以某批精制纯品作为原始标准品，再去标定暂行标准品或国家标准品。

第二节　β-内酰胺类抗生素药物的分析

本类抗生素包括青霉素类和头孢菌素类，它们的分子结构中均含有 β-内酰胺环，因此统称为 β-内酰胺类抗生素。

扫码"学一学"

一、化学结构与性质

1. 化学结构　青霉素和头孢菌素分子中都有一个游离羧基和酰胺侧链。氢化噻唑环或氢化噻嗪环与 β-内酰胺并合的杂环，分别构成二者的母核。青霉素类分子中的母核称为6-氨基青霉烷酸（6-aminopenicillanic acid，6-APA）；头孢菌素类分子中的母核称为 7-氨基头孢菌烷酸（7-aminocephalosporanic acid，7-ACA）。

通常青霉素类分子中含有 3 个手性碳原子（C_2、C_5、C_6），头孢菌素类分子中含有两个手性碳原子（C_6、C_7）。由于酰氨基上 R 以及 R_1 的不同，构成各种不同的青霉素和头孢菌素。现将 2020 年版《中国药典》收载的常用青霉素类及头孢菌素类药物列于表 6-1。

侧链   A. β-内酰胺环   B. 氢化噻唑环

侧链   A. β-内酰胺环   B. 氢化噻嗪环

青霉素类(penicillins)   头孢菌素类(cephalosporins)

表6-1 β-内酰胺类抗生素原料药的结构和物理性质

药物名称	结构式 分子式 分子量	物理性质
阿莫西林 Amoxicillin	$C_{16}H_{19}N_3O_5S \cdot 3H_2O$ 419.46	在水中微溶，在乙醇中几乎不溶 $[\alpha]_D$（水溶液）+290° ~ +315°
阿莫西林钠 Amoxicillin Sodium	$C_{16}H_{19}N\,NaO_3S_5$ 387.40	在水或乙醇中易溶，在乙醚中不溶 $[\alpha]_D$（水溶液）+240° ~ +290°
青霉素 V 钾 Phenoxymethylpenicillin Potassium	$C_{16}H_{17}KN_2O_5S$ 388.49	在水中易溶，在三氯甲烷、乙醚或液状石蜡中几乎不溶 $[\alpha]_D$（水溶液）+215° ~ +230°
青霉素钠 Benzylpenicillin Sodium	$C_{16}H_{17}N_2NaO_5S$ 356.38	在水中极易溶解，在乙醇中溶解，在脂肪油或液状石蜡中不溶
氨苄西林 Ampicillin	$C_{16}H_{19}N_3O_4S \cdot 3H_2O$ 403.45	在水中微溶，在三氯甲烷、乙醇、乙醚或不挥发油中不溶；在稀酸溶液或稀碱溶液中溶解 $[\alpha]_D$（水溶液）+280° ~ +305°
普鲁卡因青霉素 Procaine Benzylpenicillin	$C_{13}H_{20}N_2O_2 C \cdot H_{16}N_{18}O_2S_4 \cdot H_2O$ 588.72	在甲醇中易溶，在乙醇或三氯甲烷中略溶，在水中微溶 $[\alpha]_D$（水溶液）+280° ~ +305°

药物名称	结构式 分子式 分子量	物理性质
头孢他啶 Ceftazidime	$C_{22}H_{22}N_6O_7S_2 \cdot 5H_2O$　636.65	在磷酸盐缓冲液（pH6.0）中略溶，在水或甲醇中微溶，在丙酮或三氯甲烷中不溶 $E_{1cm}^{1\%}$（磷酸盐缓冲液 pH6.0）400～430
头孢克洛 Cefaclor	$C_{15}H_{14}ClN_3O_4S \cdot H_2O$　385.82	在水中微溶，在甲醇、乙醇、三氯甲烷或二氯甲烷中几乎不溶 $[\alpha]_D$（水溶液）+105°～+120° $E_{1cm}^{1\%}$（水溶液）230～255
头孢呋辛酯 Cefuroxime axetil	$C_{20}H_{22}N_4O_{10}S$　510.48	在丙酮中易溶，在三氯甲烷中溶解，在甲醇或乙醇中略溶，在乙醚中微溶，在水中不溶 $E_{1cm}^{1\%}$（甲醇）390～420
头孢拉定 Cephradine	$C_{16}H_{19}N_3O_4S$　349.40	在水中略溶，在乙醇、三氯甲烷或乙醚中几乎不溶 $[\alpha]_D$（醋酸盐缓冲液 pH 4.6）+80°～+90°
头孢氨苄 Cefalexin	$C_{16}H_{17}N_3O_4S \cdot H_2O$　385.41	在水中微溶，在乙醇、三氯甲烷或乙醚中不溶 $[\alpha]_D$（水溶液）+149°～+158° $E_{1cm}^{1\%}$（水溶液）220～245
头孢羟氨苄 Cefadroxil	$C_{16}H_{17}N_3O_5S \cdot H_2O$　381.41	在水中微溶，在乙醇、三氯甲烷或乙醚中几乎不溶

117

药物名称	结构式 分子式 分子量	物理性质
头孢替唑钠 Ceftezole Sodium	$C_{13}H_{11}N_8NaO_4S_3$ 462.47	在水中易溶，在甲醇中微溶，在乙醇和乙醚中几乎不溶 $[\alpha]_D$（水溶液）-5° ~ -9° $E_{1cm}^{1\%}$（水溶液）270 ~ 300
头孢噻吩钠 Cefalotin Sodium	$C_{16}H_{15}N_2NaO_6S_2$ 418.43	在水中易溶，在乙醇中微溶，在三氯甲烷和乙醚中不溶 $[\alpha]_D$（水溶液）+124° ~ +134°

2. 性质

（1）β–内酰胺环的不稳定性　β–内酰胺环是该类抗生素的活性中心，其性质活泼，是分子结构中最不稳定部分，其稳定性与含水量和纯度有很大关系。干燥条件下青霉素和头孢菌素类药物均较稳定，室温条件下密封保存可贮存 3 年以上，但它们的水溶液很不稳定，随 pH 和温度而有很大变化。青霉素水溶液在 pH 6 ~ 6.8 时较稳定。本类药物在酸、碱、青霉素酶、羟胺及某些金属离子（铜、铅、汞和银）或氧化剂等作用下，易发生水解和分子重排，导致 β–内酰胺环的破坏而失去抗菌活性。

（2）旋光性　青霉素类分子中含有 3 个手性碳原子，头孢菌素类含有两个手性碳原子，故都具有旋光性。根据此性质，可用于定性和定量分析。

（3）酸性与溶解度　青霉素类和头孢菌素类分子中的游离羧基具有相当强的酸性，大多数青霉素类化合物的 pK_a 在 2.5 ~ 2.8 之间，能与无机碱或某些有机碱形成盐。其碱金属盐易溶于水，而有机碱盐难溶于水，易溶于甲醇等有机溶剂。青霉素的碱金属盐水溶液遇酸则析出游离基的白色沉淀。

（4）紫外吸收特性　青霉素类分子中的母核部分无共轭系统，但其侧链酰氨基上 R 取代基若有苯环等共轭系统，则有紫外吸收特征。如青霉素钾（钠）的 R 为苄基，因而其水溶液在 264nm 波长处具有较强的紫外吸收。而头孢菌素类母核部分具有 O＝C—N—C＝C 结构，R 取代基有苯环等共轭系统，有紫外吸收。

二、鉴别

本类药物的鉴别试验，《中国药典》（2020 年版）采用的方法主要为 HPLC、IR 和 TLC 法。

（一）色谱法

利用比较供试品溶液主峰与对照品溶液主峰的保留时间（t_R）是否一致或比较供试品溶液与对照品溶液所显主斑点的位置和颜色是否相同进行鉴别。HPLC 法一般都规定在含量测定项下记录的色谱图中，供试品溶液主峰应与对照品溶液主峰的保留时间一致。《中国药典》对鉴别试验中既有 HPLC 法又有 TLC 法的，规定可在两种鉴别方法中选做一种。以下列出了《中国药典》(2020 年版）收录的 β - 内酰胺类抗生素鉴别实验的薄层色谱条件，检查方法采用碘蒸气、茚三酮显色及紫外灯检查。

表 6-2　β - 内酰胺类抗生素薄层色谱条件

薄层板	展开剂	分离抗生素	检测方法
硅胶 GF$_{254}$ 薄层板	乙酸乙酯 - 丙酮 - 冰醋酸 - 水（5:2:2:1）	阿莫西林、阿莫西林钠	紫外灯检测
硅胶 GF$_{254}$ 薄层板	乙酸乙酯 - 丙酮 - 醋酸 - 水（5:2:2:1）	头孢哌酮钠	紫外灯检视或碘蒸气显色
硅胶 GF$_{254}$ 薄层板	乙酸乙酯 - 丙酮 - 冰醋酸 - 水（5:2:1:1）	头孢孟多酯钠	紫外灯检测
硅胶 GF$_{254}$ 薄层板	乙酸乙酯 - 乙醚 - 二氯甲烷 - 甲酸（5:4:5:6）	头孢唑肟钠	紫外检视或碘蒸气显色
硅胶 G 板	丙酮 - 水 - 甲苯 - 冰醋酸（65:10:10:2.5）	氨苄西林、氨苄西林钠	茚三酮
硅胶 G 板	丙酮 - 水（2:3）	普鲁卡因青霉素	碘蒸气
硅胶 G 板	0.1mol/L 枸橼酸溶液 - 0.2mol/L 磷酸氢二钠溶液 - 丙酮（60:40:1.5）	头孢拉定	茚三酮
硅胶 G 板	乙酸乙酯 - 丁酮 - 88% 甲酸 - 水（30:15:1.5:3.5）	托西酸舒他林	碘蒸气
硅胶 G 板	甲醇 - 异丙醇 - 磷酸缓冲液（7:2:1）	头孢硫脒	碘蒸气
硅胶 G 板	乙酸乙酯 - 水 - 乙腈 - 冰醋酸（21:9:7:7）	拉氧头孢钠	碘蒸气
硅胶 H 板	0.1mol/L 枸橼酸溶液 - 0.1mol/L 磷酸氢二钠溶液 - 6.6% 茚三酮的丙酮溶液（60:40:1.5）	头孢克洛	茚三酮

（二）光谱法

1. 红外吸收光谱（IR）　红外吸收光谱反映了分子的结构特征，各国药典对收载的 β - 内酰胺类抗生素几乎均采用了本法进行鉴别。该类抗生素的 β - 内酰胺环羰基的伸缩振动（$1750 \sim 1800cm^{-1}$），仲酰胺的氨基、羰基的伸缩振动（$3300cm^{-1}$、$1525cm^{-1}$、$1680cm^{-1}$）、羧酸离子的伸缩振动（$1600cm^{-1}$、$1410cm^{-1}$）是该类抗生素共有的特征峰。如《药品红外光谱集》收载的阿莫西林的红外光谱图（图 6-1）。

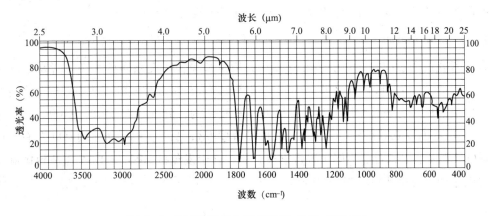

图 6-1　阿莫西林的红外光谱图（KBr 压片法）

2. 紫外吸收光谱（UV）　本类药物的紫外光谱鉴别法通常利用最大吸收波长鉴定法：将供试品配成适当浓度的溶液，直接测定紫外吸收光谱，根据其最大吸收波长或最大吸收波长处的吸光度进行鉴定。如头孢唑林钠的紫外鉴别法：取本品适量，加水溶解并稀释制成每 1ml 中约含 $16\mu g$ 的溶液，在 272nm 的波长处有最大吸收。

（三）呈色反应

1. 羟肟酸铁反应 青霉素及头孢菌素在碱性中与羟胺作用，β-内酰胺环破裂生成羟肟酸；在稀酸中与高铁离子呈色。反应式如下：

$$\xrightarrow[\text{NaOH,C}_2\text{H}_5\text{OH}]{\text{H}_2\text{NOH·HCl}}$$

$$\xrightarrow[\text{H}^+]{\text{FeNH}_4(\text{SO}_4)_2}$$

哌拉西林（钠）、头孢哌酮、拉氧头孢钠采用此法鉴别。

2. 类似肽键的反应 本类药物具有—CONH—结构，一些取代基有 α-氨基酸结构，可显双缩脲和茚三酮反应。

3. 其他呈色反应 侧链含有—C_6H_5—OH基团时，能与重氮苯磺酸试液产生偶合反应而呈色。此外，本类药物还可与变色酸–硫酸、硫酸–甲醛等试剂反应而呈色。

（四）各种盐的反应

钾、钠离子的火焰反应：青霉素类、头孢菌素类药品中，许多制成钾盐或钠盐可供临床使用，因而可利用钾、钠离子的火焰反应进行鉴别。如阿莫西林钠、头孢尼西钠、头孢西丁钠、头孢曲松钠等钠离子的鉴别；青霉素 V 钾、青霉素钾等钾离子的鉴别。

三、检查

本类抗生素的杂质主要有高分子杂质、有关物质、异构体等，一般采用 HPLC 法控制其限量，也有采用测定杂质的吸光度来控制杂质量的。此外，有的还进行结晶性、抽针与悬浮时间等有效性试验，部分抗生素还检查有机溶剂残留量。

（一）高分子杂质

青霉素族抗生素中的高分子杂质有多肽类杂质和聚合物类杂质两大类。青霉噻唑多肽是由青霉素的 β-内酰胺环和多肽上的伯氨基缩合而成，主要在发酵工艺中形成。青霉噻唑多肽无抗菌活性，有强致敏性，具有青霉噻唑酰胺结构，分子量在 3500~2400，其含量为青霉素的 0.031%~0.066%。还含有极微量青霉噻唑蛋白，分子量约为 30 000 左右，仅占总杂质 0.5% 以下。二者都不同于青霉素聚合物，在引发兔抗 BPO_{16}–HSA 血清致敏豚鼠的被动皮肤过敏反应中比后者强 2000 倍。

1. 青霉素聚合物 青霉素的聚合反应有两种方式：一是母核参与反应；二是侧链参与

反应。侧链上含有氨基的青霉素类，如氨苄西林等，可按两种方式聚合，用质谱法对氨苄西林制剂中分离出来的寡聚物进行分析，证明有多种聚合物存在（表6-3）。而侧链上无氨基等活泼基团的青霉素如羧苄西林只按第一种方式聚合。两种聚合方式所得聚合物结构如下：

仅与母核有关的青霉素聚合物结构（羟苄西林聚合物）
$n=1$，二聚体；$n=1$，三聚体

与侧链有关的青霉素聚合物结构（氨苄西林聚合物）
$n=1$，二聚体；$n=1$，三聚体

表6-3　FAB-MS* 分析氨苄西林制剂中的寡聚物

m/z	可能的化合物结构
350	氨苄西林（M+1）*
699	氨苄西林二聚物（M+1）*
717	氨苄西林开环二聚物（M+1）*
1046	氨苄西林三聚物（M+1）*
1064	氨苄西林开环三聚物（M+1）*

注：* FAB-MS 快原子轰击质谱法（fast atom bombardment mass spectrometry）。

2. 青霉素中青霉噻唑多肽和青霉噻唑蛋白的测定　青霉噻唑多肽和青霉噻唑蛋白的含量可用凝胶过滤法分离，用 Penamaldate 法测定主要抗原决定簇青霉噻唑基团量，以相当于青霉噻唑正丙胺的量代表青霉素中致敏性高分子杂质含量，以 p 值（μg/g）表示。当 p 值为 0.5μg/g 以上在兔抗 BPO_{16}-HSA 血清致敏豚鼠被动皮肤过敏试验中均呈阳性反应。青霉素在实验条件下不能形成聚合物而干扰测定，分离杂质条件应严格控制。

测定法：取凝胶过滤收集的洗脱液 3.0ml，以磷酸盐缓冲液为对照，测定在 285nm 处的吸光度为空白，求出在 285nm 处有最大吸光度时应加 $HgCl_2$ 溶液的滴数；另取样加 $HgCl_2$ 溶液后 9min 时在 285nm 处测定吸光度，减去空白，再根据青霉噻唑正丙胺标准曲线，计算出 1g 青霉素样品中含高分子杂质的量（p 值，μg/g）。青霉素聚合物干扰测定，凝胶过滤时必须控制流速和收集体积加以分离。但在实验条件下样品溶液中青霉素不能形成聚合物而干扰测定。

3. 青霉素 V 钾中青霉素 V 聚合物的测定

（1）色谱条件与系统适用性试验　用葡聚糖凝胶 G－10（40～120μm）为填充剂，玻璃柱内径 1.0～1.4cm，柱长 30～40cm。流动相 A 为 pH 7.0 的 0.1mol/L 磷酸盐缓冲液 [0.1mol/L 磷酸氢二钠溶液－0.1mol/L 磷酸二氢钠溶液（61:39）]，流动相 B 为水，流速为 1.5ml/min，检测波长为 254nm。取 0.1mg/ml 蓝色葡聚糖 2000 溶液 100～200μl，注入液相色谱仪，分别以流动相 A、B 进行测定，记录色谱图。理论板数以蓝色葡聚糖 2000 峰计算均不低于 400，拖尾因子均应小于 2.0。在两种流动相系统中蓝色葡聚糖 2000 峰保留时间的比值应在 0.93～1.07，对照溶液主峰和供试品溶液中聚合物峰与相应色谱系统中蓝色葡聚糖 2000 峰的保留时间的比值均应在 0.93～1.07。称取本品约 0.4g 置 10ml 量瓶中，用 0.04mg/ml 的蓝色葡聚糖 2000 溶液溶解并稀释至刻度，摇匀。取 100～200μl 注入液相色谱仪，用流动相 A 进行测定，记录色谱图，高聚体的峰高与单体与高聚体之间的谷高比应大于 2.0。另以流动相 B 为流动相，精密量取对照溶液 100～200μl，连续进样 5 次，峰面积的相对标准偏差应不大于 5.0%。

（2）对照溶液的制备　取青霉素 V 对照品适量，精密称定，加水溶解并定量稀释制成每 1ml 中约含青霉素 V 0.2mg 的溶液。

（3）测定法　取本品约 0.4g，精密称定，置 10ml 量瓶中，加水溶解并稀释至刻度，摇匀，立即精密量取 100～200μl 注入液相色谱仪，以流动相 A 为流动相进行测定，记录色谱图；另精密量取对照溶液 100～200μl 注入液相色谱仪，以流动相 B 为流动相进行测定，记录色谱图。按外标法以峰面积计算，含青霉素 V 聚合物以青霉素 V 计不得过 0.6%。

（二）有关物质和异构体

β－内酰胺类抗生素中的有关物质和异构体通常采用色谱法检查。本类药物多数规定有关物质检查，部分还检查异构体杂质。

头孢呋辛酯中有关物质和异构体的检查。头孢呋辛酯为口服头孢菌素前药，在体内羧酸酯经酯酶水解后形成头孢呋辛起抗菌作用。头孢呋辛酯异构体结构式、色谱图见图 6－2。

1. 色谱条件与系统适用性试验　以十八烷基硅胶键合硅胶为填充剂：以 0.2mol/L 磷酸二氢铵溶液－甲醇（62:38）为流动相；检测波长为 278nm。取头孢呋辛酯对照品适量，加流动相溶解并稀释制成每 1ml 中约含 0.2mg 的溶液，取此液在 60℃ 水浴中加热至少 1h，冷却，得含头孢呋辛酯 Δ^3－异构体的溶液；另取本品适量，加流动相溶解并稀释制成每 1ml 中约含 0.2mg 的溶液，经紫外光照射 24h，得含头孢呋辛酯 E 异构体的溶液。取上述两种溶液各 20μl，分别注入液相色谱仪，记录色谱图。头孢呋辛酯 A、B 异构体，Δ^3－异构体及 E 异构体峰的相对保留时间分别约为 1.0、0.9、1.2 和 1.7 和 2.1。头孢呋辛酯 A、B 异构体之间，头孢呋辛酯 A 异构体与 Δ^3－异构体之间的分离度应符合要求。

2. 测定法　取本品适量，精密称定（约相当于头孢呋辛酯 25mg），置 100ml 量瓶中，加甲醇 5ml 溶解，再用流动相稀释至刻度，摇匀，立即精密量取 20μl 注入液相色谱仪，记录色谱图；另取头孢呋辛酯对照品适量，同法操作并测定。按外标法以头孢呋辛酯主峰峰面积计算供试品的含量。

3. 异构体　在含量测定项下记录的供试品溶液色谱图中，头孢呋辛酯 A 异构体峰面积与头孢呋辛酯 A、B 异构体峰面积和之比应为 0.48～0.55。

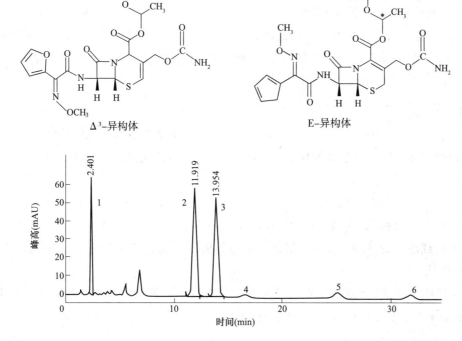

图 6-2　头孢呋辛酯的 HPLC 色谱图

1. 头孢呋辛酯；2. 异构体 B；3. 异构体 A；4. Δ^3-异构体；5，6. E 异构体

4. 有关物质　取本品适量，精密称定（约相当于头孢呋辛酯 50mg），置 100ml 量瓶中加甲醇 10ml，强力振摇溶解，再用流动相稀释至刻度，摇匀，作为供试品溶液；精密量取 1ml，置 100ml 量瓶中，用流动相稀释至刻度，摇匀，作为对照溶液。取对照溶液 20μl 注入液相色谱仪，调节检测灵敏度，使两主成分中任一主成分色谱峰的峰高约为满量程的 20%；立即精密量取供试品溶液与对照溶液各 20μl，分别注入液相色谱仪，记录色谱图至头孢呋辛酯 A 异构体峰保留时间的 3.5 倍。供试品溶液色谱图中如有杂质峰，两个 E 异构体峰面积之和不得大于对照溶液两个主峰面积之和（1.0%），Δ^3-异构体峰面积不得大于对照溶液两个主峰面积之和的 1.5 倍（1.5%），其他单个杂质峰面积不得大于对照溶液两个主峰面积之和的 0.5 倍（0.5%），各杂质峰面积的和不得大于对照溶液两个主峰面积之和的 3 倍（3.0%），供试品溶液色谱图中任何小于对照溶液两个主峰面积之和 0.05 倍的峰可忽略不计。

此外，一些药物如氨苄西林需检查 N，N-二甲基苯胺，采用 GC 法测定，限量为"不得过百万分之二十"；头孢拉定需检查头孢氨苄等有关物质。

（三）吸光度

《中国药典》（2020 年版）采用测定杂质吸光度方法来控制本类抗生素的杂质含量。

青霉素钠（钾）的吸光度检查：取本品，精密称定，加水溶解并定量稀释制成每 1ml 中约含 1.80mg 的溶液，在 280nm 的波长处测定吸光度，吸光度均不得大于 0.10；在 264nm 的波长处有最大吸收，吸光度应为 0.80 ~ 0.88。

此法中 264nm 处吸光度值用来控制青霉素钠（钾）的含量，280nm 处吸光度值用来控制杂质的量。

（四）有机溶剂

本类 β – 内酰胺类抗生素药物需检查有机溶剂，如氨苄西林钠需检查丙酮、乙酸乙酯、异丙醇、二氯甲烷、甲基异丁基酮、甲苯与正丁醇（GC 法）；头孢哌酮钠需检查丙酮、乙醇、异丙醇、正丙醇、正丁醇、乙酸乙酯、甲基异丁基酮、甲醇、环己烷、四氢呋喃、二氯甲烷与乙腈（GC 法）；头孢硫脒需检查甲醇、乙醇、丙酮与二氯甲烷（GC 法）；头孢他啶需检查吡啶（HPLC 法）。

（五）结晶性

固态物质分为结晶质和非结晶质两大类。可用下列方法检查物质的结晶性。

1. 偏光显微镜法 许多晶体具有光学各向异性，当光线通过这些透明晶体时会发生双折射现象。

取供试品颗粒少许，置载玻片上，加液状石蜡适量使晶粒浸没其中，在偏光显微镜下检视，当转动载物台时，应呈现双折射和消光位等各品种项下规定的晶体光学性质。

2. X 射线粉末衍射法 结晶质呈现特征的衍射图（尖锐的衍射峰），而非晶质的衍射图则呈弥散状。

《中国药典》（2020 年版）对青霉素 V 钾、青霉素钠、头孢丙烯、头孢地尼、头孢曲松钠、头孢呋辛酯、头孢硫脒等规定了结晶性检查。

四、含量测定

高效液相色谱法是近年来发展最快的方法，它能有效地分离供试品中可能存在的降解产物、未除尽的原料及中间体等杂质，并能准确定量，适用于本类药物的原料、各种制剂及生物样本的分析测定。《中国药典》（2020 年版）收载的本类抗生素中除磺苄西林钠采用微生物检定法测定含量外，其余均采用 HPLC 法测定含量。

头孢克洛含量的 HPLC 测定法

（1）色谱条件与系统适用性试验 用十八烷基硅烷键合硅胶为填充剂；以磷酸二氢钾溶液（取磷酸二氢钾 6.8g，加水溶解并稀释成 1000ml，用磷酸调节 pH 至 3.4）- 乙腈（92:8）为流动相；检测波长为 254nm。取头孢克洛对照品及头孢克洛 δ - 3 异构体对照品适量，加流动相溶解并稀释制成每 1ml 中分别含头孢克洛及头孢克洛 δ - 3 异构体约 0.2mg 的混合溶液，取 20μl 注入液相色谱仪，记录色谱图，头孢克洛峰与头孢克洛 δ - 3 异构体峰的分离度应符合要求。

（2）测定法 取本品约 20mg，精密称定，置 100ml 量瓶中，加流动相溶解并稀释至刻度，摇匀，取 20μl 注入液相色谱仪，记录色谱图；另取头孢克洛对照品适量，同法测定。按外标法以峰面积计算出供试品中 $C_{15}H_{14}ClN_3O_4S$ 的含量。规定按无水物计算，含

C₁₅H₁₄ClN₃O₄S不得少于95.0%。

此外，利用本类药物β-内酰胺环的不稳定性，《中国药典》曾采用降解后剩余碘量法、电位配位滴定法、硫醇汞盐法测定本类药物的含量。

第三节 氨基糖苷类抗生素药物的分析

氨基糖苷类抗生素的化学结构都是以碱性环己多元醇为苷元，与氨基糖缩合而成的苷，故称为氨基糖苷类抗生素（aminoglycosides antibiotics）。主要有硫酸链霉素、硫酸庆大霉素、妥布霉素、阿米卡星、盐酸大观霉素、硫酸小诺米星、硫酸巴龙霉素、硫酸卡那霉素、硫酸西索米星、硫酸阿米卡星、硫酸依替米星、硫酸核糖霉素、硫酸新霉素等，它们的抗菌谱和化学性质都有共同之处。

扫码"学一学"

一、化学结构与性质

（一）化学结构

以硫酸链霉素、硫酸巴龙霉素、硫酸庆大霉素、硫酸奈替米星为例，说明此类抗生素的结构特征，见表6-4。

表6-4 部分氨基糖苷类抗生素的结构与物理性质

药物名称	结构式 分子式 分子量	物理性质
硫酸链霉素 Streptomycin Sulfate	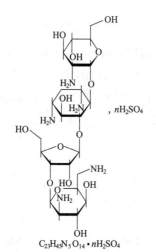 (C₂₁H₃₉N₇O₁₂)₂ · 3H₂SO₄ 1457.40	白色或类白色粉末；无臭或几乎无臭，味微苦；有引湿性 在水中易溶，在乙醇或三氯甲烷中不溶
硫酸巴龙霉素 Paromomycin Sulfate	C₂₃H₄₅N₅O₁₄ · nH₂SO₄	白色或微黄色的粉末；无臭，引湿性极强，遇光易变色 在水中易溶，在甲醇、乙醇、丙酮、三氯甲烷或乙醚中不溶 [α]_D（水溶液）+50°～+55°

药物名称	结构式 分子式 分子量	物理性质
硫酸庆大霉素 Gentamycin Sulfate	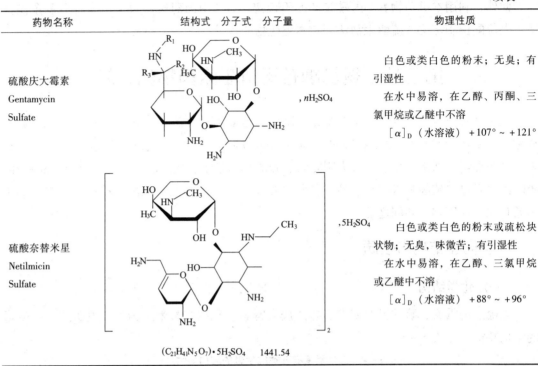	白色或类白色的粉末；无臭；有引湿性 在水中易溶，在乙醇、丙酮、三氯甲烷或乙醚中不溶 $[\alpha]_D$（水溶液）$+107° \sim +121°$
硫酸奈替米星 Netilmicin Sulfate	$(C_{21}H_{41}N_5O_7) \cdot 5H_2SO_4$ 1441.54	白色或类白色的粉末或疏松块状物；无臭，味微苦；有引湿性 在水中易溶，在乙醇、三氯甲烷或乙醚中不溶 $[\alpha]_D$（水溶液）$+88° \sim +96°$

链霉素（Streptomycin，链霉素 A）的结构为 1 分子链霉胍（streptidine）和 1 分子链霉双糖胺（streptobiosamine）结合而成的碱性苷。其中链霉双糖胺是由链霉糖（streptose）与 N - 甲基 - L - 葡糖胺（N - methyl - L - glucosamine）所组成。链霉胍与链霉双糖胺间的苷键结合较弱，链霉糖与 N - 甲基 - L - 葡糖胺间的苷键结合较牢。

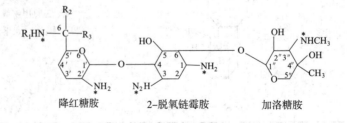

庆大霉素（Gentamycin）是由绛红糖胺（purpurosamine）、2 - 脱氧链霉胺（2 - deoxystreptosamine）和加洛糖胺（garosamine）缩合而成的苷。它是庆大霉素 C 复合物，尚有少量次要成分（如庆大霉素 A_1、庆大霉素 A_2、庆大霉素 A_3、庆大霉素 A_4、庆大霉素 B、庆大霉素 B_1、庆大霉素 X 等）。主要组分 C_1、C_2、C_{1a} 及 C_{2a} 的结构如下：

庆大霉素	R_1	R_2	R_3	分子式
C_1	CH_3	C	H	$C_{21}H_{43}N_5O_7$
C_2	CH_3	H	H	$C_{20}H_{41}N_5O_7$
C_{1a}	H	H	H	$C_{19}H_{29}N_5O_7$
C_{2a}	H	H	CH_3	$C_{20}H_{41}N_5O_7$

庆大霉素 C_1、C_2、C_{1a} 三者结构相似，仅在绛红糖胺 C_6 位及氨基上甲基化程度不同。C_{2a} 是 C_2 的异构体。

奈替米星（Netilmicin）的分子结构与庆大霉素 C_{1a} 基本相同，主要差异在于绛红糖胺环的 4，5 位是双键。

（二）性质

氨基糖苷类抗生素的分子结构具有一些相似之处。庆大霉素、巴龙霉素、奈替米星等分子中氨基环醇（脱氧链霉胺）结构与链霉素中链霉胍相近；D-核糖与链霉糖相似；氨基己糖（D-葡萄糖胺）结构与链霉素中 N-甲基葡萄糖胺相似，因此，它们具有相似的性质。

1. **溶解度与碱性** 该类抗生素的分子中含有多个羟基（故也称多羟基抗生素）和碱性基团（分子式中有 * 号处），同属碱性、水溶性抗生素，能与有机酸成盐，临床上应用的主要为硫酸盐。它们的硫酸盐易溶于水，不溶于乙醇、三氯甲烷、乙醚等有机溶剂。

2. **旋光性** 本类抗生素分子结构中含有多个氨基糖，具有旋光性。如《中国药典》（2020 年版）二部中硫酸奈替米星的比旋度为 $+88° \sim +96°$（水溶液）；硫酸庆大霉素的比旋度为 $+107° \sim +121°$（水溶液）；硫酸巴龙霉素的比旋度为 $+50° \sim 55°$（水溶液）。

3. **苷的水解与稳定性** 含有二糖胺结构的抗生素（如链霉素、巴龙霉素、新霉素），分子中氨基葡萄糖与链霉糖或 D-核糖之间的苷键较强，而链霉胍与链霉双糖胺（苷元与二糖胺）间的苷键结合较弱。一般的化学反应只能将它们分解为 1 分子苷元和 1 分子双糖。链霉素的硫酸盐水溶液，一般以 pH 5.0 ~ 7.5 最为稳定，过酸或过碱条件下易水解失效。在酸性条件下，链霉素水解为链霉胍和链霉双糖胺，进一步水解则得 N-甲基-L-葡萄糖胺；碱性也能使链霉素水解为链霉胍及链霉双糖胺，并使链霉糖部分发生分子重排，生成麦芽酚（maltol），这一性质为链霉素所特有，可用于鉴别和定量。

硫酸庆大霉素、硫酸奈替米星等对光、热、空气均较稳定，水溶液亦稳定，pH 2.0 ~ 12.0 时，100℃加热 30min 活性无明显变化。

4. **紫外吸收光谱** 链霉素在 230nm 处有紫外吸收。庆大霉素、奈替米星等无紫外吸收。

二、鉴别

氨基糖苷类抗生素的鉴别主要有显色反应、TLC、HPLC、IR 及硫酸盐的鉴别反应。

（一）呈色反应

1. **茚三酮反应** 本类抗生素为氨基糖苷结构，具有羟基胺类和 α-氨基酸的性质，可与茚三酮缩合成蓝紫色化合物。《中国药典》（2020 年版）采用本法鉴别硫酸小诺米星及其制剂。其反应原理如下：

$$R-\overset{NH_2}{\underset{H\ COOH}{C}}\ +2\ \text{(水合茚三酮)}\ \xrightarrow{\Delta}\ \text{(蓝紫色缩合物)}\ +CO_2+3H_2O$$

氨基酸　　水合茚三酮　　　　　　　蓝紫色缩合物

硫酸小诺米星的茚三酮反应鉴别法：取本品约 5mg，加水 1ml 溶解后，加 0.1% 茚三酮的水饱和正丁醇溶液 1ml 与吡啶 0.5ml，在水浴中加热 5min，即呈紫蓝色。

2. Molisch 试验　具有五碳糖或六碳糖结构的氨基糖苷类抗生素经酸水解后，在盐酸（或硫酸）作用下脱水生成糠醛（五碳糖）或羟甲基糠醛（六碳糖）。这些产物遇 α - 萘酚或蒽酮呈色。

α - 萘酚呈色原理：

羟甲基糠醛　　　　　　　　　　　　（红紫色）
（含六碳糖结构氨基
糖苷类酸性水解产物）

阿米卡星的蒽酮呈色鉴别：取本品约 10mg，加水 1ml 溶解后，加 0.1% 蒽酮的硫酸溶液 4ml，即显蓝紫色。

3. N - 甲基葡萄糖胺反应（Elson - Morgan 反应）　本类药物经水解，产生葡萄糖胺衍生物，如链霉素中的 N - 甲基葡萄糖胺，硫酸新霉素、硫酸巴龙霉素中的 D - 葡萄糖胺，在碱性溶液中与乙酰丙酮缩合成吡咯衍生物（Ⅰ），与对二甲氨基苯甲醛的酸性醇溶液（Ehrlich 试剂）反应，生成樱桃红色缩合物（Ⅱ）。

硫酸新霉素的 N - 甲基葡萄糖胺反应鉴别：取本品约 10mg，加水 1ml 溶解后，加盐酸溶液（9→100）2ml，在水浴中加热 10min，加 8% 氢氧化钠溶液 2ml 与 2% 乙酰丙酮水溶液 1ml，置水浴中加热 5min，冷却后，加对二甲氨基苯甲醛试液 1ml，即呈樱桃红色。

（Ⅰ）　　　　　　　　　　　（Ⅱ）

4. 麦芽酚（Maltol）反应　此为链霉素的特征反应。链霉素在碱性溶液中，链霉糖经分子重排使环扩大形成六元环，然后消除 N - 甲基葡萄糖胺，再消除链霉胍生成麦芽酚（α - 甲基 - β - 羟基 - γ - 吡喃酮），麦芽酚与高铁离子在微酸性溶液中形成紫红色配位化合物。反应原理如下：

硫酸链霉素的麦芽酚反应鉴别：取本品约 20mg，加水 5ml 溶解后，加氢氧化钠试液 0.3ml，置水浴上加热 5min，加硫酸铁铵溶液（取硫酸铁铵 0.1g，加 0.5mol/L 硫酸溶液 5ml 使溶解）0.5ml，即呈紫红色。

5. 坂口（Sakaguchi）反应　此为链霉素水解产物链霉胍的特有反应。本品水溶液加氢氧化钠试液，水解生成链霉胍。链霉胍和 8-羟基喹啉（或 α-萘酚）分别同次溴酸钠反应，其各自产物再相互作用生成橙红色化合物。反应原理如下：

硫酸链霉素的坂口反应鉴别：取本品约 0.5mg，加水 4ml 溶解后，加氢氧化钠试液 2.5ml 与 0.1% 8-羟基喹啉的乙醇溶液 1ml，放冷至约 15℃，加次溴酸钠试液 3 滴，即显橙红色。

（二）硫酸盐反应

本类药物多为硫酸盐，因此，各国药典都将硫酸根的鉴定作为鉴别这类抗生素的一个方法。

（三）色谱法

1. 薄层色谱法　《中国药典》(2020 年版）采用 TLC 法对本类抗生素进行鉴别。多以硅胶为薄层板，三氯甲烷-甲醇-浓氨水为展开剂，茚三酮或碘蒸气为显色剂。

硫酸庆大霉素注射液的 TLC 法鉴别：取本品与硫酸庆大霉素标准品，分别加水制成每 1ml 中含 2.5mg 的溶液，作为供试品溶液和标准品溶液；照薄层色谱法试验，吸取上述两种溶液各 2μl，分别点于同一硅胶 G 薄层板（临用前于 105℃ 活化 2h）上；另取三氯甲烷-甲醇-氨溶液（1:1:1）混合振摇，放置 1h，分取下层混合液为展开剂，展开，取出于

20～25℃晾干，置碘蒸气中显色，供试品溶液所显主斑点数、位置和颜色应与标准品溶液斑点数、位置和颜色相同。

2. 高效液相色谱法　本类药物也可根据组分检查或含量测定项下 HPLC 方法，通过比较供试品溶液和对照品溶液的色谱图进行鉴别。如利用本法鉴别庆大霉素，根据组分分析测得的色谱图，供试品溶液色谱图中庆大霉素 C_1、C_{1a}、C_2、C_{2a} 和 C_{2b} 五组分的色谱峰保留时间应与对照品溶液的色谱峰保留时间一致。

（四）光谱法

1. 红外吸收光谱　《中国药典》和《英国药典》均采用红外光谱法鉴别本类药物，如硫酸庆大霉素、硫酸巴龙霉素、硫酸卡那霉素、硫酸阿米卡星、硫酸新霉素、硫酸链霉素等。

2. 紫外吸收光谱　本类药物多无紫外吸收，故其鉴别试验中很少采用紫外法，但庆大霉素是采用紫外法进行鉴别。

硫酸庆大霉素的紫外法鉴别：取硫酸庆大霉素 10mg，加水 1ml 和 40% 硫酸溶液 5ml；在水浴中加热 100min，冷却，用水稀释至 25ml。取该溶液进行紫外扫描，在 240～330nm 范围内应无最大吸收。

三、有关物质及组分分析

（一）有关物质检查

链霉素 B 是指甘露糖链霉素，它是由链霉素分子中 N – 甲基葡萄糖胺的 C_4 位上的羟基连接一个 D – 甘露糖组成的。链霉素 B 本身是在发酵中由菌种（球形孢子放线菌）产生的，其生物活性仅为链霉素的 20%～25%，能被甘露糖链霉素 B 苷酶水解成甘露糖和链霉素。因此，如果提取、精制不彻底，链霉素中很可能残存活性较低的链霉素 B。《欧洲药典》《日本药局方》和《英国药典》规定了该项检查，《中国药典》（2020 年版）对本类抗生素的有关物质检查主要采用 TLC 法和 HPLC 法。

1. 硫酸链霉素中有关物质的 HPLC 检查　取本品适量，加水溶解并稀释制成每 1ml 中约含链霉素 3.5mg 的溶液，作为供试品溶液；精密量取适量，用水定量稀释制成每 1ml 中约含链霉素 35μg、70μg 和 14μg 的溶液，作为对照溶液（1）（2）和（3）。照高效液相色谱法测定，用十八烷基硅烷键合硅胶为填充剂，以 0.15mol/L 的三氟醋酸溶液为流动相，流速为 0.5ml/min，用蒸发光散射检测器检测（参考条件：漂移管温度为 110℃，载气流速为 2.8L/min）。取链霉素对照品适量，加水溶解并稀释制成每 1ml 中约含链霉素 3.5mg 的溶液，置日光灯（3000lx）下照射 24h，作为分离度试验用溶液。取妥布霉素对照品适量，用分离度试验用溶液溶解并稀释制成每 1ml 中约含妥布霉素 0.06mg 的混合溶液，量取 10μl，注入液相色谱仪，记录色谱图。链霉素峰保留时间为 10～12min，链霉素峰与相对保留时间约为 0.9 处的杂质峰的分离度和妥布霉素峰的分离度应分别大于 1.2 和 1.5。连续进样 5 次，链霉素峰面积的相对标准偏差应不大于 2.0。量取对照溶液（1）10μl，注入液相色谱仪，调节检测灵敏度，使主成分色谱峰的峰高约为满量程的 20%，精密量取对照溶液（1）（2）和（3）各 10μl，分别注入液相色谱仪，记录色谱图。以对照溶液浓度的对数与相应峰面积的对数计算线性回归方程，相关系数（r）应不小于 0.99。另取供试品溶液，同法测定，记录色谱图至主成分峰保留时间的 2 倍，供试品溶液色谱图中如有杂质峰（硫酸峰除外），用线性回归方程计算，单个杂质不得过 2.0%，杂质总量不得过 5.0%。

2. 硫酸链霉素中链霉素 B 的 TLC 检查

（1）供试品溶液　取本品 0.2g，精密称定，置回流用圆底烧瓶中，加入新鲜配制的硫酸-甲醇溶液（3:97）5ml 溶解，加热回流 1h，冷却，用甲醇冲洗冷凝管，合并冲洗液，并用甲醇稀释至 20ml，作为供试品溶液（每 1L 中含 10g 的溶液）。

（2）对照溶液　精密称取甘露糖对照品约 36mg，置回流瓶中，同法处理后定量制成每 1L 中含 0.3g 的溶液，作为对照溶液（1mg 甘露糖相当于 4.13mg 的链霉素 B）。

（3）薄层操作　硅胶 G 薄层板；取上述两种溶液各 10μl，分别点于同一薄层板上；以冰醋酸-甲醇-丙酮（25:25:50）为展开剂；展开 13～15cm，晾干；喷以新鲜配制的显色剂（取 2g/L 1，3-萘二酚乙醇溶液与 20% 硫酸溶液等体积混合），在 110℃ 加热 5min 显色。

（4）限度　供试品溶液所显链霉素 B 斑点的颜色与对照溶液的主斑点比较，不得更深（3.0%）。

（二）组分测定

本类抗生素多为同系物组成的混合物，同系物的效价、毒性各不相同，为保证药品的质量，必须控制各组分的相对含量，如《中国药典》（2020 年版）对硫酸庆大霉素、硫酸小诺米星等规定了组分分析。现以庆大霉素 C 组分测定为例，介绍各国药典收载的分析方法。

庆大霉素 C_1、C_2、C_{1a} 对微生物的活性无明显差异，但其毒副作用和耐药性有差异，导致各组分的多少影响产品的效价和临床疗效。因此中、英、美、日等国药典均规定控制各组分的相对百分含量，均采用高效液相色谱法测定庆大霉素 C 各组分的含量。

庆大霉素无紫外吸收，当采用紫外检测器检测时，需进行衍生化处理。由于其具有强极性和水溶性，为获得理想的色谱结果，可采用蒸发光散射检测器或利用庆大霉素 C 组分结构中的氨基与邻苯二醛（o-phthaldehyde，OPA）、巯基醋酸在 pH 10.4 的硼酸盐缓冲液中反应，生成 1-烷基-2-烷基硫代异吲哚衍生物，在 330nm 波长处有强吸收。反应式如下：

$$R-NH_2 + \text{(邻苯二醛)} + HSCH_2COOH \xrightarrow{OH^-} \text{(产物)}$$

1. 庆大霉素 C 组分的 HPLC 检测（采用蒸发光散射检测器）

（1）色谱条件与系统适用性试验　以十八烷基硅烷键合硅胶为填充剂（pH 范围 0.8～8.0）；以 0.2mol/L 三氟醋酸溶液-甲醇（96:4）为流动相；流速为 0.6～0.8ml/min；用蒸发光散射检测器检测（高温型不分流模式：漂移管温度 105～110℃，载气流速为 2.5L/min；低温型不分流模式：漂移管温度 45～55℃，载气压力为 350kPa）测定。分别称取庆大霉素标准品、小诺米星标准品和西索米星标准品各适量，分别加流动相溶解并稀释制成每 1ml 中各约含庆大霉素 C 组分 2.5mg、小诺米星 0.1mg、西索米星 25μg 的溶液，分别取 20μl 注入液相色谱仪，记录色谱图，庆大霉素标准品溶液色谱图应与标准图谱一致，西索米星峰和庆大霉素 C_{1a} 峰之间，庆大霉素 C_2 峰、小诺米星峰、庆大霉素 C_{2a} 峰之间的分离度均应符合规定；西索米星对照品溶液色谱图中主成分峰峰高的信噪比应大于 20；精密量取小诺霉素标准品溶液 20μl，连续进样 5 次，峰面积的相对标准偏差应符合要求。

（2）测定法　取庆大霉素标准品适量，精密称定，加流动相溶解并定量稀释制成每1ml中约含庆大霉素1.0mg、2.5mg和5.0mg的溶液作为标准品溶液（1）（2）（3）。取上述三种溶液各20μl，分别注入液相色谱仪，记录色谱图，计算标准品溶液各组分浓度的对数值与相应的峰面积对数值的线性回归方程，相关系数（r）应不小于0.99；另取本品适量，精密称定，加流动相溶解并定量稀释制成每1ml中约含庆大霉素2.5mg的溶液，同法测定，用庆大霉素各组分的线性回归方程分别计算供试品中对应各组分的量（$C_t c_x$），并按照下面公式计算出各组分的含量（%，mg/mg），C_1应为14%～22%，C_{1a}应为10%～23%，$C_2 + C_{2a}$应为17%～36%，4个组分总含量不得低于50.0%。

$$C_x\% = \frac{C_{t C_x}}{\dfrac{m_t}{V_t}} \times 100\%$$

式中，C_x为庆大霉素各组分的含量（%），mg/mg；C_{tCx}为由回归方程计算出的各组分的含量（%），mg/mg；m_t为供试品重量，mg；V_t为体积，ml。

根据所得组分的含量，按下面公式计算出庆大霉素各组分的相对比例。C_1应为25%～50%，C_{1a}应为15%～40%，$C_2 + C_{2a}$应为20%～50%。

$$C_x'(\%) = \frac{C_x}{C_1 + C_{1a} + C_{2a} + C_1} \times 100\%$$

式中，C_x'为庆大霉素各组分的含量（%），mg/mg。

2. 庆大霉素C组分的HPLC检测（衍生化后紫外检测器）

（1）色谱系统适用性试验　检测波长330nm，用十八烷基硅烷键合硅胶为填充剂（5mm×10cm，5μm）的色谱柱，流动相流速约1.5ml/min。供试品溶液的色谱中，任意两峰之间的分离度均不得低于1.25，庆大霉素C_1的容量因子为2～7，庆大霉素C_2理论板数大于1200，重复性相对标准偏差小于2.0%。

（2）测定法　精密量取对照品溶液和供试品溶液各20μl，分别注入液相色谱仪，记录色谱图，洗脱的顺序为庆大霉素C_1、C_{1a}、C_{2a}和C_2，计算各组分的百分含量。庆大霉素C_1应为25%～50%，庆大霉素C_{1a}应为10%～35%，庆大霉素$C_2 + C_{2a}$应为25%～55%。

3. 庆大霉素C组分的HPLC检测（柱后衍生化后电化学检测器）

（1）液相色谱　在色谱中主要检查庆大霉素C_1、C_{1a}、C_2、C_{2a}和C_{2b}，用硫酸庆大霉素对照品确定相应的色谱峰。

（2）供试品溶液　取约50mg，精密称定，置100ml量瓶中，加流动相溶解并稀释至100ml刻度。

（3）对照品溶液a　取硫酸庆大霉素对照品适量，加流动相溶解，并稀释成制成每1ml含0.5mg的溶液。

（4）对照品溶液b　精密量取对照品溶液a 5.0ml置100ml量瓶中，加流动相稀释至刻度100ml。

（5）色谱条件与系统适用性试验　以苯乙烯-二乙烯苯共聚物为固定相（250mm×4.6mm，8μm，孔径100nm）色谱柱，柱温55℃。用无二氧化碳的水制备每1L中含无水硫酸钠60g、辛烷磺酸钠1.75g、四氢呋喃8ml和0.2mol/L磷酸二氢钾溶液50ml的混合溶液（用稀磷酸调pH 3.0）为流动相，用前脱气，流速1.0ml/min。预先脱气的氢氧化钠溶液（1→25）为柱后添加溶液，流速0.3ml/min。脉冲安培检测器。进样体积20μl。运行时间至庆大霉素C_1保留时间的1.2倍。

（6）限度　庆大霉素 C_1：20.0% ~ 40.0%；庆大霉素 C_{1a}：10.0% ~ 30.0%；庆大霉素 C_2、C_{2a} 和 C_{2b} 的总和：40.0% ~ 60.0%。

（三）硫酸盐检查

本类抗生素临床应用的主要为硫酸盐，各国药典规定 EDTA 络合滴定法或 HPLC 法测定硫酸盐含量，作为组分分析。

1. 硫酸卡那霉素中硫酸盐测定方法（EDTA 络合滴定法）　取本品约 0.18g，精密称定，加水 100ml 使溶解，加浓氨溶液调节 pH 至 11 后，精密加氯化钡滴定液（0.1mol/L）10ml、酞紫指示液 5 滴，用乙二胺四醋酸二钠滴定液（0.05mol/L）滴定，注意保持滴定过程中的 pH 为 11，滴定至紫色开始消褪，加乙醇 50ml，继续滴定至蓝紫色消失，并将滴定结果用空白试验进行校正。每 1ml 氯化钡滴定液（0.1mol/L）相当于 9.606mg 硫酸盐，本品含硫酸盐的量按无水物计算应为 23.0% ~ 26.0%。

2. 硫酸依替米星中硫酸盐测定方法（HPLC 法）　精密量取硫酸滴定液适量，用水定量稀释制成每 1ml 中约硫酸盐（SO_4）0.075mg、0.15mg 和 0.30mg 的溶液作为对照溶液（1）（2）（3）。用十八烷基硅烷键合硅胶为填充剂（pH 值范围 0.8 ~ 8.0）；以 0.2mol/L 三氟醋酸 – 甲醇（84:16）为流动相；流速为 0.5ml/min；用蒸发光散射检测器检测（参考条件：漂移管温度 100℃，载气流速为 2.6L/min），取依替米星和奈替米星对照品各适量，加水溶解并稀释制成每 1ml 中各 0.2mg 的混合溶液，取 20μl 注入液相色谱仪，记录色谱图，依替米星峰和奈替米星峰的分离度应大于 1.2，连续 5 次进样，依替米星峰面积的相对标准偏差应不大于 2.0%。精密量取对照溶液（1）（2）（3）各 20μl，分别注入液相色谱仪，记录色谱图，以对照品溶液浓度的对数值与相应的峰面积的对数值计算线性回归方程，相关系数（r）应不小于 0.99；另精密称取本品适量，加水溶解并定量稀释制成每 1ml 中约含 0.5mg 的溶液，作为供试品溶液，同法测定，用线性回归方程计算供试品中硫酸盐的含量。按无水物计算应为 23.0% ~ 26.0%。

四、含量测定

氨基糖苷类抗生素的效价测定主要有微生物检定法和 HPLC 法。氨基糖苷类抗生素的 HPLC 测定法可分为离子交换（酸性条件下在阳离子交换柱上分离）、离子对（以烷基磺酸盐为反离子）和反相 HPLC 法，由于本类抗生素多数无紫外吸收，不能直接用紫外或荧光检测器，需进行柱前或柱后衍生化，或采用电化学检测器、蒸发光检测器检测。《中国药典》（2020 年版）采用 HPLC – 蒸发光散射法测定硫酸卡那霉素、硫酸依替米星等药物的含量。

HPLC – 蒸发光散射法测定硫酸依替米星含量：

（1）色谱条件与系统适用性试验　精密量取硫酸滴定液适量，用水定量稀释制成每 1ml 中约含硫酸盐 0.075mg、0.15mg 和 0.30mg 的溶液作为对照溶液（1）（2）（3）。用十八烷基硅烷键合硅胶为填充剂（pH 值范围 0.8 ~ 8.0）；以 0.2mol/L 三氟醋酸 – 甲醇（84:16）为流动相；流速为 0.5ml/min；用蒸发光散射检测器检测（参考条件：漂移管温度 100℃，载气流速为 2.6L/min），取依替米星和奈替米星对照品各适量，加水溶解并稀释制成每 1ml 中各 0.2mg 的混合溶液，取 20μl 注入液相色谱仪，记录色谱图，依替米星峰和奈替米星峰的分离度应大于 1.2，连续 5 次进样，依替米星峰面积的相对标准偏差应不大于 2.0%。

（2）测定法　取依替米星对照品适量，精密称定，分别加水溶解并定量稀释制成每 1ml 中约含依替米星 1.0mg、0.5mg 和 0.25mg 的溶液作为对照品溶液（1）（2）（3）。精密量取上述三种溶液各 20μl，分别注入液相色谱仪，记录色谱图，以对照品溶液浓度的对数值对相应的峰面积的对数值计算线性回归方程，相关系数（r）应不小于 0.99；另取本品适量，精密称定，加水溶解并定量稀释制成每 1ml 中约含依替米星 0.5mg 的溶液，同法测定，用线性回归方程计算供试品中 $C_{21}H_{43}N_5O_7$ 的含量。

第四节　大环内酯类抗生素药物的分析

大环内酯类抗生素是以一个大环内酯环（亦称糖苷配基）为母核，通过糖苷键与 1~3 个糖基（中性糖或氨基糖）相连接而构成的。

一、化学结构与性质

大环内酯类抗生素易溶于有机溶剂，在酸性溶液中苷键易水解，在碱性溶液中内酯环易破坏。《中国药典》（2020 年版）收载的部分大环内酯类抗生素的结构与物理性质见表 6-5。

表 6-5　大环内酯类抗生素的结构与物理性质

药物名称	结构式　分子式　分子量	物理性质
红霉素	$C_{37}H_{67}NO_{13}$　733.94	本品为白色或类白色的结晶或粉末；本品在甲醇、乙醇或丙酮中易溶，在水中极微溶解。比旋度为 -71° 至 -78°
乙酰螺旋霉素	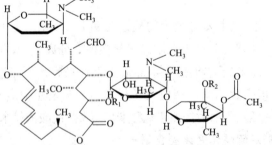 单乙酰螺旋霉素Ⅱ：$R_1 = COCH_3$　　$R_2 = H$ 单乙酰螺旋霉素Ⅲ：$R_1 = COCH_2CH_3$　$R_2 = H$ 单乙酰螺旋霉素Ⅱ：$R_1 = COCH_3$　　$R_2 = COCH_3$ 单乙酰螺旋霉素Ⅲ：$R_1 = COCH_2CH_3$　$R_2 = COCH_3$	白色至微黄色粉末；甲醇、乙醇、丙酮或乙醚中溶解，水中几乎不溶，石油醚中不溶
麦白霉素		白色或类白色粉末或结晶性粉末；甲醇中极易溶解，乙醇、丙酮、乙酸乙酯、三氯甲烷中易溶，水中极微溶解，石油醚中不溶

续表

药物名称	结构式 分子式 分子量	物理性质

吉他霉素

CH_3 CH_2CHO
R_3O H_3CO OR_1 CH_3

吉他霉素A_1: $R_1 =H$ $R_2 =COCH_2CH(CH_3)_2$
　　　　　　$R_3 =COCH_3$ $R_4 =H$

吉他霉素A_3: $R_1 =COCH_3$ $R_2 =COCH_2CH(CH_3)_2$
　　　　　　$R_3 =H$ $R_4 =H$

吉他霉素A_3: $R_1 =COCH_3$ $R_2 =COCH_2CH_2CH_3$
　　　　　　$R_3 =H$ $R_4 =H$

吉他霉素A_5: $R_1 =COCH_3$ $R_2 =COCH_2CH_2CH_3$
　　　　　　$R_3 =H$ $R_4 =H$

吉他霉素A_6: $R_1 =COCH_3$ $R_2 =COCH_2CH_2$
　　　　　　$R_3 =H$ $R_4 =H$

吉他霉素A_7: $R_1 =COCH_3$ $R_2 =COCH_2CH_3$
　　　　　　$R_3 =H$ $R_4 =H$

吉他霉素A_8: $R_1 =COCH_3$ $R_2 =COCH_3$
　　　　　　$R_3 =H$ $R_4 =H$

吉他霉素A_9: $R_1 =H$ $R_2 =COCH_3$
　　　　　　$R_3 =H$ $R_4 =H$

吉他霉素A_{10}: $R_1 =H$ $R_2 = COCH_2CH_2CH_2CH_2CH_3$
　　　　　　$R_3 =H$ $R_4 =H$

白色或类白色粉末；甲醇、乙醇、丙酮、三氯甲烷或乙醚中极易溶解，水中极微溶解，石油醚中不溶

交沙霉素

$C_{47}H_{69}NO_{15}$　827.99

白色或类白色粉末；甲醇、乙醇或乙醚中易溶，水中极微溶解；比旋度为 $-67°$ 至 $-73°$

克拉霉素

$C_{38}H_{65}NO_{13}$　747.96

白色或类白色结晶性粉末；三氯甲烷中易溶，丙酮或乙酸乙酯中溶解，甲醇或乙醇中微溶，水中不溶；比旋度为 $-89°$ 至 $-95°$

药物名称	结构式　分子式　分子量	物理性质
阿奇霉素	$C_{38}H_{72}N_2O_{12}$　749.00	白色或类白色结晶性粉末；甲醇、丙酮、三氯甲烷、无水乙醇或稀盐酸中易溶，乙腈中溶解，水中几乎不溶；比旋度为 $-45°$ 至 $-49°$
罗红霉素	$C_{41}H_{76}N_8O_{15}$　837.03	白色或类白色的结晶性粉末；乙醇或丙酮中易溶，甲醇中溶解，乙腈中略溶，水中几乎不溶；比旋度为 $-82°$ 至 $-87°$
地红霉素	$C_{42}H_{78}N_2O_{14}$　835.09	白色或类白色结晶性粉末；甲醇、二氯甲烷中易溶，乙腈中微溶，水中几乎不溶；比旋度为 $-83°$ 至 $-87°$

　　根据大环内酯结构的不同，这类抗生素又分为三类：①多氧大环内酯（polyoxomacroli-de）；②多烯大环内酯（polyene macrolide）；③蒽沙大环内酯（ansa－macrolide）。多氧大环内酯抗生素，按大环内酯环的组元数，又分为12、14 和 16 元环三类。医疗使用的大环内酯抗生素有 14 元环的红霉素（erythromycin），16 元环的交沙霉素（josamycin）、螺旋霉素（spiramycin）、麦迪霉素（medecamycin）等。

　　红霉素（erythromycin）是由红色链霉菌（S. erythraeus）产生的一种碱性多组分抗生素，由于 R_1、R_2、R_3 及 R_4 不同，所以红霉素是由红霉素 A、B、C、D、E 及 F 等组分组成。

（结构图：红霉内酯、脱氧氨基己糖、红霉糖）

组分	R₁	R₂	R₃	R₄
A	OH	CH₃	H	H
B	H	CH₃	H	H
C	OH	H	H	H
D	H	H	H	H
E	OH	CH₃	—O—	—O—
F	OH	CH₃	OH	H

　　红霉素 A 为主要组分，B 和 C 的理化性质和抗菌谱与红霉素相似，而其活性只有红霉素 A 的 30% ~ 60% 。《中国药典》(2020 年版) 收载红霉素有关物质的检查项目。

　　麦迪霉素（midecamycin）是由生米加链霉菌（*S. Mycarofacieus*）生产的 16 元环内酯抗生素，国内称麦白霉素，是由四川抗生素研究所 1974 年从南川药物所标本园森林土壤中分离得到的生米加链霉菌四川变种（*S. mycarofacieus sichuanesisn. var*）所产生的一个大环内酯抗生素。由于 R₁、R₂ 不同，所以麦迪霉素是由 A₁、A₂、A₃ 及 A₄ 组成，A₁ 为主要组分。其化学结构式如下。

（麦迪霉素结构图）

组分	R₁	R₂
A₁	H	COC₂H₅
A₂	H	COCH₂C₂H₅
A₃	=O	COC₂H₅
A₄	=O	COCH₂C₂H₅

　　麦迪霉素为白色结晶性粉末，无臭、有苦味，易溶于甲醇、乙醇、丙酮、三氯甲烷、乙酸乙酯、乙酸丁酯等溶剂，极微溶于水，不溶于石油醚及正己烷，在水中的溶解度随温度升高而降低。在 pH 2 ~ 9.0 之间的水溶液中最稳定，遇碱水解产生丙酸，遇酸水解产生氨基碳霉糖。对热、湿、光均稳定。

　　国产麦迪霉素产品中由于吉他霉素（kitasamycin）A₆ 所占比例较大，所以国家 1989 年颁布的《抗生素药品质量标准》中改名为麦白霉素（meleumycin），即麦迪霉素 A₁ 及吉他霉素 A₆ 多组分的混合物，产品中 A₁ 组分不得低于 48% ，吉他霉素 A₆ 不得低于 12% 。

阿奇霉素为半合成的十五元环大环内酯类抗生素。白色或类白色结晶性粉末；无臭，味苦；微有引湿性。本品在甲醇、丙酮、三氯甲烷、无水乙醇或稀盐酸中易溶，在水中几乎不溶。比旋度：取本品，精密称定，加无水乙醇溶解并稀释制成每 1ml 中含 20mg 的溶液，比旋度应为 −45° 至 −49°。

二、鉴别

1. 高效液相色谱法　《中国药典》（2020 年版）采用高效液相色谱法鉴别红霉素、琥乙红霉素、乙酰螺旋霉素、吉他霉素、交沙霉素、麦白霉素、克拉霉素、阿奇霉素、罗红霉素等。在含量测定项下记录的色谱图中，供试品溶液主峰的保留时间应与对照品溶液主峰的保留时间一致。

2. 薄层色谱法　《中国药典》（2020 年版）采用薄层色谱法鉴别琥乙红霉素、乙酰螺旋霉素、交沙霉素及阿奇霉素，检查方法见表 6-6。

表 6-6　大环内酯类抗生素薄层色谱条件

固定相	流动相	分离抗生素	检测方法
硅胶 G	三氯甲烷 - 乙醇 - 15% 醋酸铵（85:15:1），临用前用氨溶液调节 pH 值至 7.0	琥乙红霉素	喷显色液（对甲氧基苯甲醛 0.5ml、冰醋酸 10ml、甲醇 85ml、硫酸 5ml），置 110℃ 加热
硅胶 G	甲苯 - 甲醇 (9:1)	乙酰螺旋霉素	碘蒸气显色
硅胶 G	正己烷 - 丙酮 (8:7)	交沙霉素	喷显色剂（磷钼酸的乙醇溶液 1→10，110℃ 加热 10min）
硅胶 G	乙酸乙酯 - 正己烷 - 二乙胺 (10:10:2)	阿奇霉素	喷显色剂（钼酸钠 2.5g、硫酸铈 1g，加 10% 硫酸稀释至 100ml，105℃ 加热数分钟）

3. 红外光谱法　《中国药典》（2020 年版）采用 IR 光谱法鉴别红霉素、琥乙红霉素、交沙霉素、克拉霉素、阿奇霉素、罗红霉素等。该类抗生素的内酯环中的内酯羰基、共轭双键具有特征吸收，可用于鉴别。表 6-7 列出两种抗生素的红外光谱特征。

表 6-7　大环内酯类抗生素红外光谱特征

抗生素	波数（cm^{-1}）	归属	备注
红霉素 C	3450	羟基	
	2830	—OCH, 的 C—H 振动	
交沙霉素	2740 ~ 2730	C—H 振动	内酯中有一 CHO 就出此峰
	1740	内酯 C=O	
	1170	酮 C=O	
	1695	α, β 不饱和 C=O	
	1630 ~ 1635	双键	应和 1730 一起出现

4. 紫外光谱法　《中国药典》（2020 年版）采用 UV 光谱法鉴别交沙霉素及麦白霉素。

5. 显色法　该类抗生素遇硫酸即显红棕色反应。《中国药典》（2020 年版）采用该法鉴别吉他霉素及交沙霉素。

三、检查

（一）红霉素有关物质的检查

取本品约 40mg，置 10ml 量瓶中，加甲醇 4ml 使溶解，用 pH 8.0 磷酸盐溶液（取磷酸

138

氢二钾 11.5g，加水 900ml 使溶解，用 10% 磷酸溶液调节 pH 值至 8.0，用水稀释成 1000ml）稀释至刻度，摇匀，作为供试品溶液；精密量取 1ml，置 100ml 量瓶中，用上述磷酸盐缓冲液（pH 8.0）－甲醇（3:2）稀释至刻度，摇匀，作为对照溶液。精密量取对照溶液适量，用 pH 8.0 磷酸盐溶液－甲醇（3:2）定量稀释制成 4μg/ml 的溶液，作为灵敏度溶液。照红霉素组分项下的色谱条件，量取灵敏度溶液 100μl 注入液相色谱仪，记录色谱图，主成分色谱峰高的信噪比应大于 10。精密量取供试品溶液与对照溶液各 100μl，分别注入液相色谱仪，记录色谱图。供试品溶液色谱图中如有杂质峰，杂质 C 峰面积不得大于对照溶液主峰面积的 3 倍（3.0%），杂质 E 与杂质 F 校正后的峰面积（乘以校正因子 0.08）均不得大于对照溶液主峰面积的 2 倍（2.0%），杂质 D 校正后的峰面积（乘以校正因子 2）不得大于对照溶液主峰面积的 2 倍（2.0%），杂质 A、杂质 B 及其他单个杂质的峰面积不得大于对照溶液主峰面积的 2 倍（2.0%），各杂质校正后的峰面积之和不得大于对照溶液主峰面积的 7 倍（7.0%）。供试品溶液色谱图中小于灵敏度溶液主峰面积的峰忽略不计。

（二）麦白霉素有关物质的检查

麦迪霉素 A_1、A_2 与吉他霉素 A_4、A_6、A_8 组分照高效液相色谱法测定。

（1）色谱条件与系统适用性　试验用十八烷基硅烷键合硅胶为填充剂，以 0.2mol/L 甲酸铵溶液（用三乙胺调节 pH 值至 7.6）－乙腈（62:38）为流动相，柱温 30℃，检测波长为 232nm，流速为 1.5ml/min。取麦白霉素标准溶液 10μl 注入液相色谱仪，记录的色谱图应与标准图谱一致。各 A 组分的出峰顺序依次为 A_8、A_6、A_1、A_4、A_2。

（2）测定法　取本品适量，精密称定，加流动相溶解并定量稀释制成每 1ml 中约含 2mg 的溶液作为供试品溶液；精密量取 10μl 注入液相色谱仪，记录色谱图。另取麦白霉素标准品，同法测定。按外标法以麦迪霉素 A_1 的峰面积计算，按干燥品计，麦迪霉素 A_1 应不低于 48%，吉他霉素 A_6 应不低于 12%，A_1、A_2、A_4、A_6、A_8 之和应不低于 70%。

（三）阿奇霉素有关物质的检查

在《中国药典》(2020 年版）的阿奇霉素条目中，采用高效液相色谱配合紫外检测器法检测药物，并要求控制 8 个阿奇霉素相关物（详见《中国药典》(2020 年版）二部阿奇霉素）：杂质 A（氮红霉素）、杂质 B（阿奇霉素 B）、杂质 H（3′－N－[［4－乙酰氨基］苯基］磺酸基]－3′－N－去甲基阿奇霉素）、杂质 I（3′－N－去甲基阿奇霉素）、杂质 J（阿奇霉素 J）、杂质 Q（红霉素 A－6,9－偕亚胺醚）、杂质 R（红霉素 A 9,11－亚胺醚）、杂质 S（红霉素 A－E－肟）。虽然《中国药典》标准中规定的相关物数量比以前有所增加，但是与《欧洲药典》和《美国药典》标准中分别列出的 16 种和 13 种相关物相比较，数量上仍然有很大的差距。另外，这些相关物价格非常昂贵，并且其中一部分很难买到，而它们的制备方法也没有详细的文献可以参考。

有关物质　临用新制或使用低温进样器，精密称取本品适量，加稀释液［磷酸二氢铵溶液（称取磷酸二氢铵 1.73g，加水溶解并稀释至 1000ml，用氨试液调节 pH 值至 10.0 ± 0.05）－甲醇－乙腈（7:7:6）］溶解并定量稀释制成每 1ml 中约含 10mg 的溶液，作为供试品溶液；精密量取 1ml，置 200ml 量瓶中，用上述稀释液稀释至刻度，摇匀，作为对照溶液。照高效液相色谱法（通则 0512）测定，用十八烷基硅烷键合硅胶为填充剂；流动相 A 为磷酸盐缓冲液（取 0.05mol/L 磷酸氢二钾溶液，用 20% 的磷酸溶液调节 pH 值至 8.2）－乙腈（45:55），流动相 B 为甲醇，柱温为 30℃（必要时适当调整）：按下表进行线性梯度洗脱：流速为1.0ml/min，检测波长210nm，取杂质S和杂质A对照品各适量，加上述稀释液溶解并稀释制成每1ml中各约含0.05mg的溶液，作为杂质S和杂质A对照品溶液；另取阿奇霉素系统适用性对照品（含杂质R、杂质Q、杂质J、杂质I、杂质H、阿奇霉素和杂质B）适量，加上述对照品溶液溶解并稀释制成每1ml中约含10mg的溶液，作为系统适用性溶液；精密量取对照溶液10ml，置50ml量瓶中，用稀释液稀释至刻度，摇匀，作为灵敏度溶液，取系统适用性溶液和灵敏度溶液各50μl，分别注入液相色谱仪，灵敏度溶液主成分峰峰高的信噪比应大于10，系统适用性溶液色谱图中各峰之间的分离度均应大于1.2，阿奇霉素峰的保留时间应在30～40min之间。精密量取供试品溶液和对照溶液各50μl，分别注入液相色谱仪，记录色谱图。供试品溶液色谱图中如有杂质峰，杂质B峰面积不得大于对照溶液主峰面积的2倍（1.0%）。杂质R、杂质Q、杂质J、杂质I、杂质S、杂质A和杂质H按校正后的峰面积计算（分别乘以校正因子0.5，0.4，0.7，1.6，0.4，1.4，0.1）均不得大于对照溶液主峰面积（0.5%），其他单个杂质峰面积不得大于对照溶液主峰面积（0.5%），各杂质峰面积的和按校正后的峰面积计算不得大于对照溶液主峰面积的4倍（2.0%）（供注射用）。供试品溶液色谱图中如有杂质峰，杂质B峰面积不得大于对照溶液主峰面积的4倍（2.0%），杂质R、杂质Q、杂质J、杂质I、杂质S、杂质A和杂质H按校正后的峰面积计算（分别乘以校正因子0.5，0.4，0.7，1.6，0.4，1.4，0.1）均不得大于对照溶液主峰面积的2倍（1.0%），其他单个杂质峰面积不得大于对照溶液主峰面积的2倍（1.0%），各杂质峰面积的和按校正后的峰面积计算不得大于对照溶液主峰面积的8倍（4.0%）（供口服用）。供试品溶液色谱图中小于灵敏度溶液主峰面积的峰忽略不计（表6-8）。

表6-8　梯度洗脱程序

时间（min）	流动相A（%）	流动相B（%）
0	75	25
35	95	5
54	95	5
65	75	25
71	75	25

四、含量测定

大环内酯类抗生素的含量测定，《中国药典》（2020年版）多采用微生物检定法（具体见第七节），部分品种采用高效液相色谱法，如阿奇霉素及罗红霉素采用高效液相色谱法测定含量。

阿奇霉素高效液相色谱法含量测定

（1）色谱条件与系统适用性试验　用十八烷基硅烷键合硅胶为填充剂；以磷酸盐缓冲液（取0.05mol/L磷酸氢二钾溶液，用20%的磷酸溶液调节pH值至8.2）-乙腈（45:55）为流动相；检测波长为210nm。取阿奇霉素系统适用性对照品适量，加乙腈溶解并稀释制成每1ml中含10mg的溶液，取50μl注入液相色谱仪，记录的色谱图应与标准图谱一致。

（2）测定法　取本品适量，精密称定，加乙腈溶解并定量稀释制成每1ml中约含1mg的溶液，精密量取50μl注入液相色谱仪，记录色谱图；另取阿奇霉素对照品适量，同法测定。按外标法以峰面积计算，即得。

第五节 四环素类抗生素药物的分析

四环素类抗生素在化学结构上都具有四个并苯或萘并萘环构成，故统称为四环素类（tetracyclines）抗生素。

一、化学结构与性质

（一）化学结构

四环素类抗生素，可以看作四并苯或萘并萘的衍生物，基本结构如下：

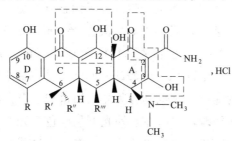

结构中各取代基 R、R′、R″及 R‴的不同构成各种四环素类抗生素。个别四环素类抗生素如盐酸多西环素分子结构中含有 1/2 分子乙醇和 1/2 分子水。《中国药典》（2020 年版）收载四环素类抗生素见表 6-9。

表 6-9 四环素类抗生素原料药的结构和物理性质

药物名称	R	R′	R″	R‴	分子式 分子量	物理性质
盐酸土霉素 Oxytetracycline Hydrochloride	H	OH	CH_3	OH	$C_{22}H_{24}N_2O_9 \cdot HCl$ 496.90	黄色结晶性粉末；$[\alpha]_D$［（9→1000）盐酸水溶液］-188°～-200°
盐酸四环素 Tetracycline Hydrochloride	H	OH	CH_3	H	$C_{22}H_{24}N_2O_8 \cdot HCl$ 480.90	黄色结晶性粉末；$[\alpha]_D$（0.1mol/L 盐酸水溶液）-240°～-258°
盐酸多西环素 Doxycycline Hydrochloride	H	H	CH_3	OH	$C_{22}H_{24}N_2O_8 \cdot HCl \cdot$ $1/2C_2H_5OH \cdot 1/2H_2O$ 512.93	淡黄色至黄色结晶性粉末；$[\alpha]_D$［盐酸溶液（9→1000）的甲醇溶液（1→100）］-105°～-120°
盐酸米诺环素 Minocycline Hydrochloride	$N(CH_3)_2$	H	H	H	$C_{23}H_{27}N_3O_7 \cdot HCl$ 493.94	黄色结晶性粉末；
盐酸金霉素 Chlortetracycline Hydrochloride	Cl	OH	CH_3	H	$C_{22}H_{23}ClN_2O_8 \cdot HCl$ 515.35	金黄色或黄色结晶；$[\alpha]_D$（水溶液）-235°～-250°
盐酸美他环素 Metacycline Hydrochloride	H		$=CH_2$	OH	$C_{22}H_{22}N_2O_8 \cdot HCl$ 478.89	黄色结晶性粉末

（二）性质

1. 酸碱性与溶解度 本类抗生素的母核上 C_4 位上的二甲氨基［—N（CH_3）$_2$］显弱碱性；C_{10} 位上的酚羟基（—OH）和两个含有酮基和烯醇基的共轭双键系统（式中虚线内所示部分）显弱酸性，故四环素类抗生素是两性化合物。遇酸及碱，均能生成相应的盐，临床上多应用盐酸盐。

这类抗生素是结晶性物质，具引湿性。其盐酸盐易溶于水，并溶于碱或酸性溶液中，而不溶于三氯甲烷、乙醚等有机溶剂。四环素类抗生素的游离碱在水中的溶解度很小，其溶解度与溶液的 pH 有关，在 pH 4.5 ~ 7.2 之间时难溶于水；当 pH 值高于 8 或低于 4 时，水中溶解度增加。其盐类在水中会水解，当溶液浓度较大时，会析出游离碱。

2. **旋光性**　四环素类抗生素分子中具有不对称碳原子，因此有旋光性，可用于定性、定量分析。各国药典测定该类抗生素的比旋度，如《中国药典》二部（2020 年版）规定盐酸土霉素在盐酸（9→1000）溶液中的比旋度为 −188° ~ −200°；盐酸四环素的比旋度为 −240° ~ −258°（0.01mol/L 盐酸溶液）。盐酸多西环素的比旋度为 −105° ~ −120°［盐酸溶液（9→1000）的甲醇溶液（1→100）］。

3. **紫外吸收和荧光吸收性质**　本类抗生素分子内含有共轭双键系统，在紫外光区有吸收，如《中国药典》中盐酸多西环素的甲醇溶液在 269nm 和 353nm 的波长处有最大吸收，在 234nm 和 296nm 的波长处有最小吸收。盐酸美他环素的水溶液在 345nm、282nm 和 353nm 的波长处有最大吸收，在 264nm 和 222nm 的波长处有最小吸收。这些抗生素在紫外光照射下产生荧光，它们的降解产物也具有荧光。如盐酸土霉素经酸性降解后，在紫外光下呈绿色荧光；盐酸金霉素经碱降解后在紫外光下呈蓝色荧光；盐酸土霉素经碱降解后呈绿色荧光，加热，荧光转为蓝色；盐酸四环素经碱降解后呈黄色荧光，可用于区别不同的四环素类抗生素。利用这一性质，在 TLC 鉴别法中常用于斑点检出。

4. **稳定性**　四环素类抗生素对各种氧化剂（包括空气中氧在内）、酸、碱都是不稳定的。干燥的四环素类游离碱和它们的盐类避光条件下保存均较稳定，但其水溶液随 pH 的不同会发生差向异构化、降解等反应，尤其是碱性水溶液特别容易氧化，颜色很快变深，形成色素。

（1）**差向异构化**　四环素类抗生素在弱酸性（pH 2.0 ~ 6.0）溶液中会发生差向异构化。这个反应是由于 A 环上手性碳原子 C_4 构型的改变，发生差向异构化，形成差向四环素类。反应是可逆的，达到平衡时溶液中差向化合物的含量可达 40% ~ 60%。四环素、金霉素很容易差向异构化，产生差向四环素（4 - epitetracycline，ETC）和差向金霉素（具有蓝色荧光），其抗菌性能极弱或完全消失。而土霉素、多西环素、美他环素由于 C_5 上的羟基和 C_4 上的二甲氨基形成氢键，因而较稳定，C_4 上不易发生差向异构化。某些阴离子如磷酸根、枸橼酸根、醋酸根离子的存在，可加速这种异构化反应的进行。四环素类的差向异构化反应可用下式表示：

四环素（TC）　　　　　　　　　　　　　　　　　　　　差向四环素（ETC）

（2）**降解性质**

1）**酸性降解**　在酸性条件下（pH < 2），特别是在加热情况下，四环素类抗生素 C_6 上的醇羟基和 C_{5a} 上的氢发生反式消除反应生成脱水四环素（anhydrotetracycline，ATC）。反应如下。

四环素（TC）　　　　　　　　　　　　　　　　　　　　　　　脱水四环素（ATC）

金霉素在酸性溶液中也能生成脱水金霉素。在脱水四环素和脱水金霉素的分子中，共轭双键的数目增加，因此色泽加深，对光的吸收程度也增大。橙黄色的脱水金霉素或脱水四环素，分别在 435nm 及 445nm 处有最大吸收。

2）碱性降解　　在碱性溶液中，由于氢氧离子的作用，C_6 上的羟基形成氧负离子，向 C_{11} 发生分子内亲核进攻，经电子转移，C 环破裂，生成无活性的具有内酯结构的异构体。反应如下：

四环素类抗生素　　　　　　　　　　　　　　　异四环素类抗生素

脱水四环素亦可形成差向异构体，称差向脱水四环素（4 - epianhydro - tetracycline，EATC）。

二、鉴别

1. 高效液相色谱法　　《中国药典》（2020 年版）和《美国药典》等均采用高效液相色谱法鉴别盐酸土霉素、盐酸四环素、盐酸多西环素、盐酸金霉素等。在含量测定项下记录的色谱图中，供试品溶液主峰的保留时间应与对照品溶液主峰的保留时间一致。

2. 薄层色谱法　　《中国药典》（2020 年版）四环素类抗生素中仅盐酸土霉素采用 TLC 法鉴别。

盐酸土霉素的 TLC 鉴别：取本品与土霉素对照品，分别加甲醇溶解并稀释制成每 1ml 中含 1mg 的溶液，作为供试品溶液与对照品溶液；另取土霉素与盐酸四环素对照品，加甲醇溶解并稀释制成每 1ml 中各含 1mg 的混合溶液，照薄层色谱法试验，吸取上述三种溶液各 1μl，分别点于同一薄层板（薄层板的制备：取硅藻土适量，以用浓氨溶液调节 pH 至 7.0 的 4% 乙二胺四醋酸二钠溶液 - 甘油（95:5）为黏合剂，将干燥硅藻土 - 黏合剂（1g：3ml）混合物调成糊状后，涂布成厚度约为 0.4mm 的薄层板，在室温下放置干燥，在 105℃ 干燥 1h 后，备用）上，以乙酸乙酯 - 三氯甲烷 - 丙酮（2:2:1）溶液 200ml 中加 4% 乙二胺四醋酸二钠溶液（pH 7.0）5ml 作为展开剂，展开，晾干，用氨蒸气熏后，置紫外光灯（365nm）下检视，混合溶液应显示两个完全分离的斑点，供试品溶液所显主斑点的位置和荧光应与对照品溶液主斑点位置和荧光相同。

四环素类抗生素的薄层色谱法多采用硅藻土作载体，为了获得较好的分离，在黏合剂中加有甘油以及中性的 EDTA 缓冲液。EDTA 可以克服因痕量金属离子存在而引起的斑点拖尾现象。本类抗生素及其降解产物在紫外光（365nm）下产生荧光，可用于检出斑点并以对照品对照进行鉴别。

3. 红外光谱法　　《中国药典》收载的四环素类抗生素中，除土霉素外均采用了红外光谱法鉴别。

4. 紫外光谱法 本类药物的紫外光谱法多以甲醇或水溶液为溶剂，《中国药典》（2020年版）规定最大吸收波长和最小吸收波长。

盐酸美他环素和盐酸多西环素的紫外光谱法鉴别：盐酸美他环素 $10\mu g/ml$ 的水溶液在 345nm、282nm 和 353nm 的波长处有最大吸收，在 264nm 和 222nm 的波长处有最小吸收。盐酸多西环素 $20\mu g/ml$ 的甲醇溶液在 269nm 和 353nm 的波长处有最大吸收，在 234nm 和 296nm 的波长处有最小吸收。

5. 显色法 四环素类抗生素遇硫酸立即产生颜色，不同的四环素类抗生素具有不同的颜色，有的有颜色变化，据此可区别各种四环素类抗生素。本类抗生素分子结构中具有酚羟基，遇三氯化铁试液即呈色。以上呈色反应见表 6 – 10。

表 6 – 10 四环素类抗生素的呈色反应

名称	浓硫酸呈色	三氯化铁呈色
盐酸四环素	紫红色→黄色	红棕色
盐酸金霉素	蓝色，橄榄绿色→金黄色或棕黄色	深褐色
盐酸土霉素	深朱红色→黄色	橙褐色
盐酸多西环素	黄色	褐色
盐酸美他环素	橙红色	
盐酸米诺环素	亮黄色→淡黄色	
盐酸地美环素	紫色→黄色	

三、检查

1. 有关物质 四环素类抗生素中的有关物质主要是指在生产和贮存过程中易形成的异构杂质、降解杂质（ETC、ATC、EATC）等。《中国药典》（2020 年版）和 BP 2015 均采用 HPLC 法控制四环素类抗生素中的有关物质。

《中国药典》(2020 年版）盐酸四环素中有关物质的 HPLC 检查：取本品，加 0.01mol/L 盐酸溶液溶解并稀释制成每 1ml 中约含 0.5mg 的溶液，作为供试品溶液；精密量取 2ml，置 100ml 量瓶中，用 0.01mol/L 盐酸溶液稀释至刻度，摇匀，作为对照溶液。照含量测定项下的色谱条件用十八烷基硅烷键合硅胶为填充剂；醋酸铵溶液 [0.15mol/L 醋酸铵溶液 – 0.01mol/L 乙二胺四醋酸二钠溶液 – 三乙胺（100:10:1），用醋酸调节 pH 至 8.5] – 乙腈（83:17）为流动相；检测波长为 280nm。取 4 – 差向四环素、土霉素、差向脱水四环素、盐酸金霉素及脱水四环素对照品各约 3mg 与盐酸四环素对照品约 48mg，置 100ml 量瓶中，加 0.1mol/L 盐酸溶液 10ml 使溶解后，用水稀释至刻度，摇匀，作为系统适用性试验溶液，取 10μl 注入液相色谱仪，记录色谱图，出峰顺序为：4 – 差向四环素、土霉素、差向脱水四环素、盐酸四环素、盐酸金霉素、脱水四环素，盐酸四环素峰的保留时间约为 14min。4 – 差向四环素峰、土霉素峰、差向脱水四环素峰、盐酸四环素峰、盐酸金霉素峰间的分离度均应符合要求，盐酸金霉素峰及脱水四环素峰的分离度应大于 1.0。取对照溶液 10μl 注入液相色谱仪，调节检测灵敏度，使主成分色谱峰的峰高约为满量程的 20%。再精密量取供试品溶液和对照溶液各 10μl，分别注入液相色谱仪，记录色谱图至主成分峰保留时间的 2.5 倍。供试品溶液色谱图中如有杂质峰，土霉素、4 – 差向四环素、盐酸金霉素、脱水四环素和差向脱水四环素按校正后的峰面积计算（分别乘以校正因子 1.0、1.42、1.39、0.48 和 0.62）分别不得大于对照溶液主峰面积的 0.25 倍（0.5%）、1.5 倍（3.0%）、0.5 倍

（1.0%）、0.25 倍（0.5%）、0.25 倍（0.5%），其他各杂质峰面积的和不得大于对照溶液主峰面积的 0.5 倍（1.0%）。

2. 杂质吸光度　四环类抗生素多为黄色结晶性粉末；而异构体、降解产物颜色较深，如差向四环素为淡黄色，因其不稳定又易变成黑色；脱水四环素为橙红色；差向脱水四环素为砖红色。此类杂质的存在均可使四环素类抗生素的外观色泽变深。因此《中国药典》和《英国药典》均规定了一定溶剂、一定浓度、一定波长下杂质吸光度的限量。

《中国药典》（2020 年版）规定的盐酸四环素的杂质吸光度测定方法：取本品，在20～25℃时加 0.8% 氢氧化钠溶液制成每 1ml 含 10mg 的溶液，照紫外－可见分光光度法，置 4cm 的吸收池中，自加 0.8% 氢氧化钠溶液起 5min 时，在 530nm 的波长处测定，其吸光度不得过 0.12（供注射用）。测定 530nm 波长处的吸光度是用以控制碱性降解物的含量。在测定时，温度越高，加氢氧化钠溶液后放置的时间越长，则吸光度越高，故应严格控制温度和时间。

3. 残留有机溶剂　一些四环素类药物需要控制残留有机溶剂，《中国药典》（2020 年版）和 BP 规定盐酸多西环素检查乙醇，限量均为 4.3%～6.0%。

四、含量测定

四环素类抗生素的含量测定，目前各国药典多采用高效液相色谱法。

盐酸四环素的 HPLC 含量测定方法

（1）色谱条件与系统适用性试验　用十八烷基硅烷键合硅胶为填充剂；醋酸铵溶液 [0.15mol/L 醋酸铵溶液－0.01mol/L 乙二胺四醋酸二钠溶液－三乙胺（100:10:1），用醋酸调节 pH 至 8.5] －乙腈（83:17）为流动相；检测波长为 280nm。取 4－差向四环素、土霉素、差向脱水四环素、盐酸金霉素及脱水四环素对照品各约 3mg 与盐酸四环素对照品约 48mg，置 100ml 量瓶中，加 0.1mol/L 盐酸溶液 10ml 使溶解后，用水稀释至刻度，摇匀，作为系统适用性试验溶液，取 10μl 注入液相色谱仪，记录色谱图，出峰顺序为：4－差向四环素、土霉素、差向脱水四环素、盐酸四环素、盐酸金霉素、脱水四环素，盐酸四环素峰的保留时间约为 14min。4－差向四环素峰、土霉素峰、差向脱水四环素峰、盐酸四环素峰、盐酸金霉素峰间的分离度均应符合要求，盐酸金霉素峰及脱水四环素峰的分离度应大于 1.0。

（2）测定法　取本品约 25mg，精密称定，置 50ml 量瓶中，加 0.01mol/L 盐酸溶液溶解并稀释至刻度，摇匀，精密量取 5ml，置 25ml 量瓶中，用 0.01mol/L 盐酸溶液稀释至刻度，摇匀，精密量取 10μl 注入液相色谱仪，记录色谱图；另取盐酸四环素对照品适量，同法测定。按外标法以峰面积计算供试品中盐酸四环素的量。

第六节　其他抗生素药物的分析

凡不属于上述几类的抗生素归于其他抗生素。主要介绍《中国药典》（2020 年版）收录的多烯大环内酯类抗生素、利福霉素类抗生素及多肽类抗生素。

一、多烯大环内酯类抗生素

多烯大环内酯类抗生素的化学结构特征，分子中含有一个多元内酯环，环中有 3～7 个

扫码"学一学"

不等的共轭双键，某些品种以糖苷键连接一个氨基糖，某些品种连接芳香核衍生物，临床上用于真菌感染治疗。两性霉素B（amphotericin B）化学结构如下：

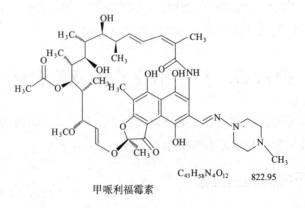

两性霉素B

多烯大环内酯类抗生素鉴别：

1. 呈色反应 此类抗生素分子中含数量不等的共轭双键结构，性质不稳定，易被氧化，如遇浓硫酸呈现不同颜色反应。四烯类抗生素呈红紫色；五烯类呈深紫色；六烯类呈绿色；七烯类呈蓝色。

2. 特征 该类抗生素分子中含有不同数目共轭双键的多烯发色团，故其紫外吸收光谱表现出特征性的紫外吸收峰，可用于鉴别（表6-11）。

表6-11 多烯类抗生素紫外特征吸收

双键数目	发色团类别	抗生素	主要紫外特征吸收（nm±2nm）		
6	羰基六烯	盐酸去甲万古霉素	280		
7	七烯	两性霉素B	362	381	405

二、利福霉素类抗生素

利福霉素类是地中海诺卡菌（*Nocardia mediterranei*）产生的多组分的复合物，现已分离出来利福霉素（rifamycin）A、B、C、D、E、O、S、SV、Y、W等多种组分。其中利福霉素B、O、S、SV比较重要，而且互相可以转化，其结构变化模式如图6-3所示。此类抗生素分子结构的基本特征是一个脂肪链经过酰胺键与一个平面的芳香基团连接成一个环桥式化合物，所以又称为环桥类抗生素或安莎类抗生素（ansamycins），是高效的抗革兰阳性菌和结核杆菌的抗生素。利福霉素SV的化学半合成产物甲哌利福霉素（rifampicin，利福平），主要用于耐药结核杆菌和耐药金黄色葡萄球菌感染的治疗，对麻风病也有一定疗效。

$C_{43}H_{58}N_4O_{12}$ 822.95

甲哌利福霉素

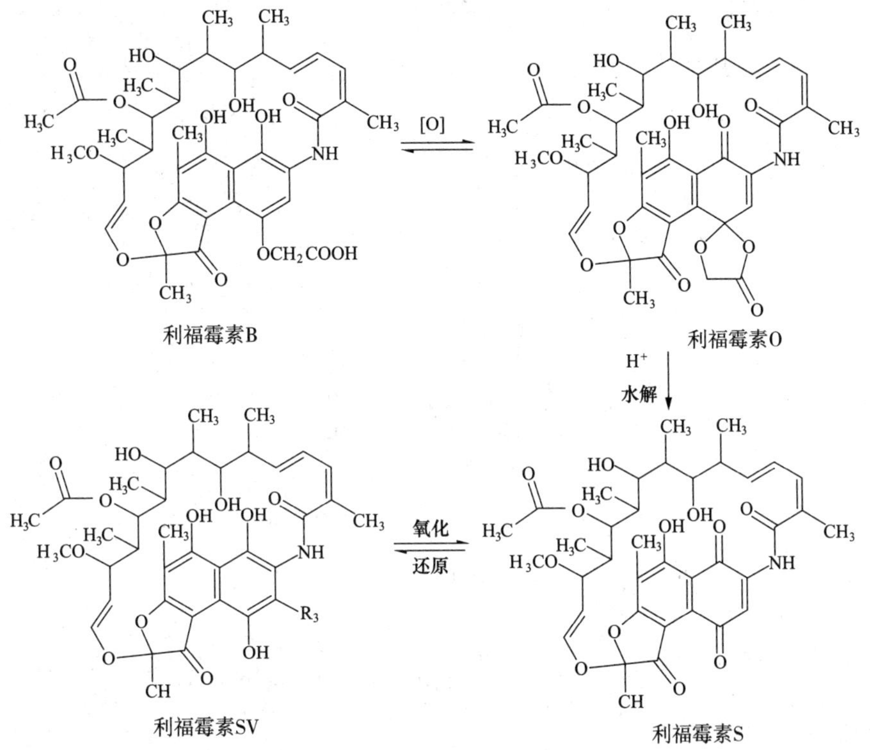

图6-3 利福霉素抗生素结构变化模式

利福平的鉴别：

1. 三氯化铁呈色反应 向1ml利福霉素溶液中，滴加1%三氯化铁乙醇溶液1～2滴，有绿色，蓝绿色或暗紫色反应，表明含有酚羟基。利福霉素呈阳性反应。

2. 薄层色谱 薄层色谱法早已用于利福霉素的生产和利福平等半合成中的定性分析，使不同利福霉素组分得到清晰的斑点，斑点以产物自身的颜色确认。

3. 高效液相色谱法 在含量测定项下记录的色谱图中，供试品溶液主峰的保留时间应与对照品溶液主峰的保留时间一致。

4. IR法 本品的红外光吸收图谱与对照的图谱一致。

三、多肽类抗生素

多肽类抗生素是由多个氨基酸（包括不常见的氨基酸）通过肽键相互连接成直链状或环状结构的一类有机化合物，如盐酸万古霉素（vancommycin hydrochioride）及多黏菌素B（polymycin B）。

多肽类抗生素鉴别：

1. 显色反应

（1）**茚三酮反应** 取少量的供试品溶于1ml水中，加入1ml 0.2%茚三酮正丁醇溶液和0.5ml吡啶，混合后煮沸约5min，冷却，显深紫色。

（2）**磷钨酸反应** 该类抗生素水溶液中加入磷钨酸后呈现阳性反应。

（3）**双缩脲反应** 含有两个以上肽键的多肽类物质，在强碱溶液中，与硫酸铜接触，产生双缩脲反应，溶液呈现不同颜色。双缩脲反应产生的颜色随肽链长度而变化，二肽呈蓝色，三肽呈紫色，四肽以上呈红色。

$$C_{55}H_{75}Cl_2N_3O_{24} \cdot HCl \qquad 1485.71$$

盐酸万古霉素

多黏菌素B

2. **薄层色谱** 《中国药典》（2020 年版）中硫酸多黏菌素 B 采用此法。

3. **高效液相色谱法** 盐酸万古霉素及硫酸多黏菌素 B 均用此法鉴别。

第七节 抗生素效价微生物检定法

扫码"学一学"

抗生素是医疗上广泛使用的药品，为了控制其质量，在确保临床用药安全有效的前提下，各国都根据自己国家的生产水平和临床使用的实际情况，对每种抗生素药品制定了相应的质量标准，收载入国家药典，作为生产和检验的准则。有的国家还制定了抗生素药品规程，如美国的"CFR"（Code of Federal Regulation），日本的"抗生物质医药品基准解说"。中国除药典上收载的抗生素药质量标准外，国家药品监督管理局还颁发"部颁标准"及各项有关规定。这些都是抗生素药品生产、供应和检验等部门监督质量的依据，具有法律的约束力。

抗生素药品的医疗作用主要是它的抗菌活力，而微生物检定法正是以抗生素的抗菌活力为指标来衡量抗生素效价的一种方法，其测定原理与临床要求相一致，能直接反映抗生素的医疗价值。利用抗生素对细菌（或霉菌）的杀死或抑制的程度，设计了抗生素效价的生物检定法。几十年来微生物检定法仍为各国药典所采用。微生物法测定抗生素效价，一般可分为稀释法、比浊法和琼脂扩散法。

一、微生物检定方法

（一）稀释法

稀释法（dilute method）是抗生素效价测定最简单的方法之一。一般是在一系列的试管中用液体培养基逐管将抗生素做 2 倍稀释，并于各个试管中加入同量的对该抗生素有高度敏感性的试验菌液。将各个试管放置于 37℃ 的培养箱中培养 24h，观察能抑制细菌生长的最低抗生素浓度作为测定终点。再与同法测得的抗生素标准品终点做比较，即可求得被测定抗生素的效价（表6-12）。

表6-12　微生物稀释法测定抗生素效价

试管编号	1	2	3	4	5	6	7	8	9	10
稀释倍数	2	4	8	16	32	64	128	256	512	1024
标准品溶液	-	-	-	-	-	+	+	+	+	+
供试品溶液	-	-	-	+	+	+	+	+	+	+

"+"表示细菌生长，"-"表示细菌被抑制。

计算：$A = \dfrac{T}{S} \times C$

式中，A 为供试品的效价，U/ml；T 为供试品的抑菌最大稀释倍数；S 为标准品的抑菌最大稀释倍数；C 为每 1ml 标准品溶液中所含单位数。

设　$C = 40\text{U/ml}$

则 $A = \dfrac{16}{32} \times 40 = 20\text{U/ml}$

本法测定误差较大，各国药典均未收载，一般用于测定抗生素对试验菌的最低抑菌浓度或最低杀菌浓度。

（二）比浊法

比浊法（turbid compare method）的原理是基于细菌生长产生的浊度与细菌数的增加、细菌群体质量的增加和细菌细胞容积的增加之间，存在着相关性，在一定的范围内符合比耳定律。

比浊法的操作与稀释法相似，将抗生素标准品的稀释液与供试品的稀释液分别加入试管中，再加入已接种试验菌的液体培养基，摇匀，置 37℃ 的培养箱中培养 2~4h 后，观察试验菌的生长情况。由于抗生素的浓度不同，试验菌受抑制的程度也不同，因而产生不同程度的浑浊。用分光光度计测定其透光度或吸光度，用标准曲线法可测定出供试品的效价。

例如，取每 1ml 含 24.0U、26.8U、33.5U 和 37.5U 的五种浓度的链霉素标准品溶液各 1ml，分别加入 15 支中试管中，每个浓度用 3 管。另取中试管 3 支，每管中各加入供试品溶液 1ml。然后于 18 支中试管中分别各加入已接种试验菌的液体培养基 9ml 摇匀。将标准品管和供试品管置 37℃ 培养箱中培养 2~4h 后，取出，分别于每管中各加入 12% 甲醛溶液 0.5ml，摇匀，即可于分光光度计上 530nm 处以未接种试验菌的液体培养基 9ml，加蒸馏水 1ml，12% 甲醛溶液 0.5ml，摇匀，作为空白，测定各管内培养物的透光度。求出各浓度点透光度的平均值，以透光度为纵坐标，链霉素浓度为横坐标绘制出标准曲线，则可在标准曲线上查出供试品的效价。

本法较稀释法准确，英、美、日等国药典均收载了此法。

（三）琼脂扩散法

琼脂扩散法（diffuse method）即管碟法，是目前国际上测定抗生素效价的通用方法。《中国药典》收载的微生物检定法也是管碟法。此法灵敏度高，但操作较麻烦，影响试验结果的因素较多，需要从各个操作步骤严格控制试验条件，尽可能减小试验误差，才能使试验结果达到精密、准确。

二、管碟法测定抗生素效价的原理与计算

（一）管碟法的原理

管碟法是利用抗生素在摊布特定试验菌的琼脂培养基内扩散，形成含一定浓度抗生素的球形区，抑制了试验菌的繁殖，通过透明琼脂培养基可观察到透明的抑菌圈；并且在一定的抗生素浓度范围内，对数浓度（剂量）与抑菌圈面积或直径正比。方法设计是在同样条件下将已知效价的标准品溶液与未知效价的供试品溶液的剂量反应（抑菌圈）进行比较；当标准品和供试品是属于同一性质的抗生素时，标准品溶液和供试品溶液对一定试验菌所得的剂量反应曲线，在一定剂量范围内应互相平行。根据以上原理，可设计为一剂量法、二剂量法及三剂量法等，从而可以较为准确地测定供试品的效价。

（二）抑菌圈的形成

将不锈钢小管放置在摊布特定试验菌的琼脂培养基平板上，当小管内加入抗生素的溶液后，抗生素分子就随溶剂向培养基内呈球形扩散。同时将培养基平板置培养箱中培养，试验菌就开始生长繁殖。抗生素分子在琼脂培养基中的浓度，随离开小管的距离增大而降低。当抗生素分子扩散到了 T 时间，这时琼脂培养基中抗生素的浓度恰高于该抗生素对试验菌的最低抑菌浓度，试验菌的繁殖被抑制而呈现出透明的抑菌圈（图6-4）。在抑菌圈的边缘处，琼脂培养基中所含抗生素的浓度即为该抗生素对试验菌的最低抑菌浓度。

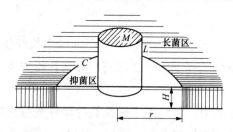

图6-4 管碟法测定抗生素放射状扩散示意

$T.$ 扩散时间（细菌生长到显示抑菌圈所需的时间，h）；$M.$ 抗生素在管中的量（μg）；

$r.$ 抑菌圈的半径（mm）；$L.$ 管的高度（mm）；$H.$ 培养基的厚度（mm）；

$C'.$ 最低抑菌浓度（单位/mm²）；$D.$ 扩散系数（mm²/h）

根据抗生素在琼脂培养基内的扩散现象，可总结为方程式：

$$r^2 = 4DT[\ln(M/H) - \ln C' - \ln(4\pi DT)] \tag{6-1}$$

此式简化为：

$$\frac{r^2}{4DT} = \ln\frac{M}{H} - \ln C' - \ln(4\pi DT)$$

$$= \ln M - \ln H - \ln C' - \ln(4\pi DT)$$

$$= \ln M[\ln H + \ln C' + \ln(4\pi DT)]$$

$$= \ln M - \ln C' - \ln(4\pi DTH)$$

移行，并换成常用对数：

$$\ln M = \frac{r^2}{4DT} + \ln C'(4\pi DTH)$$

$$2.303\lg M = \frac{r^2}{4DT} + 2.303\lg C'(4\pi DTH)$$

$$\lg M = \frac{r^2}{2.303 \times 4DT} + \lg C'(4\pi DTH)$$

$$= \frac{r^2}{9.21DT} + \lg C'(4\pi DTH)$$

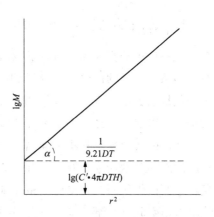

最后简化为：

$$\lg M = \frac{1}{9.21DT}r^2 + \lg C'(4\pi DTH) \quad (6-2)$$

式（6-2）相当于直线方程 $Y = bx + c$ [y 相当于 $\lg M$，斜率 b 相当于 $\frac{1}{9.21DT}$，截距 c 相当于 $\lg C'(4\pi DTH)$]，可作图 6-5。

图 6-5　管碟法测定抗生素的剂量反应曲线

从式（6-2）与图 6-7 看出，抗生素的对数剂量（$\lg M$）与抑菌圈半径的平方值呈直线关系，抗生素的量可以从抑菌圈半径来计算。还可看出，抗生素所致的抑菌圈大小不仅与抗生素量有关，而且还与最低抑菌浓度 C'、琼脂层厚度 H、抗生素在琼脂培养基内的扩散系数 D 和细菌生长到显示抑菌圈的时间 T 等因素有关，其中任何一个因素的变化，均能影响抑菌圈的大小。其影响因素在后面讨论。

（三）效价测定的计算

在测定供试品的效价时，为了消除上述因素的影响，采用标准品和供试品在同一试验条件下做剂量反应的比较，应用生物检定平行线设计原理，测得相对效价的比率，由于标准品效价为已知，从而计算供试品效价。

效价测定常用的方法：一剂量法、二剂量法、三剂量法。下面介绍每种方法的计算式推导。

1. 一剂量法（标准曲线法）的计算式　从式（6-2）可推算一剂量法的计算式。

设 M 为标准品剂量，M' 为供试品剂量，S 为标准品所致的抑菌圈，T 为供试品所致的抑菌圈。

标准品剂量与抑菌圈的关系应为：

$$\lg M = \left(\frac{1}{9.21DT}\right)S^2 + \lg(C' \cdot 4\pi DH) \quad (6-3)$$

供试品剂量与抑菌圈的关系应为

$$\lg M' = \left(\frac{1}{9.21DT}\right)T^2 + \lg(C' \cdot 4\pi DH) \quad (6-4)$$

因 $\lg(C' \cdot 4\pi DH)$ 截距，标准品与供试品在同一菌层平板上进行试验，此值应相等。从式（6-4）-式（6-3）得

$$\lg \frac{M'}{M} = \frac{1}{9.21DT}(T^2 - S^2) \quad (6-5)$$

设 θ 表示供试品与标准品的效价比率，即

$$\lg\theta = \lg\frac{M'}{M}$$

则：

$$\lg\theta = \frac{1}{9.21DT}(T^2 - S^2) \qquad (6-6)$$

式中，$\frac{1}{9.21DT}$ 为剂量反应直线的斜率，所以，供试品与标准品效价比率的对数值等于斜率乘供试品抑菌圈直径与标准品抑菌圈直径平方值之差。标准品与供试品为同质的抗生素，在试验条件稳定的情况下，两者的斜率差异极小，基本上稳定。符合此条件的抗生素，可用一剂量法测定效价。式（6-6）是一剂量法效价测定计算式。由于式（6-6）中的斜率无法直接求取，故经常采用标准曲线法或回归直线方程式法计算。

标准曲线法就是先将标准品一组剂量对试验菌的剂量反应值绘制成直线（以抗生素标准品浓度的对数为纵坐标，以抑菌圈为横坐标，在半对数坐标纸上绘出标准曲线）。在同样条件下测试供试品，将测得剂量反应值用标准品的同一剂量的剂量反应值校正，在标准曲线上查出引起该剂量反应值的抗生素相应浓度。由于标准曲线的绘制受多种因素的干扰，所以其测定结果差错较大。

在试验条件稳定的情况下，测定绘制标准曲线时，若有70%的测试点数据落在一条直线上时（其余点偏离很小），也可用直线回归推导出标准回归方程，由于在半对数坐标纸上绘图，在一定浓度范围内呈一直线，可视为直线回归方程式。因此，在一剂量法制备标准曲线时，无论用等差级数或等比级数的剂距，均可应用直线回归处理，推算出直线回归方程式。具体计算过程如下：

设标准曲线各组稀释度为 C_1、C_2、$C_3\cdots$，其相应的各组抑菌圈直径的平均值为 X_1、X_2、$X_3\cdots$，将此数排成表6-13，计算各数。N 为标准曲线各稀释度的组数，如用8种稀释度，则 $N=8$。

表6-13　标准曲线回归计算简表

C	$Y=\lg C$	X	X^2	XY
C_1	Y_1	X_1	X_1^2	X_1Y_1
C_2	Y_2	X_2	X_2^2	X_2Y_2
C_3	Y_s	X_3	X_3^2	X_3Y_3
$\vdots$	$\vdots$	$\vdots$	$\vdots$	$\vdots$
	$\sum Y$	$\sum X$	$\sum X^2$	$\sum XY$

由于标准曲线在一定剂量范围内，对数剂量与抑菌圈直径呈直线关系。因此，剂量即标准品溶液稀释度需用对数计算。

先求出抑菌圈的总平均值 $\overline{X}$：

$$\overline{X} = \frac{\sum X}{N} \qquad (6-7)$$

再求出浓度对数值的总平均值 $\overline{y}$；如标准曲线所用浓度有小数，如 $0.6\cdots$、$0.7\cdots$，为便于对数计算，可先乘10，作对数计算；在计算完毕求真数时再除以10，较为方便。

$$\overline{y} = \frac{\sum Y}{N} \qquad (6-8)$$

求回归系数 b：

$$b = \frac{\sum XY - \overline{X} \sum Y}{\sum X^2 - \overline{X} \sum X} \qquad (6-9)$$

得 b 后代入回归直线方程式：

$$\overline{y} = Y + b\ (X - \overline{X})$$
$$= Y + bX - b\overline{X} \qquad (6-10)$$

式中，$\overline{y}$ 是 Y 的估计值，是从回归直线方程式中推算的抗生素浓度的对数值，较直接用实验数值绘制的标准曲线查得的数据，更具有代表性。这样，可在标准曲线剂量范围内，任取三点抑菌圈直径位置，X_1、X_2 及 X_3 值，代入式（6-10）中，可得相应的 $\overline{y_1}$、$\overline{y_2}$ 及 $\overline{y_3}$ 三种抗生素浓度的位置点。当用半对数坐标图纸以对数纵坐标为浓度时，应求出其真数，即 lg 值。从三点抑菌圈直径位置与相应的三种浓度估计值，即可绘成一直线。

供试品效价的计算：在式（6-10）中，由于 Y、b 及 $\overline{X}$ 都可以从制备标准曲线的实验数据中得到，X 为测定检品时，供试品抑菌圈直径的平均值（需经校正后），代入式（6-11），即可算出供试品相当于标准品效价的比率 R，计算方法如下：

设测定供试品时，所用的标准品溶液浓度 C_s，所致抑菌圈直径平均值 X_a；制备标准曲线时的标准品溶液的中心浓度 C_0，所致抑菌圈直径平均值为 X_0，则校正值为 $X_0 - X_s$，将此值与 X 进行校正，正号为加，负号为减，得校正后的 X 值。由于供试品溶液的估计浓度应与标准品溶液的中心浓度 C_0 相当，则 R 为：

$$R = \frac{\lg^{-1}(Y + bX - \overline{bX})}{C_0} \qquad (6-11)$$

2. 二剂量法计算式的推导　从式（6-2）推导抗生素效价测定二剂量法的计算式如下。

设：S_2 为高剂量标准品所致的抑菌圈直径；S_1 为低剂量标准品所致的抑菌圈直径；T_2 为高剂量供试品所致的抑菌圈直径；T_1 为低剂量供试品所致的抑菌圈直径；M_2 为标准品高剂量；M_2' 为供试品高剂量；M_1 为标准品低剂量；M_1' 为供试品低剂量。

标准品高剂量与抑菌圈的关系应为：

$$\lg M_2 = \left(\frac{1}{9.21DT}\right)S_2^2 + \lg(C' \cdot 4\pi DTH) \qquad (6-12)$$

供试品高剂量与抑菌圈的关系应为：

$$\lg M_2' = \left(\frac{1}{9.21DT}\right)T_2^2 + \lg(C' \cdot 4\pi DTH) \qquad (6-13)$$

由于标准品与供试品的质相同，所以最低抑菌浓度 C' 也相同，且又在同一双碟的菌层平板上进行试验，故两者的 lg（$C' \cdot 4\pi DTH$）的数值也应相同。
式（6-13）-式（6-12）得：

$$\lg \frac{M_2'}{M_2} = \frac{1}{9.21DT}(T_2^2 - S_2^2) \qquad (6-14)$$

设 θ 表示供试品与标准品的效价比率，

即：

$$\theta = \frac{M_2'}{M_2} \qquad \lg\theta = \lg\left(\frac{M_2'}{M_2}\right)$$

则：

$$\lg\theta = \frac{1}{9.21DT}(T_2^2 - S_2^2) \qquad (6-15)$$

将标准品和供试品的低剂量 M_1、M_1' 的剂量反应代入式（6-2），得：

$$\lg M_1 = \left(\frac{1}{9.21DT}\right) S_1^2 + \lg\ (C' \cdot 4\pi DTH) \tag{6-16}$$

$$\lg M_1' = \left(\frac{1}{9.21DT}\right)\ T_1^2 + \lg\ (C' \cdot 4\pi DTH) \tag{6-17}$$

同理，式（6-17）-式（6-16），并以 θ 表示：

$$\lg\theta = \left(\frac{1}{9.21DT}\right)\ (T_1^2 - S_1^2) \tag{6-18}$$

式（6-15）+式（6-18）得：

$$2\lg\theta = \left(\frac{1}{9.21DT}\right)\ (T_2^2 - S_2^2 + T_1^2 - S_1^2) \tag{6-19}$$

[式（6-12）+式（6-13）] - [式（6-16）+式（6-17）] 得：

$$\lg\frac{M_2}{M_1} + \lg\frac{M_2'}{M_1'} = \left(\frac{1}{9.21DT}\right)\ (S_2^2 + T_2^2 - S_1^2 - T_1^2) \tag{6-20}$$

设高剂量 M_2 与低剂量 M_1 的对数比为 I

$$\lg\frac{M_2}{M_1} = I, \ \lg\frac{M_2'}{M_1'} = I,$$

$$2I = \left(\frac{1}{9.21DT}\right)\ (S_2^2 + T_2^2 - S_1^2 - T_2^2) \tag{6-21}$$

式（6-19）/式（6-21）

$$\frac{2\lg\theta}{2I} = \frac{T_2^2 - S_2^2 + T_1^2 - S_1^2}{S_2^2 + T_2^2 - S_1^2 - T_1^2}$$

$$\lg\theta = \left(\frac{T_2^2 - S_2^2 + T_1^2 - S_1^2}{S_2^2 + T_2^2 - S_1^2 - T_1^2}\right) I$$

所以

$$\theta = \lg^{-1}\left[\left(\frac{T_2^2 - S_2^2 + T_1^2 - S_1^2}{S_2^2 + T_2^2 - S_1^2 - T_1^2}\right) I\right]$$

此即管碟法的二剂量法计算式。从标准曲线绘制的实践中，证明各种抗生素的效价测定在特定的试验条件下，对数剂量与抑菌圈直径成正比。因此，用抑菌圈直径直接计算效价，可避免用抑菌圈半径平方值的麻烦，故计算式可简化如下，并直接用抑菌圈直径计算效价。

$$\theta = \lg^{-1}\left[\left(\frac{T_2 - S_2 + T_1 - S_1}{S_2 + T_2 - S_1 - T_1}\right) I\right] \tag{6-22}$$

当效价测定用几个双碟为一组时，可用抑菌圈的总和代入式（6-22）计算，式（6-22）可用以下表示，此式即为《中国药典》（2020年版）通则中的计算式。

$$\theta = \lg^{-1}\left[\left(\frac{\sum T_2 - \sum S_2 + \sum T_1 - \sum S_1}{\sum S_2 + \sum T_2 - \sum S_1 - \sum T_1}\right) I\right]$$

二剂量法效价计算式，也可用图解推导，其原理如下：

在二剂量法的设计中，标准品与供试品为同质的抗生素，又采用平行线试验法，使在同一琼脂平板上进行抑菌试验，试验条件控制相同。因此，两者剂量反应直线的截距 $[\lg\ (C' \cdot 4\pi DTH)]$ 与斜率 $\left(\frac{1}{9.21DT}\right)$ 应相等。计算式的推导可简化如下（图6-6）。

设：$\tan\alpha = b$，由 $\triangle ABH$，得

$$\lg\theta = b(T_1 - S_1) \tag{6-23}$$

由 ΔGEF，得

$$\lg\theta = b(T_2 - S_2) \tag{6-24}$$

式（6-23）+式（6-24）得：

$$2\lg\theta = b(T_2 + T_1 - S_2 - S_1) \tag{6-25}$$

由 ΔBDE，得

$$I = b(T_2 - T_1) \tag{6-26}$$

由 ΔACG，得

$$I = b(S_2 - S_1) \tag{6-27}$$

式（6-26）+式（6-27）得： $\quad 2I = b(T_2 + S_2 - T_1 - S_1) \tag{6-28}$

式（6-25）/式（6-28）得： $\dfrac{2\lg\theta}{2I} = b\left(\dfrac{T_2 + T_1 - S_2 - S_1}{T_2 + S_2 - T_1 - S_1}\right)$

所以 $\qquad \lg\theta = \left(\dfrac{T_2 + T_1 - S_2 - S_1}{T_2 + S_2 - T_1 - S_1}\right)I$

即 $\qquad \theta = \lg^{-1}\left[\left(\dfrac{T_2 + T_1 - S_2 - S_1}{T_2 + S_2 - T_1 - S_1}\right)I\right] \tag{6-29}$

式（6-29）与式（6-22）相同。

当高剂量与低剂量比 I 为4:1时，$\lg\dfrac{4}{1} = 0.6021$，2:1时，$\lg\dfrac{2}{1} = 0.3010$。

3. 三剂量法计算式的推导 同二剂量法计算式的推导，三剂量法也可用图解推导计算式（图6-7）。

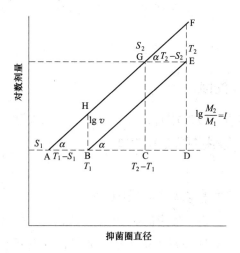

图6-6 二剂量法计算式推导图解

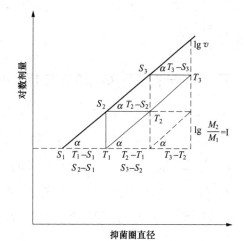

图6-7 三剂量法计算式推导图解

设： $\qquad b = 斜率 = \tan\alpha$

$$I = \lg\dfrac{高剂量}{低剂量}$$

如剂距为1:1.25，则 $I = \lg\dfrac{1.25}{1} = 0.0969$

从图6-7得：

$$\lg\theta = b(T_3 - S_3) \tag{6-30}$$

$$\lg\theta = b(T_2 - S_2) \tag{6-31}$$

$$\lg\theta = b(T_1 - S_1) \tag{6-32}$$

式(6-30) + 式(6-31) + 式(6-32)得：

$$3\lg\theta = b(T_3 + T_2 + T_1 - S_3 - S_2 - S_1)$$

所以

$$\lg\theta = \frac{b}{3}(T_3 + T_2 + T_1 - S_3 - S_2 - S_1) \tag{6-33}$$

因为

$$b = \frac{I}{S_3 - S_2} = \frac{I}{S_2 - S_1} = \frac{I}{T_3 - T_2} = \frac{I}{T_2 - T_1}$$

$$I = b(S_3 - S_2) \tag{6-34}$$

$$I = b(S_2 - S_1) \tag{6-35}$$

$$I = b(T_3 - T_2) \tag{6-36}$$

$$I = b(T_2 - T_1) \tag{6-37}$$

式(6-34) + 式(6-35) + 式(6-36) + 式(6-37)得：

$$4I = b(S_3 + T_3 - S_1 - T_1)$$

所以

$$b = \frac{4I}{S_3 + T_3 - S_1 - T_1} \tag{6-38}$$

将式(6-38)代入式(6-33)得：

$$\lg\theta = \frac{4I(T_3 + T_2 + T_1 - S_3 - S_2 - S_1)}{3(S_3 + T_3 - S_1 - T_1)} \tag{6-39}$$

如 $I = \lg 1.25 = 0.0969$ 代入，则得：

$$\lg\theta = \frac{0.1292(T_3 + T_2 + T_1 - S_3 - S_2 - S_1)}{S_3 + T_3 - S_1 - T_1} \tag{6-40}$$

式（6-40）为三剂量法计算式，式中常数 0.1292 随所用剂距而定，当剂距改变时，只需改变 $\lg\dfrac{M_2}{M_1}$ 即可。

三、管碟法测定结果的影响因素及其控制

各种抗生素药物的效价测定方法，虽各有特点，方法亦有差异，但其基本要求是一致的。现就测试中可能出现的影响测定结果的因素及其控制方法说明如下。

（一）影响抑菌圈形状的因素与控制

在测试过程中有时出现抑菌圈破裂、不圆等不正常形状，其原因如下。

1. 稀释抗生素所用缓冲液的 pH 值、盐浓度的影响　某些抗生素溶液，如果 pH 值低或含盐浓度高，就会不显抑菌圈或呈卵圆形抑菌圈。如四环素类抗生素，如果抗生素溶液的 pH 值过低，两相邻抑菌圈彼此影响较大时，可显示卵圆形抑菌圈。氨基糖苷类抗生素溶液 pH 值过低或盐浓度高，或供试品与标准品中的盐含量不等时，均可能不显抑菌圈或呈卵圆形抑菌圈。如链霉素效价测定时，稀释用的磷酸盐缓冲液浓度较《中国药典》规定浓度增大 10 倍，则不显示抑菌作用。这是因为抗生素溶液的盐浓度高或 pH 值过低，可能改变抗生素分子的解离状态，影响了抗生素对试验菌抑制作用的浓度。

2. 制备琼脂培养基菌层的影响　加菌时培养基温度可以影响制备琼脂培养基菌层，加菌时培养基温度过高或温度不高但受热时间过长，可使试验菌部分或全部被烫死，造成抑菌圈破裂或无抑菌圈。在操作时，培养基加热融化后，依据试验菌的生理特性，将融化的培养基放入不同温度的恒温水浴中，待培养基均匀降温至平衡后，再加入试验菌。

3. 测试用的器材洗净度的影响　测试用的玻璃双碟、小钢管、钢管放置器等若被微量

的抗生素污染，则易出现抑菌圈破裂。上述器材使用前要清洗干净，除尽残留的抗生素。

4. 双碟培养温度的影响　将加入抗生素溶液后的双碟按试验菌的要求放入恒温培养箱中培养。在此培养过程中，如果培养箱内的温度不均匀，则平皿内试验菌生长不均，抑菌圈不圆；同时还影响抗生素在琼脂培养基中的扩散系数，抑菌圈大小也不同。培养箱内传热应均匀，每组双碟放在同一层盘内。培养过程中，不宜启开培养箱。

5. 其他操作的影响　向小钢管内滴加抗生素溶液时，溶液溅落到小钢管外的培养基表面，抑菌圈破裂；小钢管与培养基表面接触不严密，使抗生素溶液漏出，便破坏了均匀扩散现象；小钢管彼此间隔距离太小，便形成互相影响的卵圆形或椭圆形抑菌圈；制备的平皿内培养基厚度（H）不均匀，会出现抑菌圈不圆。按操作规程进行测试，可避免上述影响的出现。

（二）影响抑菌圈边缘清晰度的因素与控制

在某些情况下，抑菌圈边缘出现模糊、不光滑、呈锯齿形或呈现双圈等现象，其原因是抑菌圈形成过程中扩散系数的紊乱，试验菌生理特性变化等。

（1）试验菌长时间放置，菌群中的一些菌株生理特性有所变化，或是生长速度改变，或对抗生素的敏感度有所变化，往往出现双圈，抑菌圈的边缘不清。这可从前述扩散方程式（6－2）进行解释。由于菌群中某些菌株 C 的变化，使 r^2 相应改变。因此，定期对试验菌进行纯化，保持试验菌的生理特性稳定是非常重要的。在纯化挑单菌落时，球菌应挑选光滑型菌落，芽孢杆菌应挑粗糙型菌落。当然应进行显微镜检查，以确认菌的典型性。

在检定时，菌层培养基中的菌量影响抑菌圈，菌层培养基中的菌量过低，抑菌圈的边缘模糊不清；菌量过高，使抑菌圈太小并且影响试验菌灵敏度。因此，在正式检测之前，找出最适菌量。

（2）培养基的原材料品种与质量很重要，因此应选择好。如胨、肉膏、琼脂等，都能影响抑菌圈的大小与清晰度。试验发现不同原料加工的胨对抑菌圈的形成影响显著，鱼胨、骨胨、鸡肉胨效果较好，而肉胨、蛋胨效果不好，酵母膏中含有 B 族维生素，它不仅影响试验菌生长，而且还影响某些抗生素的抗菌活性，如氯霉素效价检定，当培养基中含有较丰富的 B 族维生素时，则抑菌圈较为清晰。

琼脂是生物检定培养基的必需原料之一，琼脂的质量和加量多少均能影响抑菌圈质量。生产琼脂用的原料不同，生产出的琼脂的机械强度、凝固点与融解点会有差异，琼脂溶胶的黏度以及含有的杂质量亦会变化很大，均能影响培养基的质量。琼脂质量和培养基中加入的琼脂数量不仅能影响试验菌的生长，而且还影响抗生素在琼脂培养基中的扩散系数，改变抗生素的抗菌作用强度。

（3）调节培养基的 pH 或增加适量的盐浓度可使抑菌圈清晰，调节培养基的 pH 能改变抗生素的溶解度，直接影响抗生素的抗菌活性；培养基 pH 的改变直接影响试验菌的生长速度和抗生素在琼脂培养基中的扩散系数，影响抗生素的最低抑菌浓度。前述的缓冲液 pH 值和盐浓度的调整也有相似的作用。这些因素均可能控制抑菌圈的大小和清晰度。如链霉素效价检定用培养基 pH 值应为 7.8~8.0，如将 pH 调至 6.5 左右时，抑菌圈不如偏碱时清晰，而且抑菌圈也小。一般说，碱性抗生素在偏碱性的培养基和缓冲液中，抗菌活性强，抑菌圈清晰。酸性抗生素和酸、碱两性抗生素在偏酸性的培养基和缓冲液中，抗菌活性强，抑菌圈清晰。又如新霉素稀释用的缓冲液中增加 3% 的氯化钠，使新霉素的分子扩散加快，抑菌圈增大且清晰。

（4）不适当延长双碟的培养时间，使抑菌圈边缘不清，某些抗生素对试验菌呈现抑制生长的作用，即在抑菌圈边缘的菌群的生长只是被抑制，当继续培养时，细菌总量增加，对抗生素的敏感度下降，抑菌圈边缘的菌群继续生长，使抑菌圈变小且边缘模糊不清。如用黑根霉做试验菌检定制霉菌素效价时，双碟培养时间不足，抑菌圈边缘模糊，培养时间过长，其菌丝向抑菌圈内生长，使抑菌圈变小且边缘不整齐。但是四环素和氯霉素用藤黄八叠菌做试验菌检定效价时，在规定的温度和时间培养后，再置室温放置半天或继续培养 2~3h，可使抑菌圈边缘清晰。这可能是抑菌圈边缘菌群继续生长，并产生色素，使抑菌圈边缘致密而显清晰。

（三）标准品与供试品的质应相同

抗生素效价微生物检定法的效价测定计算式，是设定标准品和供试品剂量反应直线互相平行的，如果不平行，则斜率不等，其计算结果必定发生较大的误差。两者不平行的原因，除操作上可能引进的误差外，主要是标准品与供试品内在质量有质的不同。如标准品中含有的抗菌活性物质或影响抗菌活性的物质（增强或拮抗），与供试品中含量不同，就会出现两者剂量反应直线不平行。在检定多组分抗生素效价时更要注意这点。更不能用这一型的抗生素组分制备的标准品，去测定另一型抗生素的供试品，如多黏菌素 E 供试品，不能用多黏菌素 B 标准品与其对比做效价测定，半合成的新青霉素类不能用青霉素 G 标准品作对比。此外，标准品与供试品所用的稀释用缓冲液（pH 值、盐浓度）不同时，两者剂量反应直线也不平行。供试品中如含有维生素、氨基酸、无机盐及其他生长物质，而在标准品中没有，则可影响试验菌的生长速度。无论是生长促进还是生长抑制物质，都可使供试品与标准品两种剂量反应直线不平行。这现象在营养低的培养基上影响较大，在营养丰富的培养基上，其影响可减小。因此，可用不同配方的培养基做比较试验。如供试品中的添加物为已知时，则可在标准品溶液中加入相同量的添加物，以对消其影响。如盐酸四环素制剂中含有一定配方量的维生素 C，则在标准品溶液中也应加入等量的维生素 C。如供试品为天然物质中抗生素残留量分析，若天然杂质较多，可将样品做极大的稀释后，用敏感度较高的试验菌和薄层法测定效价。

某些维生素能影响抗生素的抑菌作用，值得注意，如维生素 C 能使大环内酯类、氨基糖苷类及多烯类抗生素灭活。在维生素 C 浓度为 0.1%、抗生素浓度为 0.025% 的混合液，在 25℃ 放置 60min，其抗菌效价下降：竹桃霉素及红霉素为 43%，卡那霉素为 35%，链霉素为 33%，新霉素为 28%，制霉菌素为 21%。维生素 B_2 使多数抗生素的效价下降，青霉素和头孢菌素类影响最小，四环素、林可霉素和制霉菌素下降最大。在上述条件下，抗生素效价下降：四环素为 73%，金霉素为 67%，土霉素为 60%，多西环素为 56%，林可霉素为 51%，而制霉菌素为 100%。对抗生素灭活作用最弱的维生素为维生素 B_1、维生素 B_6 和烟酰胺，对四环素类基本上无作用，但它对氨基糖苷类抗生素的灭活作用很强。

某些抗生素对光较敏感，如抗霉菌的多烯类抗生素——制霉菌素、两性霉素 B 等，配制标准品及供试品溶液，以及整个试验过程，也需在相同的避光直射条件下进行操作；某些抗生素在一定的 pH 条件下，能转化成差向异构体，如四环素在 1mol/L 磷酸盐或枸橼酸盐缓冲液，pH 3.2（23℃）时，可形成 55% C - 差向异构体。它的生物活性相当于四环素的 5%，这样，也可使两者的剂量反应直线不平行，所以，标准品与供试品稀释液的放置时间与条件也应相同或尽量相同。

（四）抗生素最后稀释液的浓度与抑菌圈直径的直线关系

抗生素最后稀释液的浓度（剂量）的对数值与抑菌圈直径（剂量反应）的平方值之间的关系在一定剂量范围内，呈直线关系。为使结果的计算简化，常以抑菌圈直径值来计算。试验过程中，当抗生素最后稀释液的浓度发生改变时，可使剂量反应直线的距离较短。如抗生素在试验过程中受到破坏，被培养基中的某些杂质吸附或产生沉淀，被试验菌吸附等。这时就要分析除去这些影响因素。一般措施，如调整稀释用缓冲液的 pH 值，使抗生素更稳定；调整培养基配方及除去某些杂质；调整培养基 pH 值；选用更灵敏的试验菌等。

（五）直线的斜率与截距

标准曲线的斜率，当以效价对数值为纵坐标，抑菌圈直径为横坐标时，在一定范围内，斜率小，则试验结果的重现性较好，生物反应的灵敏度高。

斜率控制的条件可从式（6-2）中斜率$\left(\dfrac{1}{9.21DT}\right)$来推算。如扩散快，即扩散系数 D 值大，则斜率就小；如试验菌生长慢，时间长，T 值大，则斜率就小。如扩散系数不变，T 值变小，即试验菌生长快，时间短，斜率就大。这样，生物反应灵敏度低，重现性差。因此，快速效价测定法的误差将大于一般常规测定法。扩散系数与抗生素的分子量有关，也与培养基成分或试验菌是否吸附抗生素有关。供试品抗生素的分子量为固定因素，但培养基成分，稀释用缓冲液的 pH 值、盐浓度、琼脂含量、试验菌量以及添加适当表面活性剂如聚山梨酯 80 等因素的调节，常可使抗生素的扩散速度加快。

为使斜率减小，就应使 T 值增大。有些试验菌，如蜡样芽孢杆菌生长快。但是，控制培养基的营养成分或降低培养基的 pH，如使其偏酸性（pH 4.5），生长即缓慢。又可降低温度，如将制备好菌层的双碟，预先冷却，然后再滴加抗生素溶液；或滴加抗生素溶液后，在室温放置 0.5～1h，然后再置孵箱培养。这样都可使 T 值增大。但 T 值过大，细菌生长时间过长，抗生素也可能部分分解，对抑菌圈清晰度及试验准确性也有影响。

截距的控制条件：除温度、扩散系数和抗生素溶液浓度等对数值影响外，培养基厚度是重要的影响因素。如将培养基厚度减小一半时，截距也减小一半，抑菌圈就增大。据此原理而设计的薄层法大大提高了试验灵敏度，可用于血液中抗生素浓度的测定和食品中微量抗生素的测定。对某些成分复杂的制剂，如采用薄层法，可将供试品的浓度降低，高度稀释后，使杂质、辅料的影响大为减小。

（六）操作技术的要求

（1）精密的称量与稀释　抗生素效价测定管碟法是微量的微生物分析法，在操作上要求仔细精密。滴加小管的溶液浓度极低，如青霉素 1.0U/ml 的溶液以 mg/ml 表示，则为 0.0005988mg/ml；链霉素溶液则为 0.001mg/ml。因此，供试品的称量、稀释都要求精密正确，所用天平、砝码、玻璃刻度容量仪器亦要求经过标定。在称量前，如样品系保存在冰箱，则应预先将装样品的干燥器取出（不启开），放置室温，待温度平衡后再将干燥器外壁冷凝水擦干，然后启开，取出样品置另一干燥器内，放置至少 30min，再进行称量。某些抗生素药品的干燥粉末，在空气中吸湿性很强，在称量时应注意工作环境的相对湿度，尽量控制在相对湿度 40%～50%。为达此要求，除可能装备恒湿自动调节设备外，也可用简单容易做到的干燥操作柜，其中放置干燥剂（如硅胶等）、毛发湿度计、天平及温度计等，通过密闭的长乳胶手套，进行称量操作。用此简单设备即使在雨季，也可以使称量操作局部环境的相对湿度在30%左右，即使在这样条件下，某些抗生素干燥粉末仍能很快地吸收水分。例如干燥的硫酸链霉素粉末，露置在相对湿度为27.5%、温度为29℃环境下，2min增重0.54%；累积露置12min，增重2.124%。除链霉素外，新霉素、青霉素、红霉素的干燥粉末，吸湿性都很强，在称量时需注意相对湿度并尽量迅速。

标准品和供试品的稀释，溶解样品的第一步应用量瓶稀释至500~1000U/ml（μg/ml），随后的稀释也尽量使用量瓶做10倍或5倍稀释。稀释标准品和供试品所用的缓冲液应用同一瓶内的缓冲液或同一次制备的缓冲液几瓶混匀后使用。吸管的操作按一般定量分析要求，为避免抗生素被玻璃吸附，在量取溶液时，要用被量取的溶液流洗2~3次。

（2）滴加双碟小钢管的次序所致的误差受操作者的熟练程度的影响，而且在方法设计上也是无法抵消的。因此，要求滴加迅速，如一组三个双碟18个小钢管的滴加时间，控制在1min以内较好。在操作很多检品时，以分批操作为好，切勿同时放置几排双碟先滴好标准品溶液后滴加各批供试品溶液，这样使标准品与供试品溶液的扩散时间和细菌生长时间带来差异，引致误差。

（3）避免测量抑菌圈时引进误差。测量抑菌圈是本法取得试验结果的重要环节，目前有采用游标卡尺（精密度0.02或0.05mm）的，也有用幻灯投影放大测量，或使用抑菌圈面积测量仪。使用卡尺，须避免操作者的读数误差。幻灯投影以二剂量法或三剂量法较为合适，因可以在同一放大率下测量标准品与供试品的抑菌圈，由于标准品与供试品均在同一双碟上，设双碟的厚度是均匀的，不影响同一双碟各部分的投影放大。效价设计是按平行线原理，标准品与供试品比较其效价。因此，各个双碟底的厚薄，琼脂层厚度的差异，不致影响结果。但一剂量法，由于制备标准曲线时的双碟与测定供试品时所用的双碟，不可能相同，效价计算按标准直线或标准直线的回归直线方程式，这样可能因测量抑菌圈时的条件不同而导致误差。

抑菌圈面积测试仪是采用测量仪，使待测的抑菌圈图像通过摄像头的光电转换，将图像的灰度信息转变为电信息，处理后，分离出只包含图像本身的信息，利用图像面积为该图像内所包含圆面积的积分原理，直接算出图像面积，可数码显示及自动打印抑菌圈的面积，经微处理机处理，能自动打印出效价测定结果及《中国药典》(2020年版）规定的生物统计分析数据。因此，是当今较为理想的抑菌圈测量仪器。

四、管碟法测定抗生素效价的操作步骤

管碟法测定抗生素的操作分为八个主要步骤：①试验菌的纯化与悬液的制备；②缓冲液、灭菌水与培养基制备；③标准品、供试品的称量，溶解与稀释；④双碟的制备：向灭菌后的平皿内分别倒入底层和含菌的上层培养基平板，并放置小钢管；⑤滴加药液：向设计好位置的小钢管内分别滴加标准品溶液和供试品溶液；⑥恒温培养；⑦测量抑菌圈直径或面积；⑧计算测试结果及统计分析。

其操作过程见图6-8。

管碟法的三种剂量法的操作方法基本相同。以二剂量法为例简述主要操作步骤。

抗生素高、低剂量的确定，一般要求高剂量显现的抑菌圈直径应在20~24mm，某些品种可放宽到18~24mm。高剂量与低剂量的抑菌圈直径之差值应大于或等于2mm，某些品种的差值可小些。

1. 标准品、供试品溶液的制备 标准品、供试品的原液（浓度500~1000U/ml）—

般用灭菌蒸馏水溶解制备，而稀释液（亦可称滴加溶液）依据抗生素的性质，采用相应的缓冲液制备。高、低剂量的比率，一般采取高剂量:低剂量＝2:1，如果此比率下的抑菌圈差别较小，可采用高剂量:低剂量＝4:1 的剂量比率。

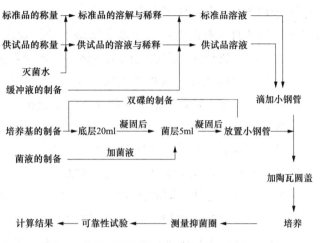

图 6 - 8　抗生素效价测定管蝶法操作流程图

2. 双碟的制备　在灭菌后的平皿内先倒入底层琼脂培养基，凝固后，再倒入含有检定菌的菌层琼脂培养基。在菌层培养基表面上用手工或小钢管放置器等距离地放置小钢管（图 6 - 9）。一个供试品可用5 ～ 10 个平皿为一个检定组。

3. 滴加溶液　在每个双碟的对角两个钢管内分别滴加标准品高剂量、低剂量溶液，其余两个钢管内分别滴加供试品的高剂量、低剂量溶液。

4. 恒温培养　滴加完毕的平皿，用陶瓦盖（最好用乙醇棉球擦拭）盖上，然后按试验菌的要求置于相应的恒温箱内培养。

5. 测量抑菌圈　培养至一定时间，取出，测量抑菌圈直径或用抑菌圈面积测量仪测量。

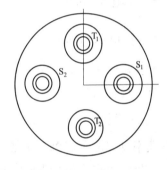

图 6 - 9　二剂量法双蝶、钢管与
抑菌圈位置图

S_1. 标准品低剂量；S_2. 标准品高剂量；
T_1. 供试品低剂量；T_2. 供试品高剂量

6. 计算测试结果与统计分析　将测得的各剂量的抑菌圈直径列成表格，并按效价计算式，求得供试品的效价。进一步用生物统计方法分析测试结果的可信性。

五、管碟法测定抗生素效价的应用实例

红霉素含量测定：精密称取本品适量，加乙醇（10mg 加乙醇 1ml）溶解后，用灭菌水定量制成每 1ml 中约含 1000U 的溶液，照抗生素微生物检定法（《中国药典》通则 1201管碟法或浊度法）测定，可信限率不得大于 7%。1000 红霉素单位相当于 1mg 的 $C_{37}H_{67}NO_{13}$。

扫码"学一学"

第八节　生物统计法在抗生素效价检定中的应用

生物检定是利用药物对生物体（微生物、细胞、离体组织、整体动物等）所引起的

药理作用来测定药物的生物活性或效价的一种方法。它以药物的药理作用为基础，以生物统计为工具，运用特定的实验设计，通过供试品与相当的标准品或对照品在一定条件下比较其产生特定生物反应的剂量间比例，从而测定供试品的生物活性。

由于医药研究对象是生物体，生物体间存在着普遍差异。生物差异性是由许许多多内外因素偶然性的配合而引起的。不论这些因素多么错综复杂，我们还是能从这些偶然配合的因素中找出规律的关系。数理统计方法是认识各种客观现象数量特征的主要工具。因此，可以借助数理统计方法找出规律，以减低生物差异性对生物检定结果的影响，并且用它来控制实验误差的范围，使生物检定的结果能达到一定的精密度。在生物检定中，试验设计、操作程序、结果计算与结论推导等。都贯穿着数理统计的一般原理和应用，如生物差异规律与分布概率、显著性水平、平行线原理、线性关系、方差分析等。因此，形成了专门以生物为研究对象的数理统计分支，称为生物统计。在各国的药典中收载的生物检定品种，都应用了生物统计方法，同时还规定生物检定的误差范围。

用生物检定方法测定生物活性的药物均应正确地应用生物统计方法的原理进行试验设计，同时进行试验可靠性测验、可信限计算等统计分析，才能获得可靠的试验结果。

一、基本概念

（一）总体与样本

总体是同质的个体构成的集体。从总体中取出部分个体的过程称为"抽样"，所抽得的部分称为样本（样品）。

（二）概率

概率以 P 表示。概率就是"机会"的定量表现式或称"可能性"的定量计算。用数量的形式反映事物的必然性规律的理论叫概率论。概率的范围在 0 与 1 之间，某一事件必然不发生，则 $P=0$。通常 $1>P>0$，P 愈接近 0，则发生的可能性愈小，P 愈接近于 1，发生的可能性愈大。

（三）自由度

自由度是数学上的名词，后来应用到统计学中来。其计算方法如下：若有 N 个数值受到 r 个必要条件的限制，则其自由度为 $N-r$。

（四）标准差（S）

标准差表示一群数值之间的差异或称离散程度，是各离均差平方之和平均后开方所得值，是总体变异的参数，表示的是个体的离散程度，该数值愈小，表示总体变异小。

$$S=\sqrt{\frac{\sum(X-\bar{X}^2)}{n-1}}=\sqrt{\frac{\sum x^2-\bar{X}\sum x}{n-1}} \qquad (6-41)$$

（五）变异系数（CV）

变异系数是标准差（S）对均数（$\bar{X}$）的百分率。当两组数据比较其差异时，如果两组均数相同或相差无几，则两组内部差异程度的不同可直接比较两组的标准差。但如果两组均数相差悬殊时，就不能直接比较其标准差，这时应把标准差和均数对照起来进行比较，即换算成标准差相当于均数的百分率，称为变异系数，再行比较两组的差异。

$$CV = \frac{S}{\overline{X}} \times 100\% \tag{6-42}$$

（六）标准误（S_M）

在统计学里，有好几种数值可以用来标志实验观察结果的精密度，而标准误是其中最基本的一种。它是用来测量重复同样实验所得各次结果之间的离散情况或参差程度的。也可以说是以同法做各次实验结果间的标准差。

$$S_M = \sqrt{\frac{\sum(\text{各次结果} - \text{各次结果的均值})^2}{\text{重复试验次数} - 1}} \tag{6-43}$$

（七）t 值

用一个样本计算出来的估计标准误来代替总体标准误总是有偏差的，并且样本愈小，偏差就愈大，而 t 值就是用来纠正样本偏差的参数。用公式表示如下：

$$t = \frac{\overline{x} - \mu}{S_x} = \frac{\text{试验（样本）均数} - \text{真正（总体）均数}}{\text{估计标准误}} \tag{6-44}$$

t 值是个变量，随着样本均数 $\overline{x}$ 和估计标准误 S_x 而变动。查 t 值表可得。

（八）可信限（FL）

可信限是用来标志试验结果精密度的，它比标准误更为具体而明确地表示出实验的误差范围。也就是在一定概率（95%）水平下，从供试品检定的结果，估计其真实结果的所在范围。

$$FL = M \pm t \cdot S_M \tag{6-45}$$

计算值 M（$M = \lg R$）的可信限是 M 的标准误 S_M 和 t 值的乘积。式（6-45）表示重复 100 次实验时，在理论上有 95 次的实验结果离真正结果的距离在此范围内，只有 5 次在此范围以外。因此把真正结果（真值）估计在这个范围内，虽不十分可靠，也有 95% 的把握可以相信了。这个范围就称 $P = 0.95$ 的可信限。显然，可信限范围大，试验误差大，反之，则小。

为更有效地表达其实验精密度，不宜单用可信限的绝对值，而应看它和实验结果的相对关系，即可信限相当于实验结果的百分数，简称可信限率（$FL\%$）。

$$FL\% = \frac{t \cdot S_M}{M} \times 100\% \tag{6-46}$$

在实际计算中，实验结果要通过对数值来计算，对数实验结果的可信限在换算成真数时，其高限和低限离 M 不是等距离的，因此，常用这两个距离的平均值为可信限，再由此而计算出的可信限率称平均可限率。

$$\overline{FL} = M \pm \frac{\text{高限} - \text{低限}}{2} \tag{6-47}$$

$$\overline{FL\%} = \frac{\text{高限} - \text{低限}}{2 \times M} \times 100\% \tag{6-48}$$

（九）显著性测验

实验工作中要得到可靠的结论，需将实验数据经过统计处理。因为实验的对象是生物体，它对药物的反应有一定差异性，再加上实验工作中其他误差，就会形成差别的假象。因此，要通过对实验数据的处理，运用生物统计方法来分析那些差别。这种统计方法就是显著性测验，常用的显著性测验依不同的试验设计有下面三种。

1. t检验 常用于两个均数之间的比较，如比较卡尺法和仪器法测量抑菌圈所得效价有显著差异，可用 t 测验来判断。

2. F检验（方差分析） 常用于两个以上均数间的比较。抗生素效价测定中，不论 (2.2) 法还是 (3.3) 法，比较的均数都超过两个以上。

F 检验的步骤：

（1）建立测验假设：设各处理组间的变异属于抽样误差，它与组内的变异是一致的，所加的处理因素并不增加变异。

（2）计算各处理组间的方差及组内方差，求出各对变异来源的 F 值。

（3）将计算的 F 值与 F 值表中按一定自由度查得的 $F_{(f_1, f_2) 0.05}$ 或 $F_{(f_1, f_2) 0.01}$ 进行比较以得出结论：

如处理组的 F 值大于 $F_{(f_1, f_2) 0.05}$，则认为该处理所引起的差别有显著的意义。

如处理组的 F 值大于 $F_{(f_1, f_2) 0.01}$，则认为该处理所引起的差别有非常显著的意义。

如处理组的 F 值小于 $F_{(f_1, f_2) 0.05}$，则认为该处理所引起的差别无显著的意义。

（十）量反应平行线测定实验设计类型

根据不同的检定方法可加以限制的因数应采用不同的实验设计类型。常用的设计类型有随机设计、随机区组设计、拉丁方设计和交叉设计等。这里主要介绍前两种。

1. 随机设计 是将有关因子的各级随机分配到各剂量组，各剂量组内不加因级限制，随机设计是用一个因级（剂间）的方差分析法，本设计较为简单，计算也较方便，较为常用。主要缺点是没有考虑去除其他因级（如实验条件、碟间等）对实验误差的影响，只是分辨不同剂量（剂间）所致变异，因而不能将实验误差减至更小。

2. 随机区组设计 这是生物检定中最常用、效果较好的实验设计类型，它要求在剂量组内的各行间加以区组间（如碟间、窝间等）的因级限制。一个区组是指性质相同的实验对象或实验条件，它可以是一窝动物、一次实验、一个培养皿上的效价测定小杯、一个动物或其器官的一组剂量结果等。各剂量的区组数（m）相等，因此在安排时要使每个区组的容量（K）相等。随机区组的设计类型由于区组和剂量组的排列关系是正交的，所以区组间的差异不会影响剂量间的差异。随机区组设计用两个因子的方差分析法，此设计除了从总变异中分离剂间变异外，还分离了区组间变异，较完全地发挥了方差分析的作用，实验误差较随机设计为小。抗生素效价测定（管碟法）采用随机区组设计。

（十一）误差项（S^2）

指从实验结果的总变异中除去不同剂量及不同因级对变异的影响后，剩余的变异成分，用方误差（S^2）表示。对于因实验设计类型的限制无法分离的变异成分，或估计某种因级对变异的影响小，可不予分离者，都并入 S^2，但剂间变异必须分离。误差项的大小影响标准误和可信限。

（十二）可靠性测验

1. 可靠性测验的目的 抗生素效价测定属于量反应平行线测定，此测定法的计算原理是以 S 和 T 的对数剂量与反应呈直线关系以及 S 和 T 两条直线平行为基础的，因此必须验证所得实验结果是否显著偏离了这个基础，即显著偏离了直线和平行性。这就是可靠性测验的目的。对于偏离不显著（在一定的概率水平下）的实验结果，认为可靠性成立，方可按有关公式计算供试品的效价和可信限。

2. 可靠性测验方法　实验结果的可靠性是以方差分析法测验，测验多组均数之间的差别是否显著。抗生素效价测定中，存在有 S 和 T 的差别，直线及平行线关系，剂量间和双碟间的关系。通过统计以上各组均数间的方差，以试品间、回归、剂间（列）、碟间（行）……的方差与误差项（S^2）的比值（称 F 值），来确定各自差异的显著性程度和实验结果的可靠性，因此 F 值（F 值 = 该项方差/误差项 S^2）可作为观察实验显著性程度的一个指标。计算出的 F 值，可通过 F 值表（附表 3）得知，计算 F 值是处于 $P > 0.05$、$P < 0.05$，还是 $P < 0.01$。一般差别显著意义的表示法，常用：

$P < 0.05$，差别有显著意义；

$P < 0.01$，差别有非常显著意义；

$P > 0.05$，差别无显著意义。

注意：统计推断只能说明差别的可靠程度，并不说明差别的大小。

3. 可靠性测验结果分析

（1）试品间（F_1）　本项是用以观察 S 和 T 的结果是否有显著差别。如果差异非常显著（计算 F 值 $> F_{(f_1, f_2)0.01}$，$P < 0.01$），表明因对 T 效价估计得不正确而引起。S 和 T 之间差别大，将影响整个实验误差。应参考所得结果重新估计 T 的效价或重新调整剂量再进行试验，估计效价越接近实际效价越好，即差别应无显著意义（$P > 0.05$）。《中国药典》规定：计算所得效价，如低于估计效价的 90% 或高于估计效价的 110%，应调整其估计效价，予以重试，道理也在于此。

（2）回归（F_2）　该项应非常显著（计算 F 值 $> F_{(f_1, f_2)0.01}$，$P < 0.01$），表明剂量与反应呈直线关系，即反应随剂量呈现规律性变化，使反应均匀分布在一条直线上。当 $P < 0.01$ 时，证明实验的直线性好。

（3）偏离平行（F_3）　该项应不显著（计算 F 值 $< F_{(f_1, f_2)0.01}$，$P > 0.05$），表明 S 和 T 平行关系可靠。当回归项非常显著而偏离平行不显著时，则认为 S 和 T 呈平行直线关系。

（4）二次曲线（F_4）与反向二次曲线（F_5）　该项是（3.3）法增加的观察指标，目的是考核 S 和 T 是否形成曲线，验证其直线性和平行性。（2.2）法属两点成直线，只存在是否平行，而三点有可能形成曲线，所以该两项与偏离平行观察方法相同，应不显著（计算 F 值 $< F_{(f_1, f_2)0.01}$，$P > 0.05$），表示 S 和 T 的直线性和平行性良好。

（5）剂间（F_6）　该项差异应显著（计算 F 值 $< F_{(f_1, f_2)0.01}$，$P < 0.05$），即不同剂量（浓度）所致的反应（抑菌圈直径或面积）应有明显差异，差异显著可提高检定的灵敏度，减低实验误差。若差异不显著，可重新调整剂量或调整实验方法。

（6）碟间（F_7）　该项应不显著（$P > 0.05$）。实验中一组双碟之间的误差应当较小，以使总的实验误差减小，但在一般情况下，双碟间的误差总是存在的，所以《中国药典》中可靠性测验已分辨碟间差异，使实验误差减小。

综上所述，可靠性测验的结论可归纳如下：试品间差异不显著（$P > 0.05$），回归项非常显著（$P < 0.01$），偏离平行、二次曲线和反向二次曲线均不显著（$P > 0.05$），剂间差异显著（$P < 0.05$），碟间差异不显著（$P > 0.05$）。

当可靠性测验表明 S 和 T 是呈平行直线关系后，即可应用平行线测定的有关公式计算效价和可信限。

（十三）回归

用于研究两个变量之间的关系。抗生素效价测定时，对数剂量和抑菌圈大小是两个变量，两者存在从属因果关系，也就是抑菌圈大小（Y）随着对数剂量（X）的高低而变化，Y 是 X 的一个函数。

二、抗生素效价测定生物统计步骤

（一）方差分析

（1）将实验结果（抑菌圈直径）按表 6 – 14 排成方阵。

表 6 – 14　剂量分组方阵表

| | | \multicolumn{5}{c}{（S）和（T）的剂量组} | 总和 |
		（1）	（2）	（3）	…	（k）	$\sum y_m$
行	1	$y_{1(1)}$	$y_{1(2)}$	$y_{1(3)}$	…	$y_{1(k)}$	$\sum y_1$
	2	$y_{2(1)}$	$y_{2(2)}$	$y_{2(3)}$	…	$y_{2(k)}$	$\sum y_2$
	3	$y_{3(1)}$	$y_{3(2)}$	$y_{3(3)}$	…	$y_{3(k)}$	$\sum y_3$
间	…	…	…	…	…	…	…
	m	$y_{m(1)}$	$y_{m(2)}$	$y_{m(3)}$	…	$y_{m(k)}$	$\sum y_m$
总和 $\sum y$	（k）	$\sum y_{(1)}$	$\sum y_{(2)}$	$\sum y_{(3)}$	…	$\sum y_{(k)}$	$\sum y$

k：S 和 T 的剂量组数和。（2.2）法，$k = 4$；（3.3）法，$k = 6$。

m：每剂量组内抑菌圈数，即每剂量所用的碟数。

n：抑菌圈的总数，$n = mk$

$\sum y_{(k)}$：S 和 T 剂量组内抑菌圈值的和。

$\sum y_m$：每只双碟内抑菌圈值的和。

$\sum y$：m 只双碟内抑菌圈值的总和，也即 n 个抑菌圈的总和。

（2）将方阵表内的数据按式（6 – 49）～式（6 – 52）计算各项变异差方和与自由度，分辨剂间和碟间（组内）的差方和，得出误差方和。

$$差方和_{(总)} = \sum y^2 - \frac{(\sum y)^2}{mk} \tag{6 – 49}$$

$$f_{(总)} = mk - 1$$

$$差方和_{(剂间)} = \frac{\sum [\sum y_{(k)}]^2}{m} - \frac{(\sum y)^2}{mk} \tag{6 – 50}$$

$$f_{(剂间)} = k - 1$$

$$差方和_{(碟间)} = \frac{\sum (\sum y_m)^2}{k} - \frac{(\sum y)^2}{mk} \tag{6 – 51}$$

$$f_{(碟间)} = m - 1$$

$$差方和_{(误差)} = 差方和_{(总)} - 差方和_{(剂间)} - 差方和_{(碟间)} \tag{6 – 52}$$

$$f_{(误差)} = f_{(总)} - f_{(剂间)} - f_{(碟间)} = (k - 1)(m - 1)$$

（二）剂间变异分析及可靠性测验

通过对剂间变异进一步分析，以测验 S 和 T 的对数剂量和反应的关系是否显著偏离平行直线。（2.2）法的剂间变异分析试品间、回归、偏离平行 3 项，（3.3）法还需再分析二次曲线和反向二次曲线。分析方法按表 6 – 15。

表 6-14 中 S_1、S_2……T_1、T_2…分别为标准品和供试品每一剂量组内的反应值（抑菌圈直径或面积）和总和（相当于表 6-13 的 $\sum y(k)$ 各项）。所有脚序 1、2、3……都是顺次由小剂量到大剂量，C_i 是与之相应的正交多项系数。$m\sum C_i^2$ 是该项变异各正交多项系数的平方之和与 m 乘积，$\sum[C_i \cdot \sum y(k)]$ 为 S_1、S_2……T_1、T_2…分别与该项正交多项系数乘积之和。

表 6-15　剂间变异分析

方法	变异来源	S_1	S_2	S_3	T_1	T_2	T_3	$m \cdot \sum C_i^2$	$\sum[C_i \cdot \sum y(k)]$	差方和 $\dfrac{[\sum(C_i \cdot \sum y(k))]^2}{m \cdot \sum C_i^2}$
(2.2)	试品间	−1	−1		1	1		$4m$	$T_2 + T_1 - S_2 - S_1$	
	回归	−1	1		−1	1		$4m$	$T_2 - T_1 + S_2 - S_1$	
	偏离平行	1	−1		−1	1		$4m$	$T_2 - T_1 - S_2 + S_1$	
(3.3)	试品间	−1	−1	−1	1	1	1	$6m$	$T_3 + T_2 + T_1 - S_3 - S_2 - S_1$	
	回归	−1	0	1	−1	0	1	$4m$	$T_3 - T_1 + S_3 - S_1$	
	偏离平行	1	0	−1	−1	0	1	$4m$	$T_3 - T_1 - S_3 + S_1$	
	二次曲线	1	−2	1	1	−2	1	$12m$	$T_3 - 2T_2 + T_1 + S_3 - 2S_2 + S_1$	
	反向二次曲线	−1	−2	−1	1	−2	1	$12m$	$T_3 - 2T_2 + T_1 - S_3 + 2S_2 - S_1$	

将上述方差分析结果按表 6-16 进行可靠性测验，表 6-15 中概率 P 是以该变异项的自由度为分子，误差项（S^2）的自由度为分母，查 F 值表（附表 3），将查表所得 F 值与 F 项下的计算值比较而得。当 F 计算值大于 $P=0.05$ 或 $P=0.01$ 的查表值时，则 $P<0.05$ 或 $P<0.01$，即在此概率水平下该项变异有显著意义或有非常显著意义。

表 6-16　(2.2) 法、(3.3) 法可靠性测验结果

变异来源	f	差方和	方差	F	P
试品间	1	表 6-14	差方和/f	方差/S^2	
回归	1	表 6-14	差方和/f	方差/S^2	
偏离平行	1	表 6-14	差方和/f	方差/S^2	
二次曲线 (3.3)	1	表 6-14	差方和/f	方差/S^2	
反向二次曲线 (3.3)	1	表 6-14	差方和/f	方差/S^2	
剂间	$k-1$	式 (6-50)	差方和/f	方差/S^2	
碟间	$m-1$	式 (6-51)	差方和/f	方差/S^2	
误差	$(k-1)(m-1)$	式 (6-52)	差方和/f/S^2		
总	$mk-1$	式 (6-49)			

可靠性测验结果判断：

可靠性测验结果，回归项应非常显著（$P<0.01$）。

(2.2) 法偏离平行应不显著（$P>0.05$）。

(3.3) 法偏离平行、二次曲线、反向二次曲线各项应不显著（$P>0.05$）。

（三）效价（P_T）及可信限（FL）计算

按表 6-17 计算 V、W、D、A、B、g 等数值，代入式 (6-53) ~ 式 (6-58) 计算 R、P_T，S_M 以及 R、P_T 的 FL 和 $FL\%$ 等。

$$R = D \cdot \mathrm{antilg} \frac{IV}{W} \qquad (6-53)$$

$$P_T = A_T \cdot R \qquad (6-54)$$

$$S_M = \frac{I}{W^2(1-g)} \sqrt{ms^2\left[(1-g)AW^2 + BV^2\right]} \qquad (6-55)$$

$$R \text{ 的 } FL = \mathrm{antilg}\left[\frac{\lg R}{1-g} \pm t \cdot S_M\right] \qquad (6-56)$$

$$P_T \text{ 的 } FL = A_T \cdot \mathrm{antilg}\left[\frac{\lg R}{1-g} \pm t \cdot S_M\right] \qquad (6-57)$$

$$P_T \text{ 的 } FL\% = \frac{P_T \text{ 的高限} - P_T \text{ 的低限}}{2 \times P_T} \times 100\% \qquad (6-58)$$

表 6-17　(2.2)法、(3.3)法计算公式

方法	S	T	效价计算用数值		S_M计算用数值				
			V	W	D	A	B	g	
2.2	$d_{S_1} d_{S_2}$	$d_{T_1} d_{T_2}$	$\frac{1}{2}(T_1 + T_2 - S_1 - S_2)$	$\frac{1}{2}(T_2 - T_1 + S_2 - S_1)$	$\frac{d_{S_2}}{d_{T_2}}$	1	1	$\frac{t^2 s^2 m}{W^2}$	
3.3	$d_{S_1} d_{S_2} d_{S_3}$	$d_{T_1} d_{T_2} d_{T_3}$	$\frac{1}{3}(T_1 + T_2 + T_3 - S_1 - S_2 - S_3)$	$\frac{1}{4}(T_3 - T_1 + S_3 - S_1)$	$\frac{d_{S_3}}{d_{T_3}}$	$\frac{2}{3}$	$\frac{1}{4}$	$\frac{t^2 s^2 m}{4W^2}$	

注:表中 d_S、d_T 分别为 S 和 T 的剂量,下角 1、2、3 是顺序由小剂量到大剂量。

例 6-1　四环素片效价测定(2.2)法

S:国家标准品

稀释液浓度:$d_{S_2} = 40\mathrm{U/ml}$;$d_{S_1} = 20\mathrm{U/ml}$

T:供试品,标示量 25 万 U/片,按标示量配制稀释液。

稀释液浓度:$d_{T_2} = 40\mathrm{U/ml}$;$d_{T_1} = 20\mathrm{U/ml}$

r(剂距) = 2:1

$I = \lg r = \lg 2 = 0.30103$

y(反应值) = 抑菌圈直径

按剂量组将各反应值(y)列成方阵,见表 6-18。

表 6-18　四环素片效价测定结果

	剂量组				总和 $\sum y_m$	总和平方 $(\sum y_m)^2$
	d_{S_1}	d_{S_2}	d_{T_1}	d_{T_2}		
1	16.38	19.08	16.40	18.78	70.64	4990.01
2	16.20	18.70	16.38	18.82	70.10	4914.01
3	16.16	18.88	16.24	18.72	70.00	4900.00
4	16.40	18.78	16.28	18.84	70.30	4942.09
5	16.24	19.00	16.42	18.82	70.48	4967.43
总和	81.38	94.44	81.72	93.98	351.52	24713.54
$\sum y(k)$	S_1	S_0	T_1	T_2	$\sum y$	$\sum(\sum y_m)^2$
总和平方	6622.70	8918.91	6678.16	8832.24	31052.01	$\sum y^2$
$[\sum y(k)]^2$					$\sum[\sum y(k)]^2$	6210.68

（1）可靠性测验

①实验结果的方差分析

$$校正数 = \frac{(\sum y)^2}{mk} = \frac{(351.52)^2}{5 \times 4} = 6178.32$$

$$差方和_{(总)} = \sum y^2 - 校正数 = 6210.28 - 6178.32 = 32.26$$

$$f_{(总)} = n - 1 = 20 - 1 = 19$$

$$差方和_{(剂间)} = \frac{\sum [\sum y(k)]^2}{m} - 校正数 = \frac{31052.01}{5} - 6178.32 = 32.08$$

$$f_{(剂间)} = k - 1 = 4 - 1 = 3$$

$$差方和_{(碟间)} = \frac{\sum [\sum y_m]^2}{k} - 校正数 = \frac{24713.54}{4} - 6178.32 = 0.065$$

$$f_{(碟间)} = m - 1 = 5 - 1 = 4$$

$$差方和_{(误差)} = 差方和_{(总)} - 差方和_{(剂间)} - 差方和_{(碟间)}$$

$$= 32.26 - 32.08 - 0.065 = 0.115$$

$$f_{误差} = 19 - 3 - 4 = 12$$

②剂间变异分析　剂间变异的差方和及自由度（f）按表 6-19 二剂量法可靠性测验正交多项系数计算。

表 6-19　二剂量法可靠性测验正交多项系数表

变异来源	$\sum y(k)$ S_1	S_2	T_1	T_2	差方和	自由度
	正交多项系数（C_i）					
试品间	-1	-1	1	1	$\frac{\{\sum [C_i \cdot \sum y(k)]^2\}}{m \sum C_i^2} = 0.00072$	1
回归	-1	1	-1	1	$\frac{\{\sum [C_i \cdot \sum y(k)]^2\}}{m \sum C_i^2} = 32.05512$	1
偏离平行	1	-1	-1	1	$\frac{\{\sum [C_i \cdot \sum y(k)]^2\}}{m \sum C_i^2} = 0.032$	1

③可靠性测验结果　见表 6-20。

表 6-20　可靠性测验结果

变异来源	自由度	差方和	方差	F 值	P
试品间	1	0.00072	0.00072	0.075	> 0.05
回归	1	32.05512	32.05512	3344.998	< 0.01
偏离平行	1	0.032	0.032	3.339	> 0.05
剂间	3	32.08	10.6933	1115.861	< 0.01
碟间	4	0.065	0.01625	1.696	> 0.05
误差	12	0.1115	0.009583（S^2）		
总变异	19				

④可靠性测验结果分析　试品间差异不显著（$P > 0.05$）；回归非常显著（$P < 0.01$）；偏离平行不显著（$P > 0.05$）；剂间差异非常显著（$P < 0.01$）；碟间差异不显著（$P > 0.05$）说明 S 和 T 为平行直线，实验结果可靠。

（2）效价计算

$$R = D \cdot \lg^{-1} M = \frac{dS_2}{dT_2} \times \lg^{-1} M$$

$$M = \frac{VI}{W}$$

$$I = \lg 2 = 0.30103$$

$$V = \frac{1}{2}(\sum T_2 + \sum T_1 - \sum S_2 - \sum S_1)$$

$$= \frac{1}{2}(93.98 + 81.72 - 94.44 - 81.38) = -0.06$$

$$W = \frac{1}{2}(\sum T_2 + \sum S_2 - \sum T_1 - \sum S_1)$$

$$= \frac{1}{2}(93.98 + 94.44 - 81.72 - 81.38) = 12.66$$

$$R = \frac{dS_2}{dT_2} \lg^{-1} \frac{VI}{W} = \frac{40}{40} \lg^{-1} \frac{0.30103(-0.006)}{12.66}$$

$$= \lg^{-1} - 0.00142668 = 0.9967$$

$$P_T = R \times A_T$$

$$A_T = 供试品的标示量效价 = 250000 U/片$$

$$P_T = 0.9967 \times 250000 = 249175 U/片$$

（3）可信限计算

$$R\ 的可信限 = \frac{dS_2}{dT_2} \lg^{-1}(M \pm t \cdot S_M)$$

$$g = \frac{t^2 S^2 m}{W^2}$$

t 值是根据 S^2 的自由度（f）决定的，t 值与 f 的关系可查阅 t 值表

$$f = 12 \quad P = 0.95 \quad t = 2.179$$

$$S^2 = 0.009583 \qquad g = \frac{2.179^2 \times 0.009583 \times 5}{12.66^2} = 0.001419$$

当 $g < 0.1$

$$S_M = \frac{1}{W^2}\sqrt{mS^2(W^2 + V^2)}$$

$$= \frac{0.30103}{12.66^2}\sqrt{5 \times 0.009583 \times [12.66^2 + (-0.06)^2]} = 0.005205$$

$$R\ 的可信限 = \frac{40}{40}\lg^{-1}(-0.00142668 \pm 2.179 \times 0.005205) = 1.0231 \sim 0.9710$$

$$P_T\ 的可信限 = R\ 的可信限 \times A_T = 0.9710 \times 250000 \sim 1.0231 \times 250000$$

$$= 242750 \sim 255775$$

$$P_T\ 的平均可信限 = P_T \pm \frac{P_T\ 高限 - P_T\ 低限}{2} = 249175 \pm \frac{255775 - 242750}{2}$$

$$= 249175 \pm 6512.5$$

$$P_T \text{ 的平均可信限率} = \frac{\pm 6512.5}{249175} \times 100\% = \pm 2.61\%$$

例 6 - 2 新霉素效价测定(3.3)法

S 为新霉素标准品

稀释液 d_{S_1}: 8.0U/ml d_{S_2}: 10.0U/ml d_{S_3}: 12.5U/ml

T 为新霉素标示量 A_T: 670U/mg

稀释液 d_{T_1}: 8.0U/ml d_{T_2}: 10.0U/ml d_{T_2}: 12.5U/ml

$r = 1 : 0.8$ $I = 0.0969$ $m = 9$ $k = 6$

反应 (y): 抑菌圈直径 (mm)

1. 方差分析

(1) 列表6 - 21。

表 6 - 21 测定结果

剂量 (U/ml)	d_{S_1} 8.0	d_{S_2} 10.0	d_{S_3} 12.5	d_{T_1} 8.0	d_{T_2} 10.0	d_{T_3} 12.5	$\sum y_m$
	16.05	16.20	16.50	15.80	16.35	16.60	97.50
	16.20	16.45	16.65	16.20	16.45	16.70	98.65
	16.00	16.45	16.70	16.05	16.35	16.70	98.25
	15.95	16.35	16.60	16.00	16.25	16.60	97.75
Y	15.70	16.25	16.60	15.85	16.25	16.60	97.25
	15.55	16.20	16.55	15.70	16.20	16.60	96.80
	15.65	16.20	16.40	15.80	16.15	16.40	96.60
	15.90	16.10	16.45	15.80	16.10	16.50	96.85
	15.60	16.00	16.30	15.70	15.95	16.30	95.85
	142.60	146.20	148.75	142.90	146.05	149.00	
$\sum y (k)$	S_1	S_2	S_3	T_1	T_2	T_3	875.50

(2) 按式 (6 - 58) ~ 式 (6 - 61) 计算各项差方和。

$$差方和_{(总)} = 16.05^2 + 16.20^2 + \cdots + 16.50^2 + 16.30^2 - \frac{(875.50)^2}{9 \times 6} = 5.4709$$

$$= 9 \times 6 - 1 = 53$$

$$差方和_{(剂间)} = \frac{(142.60)^2 + (146.20)^2 + \cdots + (146.05)^2 + (149.00)^2}{9} - \frac{(875.50)^2}{9 \times 6} = 4.1926$$

$$f = 6 - 1 = 5$$

$$差方和_{(碟间)} = \frac{(97.50)^2 + (98.65)^2 + \cdots + (96.85)^2 + (95.85)^2}{6} - \frac{(875.50)^2}{9 \times 6} = 1.0018$$

$$f = 9 - 1 = 8$$

$$差方和_{(误差)} = 5.4709 - 4.1926 - 1.0018 = 0.2765$$

$$f = 53 - 5 - 8 = 40$$

2. 剂间变异分析及可靠性测验 按表6 - 14(3.3)法进行剂量变异分析，再按表6 - 15(3.3)法进行可靠性测验，结果见表6 - 22、表6 - 23。

表 6 - 22　剂间变异分析

变异来源	$\sum y\ (k)$						$m \cdot \sum C_i^2$	$\sum [C_i \cdot \sum y\ (k)]$	差方和 $\dfrac{\sum [C_i \cdot \sum y\ (k)]^2}{m \cdot \sum C_i^2}$
	S_1	S_2	S_3	T_1	T_2	T_3			
	142.60	146.20	148.75	142.90	146.05	149.00			
	正交多项系数（C_i）								
试品间	-1	-1	-1	+1	+1	+1	9×6	0.4000	0.002963
回归	-1	0	+1	-1	0	+1	9×4	12.25	4.168
偏离平行	+1	0	-1	-1	0	+1	9×4	0.05000	0.00006944
二次曲线	+1	-2	+1	+1	-2	+1	9×12	1.250	0.1447
反向二次曲线	-1	+2	-1	+1	-2	+1	9×12	0.8500	0.006690

表 6 - 23　可靠性测验结果

变异来源	f	差方和	方差	F	P
试品间	1	0.002963	0.002963	<1	>0.05
回归	1	4.168	4.168	602.9	<0.01
偏离平行	1	0.00006944	0.00006944	<1	>0.05
二次曲线	1	0.01447	0.01447	2.1	>0.05
反向二次曲线	1	0.006690	0.006690	<1	>0.05
剂间	5	4.1926	0.8385	121.3	<0.01
碟间	8	1.0018	0.1252	18.1	<0.01
误差	40	0.2765	0.006912 (S^2)		
总	53	5.4709			

结论：回归非常显著（$P < 0.01$），偏离平行、二次曲线、反向二次曲线均不显著（$P > 0.05$），实验结果成立。碟间（组内）差异非常显著（$P < 0.01$），随机区组设计已分出碟间差异，使实验误差减小。

3. 效价（P_T）及可信限（FL）计算　按表 6 - 14（3.3）法及式（6 - 53）~式（6 - 5）计算。

$$f = 40 \quad t = 2.02 \quad (P = 0.95)$$

$$D = 1 \quad A = 2/3 \quad B = 1/4$$

$$V = \frac{1}{3}(142.90 + 146.05 + 149.00 - 142.60 - 146.20) - 148.75) = 0.1333$$

$$W = \frac{1}{4}(149.00 - 142.90 + 148.75 - 142.60) = 3.0625$$

$$g = \frac{2.02^2 \times 0.006912 \times 9}{4 \times 3.0625^2} = 0.007$$

$$R = \frac{12.5}{12.5}\text{antilg}\left(\frac{0.1333}{3.0625} \times 0.0969\right) = 1.010$$

$$P_T = 670 \times 1.010 = 676.70 \text{U/mg}$$

$$S_M = \frac{0.0969}{3.0625^2(1 - 0.007)} \times \sqrt{9 \times 0.006912\left[(1 - 0.007)\frac{2}{3} \times 3.0625^2 + \frac{1}{4} \times 0.1333^2\right]}$$
$$= 0.006469$$

$$R \text{ 的 } FL = \text{antilg}\left[\frac{\lg 1.010}{(1 - 0.007)} \pm 2.02 \times 0.006469\right] = 0.980 \sim 1.041$$

$$P_{\text{T}} \text{ 的 } FL = 670(0.980 \sim 1.041) = 656.60 \sim 697.47 \text{U/mg}$$

$$P_{\text{T}} \text{ 的 } FL\% = \left[\frac{697.47 - 656.60}{2 \times 676.70} \times 100\right]\% = 3.0\%$$

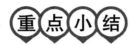

扫码"练一练"

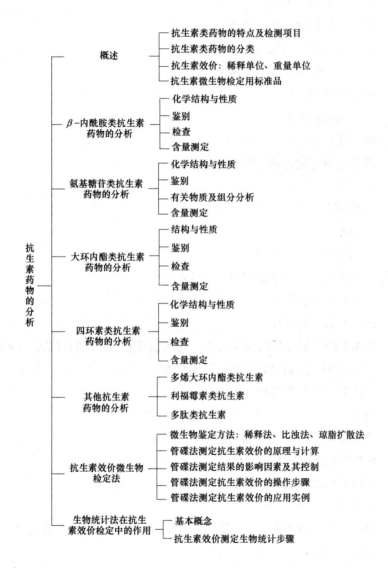

附 I

生物统计用符号

A	S_M 计算公式中数值
A_T	供试品标示量或估计效价
B	S_M 计算公式中的数值
C_i	可靠性测验用正交多项系数
D	效价计算用数值
d_{S_1}、d_{S_2}…	标准品的各剂量
d_{T_1}、d_{T_2}…	供试品的各剂量
F	两方差值之比，用于方差分析等
FL	可信限
$FL\%$	可信限率
f	自由度
g	回归的显著性系数
I	相邻高低剂量比值的对数，$I = \lg r$
K	S 和 T 的剂量组数和
$k \cdot k'$	S 或 T 的剂量组数
M	S 和 T 的对数等反应剂量之差，即效价比值（R）的对数，$M = \lg R$
m	平行线测定法各剂量组内反应的个数
n	S 和 T 反应个数之和
P	概率
R_T、P_U	供试品（T）、（U）的测得效价
R	S 和 T 的等反应剂量比值
r	S 和 T 相邻高低剂量的比值
S	标准品
S_1，S_2	平行线测定标准品（S）各剂量组反应值之和，等于 S 各剂量组的 $\sum y$（k）
S_M	M 的标准误
s^2	实验的误差项
T	供试品
T_1，T_2	平行线测定供试品（T）各剂量组反应值之和，相当于 T 各剂量组的 $\sum y$（k）
t	可信限计算用 t 值，见附表1
U	供试品的另一符号
U_1，U_2	平行线测定供试品（U）各剂量组反应值之和，相当于 U 各剂量组的 $\sum y$（k）
u	供试品的效价单位
V	平行线测定效价计算用数值

W	同 V	
y	反应或其规定的函数	
$\sum$	总和	
$\sum y_{(k)}$	S 和 T 各剂量组反应值之和	
$\sum y_{(m)}$	S 和 T 各剂量组内各区组反应值之和	
χ^2	卡方	

附 II

常用生物统计表

附表1 *t* 值表

自由度（*f*）	$P=0.05$ (95%)	$P=0.01$ (99%)	自由度（*f*）	$P=0.05$ (95%)	$P=0.01$ (99%)
1	12.706	63.657	21	2.080	2.831
2	4.303	9.925	22	2.074	2.819
3	3.182	5.841	23	2.069	2.807
4	2.776	4.604	24	2.064	2.797
5	2.571	4.032	25	2.060	2.787
6	2.447	3.707	26	2.056	2.779
7	2.365	3.499	27	2.052	2.771
8	2.306	3.355	28	2.048	2.763
9	2.262	3.250	29	2.045	2.756
10	2.228	3.169	30	2.042	2.750
11	2.201	3.106	35	2.030	2.724
12	2.179	3.055	40	2.021	2.704
13	2.160	3.012	45	2.014	2.690
14	2.145	2.977	50	2.008	2.678
15	2.131	2.947	55	2.004	2.669
16	2.120	2.921	60	2.000	2.660
17	2.110	2.898	70	1.994	2.648
18	2.101	2.878	80	1.989	2.638
19	2.093	2.861	90	1.986	2.631
20	2.086	2.845	100	1.982	2.625
			120	1.980	2.617
			∞	1.960	2.576

附表2 X_2 值表

f	概率			
	0.1	0.05	0.01	0.001
1	2.7	3.8	6.6	10.8
2	4.6	6.0	9.2	13.8
3	6.3	7.8	11.3	16.3

续表

f	概率			
	0.1	0.05	0.01	0.001
4	7.8	9.5	13.3	18.5
5	9.2	11.1	15.1	20.5
6	10.6	12.6	16.8	22.5
7	12.0	14.1	18.5	24.3
8	13.4	15.5	20.1	26.1
9	14.7	16.9	21.7	27.9
10	16.0	18.3	23.2	29.6
12	18.5	21.0	26.2	32.9
14	21.1	23.7	29.1	36.1
16	23.5	26.3	32.0	39.3
18	26.0	28.9	34.8	42.3
20	28.4	31.4	37.6	45.3
22	30.8	33.9	40.3	48.3
24	33.2	36.4	43.0	51.2
26	35.6	38.9	45.6	54.1
28	37.9	41.3	48.3	56.9
30	40.3	43.8	50.9	59.7

附表3　F 值表

		f（分子的自由表）						
		1	2	3	4	6	12	20
	1	161	200	216	225	234	244	248
		4052	4999	5403	5625	5859	6106	6208
	2	18.51	19.00	19.16	19.25	19.33	19.41	19.44
		98.49	99.00	99.17	90.25	99.33	99.42	99.45
	3	10.13	9.55	9.28	9.12	8.94	8.74	8.66
		34.12	30.82	29.46	28.71	27.91	27.05	26.69
	4	7.71	6.94	6.59	6.39	6.16	5.91	5.80
		21.20	18.00	16.69	15.98	15.21	14.37	14.02
f_2（分母的度）	5	6.61	5.79	5.41	5.19	4.95	4.68	4.56
		16.26	13.27	12.06	11.39	10.67	9.89	9.55
	6	5.99	5.14	4.76	7.53	4.28	4.00	3.87
		13.74	10.92	9.78	9.15	8.47	7.72	7.39
	7	5.59	4.74	4.35	4.12	3.87	3.57	3.44
		12.25	9.55	8.45	7.85	7.10	6.47	6.15
	8	5.32	4.46	4.07	3.84	3.58	3.28	3.15
		11.26	8.65	7.59	7.01	6.37	5.67	5.36
	9	5.12	4.26	3.86	3.63	3.37	3.07	2.93
		10.56	8.02	6.99	6.42	5.80	5.11	4.80
	10	4.96	4.10	3.71	3.48	3.22	2.91	2.77
		10.04	7.56	6.55	5.99	5.39	4.71	4.41

续表

f_2（分母的度）	f（分子的自由表）						
	1	2	3	4	6	12	20
11	4.84	3.98	3.59	3.36	3.09	2.79	2.65
	9.65	7.20	6.22	5.67	5.07	4.40	4.10
12	4.75	3.88	3.49	3.26	3.00	2.69	2.54
	9.33	6.93	5.95	3.36	3.09	2.79	2.65
13	4.67	3.80	3.41	3.18	2.92	2.60	2.46
	9.07	6.70	5.74	5.20	4.62	3.96	3.67
14	4.60	3.74	3.34	3.11	2.85	2.53	2.39
	8.86	6.51	5.56	5.03	4.46	3.80	3.51
15	4.54	3.63	3.29	3.06	2.79	2.48	2.33
	8.68	6.36	5.42	4.89	4.32	3.67	3.36
16	4.49	3.63	3.24	3.01	2.74	2.42	2.28
	8.53	6.23	5.29	4.77	4.20	3.55	2.35
17	4.45	3.59	3.20	2.96	2.70	2.38	2.23
	8.40	6.11	5.18	4.67	4.10	3.45	3.16
18	4.41	3.55	3.16	2.93	2.66	2.34	2.19
	8.28	6.01	5.09	4.58	4.01	3.37	3.07
19	4.38	3.52	3.13	2.90	2.63	2.31	2.15
	8.18	5.93	5.01	4.50	3.94	3.30	3.00
20	4.35	3.49	3.10	2.87	2.60	2.28	2.12
	8.10	5.85	4.94	4.43	3.87	3.23	2.94
21	4.32	3.47	3.07	2.84	2.57	2.25	2.09
	8.02	5.78	4.87	4.37	3.81	3.17	2.88
2	4.30	3.44	3.05	2.82	2.55	2.23	2.07
	7.94	5.72	4.82	4.31	3.67	3.12	2.83
23	4.28	3.42	3.03	2.80	2.53	2.20	2.04
	7.88	5.66	4.74	4.26	3.71	3.07	2.78
24	4.26	3.04	3.01	2.78	2.51	2.18	2.02
	7.82	5.61	4.72	4.22	3.67	3.03	2.74
25	4.24	3.38	2.99	2.76	2.49	2.16	2.00
	7.77	5.57	4.68	4.18	3.63	2.99	2.70
26	4.22	3.37	2.98	2.74	2.47	2.15	1.99
	7.72	5.53	4.64	4.14	3.59	2.96	2.66
28	4.20	3.34	2.95	2.71	2.44	2.12	1.96
	7.64	5.45	4.57	4.07	3.53	2.90	2.60
29	4.18	3.33	2.93	2.70	2.43	2.10	1.94
	7.60	5.42	4.54	4.04	3.50	2.87	2.57
30	4.17	3.32	2.92	2.69	2.42	2.00	1.93
	7.56	7.39	4.51	4.02	3.47	2.84	2.55
32	4.15	3.30	2.90	2.67	2.40	2.07	1.91
	7.50	5.34	4.46	3.97	3.42	2.80	2.51
34	4.13	3.28	2.88	2.65	2.38	2.05	1.89
	7.44	5.29	4.42	3.93	3.38	2.76	2.47

续表

f_2（分母的度）	f（分子的自由表）						
	1	2	3	4	6	12	20
36	4.11	3.26	2.86	2.63	2.36	2.03	1.87
	7.39	5.25	4.38	3.89	3.35	2.72	2.43
38	4.10	3.25	2.85	2.62	2.35	2.02	1.85
	7.35	5.21	4.34	3.86	3.32	2.69	2.40
40	4.08	3.23	2.84	2.01	2.34	2.00	1.84
	7.31	5.18	4.31	3.83	3.29	2.66	2.37
42	4.07	3.22	2.83	2.59	2.32	1.99	1.82
	7.27	5.15	4.29	3.80	3.26	2.64	2.35
44	4.06	3.21	2.82	2.58	2.31	1.98	1.81
	7.24	5.12	4.26	3.78	3.24	2.62	2.32
46	4.05	3.20	1.81	2.57	2.30	1.97	1.80
	7.21	5.10	4.24	3.76	3.22	2.60	2.30
48	4.04	3.19	2.80	2.56	2.30	1.96	1.79
	7.19	5.08	4.22	3.74	3.20	2.58	2.28
50	4.03	3.18	2.79	2.56	2.29	1.95	1.78
	7.17	5.06	4.20	3.72	3.18	2.56	2.26
60	4.00	3.15	2.76	2.52	2.25	1.92	1.75
	7.08	4.98	4.13	3.65	3.12	2.50	2.20
∞	3.84	2.99	2.60	2.37	2.09	1.75	1.57
	6.64	4.60	3.78	3.32	2.80	2.18	1.87

上行，$P=0.05$；下行，$P=0.01$

（何书英）

第七章 维生素及辅酶类药物的分析

📖 **学习目标**

1. **掌握** 维生素 C 的鉴别、检查和含量测定方法原理。
2. **熟悉** 维生素 B_1、维生素 B_2、维生素 B_{12} 和辅酶 Q_{10} 的鉴别、检查及含量测定方法原理。
3. **了解** 辅酶 A、维生素 A 及维生素 E 的质量分析。

第一节 概 述

一、维生素的分类与作用

维生素是一类维持人体正常生理代谢功能所必需的低分子有机化合物，它不同于蛋白质、脂肪、糖类，一般在人体内不能合成，而必须从外界摄取。

从结构上看，有些维生素是醇、酯，如维生素 A；有些维生素是胺、酸，如维生素 B_1、维生素 C；有些维生素是酚和醛，如维生素 E。它们各具有不同的理化性质和生理作用，但习惯上，人们仍以其在油脂中和水中的溶解度而分为脂溶性和水溶性两大类。属于脂溶性的维生素有维生素 A、维生素 D、维生素 E、维生素 K；水溶性的维生素有维生素 B 族（维生素 B_1、维生素 B_2、维生素 B_6、维生素 B_{12} 等）、烟酸、泛酸、叶酸、维生素 C 等。

不同维生素的生理功能与临床用途见表 7-1。

扫码"学一学"

表 7-1 各种维生素的来源、生理功能与临床用途

名称	来源及稳定性	生理功能	临床用途
维生素 A	动物肝、蛋、乳；植物胡萝卜、玉米等含胡萝卜素；易氧化破坏，对光不稳定	维持上皮细胞的完整性及正常功能，构成视色素的成分，促进生长发育	用于夜盲症等缺乏病，也适用于抗癌；过量中毒
维生素 D	动物肝、蛋、乳，皮下含维生素 D_3 原；避光及无氧时稳定，对热稳定	参与钙、磷代谢调节，促进成骨作用	儿童：佝偻病；成人：软骨病；过量中毒
维生素 E	绿叶蔬菜和植物油；极易氧化破坏，对光不稳定	抗氧化作用，保护生物膜，维持正常生殖功能，维持肌肉正常功能	用于流产、早产及抗衰老
维生素 K	绿叶蔬菜和肝，肠道细菌可合成；耐热，对光不稳定	参与凝血因子 Ⅱ、Ⅶ、Ⅸ、Ⅹ 的合成；氧化还原作用	用于血凝障碍，新生儿出血症
维生素 B_1	谷类、豆类、肝、酵母；酸性条件稳定，碱性时易破坏	α-酮酸氧化脱羧酶系辅酶；维持神经系统的正常功能	用于脚气病和胃肠功能障碍
维生素 B_2	谷类、酵母、肝、蛋及绿叶蔬菜；酸性稳定、碱性时对光、热不稳定	构成黄素蛋白的辅酶，参与递氢作用	用于口角炎、舌炎、唇炎

续表

名称	来源及稳定性	生理功能	临床用途
维生素PP	谷类、豆类、肝、酵母；对热稳定	脱氢酶的辅酶，参与递氢作用	用于癞皮病
维生素B_6	酵母、蛋、肝及绿叶蔬菜，肠道细菌可合成	氨基转移酶和脱羧酶的辅酶	用于妊娠呕吐，异烟肼中毒
泛酸	酵母、麦、米、豆类、肝，肠道细菌可合成；中性稳定、酸、碱水解	构成辅酶A的成分，参与转酰基作用	用于白细胞减少，功能性低热等辅助药物
生物素	肝、谷类、酵母、菠菜，肠道细菌可合成	羧化酶的辅酶	皮炎
叶酸	酵母、肝、绿叶蔬菜，肠道细菌可合成；酸性中不稳定，遇光和热易分解	一碳基团转移酶的辅酶	用于巨幼细胞贫血
维生素B_{12}	肝、肉、鱼，肠道细菌和霉菌可合成；pH 5稳定，碱性中易破坏	参与甲基的形成和转移	用于恶性贫血
维生素C	新鲜蔬菜、水果；酸性中稳定、碱性或Fe^{2+}、Cu^{2+}存在易氧化破坏	促进胶原蛋白合成氧化还原及解毒作用	用于坏血病及重金属解毒

二、辅酶的分类与作用

大多数的辅酶是和维生素紧密联系的一类物质，由于维生素的种类较多，功能各异，因此辅酶也具有不同的种类，不同的生理作用。如硫胺素焦磷酸酯（TPP）是维生素B_1在肝脏内与焦磷酸反应生成的，它是α-酮酸氧化脱羧酶系的辅酶（又名羧化辅酶），参与α-酮酸的氧化脱羧作用，对维持正常糖代谢有重要意义；维生素PP是构成辅酶Ⅰ（NAD，烟酰胺腺嘌呤二核苷酸）和辅酶Ⅱ（NADP，烟酰胺腺嘌呤二核苷酸磷酸）的主要成分，NAD与NADP是多种脱氢酶的辅酶；磷酸吡哆醛和磷酸吡哆酸是维生素B_6在生物体内存在的主要形式，它们是氨基转移酶的辅酶，它们之间相互转变起着传递氨基的作用；泛酸（维生素B_3）是构成辅酶A的成分，辅酶A是酰基转移酶的辅酶；一碳基团转移酶的辅酶即辅酶F（CoF或FH_4）是叶酸在体内的活性形式，起着一碳基团传递体的作用；辅酶B_{12}（CoB_{12}）参与体内甲基转移作用，是维生素B_{12}在体内的活性形式之一。有的辅酶结构中没有维生素的结构，如辅酶Q又叫泛醌（CoQ），它存在于线粒体内膜，在呼吸链的传递过程中接受黄素蛋白传递来的氢，被还原为氢醌（$CoQH_2$）可再将电子传递给细胞色素体系（将质子留在环境中）而本身又被氧化为醌。

本章仅对维生素A、维生素E、维生素C、维生素B_1、维生素B_2、维生素B_{12}等及辅酶A、辅酶Q_{10}的质量分析方法进行阐述。

第二节　脂溶性维生素类药物的分析

一、维生素A

维生素A（vitamin A）包括有维生素A_1（视黄醇，retinol）、去氢维生素A（dehydro-

扫码"学一学"

retinol，维生素 A_2）和去水维生素 A（anhydroretinol，维生素 A_3）等。其中维生素 A_1 活性最高，维生素 A_2 的生物活性是维生素 A_1 的 30% ~40%，维生素 A_3 的生物活性是维生素 A_1 的 0.4%，故通常所说的维生素 A 系指维生素 A_1。维生素 A 是一种不饱和脂肪醇，缺乏时易患干眼病，主要来自鱼肝脏中的提取油，俗称鱼肝油，含量达 60 万国际单位/克（IU/g，相当于 180mg/g），鱼肝油多以维生素 A 的酯类混合物形式存在，主要为维生素 A 的醋酸酯和棕榈酸酯。目前主要采用合成的方法生产维生素 A。

（一）结构与性质

1. 结构　维生素 A 的结构为具有一个共轭多烯醇侧链的环己烯，因而具有多个立体异构体。天然维生素 A 主要是全反式维生素 A，尚有多种其他异构体。R 的不同则决定了维生素 A 的醇式或酯式状态（表 7 – 2）。

维生素 A 醇及其酯

表 7 – 2　维生素 A 醇及其酯

名称	—R	分子式	分子量	晶型及熔点
维生素 A 醇	—H	$C_{20}H_{30}O$	286.44	黄色棱形结晶
				62 ~64℃
维生素 A 醋酸酯	—$COCH_3$	$C_{22}H_{32}O_2$	328.48	淡黄色棱形结晶 57 ~58℃
维生素 A 棕榈酸酯	—$COC_{15}H_{31}$	$C_{36}H_{60}O_2$	524.84	无定型或结晶
				28 ~29℃

2. 性质

（1）溶解性维生素 A 与三氯甲烷、乙醚、环己烷或石油醚能任意混合，在乙醇中微溶，在水中不溶。

（2）与三氯化锑呈色，维生素 A 在三氯甲烷中能与三氯化锑试剂作用，产生不稳定的蓝色。可以此进行鉴别或用比色法测定含量。

（3）不稳定性维生素 A 中有多个不饱和键，性质不稳定，易被空气中氧或氧化剂氧化，易被紫外光裂解，特别在加热和金属离子存在时，更易氧化变质，生成无生物活性的环氧化合物、维生素 A 醛或维生素 A 酸。维生素 A 对酸不稳定，遇 Lewis 酸或无水氯化氢乙醇液，可发生脱水反应，生成脱水维生素 A。

（4）紫外吸收特性：维生素 A 分子中具有共轭多烯醇的侧链结构，在 325 ~328nm 的范围内有最大吸收，可用于鉴别和含量测定。

（二）鉴别

1. 三氯化锑反应（Carr – Price 反应）　取维生素 A 油溶液 1 滴，加三氯甲烷 10ml 振摇使溶解；取出 2 滴，加三氯甲烷 2ml 与 25% 三氯化锑的三氯甲烷溶液 0.5ml，即显蓝色，渐变成紫红色。

2. 紫外光谱法　取约相当于 10IU 的维生素 A 供试品，加无水乙醇 – 盐酸（100:1）溶液溶解，立即用紫外分光光度计在 300 ~400nm 的波长范围内进行扫描，应在 326nm 的波长处有单一的吸收峰。将此溶液置水浴上加热30s，迅速冷却，照上法进行扫描，则应在348nm、367nm和389nm的波长处有3个尖锐的吸收峰，且在332nm的波长处有较低的吸收峰或拐点。

维生素A分子中含有5个共轭双键，其无水乙醇溶液在326nm的波长处有最大吸收峰。当在盐酸催化下加热，则发生脱水反应而生成脱水维生素A。后者比维生素A多一个共轭双键，故其最大吸收峰向长波长位移（红移），同时在350～390nm的波长之间出现3个吸收峰（图7-1）。

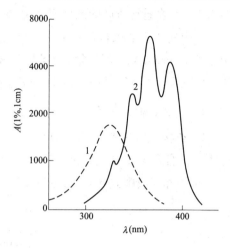

3. **薄层色谱法**　以硅胶G为吸附剂，环己烷-乙醚（80:20）为展开剂。分别取供试品与对照品（不同维生素A酯类）的环己烷溶液（5IU/μl）各2μl，点于薄层板上，不必挥散溶剂，立即展开。取出薄层板后，置空气中挥干，喷以三氯化锑溶液，比较供试品和对照品溶液所显蓝色斑点位置，即可鉴别。

图7-1　维生素A和脱水维生素A的紫外吸收光谱图

1. 维生素A；2. 脱水维生素A

（三）含量测定

维生素A的含量测定方法有紫外分光光度法、三氯化锑比色法及HPLC法。《中国药典》（2020年版）通则收载紫外分光光度法和HPLC法为维生素A及其制剂的法定含量测定方法，三氯化锑比色法主要作为食品或饲料中维生素A含量测定的常用方法。

1. **紫外分光光度法**　维生素A的多烯共轭结构在波长326～329nm具有最大吸收，可用于含量测定。由于维生素A制剂中含有稀释用油和维生素A原料药中混有其他杂质，故采用紫外-可见分光光度法测得的吸光度不是维生素A独有的吸收。在以下规定的条件下，非维生素A物质的无关吸收所引入的误差可以用校正公式校正，以便得到正确结果。

校正公式采用三点法，除其中一点是在吸收峰波长处测得外，其他两点分别在吸收峰两侧的波长处测定，因此仪器波长应准确，在测定前，应对仪器波长进行校正。

测定法　取供试品适量，精密称定，加环己烷溶解并定量稀释成每1ml中含9～15IU的溶液，照紫外-可见分光光度法（通则0401），测定其吸收峰的波长，并在表7-3所列各波长处测定吸光度，计算各吸光度与波长328nm处吸光度的比值和波长328nm处的$E_{1cm}^{1\%}$值。

表7-3　维生素A各吸光度与波长328nm处吸光度的比值

波长（nm）	吸光度比值	波长（nm）	吸光度比值
300	0.555	340	0.811
316	0.907	360	0.299
328	1.000		

如果吸收峰波长在326～329nm之间，且所测得各波长吸光度比值不超过表中规定的±0.02，可用下式计算含量：

$$每1g供试品中含有的维生素A的单位 = E_{1cm}^{1\%}（328nm）\times 1900$$

如果吸收峰波长在326～329nm之间，但所测得的各波长吸光度比值超过表中规定值的±0.02，应按下式求出校正后的吸光度，然后再计算含量。

$$A_{328nm}（校正）= 3.52(2A_{328nm} - A_{316nm} - A_{340nm}) \qquad (7-1)$$

如果在 328nm 处的校正吸光度与未校正吸光度相差不超过 ± 3.0%，则不用校正，仍以未校正的吸光度计算含量。

如果校正吸光度与未校正吸光度相差在 - 15% 至 - 3% 之间，则以校正吸光度计算含量。

如果校正吸光度超出未校正吸光度的 - 15% 至 - 3% 的范围，或者吸收峰波长不在 326 ~ 329nm 之间，则供试品需按下述方法测定。

另精密称取供试品适量（约相当于维生素 A 总量 500IU 以上，重量不多于 2g），置皂化瓶中，加乙醇 30ml 与 50% 氢氧化钾溶液 3ml，置水浴中煮沸回流 30min。冷却后，自冷凝管顶端加水 10ml 冲洗冷凝管内部管壁，将皂化液移至分液漏斗中（分液漏斗活塞涂以甘油淀粉润滑剂），皂化瓶用水 60 ~ 100ml 分数次洗涤，洗液并入分液漏斗中，用不含过氧化物的乙醚振摇提取 4 次，每次振摇约 5min，第一次 60ml，以后各次 40ml，合并乙醚液，用水洗涤数次，每次约 100ml，洗涤应缓缓旋动，避免乳化，直至水层遇酚酞指示液不再显红色，乙醚液用铺有脱脂棉与无水硫酸钠的滤器滤过，滤器用乙醚洗涤，洗液与乙醚液合并，置 250ml 量瓶中，用乙醚稀释至刻度，摇匀；精密量取适量，置蒸发皿内，微温挥去乙醚，迅速加异丙醇溶解并定量稀释制成每 1ml 中含维生素 A 9 ~ 15IU，照紫外 - 可见分光光度法（通则 0401），在 300nm、310nm、325nm 与 334nm 四个波长处测定吸光度，并测定吸收峰的波长。吸收峰的波长应在 323 ~ 327nm 之间，且 300nm 波长处的吸光度与 325nm 波长处的吸光度的比值应不超过 0.73，按下式计算校正吸光度：

$$A_{325nm}（校正）= 6.815A_{325nm} - 2.555A_{310nm} - 4.260A_{334nm} \qquad (7-2)$$

每 1g 供试品中含有的维生素 A 的单位 $= E_{1cm}^{1\%}$（325nm，校正）× 1830

如果校正吸光度在未校正吸光度的 97% ~ 103% 之间，则仍以未经校正的吸光度计算含量。

如果吸收峰的波长不在 323 ~ 327nm 之间，或 300nm 波长处的吸光度与 325nm 波长处的吸光度的比值超过 0.73，则应自上述皂化后的乙醚提取液 325ml 中，另精密量取适量（相当于维生素 A 300 ~ 400IU），微温挥去乙醚至约剩 5ml，再在氮气流下吹干，立即精密加入甲醇 3ml。溶解后，采用维生素 D 测定法（通则 0722）第二法项下的净化用色谱系统，精密量取溶解后溶液 50μl，注入液相色谱仪，分离并准确收集含有维生素 A 的液出流，在氮气流下吹干，而后照上述方法自"迅速加异丙醇溶解"起，依法操作并计算含量。

2. 高效液相色谱法 适用于维生素 A 醋酸酯原料及其制剂中维生素 A 的含量测定。

（1）色谱条件与系统适用性试验 用硅胶为填充剂，以正己烷 - 异丙醇（997:3）为流动相，检测波长为 325nm。取系统适用性试验溶液 10μl，流入液色谱仪，维生素 A 醋酸酯主峰与其顺式异构体峰的分离度应大于 3.0。精密量取对照品溶液 10μl，注入液相色谱仪，连续进样 5 次，主成分峰面积的相对标准偏差不得过 3.0%。

（2）系统适用性试验溶液的制备 取维生素 A 对照品适量（约相当于维生素 A 醋酸酯 300mg），置烧杯中，加入碘试液 0.2ml，混匀，放置约 10min，定量转移 200ml 量瓶中，用正己烷稀释至刻度，摇匀；精密量取 1ml，置 100ml 量瓶中，用正己烷稀释至刻度，摇匀。

（3）测定法 精密称取供试品适量（约相当于 15mg 维生素 A 醋酸酯），置 100ml 量瓶中，用正己烷稀释至刻度，摇匀，精密量取 5ml，置 50ml 量瓶中，用正己烷稀释至刻度，摇匀，作为供试品溶液。另精密称取维生素 A 对照品适量（约相当于 15mg 维生素 A 醋酸酯），同法制成对照品溶液。精密量取供试品溶液与对照品溶液各 10μl，分别注入液相色谱仪，记录色谱图，按外标法以峰面积计算，含量应符合规定。

3. 三氯化锑比色法

（1）原理　维生素 A 与三氯化锑的无水三氯甲烷溶液作用，产生不稳定的蓝色，在 618～620nm 的波长处有最大吸收，符合 Beer 定律。

（2）方法　取维生素 A 对照品，制成系列浓度的三氯甲烷溶液，加入一定量的三氯化锑三氯甲烷溶液，在 5～10s 内，于 620nm 的波长处测定吸光度，绘制标准曲线。按同法测定供试品溶液的吸光度，根据标准曲线计算含量。

（3）注意事项　本法产生的蓝色不稳定，要求操作迅速，一般规定加入三氯化锑后应在 5～10s 内测定。反应介质需无水，否则使三氯化锑水解产生 SbOCl 而使溶液浑浊，影响比色。温度对呈色强度的影响很大，样品测定时的温度与绘制标准曲线时温度相差应在 ±1℃ 以内。否则，需重新绘制标准曲线。三氯化锑比色并非维生素 A 专属性反应，在相同条件下，某些有关物质均与三氯化锑显蓝色，干扰测定，常使测定结果偏高。三氯化锑试剂有强的腐蚀性，易损坏皮肤和仪器，使用时应严加注意。

二、维生素 E

维生素 E（vitamin E）是一类与生育有关的维生素的总称，又名生育酚（tocopherol），包括生育酚和三烯生育酚两类共 8 种化合物，即 α - 生育酚、β - 生育酚、γ - 生育酚、δ - 生育酚和 α - 三烯生育酚、β - 三烯生育酚、γ - 三烯生育酚、δ - 三烯生育酚，α - 生育酚是自然界中分布最广泛、含量最丰富、活性最高的维生素 E 形式。各国药典收载的维生素 E 为 α - 生育酚及其各种酯类，有天然品与合成品之分。天然品为右旋体（d），合成品为消旋体（dl），右旋体与消旋体效价比为 1.4:1。维生素 E 在生物体内可阻断自由基连锁反应，从而具有保护细胞膜的作用。近年来的研究表明，维生素 E 与人体衰老及动脉粥样硬化有密切的关系。

（一）结构与性质

1. 结构　维生素 E 为苯并二氢吡喃醇衍生物，苯环上有一个乙酰化的酚羟基，故又称为生育酚醋酸酯。合成型为 （±）- 2，5，7，8 - 四甲基 - 2 - （4，8，12 - 三甲基十三烷基）- 6 - 苯并二氢吡喃醇醋酸酯或 dl - α - 生育酚醋酸酯（dl - α - tocopheryl acetate）；天然型为 （+）- 2，5，7，8 - 四甲基 - 2 - （4，8，12 - 三甲基十三烷基）- 6 - 苯并二氢吡喃醇醋酸酯或 d - α - 生育酚醋酸酯（d - α - tocopheryl acetate）。有 α、β、γ 和 δ 等多种异构体，其中以 α - 异构体的生理活性最强。结构式如下：

合成型

天然型

2. 性质

（1）溶解性 维生素 E 为微黄色至黄色或黄绿色澄清的黏稠液体，在无水乙醇、丙酮、乙醚或植物油中易溶，在水中不溶。

（2）水解性 维生素 E 苯环上有乙酰化的酚羟基，在酸性或碱性溶液中加热可水解生成游离生育酚，故常将其作为特殊杂质进行检查。

（3）氧化性 维生素 E 在无氧条件下对热稳定，加热 200℃ 仍不被破坏，但对氧十分敏感，遇光、空气可被氧化。其氧化产物为 α-生育醌（α-tocopherol quinone）和 α-生育酚二聚体。维生素 E 的水解产物游离生育酚，在有氧或其他氧化剂存在时，则进一步氧化生成有色的醌型化合物，尤其在碱性条件下，氧化反应更易发生。所以游离生育酚暴露于空气和日光中，极易被氧化变色，故应避光保存。

（4）紫外吸收特性 维生素 E 结构中苯环上有酚羟基，故有紫外吸收。

（二）鉴别

1. 硝酸反应 维生素 E 在硝酸酸性条件下，水解生成生育酚，生育酚被硝酸氧化为邻醌结构的生育红而显橙红色。

维生素E → HNO₃ 75℃ [O] → 生育红(橙红色)

方法：取本品约 30mg，加无水乙醇 10ml 溶解后，加硝酸 2ml，摇匀，在 75℃ 加热约 15min，溶液应显橙红色。

2. 三氯化铁反应 维生素 E 在碱性条件下，水解生成游离的生育酚，生育酚经乙醚提取后，可被 $FeCl_3$ 氧化成 p-生育醌；同时 Fe^{3+} 被还原为 Fe^{2+}，Fe^{2+} 与联吡啶生成红色的配位离子。

α-生育酚

p-生育醌

$Fe^{2+} + 3$ 联吡啶 → [Fe(联吡啶)₃]²⁺ 血红色

方法：取本品约10mg，加乙醇制氢氧化钾试液2ml，煮沸5min，放冷，加水4ml与乙醚10ml，振摇，静置使分层；取乙醚液2ml，加2,2′-联吡啶的乙醇溶液（0.5→100）数滴和三氯化铁的乙醇液（0.2→100）数滴，应显血红色。

3. 紫外光谱法 本品的0.01%无水乙醇液，在284nm的波长处有最大吸收；在254nm的波长处有最小吸收，可供鉴别。

4. 其他鉴别方法 采用红外光谱法鉴别维生素E，其红外光吸收图谱应与对照的光谱图一致；采用气相色谱法鉴别，供试品主峰的保留时间应与维生素E对照品峰的保留时间一致。

（三）检查

1. 酸度 控制维生素E中游离醋酸的限量。采用酸碱滴定法，乙醇、乙醚混合溶剂应先滴加氢氧化钠，以消除酸性杂质的干扰。

2. 生育酚（天然型） 天然维生素E中采用硫酸铈滴定法检查游离生育酚。游离生育酚具有还原性，可被硫酸铈定量氧化。在一定条件下通过控制水泵硫酸铈滴定液（0.01mol/L）的体积可以控制游离生育酚的限量。

取本品0.10g，加无水乙醇5ml溶解后，加二苯胺试液1滴，用硫酸铈滴定（0.01mol/L）滴定，消耗硫酸铈滴定液（0.01mol/L）不得过1.0ml。每1ml硫酸铈滴定液（0.01mol/L）相当于0.002154g的游离生育酚，维生素E中所含的游离生育酚的限量相当于不得过2.15%。

3. 有关物质（合成型） 维生素E的合成步骤繁多，合成过程中会残存游离α-生育酚及其他杂质，《中国药典》（2020年版）采用气相色谱法检查有关物质，以控制游离α-生育酚及其他杂质的量。

4. 残留溶剂（天然型） 天然型维生素E的提取工艺中常残留一定量的正己烷，正己烷为限制使用的第二类溶剂，《中国药典》（2020年版）采用气相色谱法检查，限度为0.029%。

（四）含量测定

维生素E的含量测定方法很多，主要是利用维生素E水解产物游离生育酚的易氧化性质，用硫酸铈滴定液直接滴定；或将Fe（Ⅲ）还原为Fe（Ⅲ）后，再与不同试剂反应生成配位化合物进行比色测定《中国药典》（2020年版）采用气相色谱法。该法专属性强，简便快速，适合于维生素E制剂的分析。

1. 气相色谱法 气相色谱法是集分离与测定于一体的分析方法，适用于多组分混合物的定性、定量分析。该法具有高度选择性，可分离维生素E及其异构体，选择性地测定维生素E，目前该法为各国药典所采用。《中国药典》（2020年版）收载的维生素E原料及其制剂均采用本法测定，维生素E的沸点虽高达350℃，但仍可不需经衍生化直接用气相色谱法测定含量，测定时均采用正三十二烷的内标法。维生素E片、维生素E软胶囊、维生素E粉和维生素E注射剂均采用气相色谱法测定含量。

测定方法：

（1）色谱条件　用硅酮（OV－17）为固定液，涂布浓度为2%的填充柱，或用100%二甲基聚硅氧烷为固定液的毛细管柱；柱温为265℃。

（2）系统适用性试验　理论板数（n）按维生素E峰计算不低于500（填充柱）或5000（毛细管柱），维生素E峰与内标物质峰的分离度应符合要求。

（3）校正因子测定　取正三十二烷适量，加正己烷溶解并稀释成每1ml中含1.0mg的溶液，作为内标溶液。另取维生素E对照品约20mg，精密称定，置棕色具塞瓶中，精密加内标溶液10ml，密塞，振摇使溶解，取1~3μl注入气相色谱仪，计算校正因子。

（4）样品测定　取本品约20mg，精密称定，置棕色具塞瓶中，精密加内标溶液10ml，密塞，振摇使溶解，取1~3μl注入气相色谱仪，测定，按内标法计算，即得。

2. 高效液相色谱法　采用高效液相色谱法测定维生素E（指 $dl-\alpha-$生育酚）的含量，以外标法定量。色谱条件色谱柱为内径4mm，长15~30cm的不锈钢柱，填充粒径5~10μm的十八烷基硅烷键合硅胶为固定相；流动相为甲醇－水（49:1）；紫外检测器，检测波长为292nm。生育酚与醋酸生育酚两峰的分离度应大于2.6，生育酚先出峰。峰高的 RSD 应小于0.8%。取维生素E供试品和生育酚对照品各约0.05g，精密称定，分别溶于无水乙醇中，并准确稀释至50.0ml，即得供试品溶液和对照品溶液；精密吸取两种溶液各20μl，注入高效液相色谱仪，记录色谱图，分别测量生育酚的峰高 H_x 和 H_r，按下式计算含量。

$$供试品中生育酚的量（mg）= m_r \cdot H_x / H_r \qquad (7-3)$$

式中，m_r 为生育酚对照品的量，mg；H_x 和 H_r 分别为供试品和对照品中生育酚的峰高。

3. 荧光分光光度法　维生素E的测定国内外大多采用荧光法。由于维生素E的荧光峰和溶剂的拉曼光谱重叠，因而影响测定方法的灵敏度和准确性。采用同步荧光扫描法测定血清中维生素E，可有效地消除溶剂拉曼光谱的干扰，提高测定方法的灵敏度和准确性。

取 $dl-\alpha-$生育酚对照品，用正己烷配成1mg/ml的溶液，置4℃冰箱保存，临用时再用无水乙醇稀释成4.0mg/L的对照品溶液。取3支试管，分别以U、S的B标记，分别加入待测血清、对照品液和水各0.1ml。每管再加水0.1ml，无水乙醇0.4ml，混匀30s，各加入正己烷2.0ml，混匀60s，然后200×g离心2min，分别吸取上清液于1cm石英比色池中，以发射、激发波长间隔以为40nm，在220~400nm扫描其同步荧光光谱，测定同步荧光峰（337nm）的荧光强度信号值。荧光分光光度计工作条件为双狭缝10nm，响应时间2s，扫描速度600nm/min。

计算：

$$V_E = \frac{F_U - F_B}{F_S - F_B} \times 4.0 \quad (mg/L) \qquad (7-4)$$

式中，F_U、F_S 和 F_B 分别为测定、标准和空白管在 V_E 同步荧光峰337nm处的荧光强度。

第三节　水溶性维生素类药物的分析

一、维生素C

维生素C（ascorbic acid，抗坏血酸）广泛地存在于自然界，以新鲜蔬菜和水果的含量较多。维生素C是白色结晶或粉末，无臭、味酸，熔点190~192℃；易溶于水，略溶于乙

扫码"学一学"

醇，不溶于乙醚。药用维生素 C 现已用"两步发酵法"制得。

（一）结构与性质

它的化学本质是一种不饱和的多羟基内酯化合物，结构式如下。

维生素C

从化学结构上看，维生素 C 与糖类十分相似，分子中有两个不对称碳原子（C_4，C_5），能形成四个光学异构体。其中仅 L（+）-维生素 C 的生物活性最高，D（-）-异维生素 C 的活性只有前者的 5%，其他二种异构体无生物活性。《中国药典》及美、英、日等国药典收载的均为 L（+）-维生素 C。

维生素 C 分子结构中的二烯醇基性质极为活泼，极易受氧化转变为去氢维生素 C，后者亦可被氢化还原为维生素 C。同时，去氢维生素 C 在碱性或强酸性溶液中，可进一步水解生成 2，3-二酮古洛糖酸而失活，此反应为不可逆反应。

L-维生素C　　　　　L-维生素C　　　　　L-二酮古洛糖酸
（有生物活性）　　　（有生物活性）　　　（无生物活性）

维生素 C 分子结构中 C_3—OH，由于受共轭影响，酸性较强（$pK_1 = 4.17$），C_2 上的羟基酸性较弱（$pK_2 = 11.57$），故维生素 C 一般表现为一元酸。维生素 C 的盐酸溶液（0.1mol/L）在 245nm 波长处有最大吸收，$E_{1cm}^{1\%}$ 为 560。若在中性或碱性下则波长移至 265nm 处。维生素 C 的水溶液极不稳定，尤其在碱性和微量 Cu^{2+} 存在条件下时，氧化作用明显加速，在强酸性条件下，金属铁也有催化作用。以上这些性质为维生素 C 的检测提供了理论基础。

（二）鉴别

1. 利用还原性 维生素 C 分子中的二个烯醇基具有强还原性，可以被氧化为二酮基，应用这个性质可以进行维生素 C 的鉴别和含量测定。如硝酸银、2，6-二氯靛酚、高锰酸钾、亚甲蓝、氯化汞、磷钼酸、碱性酒石酸铜溶液（斐林试液）等多种氧化剂均可氧化维生素 C，使其转变为去氢维生素 C，而这些试剂本身则被还原产生沉淀或发生颜色变化等现象，可用于鉴别。

《中国药典》（2020 年版）采用硝酸银反应和 2，6-二氯靛酚反应进行鉴别。

2. 利用糖类的性质　由于维生素C结构与糖类相似，具有糖类的性质，可在三氯醋酸或盐酸存在下，经水解、脱羧、失水等反应，转变成糠醛，再与吡咯在50℃反应生成蓝色，用于鉴别。

3. 紫外分光光度法　根据维生素C在盐酸液（0.01mol/L）中，在243nm有唯一最大吸收的特性进行鉴别。$E_{1cm}^{1\%}$（243nm）= 545 ~ 585。

（三）检查

《中国药典》（2020年版）的维生素C杂质检查项下除包括一般杂质检查项目，如溶液的澄清度与颜色、炽灼残渣、重金属等检查外，还包括铁、铜的检查。这是因为微量的铜、铁盐存在会使维生素C氧化而失去生理活性，所以《中国药典》（2020年版）用原子吸收光谱法检查微量铜、铁盐的含量。另外，草酸与钙等金属离子作用易形成沉淀，所以维生素C原料，特别是其注射液，应该对草酸进行检查和控制，《中国药典》（2020年版）用比浊法测定维生素C原料中草酸的含量。

1. 铁盐检查　取本品5.0g两份，分别置25ml量瓶中，一份中加0.1mol/L硝酸溶液溶解并稀释至刻度，摇匀，作为供试品溶液（B）；另一份中加标准铁溶液（精密称取硫酸铁铵863mg，置1000ml量瓶中，加1mol/L硫酸溶液25ml，加水稀释至刻度，摇匀，精密量取10ml，置100ml量瓶中，加水稀释至刻度，摇匀）1.0ml，加0.1mol/L硝酸溶液溶解并稀释至刻度，摇匀，作为对照溶液（A）。照原子吸收分光光度法，在248.3nm波长处分别测定，应符合规定。

2. **铜盐检查**　取本品2.0g两份，分别置25ml量瓶中，一份中加0.1mol/L硝酸溶液溶解并稀释至刻度，摇匀，作为供试品溶液（B），另一份中加标准铜溶液（精密称取硫酸铜393mg，置1000ml量瓶中，加水稀释至刻度，摇匀精密量取10ml，置100ml量瓶中，加水稀释至刻度，摇匀）1.0ml，加0.1mol/L硝酸溶液溶解并稀释至刻度，摇匀，作为对照溶液（A）。照原子吸收分光光度法，在324.8nm波长处分别测定，应符合规定。

3. **维生素C中草酸的检查**　取本品0.25g，加水4.5ml，振摇使维生素C溶解，加氢氧化钠试液0.5ml、稀醋酸1ml与氯化钙试液0.5ml，摇匀，放置1h，作为供试品溶液；另精密称取草酸75mg，置500ml量瓶中，加水溶解并稀释至刻度，摇匀，精密量取5ml，加稀醋酸1ml与氯化钙试液0.5ml，摇匀，放置1h，作为对照溶液。供试品溶液产生的浑浊不得浓于对照溶液（0.3%）。

4. **溶液澄清度与颜色检查**　取本品3.0g，加水15ml，振摇使溶解，溶液应澄清无色，如显色，将溶液经4号垂熔玻璃漏斗滤过，取滤液，照分光光度法，在420nm的波长处测定吸光度，不得过0.03。

5. **炽灼残渣检查**　不得过0.1%。

6. **重金属检查**　取本品1.0g，加水溶解成25mg，依法检查，含重金属不得过10×10^{-6}。

（四）含量测定

维生素C的含量测定大多是基于其具有强的还原性，可被不同氧化剂定量氧化而进行。维生素C的碘量法、二氯靛酚法等容量分析法，操作简便、快速，结果准确，被各国药典所广泛采用。而紫外分光光度法，特别是高效液相色谱法，则适用于制剂和体液中维生素C的专属测定。

1. 容量分析法

（1）碘量法　维生素C可在酸性溶液中以淀粉为指示剂，用碘滴定液直接滴定。反应式如下：

测定方法：取本品约0.2g，精密称定，加新沸过的冷水100ml与稀醋酸10ml使溶解，加淀粉指示液1ml，立即用碘滴定液（0.05mol/L）滴定，至溶液显蓝色，在30s内不褪。每1ml的碘滴定液（0.05mol/L）相当于8.806mg的$C_6H_8O_6$。

操作中应注意：滴定反应在酸性溶液（醋酸、硫酸或偏磷酸）中进行，可使维生素C受空气中氧的氧化速度减慢；加新沸过的冷水溶解，是为了减少水中溶解氧的影响。即使如此，当供试品溶于稀酸后仍需立即滴定，以减少空气中氧的干扰。

本法适用于维生素 C 原料药的测定。目前几乎所有的国家药典均以此法进行原料药的含量测定。由于制剂中常有还原性物质存在，对此法有干扰，故一般不用此法进行制剂中维生素 C 的测定，但考虑到该法极简便、快速，《中国药典》(2020 年版) 仍用此法进行片剂和注射剂的含量测定。不过为了消除干扰，测定前要先做一些必要的处理。如片剂溶解后应过滤，弃去初滤液，取续滤液测定；注射剂中常含有作为抗氧剂的亚硫酸氢钠，在滴定前应加入丙酮（或甲醛）使之与亚硫酸氢钠反应生成加成物而掩蔽起来，以消除干扰。

$$Na_2S_2O_5 \quad + \quad H_2O \quad \longrightarrow \quad 2NaHSO_3$$

（2）2，6-二氯靛酚法　2，6-二氯靛酚是一种氧化-还原型指示剂染料，利用维生素 C 的强还原性，可使其从氧化型（在酸性溶液中）的红色还原为还原型无色酚亚胺，从而使颜色发生显著变化，用作维生素 C 的容量分析或比色测定。

维生素 C 在酸性溶液中用 2，6-二氯靛酚滴定时，滴定至溶液显玫瑰红色时，即为终点，无需另加指示剂。

精密量取本品适量（约相当于维生素 C 50mg），置 100ml 量瓶中，加偏磷酸-醋酸试液 20ml，用水稀释至刻度，摇匀；精密量取稀释液适量（约相当于维生素 C 2mg），置 50ml 的锥形瓶中，加偏磷酸-醋酸试液 5ml，用二氯靛酚滴定液滴定至溶液显玫瑰红色，并持续 5s 不褪；另取偏磷酸-醋酸试液 5.5ml，加水 15ml，用二氯靛酚滴定液滴定，作为空白试验校正。以二氯靛酚滴定液对维生素 C 滴定度计算，即可。

本法的专属性较碘量法高，多用于维生素 C 的制剂及食品分析。但本法非为维生素 C 的专一反应，其他还原物质，如维生素 B_2、亚铁化合物、烟酸还原态的衍生物、含羟基的化合物等，均有干扰，只是由于维生素 C 的氧化速度远较干扰物质氧化速度快，故快速滴定可减少干扰物质的影响。因此应该快速滴定，国际药典规定滴定应在 2min 内完成。

片剂的含量测定首先用偏磷酸-醋酸试液（也有用偏磷酸试液的）反复提取，合并提取液，滤过，残渣用偏磷酸-醋酸试液洗涤，洗液与滤液合并，再进行含量测定，这是为了使维生素 C 在提取过程中保持稳定，并且把维生素 C 全部抽提出来，保证测定结果准确可靠。

由于准 2，6-二氯靛酚液不够稳定，贮存时易缓缓分解，故需临用前配制并标定。

（3）N-溴琥珀酰亚胺（NBS）滴定法　N-溴琥珀酰亚胺具弱氧化性，而维生素 C 为强还原剂，当有其他还原剂干扰时，N-溴琥珀酰亚胺有选择性，首先按下式反应定量氧化维生素 C。

滴定溶液中加碘化钾和淀粉作指示剂，当维生素 C 完全被氧化后，微过量的 N-溴琥珀酰亚胺氧化碘化钾析出游离碘，与淀粉显蓝色而指示终点。

本法可用于制剂、生物体液、蔬菜水果中维生素 C 的测定，具有迅速、准确、专属性高的优点。但当供试液中有亚硫酸盐、硫代硫酸盐和硫脲等时，由于它们可在碘化钾被氧化之前被氧化，故对测定有干扰。

2. 比色法　与1，10-菲洛啉-铁（Ⅲ）［1，10-phenanthroline-iron（Ⅲ）］试剂呈色。

在酸性溶液中铁（Ⅲ）氧化维生素C生成去氢维生素C的同时被还原为亚铁（Ⅱ）离子，后者可与1，10-菲洛啉络合生成红色的亚铁菲绕啉离子 Fe $(C_{12}H_8N_2)_3^{2+}$（Ferroln），在波长510nm处有最大吸收。其反应方程式如下：

本法可用于维生素C及其制剂的含量测定。

本法的显色速度快，在室温下只需1~2min即可达最深的颜色。最佳pH范围为1.5~6.5，最后比色溶液的pH值约为5.5，所以供试品液不必再调节pH值。显色后颜色可稳定24h不变化，显色试液也可稳定数周不变化。

经试验表明，10倍量的下列化合物对测定无干扰：烟酸、烟酰胺、脲、硫脲、甲硫氨酸、淀粉、葡萄糖、果糖、甘露糖、蔗糖、麦芽糖、门冬氨酸、酒石酸、谷氨酸、枸橼酸以及钙、镁和铜（Cu^{2+}）盐等。含有维生素A、维生素D_1、维生素B_1、维生素B_2、维生素B_6以及烟酰胺和泛酸钙等的复合维生素制剂对维生素C的测定均无干扰。上述许多化合物特别是还原性化合物对此测定无干扰的原因是由于本测定在室温进行、条件缓和、反应时间极短。

3. 紫外分光光度法　维生素C在pH 5~10之间在267nm波长处有最大吸收，其摩尔吸收系数为$1.5×10^4$，设这时吸光度为A（Ⅰ），如果维生素C经Cu^{2+}催化氧化生成去氢维生素C，进一步水解为二酮古洛糖酸，那么该氧化产物在相同条件下测吸光度A（Ⅱ），其摩尔吸收系数很小，应用这个性质，可以通过测定维生素C在Cu^{2+}催化氧化前后吸光度之差，来测定维生素C的含量。下面以维生素C原料药为例。

（1）Cu^{2+}盐溶液配制　精密量取含Cu^{2+} 1mg/ml的硫酸铜溶液5.0ml置1000ml量瓶中，加入1mol/L醋酸7ml，1mol/L醋酸钠200ml，用水稀释至刻度即得。

（2）Cu^{2+}盐-EDTA溶液的配制　取Cu^{2+}盐溶液40ml加EDTA液（$5×10^{-4}$mol/L）10ml，混匀即得。

（3）测定　精密量取维生素C配成的供试品水溶液（1~20μg/ml）1.0ml，加Cu^{2+}-EDTA溶液5.0ml，立即在波长267nm处测定吸光度，设为A（Ⅰ）；另再取供试品溶液1.0ml，加Cu^{2+}盐溶液4.0ml，置室温中15min后加EDTA液（$5×10^{-4}$mol/L）1.0ml，于波长267nm处测定吸光度，设为A（Ⅱ），根据A（Ⅰ）-A（Ⅱ）的吸光度差值，从照此法制作的标准曲线，即可计算出供试品的含量。

测定时溶液 pH 值应在 6.0 处，这是因为维生素 C 的紫外吸收与溶液 pH 值有密切关系。在 pH 2.0 时维生素 C 以未电离的分子形式存在，溶液的最大吸收波长在 245nm；在 pH12 时，维生素 C 的两个羟基上的氢都完全解离，维生素 C 以 -2 价的阴离子形式存在，溶液的最大吸收波长在 300nm；在 pH 5~10 范围内，维生素 C 分子中仅 C_3 羟基上的氢解离，溶液的最大吸收波长在 267nm（图 7-2）。由于 pH 5~10 这样宽的 pH 范围内最大吸收波长都固定在 267nm 处，变化较小，故选择测定溶液的 pH 值在 6.0 处。

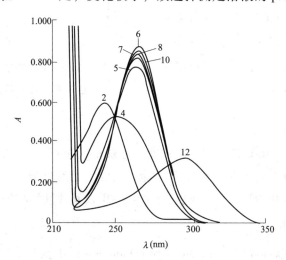

图 7-2　在 Cu^{2+}-EDTA 存在下，维生素 C 液（10μg/ml）以试剂空白作对照所绘制的紫外吸收光谱，图中的数字代表测定时溶液的 pH 值

（4）测定中 EDTA 的作用　在 Cu^{2+} 盐的催化下，维生素 C 迅速被空气中的氧（或溶液中的氧）氧化破坏而不具有紫外吸收的特性。但当溶液中加入 EDTA 后，它可以络合 Cu^{2+}，使之不再有催化氧化的作用。所以当 Cu^{2+} 盐试剂与供试品反应 15min 后，在溶液中应加入 EDTA 液，以终止反应。同时，由于 Cu^{2+}-EDTA 尚有少量的紫外吸收，所以在测定 A（Ⅰ）时，应先加一定量的 Cu^{2+}-EDTA 溶液，以便与测定 A（Ⅱ）时的条件完全一致，减少测定误差。

用本法测定含维生素 C 的多种维生素片剂时不受干扰，加样回收率可达 99.9%；当维生素 C 溶液浓度在 0~20μg/ml 范围内，浓度与吸光度呈线性关系，相关系数为 0.9995；维生素 C 标准液浓度为 5.0μg/ml、8.3μg/ml 和 13.3μg/ml 时，分别用本法各进行 10 次测定，其变异系数分别为 0.5%、0.1% 和 0.2%。

本法专属性较好，多种还原性物质以及多种药物辅料存在时，对维生素 C 的测定均无干扰。故本法除了可以测定含维生素 C 制剂之外，也可以测定多种软饮料、水果汁中的维生素 C。

4. 高效液相色谱法　体液中维生素 C 浓度的测定通常采用 2,4-二硝基苯肼比色法和高效液相色谱法，下面以人血浆中维生素 C 浓度的 HPLC 测定为例。

（1）色谱条件　ODS（4.6mm×20cm，5μm）色谱柱，甲醇-0.5% 偏磷酸溶液（2.5:97.5）流动相，流速 1ml/min，检测波长 245nm，柱温 25℃。

（2）血浆样品处理　取受试者静脉血，立即置肝素化的离心试管中，1000×g 4℃冷冻离心 5min，分取血浆 0.2ml，加入 0.5mol/L $HClO_4$-0.27mmol/L EDTA-0.1% 二硫苏糖醇混合沉淀剂 0.2ml，涡旋振荡 1min，于 12000×g 4℃冷冻离心 10min，分取上清液，进样 20μl，按外标法峰面积定量。血浆样品处理后，置 -20℃贮存 5d，冰箱 2℃冷藏 12h，室温存放4h，基本稳定，须尽快完成测定。

（3）样品测定　12名健康受试者口服维生素C泡腾片1g，分别于给药前及给药后0.5h、1h、1.5h、2h、3h、4h、6h、8h、12h、24h和36h于静脉取血3ml，并分离血浆进行维生素C浓度测定，结果如图7-3所示。健康受试者体内维生素C的血浆本底浓度约为8mg/L，单次口服1g维生素C泡腾片后峰时血浆药物浓度约为22mg/L，能够满足临床治疗要求。

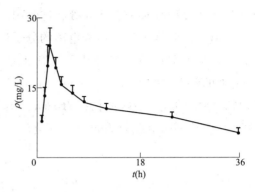

图7-3　12名健康受试者单次口服1g维生素C泡腾片后的药-时曲线

二、维生素 B_1

维生素 B_1（vitamin B_1）广泛存在于米糠、麦麸和酵母中，此外来源于人工合成。本品具有维持糖代谢及神经传导与消化的正常功能，主要用于治疗脚气病、多发性神经炎和胃肠道疾病。《中国药典》（2020年版）收载有维生素 B_1 及其片剂和注射液。

（一）结构与性质

维生素 B_1（亦称盐酸硫胺，thiamine hydrochloride）是由氨基嘧啶环和噻唑环通过亚甲基连接而成的季铵类化合物，噻唑环上季铵及嘧啶环上氨基，为两个碱性基团，可与酸成盐。化学名称为：氯化-4-甲基-3〔（2-甲基-4-氨基-5-嘧啶基）甲基〕-5-（2-羟基乙基）噻唑鎓盐酸盐。结构式如下：

维生素 B_1

维生素 B_1 为白色结晶或结晶性粉末，干燥品在空气中可迅速吸收4%的水分。本品在水中易溶，在乙醇中微溶，在乙醚中不溶。本品的水溶液显酸性。

维生素 B_1 噻唑环在碱性介质中可开环，再与嘧啶环上的氨基环合，经铁氰化钾等氧化剂氧化成具有荧光的硫色素，后者溶于正丁醇中呈蓝色荧光。维生素 B_1 的12.5pg/ml盐酸溶液（9→1000），在246nm的波长处测定吸光度，故本品的吸收系数（$E_{1cm}^{1\%}$）为406~436。维生素 B_1 分子中含有两个杂环（嘧啶环和噻唑环），故可与某些生物碱沉淀试剂（如碘化汞钾、三硝基酚、碘溶液和硅钨酸等）反应生成组成恒定的沉淀，可用于鉴别和含量测定。另外，维生素 B_1 为盐酸盐，故本品的水溶液显氯化物的鉴别反应。

（二）鉴别

1. 硫色素荧光反应　维生素 B_1 在碱性溶液中，可被铁氰化钾氧化生成硫色素。硫色素溶于正丁醇（或异丁醇等）中，显蓝色荧光。

硫色素反应为维生素 B_1 的专属性鉴别反应，《中国药典》（2020年版）用于本品的鉴别。反应式如下：

取本品约 5mg，加氢氧化钠试液 2.5ml 溶解后，加铁氰化钾试液 0.5ml 与正丁醇 5ml，强力振摇 2min，放置使分层，上层显强烈的蓝色荧光；加酸使呈酸性，荧光即消失；再加碱使呈碱性，荧光又重现。

2. 沉淀反应　维生素 B$_1$ 结构中具有嘧啶环和氨基，显生物碱的特征。可与多种生物碱沉淀或显色剂反应。维生素 B$_1$ 与碘化汞钾生成淡黄色沉淀 [B]·H$_2$HgI$_4$。维生素 B$_1$ 与碘生成红色沉淀 [B]·HI·I$_2$；与硅钨酸生成白色沉淀 [B]$_2$·SiO$_2$(OH)$_2$·12WO$_3$·4H$_2$O；与苦酮酸生成扇形白色结晶。

$$[B] \cdot 2O_2N{-}C_6H_4{-}N$$

3. 氯化物反应　本品的水溶液显氯化物的鉴别反应。

4. 硫元素反应　维生素 B$_1$ 与 NaOH 共热，分解产生硫化钠，可与硝酸铅反应生成黑色沉淀，可供鉴别。

5. 红外分光光度法　取本品适量，加水溶解，水浴蒸干，在 105℃ 干燥 2h 测定。本品的红外光吸收图谱应与对照的图谱一致。

（三）含量测定

维生素 B$_1$ 及其制剂常用的含量测定方法有非水溶液滴定法、紫外分光光度法和硫色素荧光法。《中国药典》(2020 年版) 用非水溶液滴定法测定原料药，片剂和注射液均采用紫外分光光度法。

1. 非水溶液滴定法　维生素 B$_1$ 分子中含有两个碱性的已成盐的伯胺和季铵基团，在非水溶液中，均可与高氯酸作用，以电位滴定法指示终点。根据消耗高氯酸的量即可计算维生素 B$_1$ 的含量。

取本品约 0.12g，精密称定，加冰醋酸 20ml，微热溶解后，密塞，放冷至室温，加醋酐 30ml，照电位滴定法，用高氯酸滴定液 (0.1mol/L) 滴定，并将滴定的结果用空白试验校正。每 1ml 高氯酸滴定液 (0.1mol/L) 相当于 16.86mg 的 C$_{12}$H$_{17}$ClN$_4$OS·HCl。

本法可用于弱碱性药物及其盐类的含量测定。维生素 B$_1$ 具有两个碱性基团，故与高氯酸反应的摩尔比为 1:2。维生素 B$_1$ 分子量为 337.27，所以高氯酸滴定液 (0.1mol/L) 的滴定度 (T) 为 16.86mg/ml。

2. 紫外分光光度法　维生素 B$_1$ 分子中具有共轭双键结构，在紫外区有吸收，根据其最大吸收波长处的吸光度即可计算含量。《中国药典》(2020 年版) 收载的维生素 B$_1$ 片剂和注射液均采用本法测定。

取本品 20 片，精密称定，研细，精密称取适量（约相当于维生素 B_1 25mg），置 100ml 量瓶中，加盐酸溶液（9→1000）约 70ml，振摇 15min 使维生素 B_1 溶解，用上述溶剂稀释至刻度，摇匀，用干燥滤纸滤过，精密量取续滤液 5ml，置另一 100ml 量瓶中，再加上述溶剂稀释至刻度，摇匀，在 246nm 的波长处测定吸光度，按 $C_{12}H_{17}ClN_4OS \cdot HCl$ 的吸收系数（$E_{1cm}^{1\%}$）为 421 计算，即得。

$$标示量\% = \frac{A \times D \times \overline{W}}{E_{1cm}^{1\%} \times 100 \times W \times 标示量} \times 100\% \tag{7-5}$$

式中，A 为供试品在 246nm 的波长处测得的吸光度；D 为供试品的稀释倍数；$\overline{W}$ 为维生素 B_1 片的平均片重；W 为称取维生素 B_1 片粉的质量。

维生素 B_1 的紫外吸收峰随溶液 pH 的变化而不同，pH 2.0（0.1mol/L HCl）时，最大吸收波长在 246nm 处，吸收系数为 421；pH 7.0（磷酸盐缓冲液）时，有两个吸收峰，在 232～233nm 处吸收系数为 345；在 266nm 处吸收系数为 255。可采用差示分光光度法测定其含量，消除背景和辅料的干扰。

3. 硫色素荧光法　硫色素荧光反应为维生素 B_1 的专属性反应，可用于维生素 B_1 及其制剂的含量测定。硫色素荧光法为 USP34 所采用。

维生素 B_1 在碱性溶液中被铁氰化钾氧化成硫色素，用异丁醇提取后，在紫外光（λ_{ex} 365nm）照射呈现蓝色荧光（λ_{em} 435mn），通过与对照品荧光强度比较，即可测得供试品含量。

取 40ml 具塞试管 3 支或 3 支以上，各精密加入对照品溶液 5ml，于其中 2 支（或 2 支以上）试管中迅速（1～2s 内）加入氧化试剂各 3.0ml，在 30s 内再加入异丁醇 20.0ml，密塞，剧烈振摇 90s。于另 1 支试管中加 3.5mol/L 氢氧化钠溶液 3.0ml 以代替氧化试剂，并照上述方法操作，作为空白。另取 3 支或 3 支以上的相同试管，各精密加入供试品溶液 5ml，照上述对照品溶液管的方法，同法处理。于上述 6 支或 6 支以上试管中，各加入无水乙醇 2ml，旋摇数秒钟，待分层后，取上层澄清的异丁醇液约 10ml，置荧光计测定池内，测定其荧光强度（输入和输出的最大波长分别为 365nm 和 435nm）。

$$5ml 供试品溶液中维生素 B_1 的微克数 = \frac{A-b}{S-d} \times 0.2 \times 5 \tag{7-6}$$

式中，A 和 S 分别为供试品溶液和对照品溶液测得的平均荧光读数；b 和 d 则分别为其相应的空白读数；0.2 为对照品溶液的浓度，$\mu g/ml$；5 为测定时对照品溶液的取样体积，ml。

硫色素荧光反应为维生素 B_1 的专属性反应，虽非定量完成，但在一定条件下形成的硫色素与维生素 B_1 浓度成正比，可用于维生素 B_1 及制剂的含量测定。本法以维生素 B_1 特有的硫色素反应为原理，故不受氧化破坏产物的干扰，测定结果较为准确。但操作烦琐，且荧光测定受干扰因素较多。本法中使用的氧化剂，除铁氰化钾外，尚可用氯化汞或溴化氰。溴化氰能将维生素 B_1 完全定量地氧化为硫色素，在一定浓度范围内与荧光强度成正比，故适用于临床体液分析。

三、维生素 B_2

维生素 B_2（vitamin B_2）又称核黄素（riboflavin），广泛地存在于植物（发芽种子、绿色蔬菜、蒲公英）和动物肝脏及动物心脏中，以酵母、麦糠及肝中含量最多。也存在于豆、蛋、肉类中。

（一）结构与性质

维生素 B_2 最早是从乳浆中发现的一种黄绿色荧光色素，结构式如下。

维生素 B_2

维生素 B_2 由两部分组成，一部分是异咯嗪环，另一部分是核糖醇的衍生物。由于异咯嗪环具有黄绿色荧光，所以维生素 B_2 也带有黄绿色荧光。

维生素 B_2 为黄色或橙黄色结晶性粉末，味微苦，微臭，熔点 280℃（分解）。在碱性溶液中呈左旋，$[\alpha]_D^{20}$ 为 $-120°\sim140°$（$C=0.125\%$，0.1mol/L NaOH）。极微溶于水，几乎不溶于乙醇和三氯乙烷，不溶于丙酮、乙醚和苯。

维生素 B_2 分子中亚酰氨基呈酸性，$N-10$ 呈碱性，故为两性化合物，可溶于酸或碱。饱和水溶液的 pH 为 6 左右，此 pH 值下该化合物不分解，呈黄绿色荧光。维生素 B_2 在弱酸性水溶液中较稳定，但在光照射下或在稀碱条件下极易发生分解反应，荧光消失。例如，在 1% NaOH 溶液中，室温（20℃）条件下一昼夜即完全分解，其分解产物为 1，2-二氢-6，7-二甲基-2-酮-1-D-核糖醇基-3-喹噁啉羧酸。

在直射光或紫外光照射下，维生素 B_2 易发生分解。在中性或酸性溶液中生成感光色素，在碱性溶液中生成感光黄素。感光黄素是维生素 B_2 的一个检查项目。

维生素 B_2 分子中含有氧化-还原反应体系（$N-1$ 和 $N-5$ 之间的共轭双键），易发生氧化还原反应。常见的还原剂有硫代硫酸钠、亚硫酸氢钠、连二亚硫酸钠等。

$$\text{CH}_2 \text{—} (\text{CHOH})_3\text{CH}_2\text{OH} \quad \xrightarrow[\text{[O]}]{\text{[H]}} \quad \text{CH}_2 \text{—} (\text{CHOH})_3\text{CH}_2\text{OH}$$

维生素 B$_2$ 水溶液在 267nm、373nm、444nm 有紫外或可见特征吸收峰，此性质可用于鉴别和含量测定。

维生素 B$_2$ 参与机体氧化还原反应过程，在生物代谢过程中有递氢作用。它与机体 ATP 作用生成 FMN，再与 FMN 作用生成 FAD，两者都是脱氢酶的辅酶。临床上用于治疗体内因缺乏维生素 B$_2$ 而引起的各种黏膜和皮肤的炎症，如角膜炎、结膜炎、口角炎和脂溢性皮炎等。

（二）鉴别

1. 荧光与颜色 取本品约 1mg，加水 100ml 溶解后，溶液在透射光下显淡黄绿色并有强烈的黄绿色荧光；分成两份：一份中加无机酸或碱溶液，荧光即消失；另一份中加连二亚硫酸钠结晶少许，摇匀后，黄色即消褪，荧光亦消失。

2. 分光光度法 取含量测定项下的溶液，在 267nm、375nm 与 444nm 的波长处有最大吸收。375nm 波长处的吸光度与 267nm 波长处的吸光度的比值应为 0.31~0.33；444nm 波长处的吸光度与 267nm 波长处的吸光度的比值应为 0.36~0.39。

3. 红外光吸收图谱 本品的红外光吸收图谱应与对照图谱一致。

（三）检查

本品检查项下包括酸碱度、感光黄素、干燥失重、炽灼残渣的检查。

1. 酸碱度 取本品 0.5g，加水 25ml，煮沸 2min，放冷，滤过，取滤液 10ml，加酚酞指示液 0.05ml 与氢氧化钠滴定液（0.01mol/L）0.4ml，显橙色，再加盐酸滴定液（0.01mol/L）0.5ml，显黄色，再加甲基红溶液（取甲基红 50mg，加 0.1mol/L 氢氧化钠溶液 1.86ml 与乙醇 50ml 的混合液溶解，加水稀释至 100ml，即得）0.15ml，显橙色。

2. 感光黄素 取本品 25mg，加无乙醇三氯乙烷 10ml，振摇 5min，滤过，在 440nm 的波长处测定，吸光度不得过 0.016。

3. 有关物质 避光操作。取本品约 15mg，置 100ml 量瓶中，加冰醋酸 5ml 与水 75ml，加热溶解后，加水适量稀释，放冷，再用水稀释至刻度，摇匀，作为供试品溶液；精密量取 1ml，置 50ml 量瓶中，用水稀释至刻度，摇匀，作为对照溶液。照含量测定项下的色谱条件，取对照溶液 20μl 注入液相色谱仪，调节检测灵敏度，使主成分色谱峰的峰高约为满量程的 20%，再精密量取供试品溶液与对照溶液各 20μl，分别注入液相色谱仪，记录色谱图至主峰保留时间的 3 倍。供试品溶液色谱图中如有杂质峰，单个杂质峰面积不得大于对照溶液主峰面积的 0.5 倍（1.0%），各杂质峰面积的和不得大于对照溶液的主峰面积（2.0%）。供试品溶液色谱图中任何小于对照溶液主峰面积 0.01 倍的峰可忽略不计。

（四）含量测定

照高效液相色谱法测定。

1. 色谱条件与系统适用性试验 用十八烷基硅烷键合硅胶为填充剂；以 0.01mol/L 庚烷磺酸钠的 0.5% 冰醋酸溶液 - 乙腈 - 甲醇（85:10:5）为流动相；检测波长为 444nm。理

论板数按维生素 B_2 峰计算不低于 2000。

2. 测定法 取本品约 15mg，精密称定，置 500ml 量瓶中，加冰醋酸 5ml 与水 200ml，置水浴上加热，并时时振摇使溶解，加水适量稀释，放冷，再用水稀释至刻度，摇匀，作为供试品溶液，精密量取 $20\mu l$ 注入液相色谱仪，记录色谱图；另取维生素 B_2 对照品，同法测定。按外标法以峰面积计算，即得。

四、维生素 B_{12}

维生素 B_{12}（vitamin B_{12}）广泛存在于肝、鱼粉、蛋、乳、黄豆中，一些放线菌、霉菌的菌丝体及土壤和污泥中也含有一定量的维生素 B_{12}，某些藻类及豆科植物中也可提取维生素 B_{12}。

维生素 B_{12} 虽然能从肝脏中提取，但含量极少（20kg 肝脏中含维生素 B_{12} 约 1g）。*Streptomyces griseus* 在产生链霉素的同时，也可以产生维生素 B_{12}，所以可从链霉素的发酵液提取废液中生产维生素 B_{12}。从庆大霉素的发酵液中也可提取维生素 B_{12}。现在用微生物发酵方法生产维生素 B_{12} 发展很快，已找到专用于发酵维生素 B_{12} 的菌种，如丙酸菌属中的傅氏丙酸菌和薛氏丙酸菌。

维生素 B_{12} 为造血过程中的生物催化剂，和叶酸共同促进红细胞生长和成熟，主要用于治疗恶性贫血病。此外，和维生素 B_6、叶酸一起治疗神经性坏死、多动症、阿尔茨海默病和风湿性骨硬化症等。

（一）结构与性质

维生素 B_{12} 又称氰钴胺（cyanocobalamin），是由钴原子为中心离子的螯合化合物。其分子结构如下。

维生素 B_{12}

维生素 B_{12} 分子结构可分为两大部分：一部分以钴为中心，由四个吡咯还原物结合为卟啉样化合物，与卟啉不同的是仅一处不通过次甲基连接，是由两个吡咯还原物直接连接；另一部分与核酸组成相似，由苯骈咪唑（benzimidazol）、核氧五环糖基（ribofuranosyl）和磷酸相互连接而成。钴原子配位数为6，其中 4 个与吡咯环相连，一个与苯骈咪唑环上的氮原子相连，另外一个与—CN 相连接。钴原子上的正电荷与磷酸根上的负电荷使维生素 B_{12} 保持电中性。此外，维生素 B_{12} 还含有 6 个酰胺键。

维生素 B_{12} 为深红色结晶或结晶性粉末，无臭，无味。在 210～220℃变暗，300～320℃分解。无水物极易吸潮，暴露于空气中吸水率达 12%。在水或乙醇中略溶，在丙酮、三氯乙烷、乙醚中不溶。水溶液呈中性，具有左旋性。在278nm、361nm和550nm有最大吸收峰，此特性可用于鉴别和含量测定。

维生素 B_{12} 结晶在干燥条件下很稳定，如100℃加热，缓慢分解；120℃湿热灭菌20min破坏很少。在弱酸（pH 4.5~5.0）溶液中比较稳定。但当维生素 B_{12} 在强酸或强碱条件下可分解产生各种产物。如维生素 B_{12} 与浓盐酸于60℃短时间共热，可分解产生5,6-二甲基苯骈核苷酸和初钴维生素（维生素 B_{12} 因子B，红色钴络合物），再如维生素 B_{12} 在pH 9条件下放置24h有90%生成羟基钴维生素 B_{12}。

维生素 B_{12} 可被氧化剂或还原剂作用而发生反应。如维生素 B_{12} 用锌粉氯化铵溶液还原，或被亚硫酸氢钠还原后，再与空气中氧作用可生成羟基钴维生素。

其他基团或原子如—OH、—SO_3H、—Cl、—Br等取代配价结合的氰基时，可得到相应的各种衍生物，如羟基钴维生素、硫酸钴维生素、氯钴维生素和溴钴维生素等。这些物质都可能成为假维生素 B_{12} 而存在于产品中，需要对其含量进行检查。

（二）鉴别

1. **化学显色法** 取本品约1mg，加硫酸氢钾约50mg，置坩埚中，灼烧至熔融，放冷，加水3ml，煮沸使溶解，加酚酞指示液1滴，滴加氢氧化钠试液至显淡红色后，加醋酸钠0.5g，稀醋酸0.5ml与0.2%1-亚硝基-2-萘酚-3,6-二磺酸钠溶液0.5ml，即显红色或橙红色；加盐酸0.5ml，煮沸1min，颜色不消失。

2. **分光光度法** 取含量测定项下的溶液，在278nm、361nm与550nm的波长处有最大吸收。361nm波长处的吸光度与278nm波长处的吸光度的比值应为1.70~1.88。361nm波长处的吸光度与550nm波长处的吸光度的比值应为3.15~3.45。

3. **红外光吸收图谱** 本品的红外光吸收图谱应与对照图谱一致。

（三）检查

检查项下除溶液澄清度、干燥失重外，还有有关物质的检查和假维生素 B_{12} 的检查。

1. **有关物质** 高效液相色谱法检查维生素 B_{12} 的所有杂质含量。

（1）色谱条件与系统适用性试验 用十八烷基硅烷键合硅胶为填充剂；以乙腈-0.05mol/L磷酸二氢钾溶液（17:83）用磷酸调节pH值至3.0为流动相；检测波长为237nm。理论板数按维生素 B_{12} 峰计算应不低于2000。

（2）测定法 取本品适量，精密称定，用流动相溶解并定量稀释成每1ml中含1.0mg的溶液作为供试品溶液；量取供试品溶液适量，用流动相稀释成每1ml中含10μg的溶液，作为对照溶液。取对照溶液10μl注入液相色谱仪，调节检测灵敏度，使主成分峰高为满量程的20%，再取供试品溶液和对照溶液各10μl，分别注入液相色谱仪，记录色谱图至主成分峰保留时间的3倍。供试品溶液的色谱图中如有杂质峰，各杂质峰面积的和不得大于对照溶液主峰面积的2倍。

2. **假维生素 B_{12}** 取本品1.0mg，置分液漏斗中，加水20ml使溶解，加甲酚-四氯化碳（1:1）5ml，充分振摇1min；分取下层溶液，置另一分液漏斗中，加硫酸溶液（1→7）5ml，充分振摇，上层溶液应无色；如显色，与同体积的对照液［取高锰酸钾滴定液（0.02mol/L）0.15ml，加水至250ml］比较，不得更深。

（四）含量测定

维生素 B_{12} 含量测定方法有两种：一种为分光光度法，另一种为微生物检定法。《中国药典》(2020 年版）收载前一种方法。《美国药典》收载了微生物检定法。

1. 分光光度法　取本品，精密称定，加水溶解并定量稀释成约 25μg/ml 溶液，在 361nm 波长处测吸光度，按 $E_{1cm}^{1\%}$ 为 207 计算得出。

2. 微生物检定法　利用微生物在含有一定量的维生素 B_{12} 的培养基中生长产生的浊度与维生素 B_{12} 的浓度之间的关系测定其含量，采用标准曲线法。检定菌为 *Lactobacillus leichmanni*（莱希曼芽孢杆菌），大致操作步骤如下：取经多次活化的（2 周内连续传代不少于 10 次）检定菌同时接种到含有基本培养基的不同体积的供试液和标准维生素溶液中，恒温培养（30～40℃ 范围内任意一温度，温度波动不超过 0.5℃）16～24h。检定菌在此期间生长浑浊。培养结束后，取出培养物，在不低于 80℃ 温度下加热 5min，终止检定菌生长，于 530nm 处测定透光率。以标准维生素 B_{12} 溶液的毫升数的对数为纵坐标，以 $Y = 2.00 - \Sigma$ 为横坐标（Σ 代表同一剂量的两支试管的透光率之和）绘制标准曲线。供试液的浓度可根据标准曲线上的透光率查得。

第四节　辅酶类药物的分析

扫码"学一学"

一、辅酶 A

辅酶 A（CoA）是类似二核苷酸的化合物，它是酰基转移酶的辅酶，在生物体内以还原型（活化型）与氧化型（非活化型）并存，并可在生理条件下相互转化。本品于 1945 年被 Lipmann 等人首先发现，并报道了 1mg 辅酶 A 相当于 413U，1μmol 辅酶 A 相当 316U。中国于 1966 年首先从酵母细胞中提取制得。它的制备方法有两种：一是从组织细胞（酵母细胞为主）中提取、精制；另一种是目前国内广泛采用的微生物合成法。本品对人体的糖、脂肪及蛋白质的代谢起重要作用，尤其对脂肪代谢的促进作用更加重要，可用于防治冠状动脉粥样硬化及肝炎的治疗。

（一）结构与性质

辅酶 A 分子是由 β - 巯基乙胺、4′ - 磷酸泛酸和 3′，5′ - 二磷酸腺苷组成。其分子结构式如下。

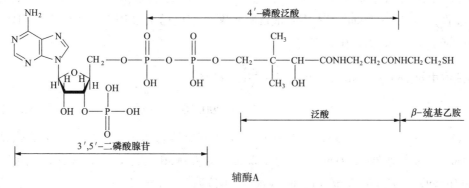

辅酶A

高纯度辅酶 A 应为白色粉末。因分子结构中具巯基，故具类似蒜的臭气。经试验，其稳定性随着制品的纯度增加温度的升高而降低。在弱酸性溶液里较稳定，但在碱性时则易破坏失活，在 40℃ pH 8.0 溶液 24h 可失活 42%。与其他硫醇一样，易为空气（特别在痕量金属存在时）、过氧化氢、碘或高锰酸盐等氧化成无活性的二硫化物，故制剂中宜加稳定剂（如半胱氨酸等）并充氮。

（二）鉴别

本品的结构中含有腺嘌呤，有紫外吸收，其水溶液在259nm波长处有最大吸收，在230nm波长处有最小吸收（图7-4）。

（三）检查

采用薄层色谱法，展开剂为：异丁酸-氨水-水-15.4% 1，4-二硫代苏糖醇〔66:1:33:0.1（$V:V:V:W$），样品用0.1% 1，4-二硫代苏糖醇（1，4-dithiothreirol）溶液制成2mg/ml溶液，点样10μl，展开约16cm，置紫外光灯下检视，应为一个斑点（还原型），R_f值约0.55，不得有氧化型斑点（R_f值约0.27）。

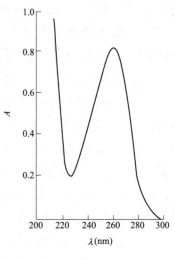

图7-4 辅酶A的紫外吸收图谱

（四）效价测定

辅酶A效价测定方法有β-羟基酰基辅酶A脱氢酶法、硫激酶法、枸橼酸裂解酶法、α-氧化戊二酸氧化酶法、磺胺乙酰化酶法、磷酸转乙酰化酶砷解法及磷酰转乙酰化酶紫外分光法等，由于效价测定方法不同，其效价表示法也不一样，常用的为表示辅酶A的总含量或总单位（氧化型与还原型）及还原型辅酶A（CoASH）的含量或单位。

磷酸转乙酰化酶（phosphotransacetylase，PTA）紫外分光光度法为国际上广泛采用的测定方法，其原理为：乙酰磷酸盐与CoASH之间在PTA催化下，乙酰基可逆地转移，形成乙酰辅酶A和磷酸。

$$CoASH + CH_3CO—OPO_3H_2 \rightleftharpoons CoA—S—COCH_3 + H_3PO_4$$

在反应中乙酰磷酸盐是过量的，CoASH量的多少决定了乙酰辅酶A的量，基于乙酰辅酶A在233nm处的吸光度比CoASH强得多，其微摩尔消光系数之差$\Delta\varepsilon_{233nm} = 4.44cm^2/\mu mol$，可直接计算出效价。

操作方法：于1cm的石英比色池内依次加入3.0ml 0.1mol/L Tris-HCl缓冲液（pH 7.6），0.1ml 0.1mol/L乙酰磷酸二锂盐，0.1ml样品，混匀，读吸光度A_0，混合物加入0.01ml PTA混悬液直至吸光度升至最大为止（3~5min），读吸光度A_1，由于PTA酶有一定的光吸收，再加入0.01ml PTA混悬液读吸光度A_2，以样品和PTA酶并用Tris-HCl缓冲液（pH 7.6）补至3.21ml作为空白。

$$供试液中每1ml含CoASH的单位数 = \frac{\Delta A \bar{V}}{\Delta\varepsilon l v} \times 316$$

$$= \Delta A \times 2290.16$$

式中，$\Delta A = A_1 - A_0 - \Delta A_{PTA}(\Delta A_{PTA} = A_2 - A_1)$；$\bar{V}$为测定液总体积（3.21ml）；$v$为供试液体积，0.1ml；$l$为小池光路，1cm；$\Delta\varepsilon$为在233nm处CoASH与乙酰辅酶A的消光系数差为4.44cm²/μmol；316为纯CoASH的每1μmol的单位数。

读取A_1的合适时间（即反应完所需的时间）为，当PTA浓度大于22.5μg/ml，乙酰基转移迅速，读取A_1的时间可控制在3~5min。图7-5描述了CoASH乙酰化反应速率，根据酶反应曲线，证实反应在3min已达到高峰，故标准中规定3~5min读取A_1是较合适的。

测定所用的乙酰磷酸二锂盐的含量不得低于60%，配制溶液后需置冰浴，以免分解。

本方法的精密度与 CoASH 的纯度有关。纯度越高，相对百分误差越小，当 CoASH 纯度在 50% 左右时，其相对百分误差约为 4%。制剂中的赋形剂和稳定剂对测定基本无影响。

本法不需对照品，能专一性测定还原型辅酶 A（CoASH），效价采用此法测定后，工艺中应采取还原措施，使产品为还原型。

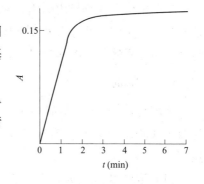

图 7 - 5　酶反应曲线

二、辅酶 Q_{10}

辅酶 Q（CoQ）广泛存在于自然界，因其具有醌式结构，故称泛醌。它们都是 2, 3 - 二甲氧基 - 1, 4 - 苯醌的衍生物，第 6 位上有一条异戊烯基支链，由于异戊烯基聚合度 n 值的不同，又可将辅酶 Q 分成 $Q_6 \sim Q_{10}$，其理化性质极为相似，而存在于哺乳动物和人体组织的辅酶 Q 其聚合度 $n = 10$，故称辅酶 Q_{10}。本品是细胞呼吸链中的主要递氢体，能促进氧化磷酸化反应和离子的主动转移，是细胞代谢和细胞呼吸的激活剂，也是重要的天然抗氧剂，具有保护和恢复生物膜结构完整性的作用，是机体的非特异性免疫增强剂。临床上用于亚急性肝炎、恶性肿瘤、心脏病、高血压等多种疾病的治疗。

中国于 1978 年开始生产辅酶 Q_{10}。到目前为止，该产品的生产方法有用猪心提取法、化学合成法及微生物发酵法。国内厂家使用较多的为第一种方法，国外有用后两种方法生产辅酶 Q_{10}。

（一）结构与性质

辅酶 Q_{10} 的化学结构式如下：

$$CH_3O \underset{2}{\overset{3}{\underset{}{}}} \quad \overset{4}{\underset{}{}} CH_3 \quad (CH_2-CH=\overset{CH_3}{\underset{}{C}}-CH_2)_{10}H$$

辅酶 Q_{10}

它的分子式为 $C_{59}H_{90}O_4$，分子量 863.36。辅酶 Q_{10} 为黄色或橙黄色结晶性粉末。由于本品具有醌式结构，可被硫代硫酸钠、硼氢化钠（钾）、维生素 C 等还原剂还原。还原型辅酶 Q_{10} 的乙醇液为无色，在空气中可被缓慢地氧化，加少量稀盐酸可减低氧化速率。如存在三氯化铁等氧化剂则可很快被重新氧化。辅酶 Q_{10} 的氧化还原反应如下。

$$氧化型辅酶Q_{10}(黄色) \underset{[O]}{\overset{[H]}{\rightleftharpoons}} 还原型辅酶Q_{10}(无色)$$

氧化型辅酶 Q_{10} 的乙醇液在 275nm 波长处有最大吸收，在波长约 405nm 处有一宽带，在 236nm 波长处有最小吸收。还原型辅酶 Q_{10} 在 275nm 和 405nm 吸收峰消失，在 290nm 处出现最大吸收。

氧化型辅酶 Q_{10} 和还原型辅酶 Q_{10} 在无水乙醇溶液中的可见紫外吸收图谱（图 7 - 6）。

本品结构中含有异戊烯基，对光不稳定，易分解，使颜色变深，所产生杂质的结构目前还不清楚，故贮存及质量分析的各步操作应避光。本品对热稳定。

（二）鉴别

辅酶 Q_{10} 极易被还原剂还原，由于氧化型 CoQ_{10} 与还原型 CoQ_{10} 在颜色上有较大差别，此性质可用于鉴别。

（1）取含量测定项下的供试品溶液，加硼氢化钠 50mg，摇匀，溶液黄色消失。

（2）在含量测定项下记录的色谱图中，供试品溶液主峰的保留时间应与对照品溶液主峰的保留时间一致。

（3）本品的红外光吸收图谱应与对照的图谱一致。

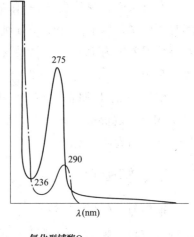

—— 氧化型辅酶 Q_{10}

—·— 还原型辅酶 Q_{10}

图 7-6 辅酶 Q_{10} 可见 - 紫外吸收光谱图（乙醇）

（三）检查

1. 有关物质 避光操作。取含量测定项下的供试品溶液作为供试品溶液；精密量取 1ml，置 100ml 量瓶中，用无水乙醇稀释至刻度，摇匀，作为对照溶液。照含量测定项下的色谱条件，取对照溶液 20μl，注入液相色谱仪，调节检测灵敏度，使主成分峰高约为满量程的 25%。再精密量取供试品溶液和对照溶液各 20μl，分别注入液相色谱仪，记录色谱图至主成分峰保留时间的 2 倍。供试品溶液色谱图中如有杂质峰，各杂质峰面积的和不得大于对照溶液的主峰面积（1%）。

2. 顺式异构体 避光操作。取本品加正己烷溶解并稀释制成每 1ml 中含 1mg 的溶液，作为供试品溶液；精密量取 1ml，置 200ml 量瓶中，用正己烷稀释至刻度，摇匀，作为对照溶液（临用新制）。照高效液相色谱法《中国药典》（2020 年版）（通则 0512）立即测定。用硅胶为填充剂（4.61mm×250mm，5μm）；以正己烷 - 乙酸乙酯（97:3）为流动相；流速为 2.0ml/min；检测波长为 275nm。辅酶 Q_{10} 峰的保留时间约为 10min，顺式异构体峰的相对保留时间约为 0.9，顺式异构体峰与辅酶 Q_{10} 峰的分离度应符合要求。理论板数按辅酶 Q_{10} 峰计算不低于 3000。取对照溶液 20μl 注入液相色谱仪，调节检测灵敏度，使主成分色谱峰的峰高约为满量程的 10%。精密量取供试品溶液和对照溶液各 20μl，分别注入液相色谱仪，记录色谱图。供试品溶液色谱图中如有杂质峰，顺式异构体峰面积不得大于对照溶液的主峰面积（0.5%）。

（四）含量测定

辅酶 Q_{10} 的含量测定有两种方法。

1. 紫外分光光度法 本法基于氧化型辅酶 $Q_{10} \lambda_{max}$ 为 275nm，经硼氢化钾还原后，还原型辅酶 Q_{10} 在 275nm 处仍有一定的吸收，以吸光度差值计算含量。$\Delta E_{1cm}^{1\%}$ 值为 144，$CV\%$ 为 0.5%。

操作过程中应当注意，由于本法是利用吸光度值来计算含量，故要求还原反应必须完全。因硼氢化钾溶液不稳定，极易被氧化而失去还原性，因此该试剂必须临用前新配，且要在 30min 内使用。

辅酶 Q_{10} 对光不稳定，要避光操作。

还原型辅酶 Q_{10} 最大吸收波长为 291nm，而测定波长为 275nm，处在还原型辅酶 Q_{10} 吸收峰上升阶段，故在含量测定时，对波长的准确性要求较高，应在实验前对仪器的波长进行校正，如稍有偏差，则会引起吸光度差值的变异，造成实验误差。

样品浓度应调整在 30~40μg/ml 范围，以保证吸光度差在 0.6 左右，减少实验误差。

2. 高效液相色谱法　《中国药典》(2020 年版) 收载此法。

（1）**色谱条件与系统适用性试验**　用十八烷基硅烷键合硅胶为填充剂；以甲醇－无水乙醇（1:1）为流动相；柱温 35℃；检测波长为 275nm。取辅酶 Q_{10} 对照品和辅酶 Q_9 对照品适量，用无水乙醇溶解并稀释成每 1ml 中各约含 0.2mg 的混合溶液，取 20μl 注入液相色谱仪，辅酶 Q_9 峰与辅酶 Q_{10} 峰的分离度大于 4。理论板数按辅酶 Q_{10} 峰计算应不小于 3000。

（2）**测定法**　取本品 20mg，精密称定，加无水乙醇约 40ml，在 50℃ 水浴中振摇溶解，放冷后，移至 100ml 量瓶中，加无水乙醇至刻度，摇匀，作为供试品溶液，取供试品溶液 20μl 注入液相色谱仪，记录色谱图；另取经五氧化二磷干燥至恒重的辅酶 Q_{10} 对照品适量，同法测定。按外标法以峰面积计算。

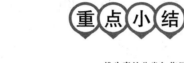

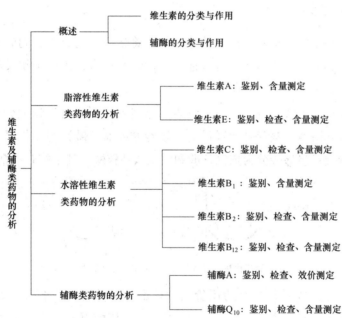

扫码"练一练"

（何书英）

第八章　核酸与核苷酸类药物的分析

📖 **学习目标**

1. **掌握**　核酸与核苷酸类药物的基本结构与理化性质，特征的化学鉴别方法，非水碱量法、高效液相色谱法原理及在该类药物含量测定中的具体应用。

2. **熟悉**　多核苷酸中吸光度、脱氧核糖核酸及增色效应检查，有关物质检查方法，紫外分光光度法在该类药物含量测定中的应用。

3. **了解**　光谱鉴别方法。

第一节　概　述

一、结构与分类

扫码"学一学"

核酸携带有各种生物所特有的遗传信息，控制着蛋白质的合成，同时对脂肪和糖类的代谢也具有重要的影响。核酸类药物可以通过帮助恢复正常代谢或干扰某些异常代谢来达到治疗疾病的目的。

核酸是由多个单核苷酸通过 3′, 5′ – 磷酸二酯键聚合而成的生物大分子，单核苷酸的基本结构包括核苷和磷酸，核苷是含氮碱基（嘌呤碱或嘧啶碱）与戊糖通过糖苷键缩合而成。根据戊糖的种类可将核酸分为核糖核酸和脱氧核糖核酸。其单核苷酸基本结构如下：

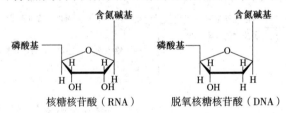

核糖核苷酸（RNA）　　　脱氧核糖核苷酸（DNA）

核酸、核苷酸类药物是指具有药用价值的核酸、核苷酸、核苷和碱基以及它们的类似物或衍生物。按照化学结构和组成可分成四类：①核酸碱基及其衍生物和类似物，如硫鸟嘌呤、氟尿嘧啶、更昔洛韦等；②核苷及其衍生物，如肌苷、利巴韦林、阿糖胞苷；③核苷酸及其衍生物，如三磷酸腺苷二钠、胞磷胆碱钠、环磷腺苷；④多核苷酸，如寡聚核苷酸、核糖核酸Ⅰ、核糖核酸Ⅱ、抗肿瘤免疫核糖核酸等。下面主要介绍《中国药典》（2020 年版）二部收载的核苷酸、核苷和碱基类药物及国家药品标准中收载的多核苷酸。《中国药典》（2020 年版）二部收载的核苷酸、核苷和碱基类药物的基本信息见表 8 – 1。

表 8 - 1　《中国药典》(2020 年版) 二部收载的核酸及核苷酸类药物

中文名	结构式	用途	类型
三磷酸腺苷二钠		细胞代谢改善药	核苷酸
胞磷胆碱钠		细胞代谢改善药	核苷酸
环磷腺苷		血管舒张药	核苷酸
盐酸阿糖胞苷		抗肿瘤药	核苷
利巴韦林		抗病毒药	三氮唑核苷
肌苷		细胞代谢改善药	核苷
硫鸟嘌呤		抗肿瘤药	鸟嘌呤类似物
巯嘌呤		抗肿瘤药	次黄嘌呤类似物

续表

中文名	结构式	用途	类型
硫唑嘌呤		免疫抑制药	嘌呤类似物
氟尿嘧啶		抗肿瘤药	尿嘧啶衍生物
氟胞嘧啶		抗真菌药	胞嘧啶衍生物
别嘌醇		抗痛风药	次黄嘌呤衍生物
阿昔洛韦		抗病毒药	鸟嘌呤衍生物
泛昔洛韦		抗病毒药	腺嘌呤衍生物
盐酸伐昔洛韦		抗病毒药	鸟嘌呤衍生物
更昔洛韦		抗病毒药	鸟嘌呤衍生物

二、理化性质

1. **溶解性**　多核苷酸、核苷酸类药物均为磷酸盐，除环磷腺苷外，在水中均易溶。核苷类药物在乙醇、乙醚等有机溶剂中的溶解度均较差，部分核苷类药物在水中易溶（如利巴韦林），部分核苷类药物在水中微溶（如肌苷）。核酸碱基类药物大多能溶于酸性或碱性溶剂，如氟胞嘧啶，在稀盐酸和稀氢氧化钠溶液中易溶。

2. 水解性 核苷酸类药物分子结构中磷酸与戊糖间的酯键和戊糖与碱基间的糖苷键都会发生水解，同样条件下酯键先水解。

3. 酸碱性 核苷酸分子结构中的磷酸和戊糖均呈酸性，其中磷酸酸性较强，碱基为含氮化合物呈弱碱性，故多核苷酸、核苷酸类和核苷类药物均为两性化合物。核酸碱基类药物只有碱基，呈碱性。

4. 紫外吸收 核苷酸的磷酸酯和戊糖均没有明显的紫外吸收，而嘌呤碱和嘧啶碱等碱基具有共轭双键结构，在紫外光区有明显吸收。因此多核苷酸、核苷酸和核苷与构成它们的碱基具有相似的紫外吸收光谱，最大吸收波长一般在260nm附近。

第二节 分析方法

核酸类药物的结构比较固定，各种类别之间都有一些类似或相同的结构和性质。如各种核酸类药物都含有碱基，都具有弱碱性和紫外吸收性质；多核苷酸、核苷酸、核苷类药物中均含有戊糖；多核苷酸和核苷酸结构中都含有磷酸。因此它们有一些共同的分析方法，如用紫外分光光度法进行鉴别或含量测定。下面介绍核酸类药物常用的一些分析方法。

扫码"学一学"

一、鉴别

（一）化学鉴别

1. 戊糖的鉴别

（1）地衣酚反应 核糖核酸、核糖核苷酸或核糖核苷与酸共热时，水解形成的戊糖基脱水变为糠醛，再与3，5-二羟基甲苯（地衣酚）反应，缩合生成绿色化合物。用三价铁盐或铜盐作催化剂，可增加呈色的灵敏度。地衣酚反应特异性较差，凡戊糖均有此反应。三磷酸腺苷二钠与3，5-二羟基甲苯发生地衣酚反应的反应式如下：

（2）二苯胺反应 脱氧核糖核酸、脱氧核苷酸或脱氧核苷与酸共热水解产生的脱氧核糖在乙醛存在下与二苯胺反应，生成蓝色化合物，在595nm波长处有最大吸收。核糖核酸、核糖核苷酸无此反应。

2. 磷酸盐的鉴别 核酸、核苷酸类药物在酸性条件下加热水解产生的磷酸与过量的钼酸铵 $[(NH_4)_3MoO_4]$ 反应，生成磷钼酸铵放冷析出黄色沉淀。此反应为磷酸盐的一般鉴别试验。

$$PO_4^{3-} + 12MoO_4^{2-} + 3NH_4^+ + 24H^+ \longrightarrow (NH_4)_3\left[P(Mo_{12}O_{40})\right]\cdot 6H_2O + 6H_2O$$

3. 嘌呤碱的鉴别　含有嘌呤碱的核酸类药物在水溶液中可与氨制硝酸银试液反应，生成白色的银盐，遇光变为红棕色。此反应为嘌呤碱的特征鉴别反应。

4. 氟元素的鉴别　氟尿嘧啶、氟胞嘧啶等含氟有机化合物遇强氧化剂如三氧化铬的饱和硫酸溶液时，在微热条件下会产生氟化氢，腐蚀玻璃表面造成硫酸溶液不能均匀涂于管壁，产生类似油垢的现象。

5. 硫元素的鉴别　硫鸟嘌呤分子结构中的硫元素在甲醇钠溶液中缓缓加热后会转化成硫化氢气体，使醋酸铅试纸显黑色或灰色。巯嘌呤分子结构中的巯基还可与醋酸铅试液反应生成黄色沉淀。

（二）光谱鉴别

1. 紫外吸收光谱法　碱基结构中的嘌呤环和嘧啶环在紫外光区具有特征吸收，可用于鉴别。《中国药典》（2020年版）中收载的碱基衍生物或类似物大多采用紫外特征参数来鉴别，如吸收系数、最大吸收波长及其固定浓度下的吸光度、最小吸收波长等。国家药品标准（2002年版）中核糖核酸Ⅰ、核糖核酸Ⅱ等核酸类药物及其制剂大多采用此法进行鉴别，规定其最大吸收波长应符合规定。

2. 红外吸收光谱法　红外吸收光谱法专属性强，几乎没有两种化合物具有完全相同的红外吸收光谱。红外吸收光谱法主要分为标准图谱对照法或对照品对照法，《中国药典》主要采用标准图谱对照法。该法要求按规定绘制供试品的红外光谱图，然后与《药品红外光谱集》中该药品的对照图谱比对，若两图谱特征吸收峰的峰型、峰位、相对强度均一致，即可判定为同一物质。但红外光谱具有叠加性，共存组分会使待测组分的红外光谱图发生变化，因此红外吸收光谱法一般用于纯度较高的原料药的鉴别。《中国药典》（2020年版）收载的所有核苷酸、核苷和碱基类药物的原料药均采用此法进行鉴别。

影响红外吸收光谱的因素较多，如试样的制备方法、水分、晶型等，因此鉴别时应严格按规定绘制图谱。对于可能发生转晶的药物，需按规定重结晶后再绘制图谱，如更昔洛韦的鉴别，本品的红外光吸收图谱应与对照品的图谱一致，如不一致，取本品和对照品适量，分别加水制成饱和溶液，滤过，取滤液在10℃以下放置过夜，待析出结晶，滤过，滤渣经105℃干燥后，再次测定。

二、检查

核糖核酸、脱氧核苷酸钠多采用提取法制备，寡聚核苷酸多采用化学合成法，核酸碱基、核苷、核苷酸类药物大多采用酶解法、发酵法和半合成法制备。如工业上从酵母细胞中提取RNA，从鱼精蛋白或动物内脏中提取DNA，以提取的RNA、DNA为原料，经酶解法、发酵法或半合成法制备核苷酸和核苷。由于所用原料组成复杂、制备过程易引入杂质，且杂质的含量较高，杂质检查对控制核酸类药物的质量具有重要的意义。

核酸类药物的杂质检查包括一般杂质检查、特殊杂质检查和安全性检查。一般杂质检查主要有氯化物、硫酸盐、重金属、砷盐、铵盐、铁盐、干燥失重、炽灼残渣等，其检查原理及方法已在第二章详细介绍，此处不再重复。此类药物的安全性检查主要有细菌内毒素检查、异常毒性检查、无菌检查等，其原理及方法详见第三章。本章重点介绍从原料中带入或在生产过程中引入的杂质、污染物或其他成分等特殊杂质。

（一）多核苷酸类药物的检查

1. 吸光度　核糖核酸、脱氧核苷酸钠多采用提取法从细胞或动物内脏制得，如核糖核酸Ⅰ系由健康猪的肝脏提取制得。制备过程中不可避免会带入一定的蛋白质，吸光度检查即为了控制核酸类药物中蛋白质的含量。具体方法是配制一定浓度的供试液，分别在260nm与280nm的波长处测定吸光度，要求260nm和280nm的吸光度比值不得低于1.7。这是根据核酸的最大吸收波长在260nm，而蛋白质的最大吸收波长为280nm；纯RNA在260nm和280nm波长处的吸光度比值在2.0以上，DNA的吸光度比值为1.9左右；当样品中蛋白质含量增加时该比值会下降。

2. 核糖核酸中脱氧核糖核酸的检查　核糖核酸类药物及其制剂都需要进行脱氧核糖核酸的检查，以保证其纯度。检查原理是脱氧核糖核酸中的脱氧核糖在酸性条件下与二苯胺反应会生成蓝色化合物，在600nm附近有最大吸收，而核糖核酸无此反应。通过控制600nm处的吸光度，即可控制脱氧核糖核酸的含量。

3. 增色效应　核酸分子解链变性或断链时，其发色基团——碱基暴露后，会造成紫外吸收增强的现象。但其他的杂质，如蛋白质也具有增色效应，故通过要求增色效应不得低于某个数值，可以控制相关杂质。如核糖核酸Ⅰ要求本品的增色效应大于30%。

（二）核苷酸、核苷、核酸碱基类药物的检查

1. 有关物质　在核苷酸、核苷及核酸碱基类药物的生产过程中不可避免会带入很多结构相似的其他非目标化合物，即有关物质。结构相似的杂质对目标药物发挥作用会带来很大的影响，是一类重要的杂质，在各种药物的检查项下均需进行严格的控制。下面以硫鸟嘌呤中"有关物质"检查为例进行说明。

硫鸟嘌呤是以鸟嘌呤为原料制备而得，终产品中可能带入残留的原料、中间体、副反应产物等结构与硫鸟嘌呤类似的杂质，统称为"有关物质"。该类杂质中，鸟嘌呤是已知杂质且有对照品，采用对照品对照法进行检查；其他杂质则采用不加校正因子的主成分自身对照法进行检查。

具体方法如下：

溶液的制备　取本品，精密称定，加0.01mol/L氢氧化钠溶液适量使溶解，用流动相稀释制成每1ml中含0.4mg的溶液，作为供试品溶液；精密量取1ml，置100ml量瓶中，用流动相稀释至刻度，摇匀，作为对照溶液；另精密称取鸟嘌呤对照品，加0.01mol/L氢氧化钠溶液溶解并定量稀释制成每1ml中约含0.4mg的溶液，精密量取1ml，置100ml量瓶中，用流动相稀释至刻度，摇匀，作为对照品溶液。取硫鸟嘌呤与鸟嘌呤，加0.01mol/L氢氧化钠溶液溶解并稀释制成每1ml中约含硫鸟嘌呤4mg与鸟嘌呤40μg的溶液，取10ml，置100ml量瓶中，用流动相稀释至刻度，摇匀作为系统适用性溶液。

色谱条件　用十八烷基硅烷键合硅胶为填充剂；以0.05mol/L磷酸二氢钠溶液（用磷酸调节pH值至3.0）为流动相；检测波长为248nm；进样体积10μl。

系统适用性要求　系统适用性溶液色谱图中，理论板数按硫鸟嘌呤峰计算不低于3000，硫鸟嘌呤峰与鸟嘌呤峰之间的分离度应符合要求。

测定法　精密量取供试品溶液、对照溶液与对照品溶液，分别注入液相色谱仪，记录色谱图至主成分峰保留时间的2倍。

限度　供试品溶液的色谱图中如有与对照品溶液中鸟嘌呤峰保留时间相同的色谱峰，按外标法以峰面积计算，其含量不得大于2.5%，其他杂质峰面积的和不得大于对照溶液的主峰面积（1.0%）。

2. **含氯量** 盐酸阿糖胞苷的生产过程中可能会因成盐不完全或产生一些其他的盐酸盐杂质，造成药物中盐酸的含量发生变化，即氯含量发生变化。因此通过含氯量测定可控制其纯度。检查方法：取本品约 0.30g，精密称定，加水 50ml 与稀硝酸 2ml 溶解后，照电位滴定法，用硝酸银滴定液（0.1mol/L）滴定。每 1ml 硝酸银滴定液（0.1mol/L）相当于 3.545mg 的氯。按干燥品计算，含氯量应为 12.4% ~ 12.9%。

3. **含氟量** 氟尿嘧啶原料药中氟化程度也可通过含氟量来进行控制。如氟尿嘧啶检查项下的含氟量检查：取本品约 15mg。精密称定，照氟检查法测定，含氟量应为 13.1% ~ 14.6%。

三、含量测定

核酸类药物结构中的嘧啶碱和嘌呤碱，具有一定的弱碱性，可采用非水碱量法进行含量测定；其共轭结构具有一定的紫外吸收，可通过测定最大吸收波长的吸光度来测定含量，也可用带紫外检测器的 HPLC 法定量。核酸类原料药的杂质较少时，可用非水碱量法或紫外分光光度法定量；杂质较多时则需采用具有分离、分析能力的高效液相色谱法。下面对这三种方法进行介绍。

（一）非水滴定法

1. **原理** 核苷或碱基衍生物、类似物等药物的碱性较弱，在水溶液中用酸滴定时没有明显的突跃，难以获得满意的测定结果。而在冰醋酸溶剂中，弱碱性基团的相对碱强度得到显著增加，可被高氯酸滴定液定量滴定，根据消耗的高氯酸滴定液体积即可计算该类药物的含量。以更昔洛韦的含量测定为例：取本品约 0.15g，精密称定，加冰醋酸 40ml，加热使溶解，放冷，加结晶紫指示液 1 滴，用高氯酸滴定液（0.1mol/L）滴定至溶液显绿色，并将滴定结果用空白试验校正。每 1ml 的高氯酸滴定液（0.1mol/L）相当于 25.52mg 的 $C_9H_{13}N_5O_4$。

2. **注意事项** 该方法准确度高、精密度好，在具弱碱性原料药的含量测定中应用广泛。但该方法受到的影响因素较多，必须注意以下问题。

（1）水分在冰醋酸中呈碱性，可与高氯酸反应，所以反应体系中不应有水分。

（2）由于所用溶剂——冰醋酸有挥发性且膨胀系数较大，高氯酸滴定液的浓度受温度和贮存条件影响很大。滴定时与标定时的温度差对高氯酸滴定液浓度的影响很大，一般温度差小于 10℃ 时，滴定液的浓度经校正后即可用于定量计算；若温度差超过 10℃，则应重新标定滴定液的浓度。高氯酸滴定液的浓度校正公式如下：

$$c_1 = \frac{c_0}{[1 + 0.0011(t_1 - t_0)]} \qquad (8-1)$$

式中，t_1 为滴定供试品时的温度；t_0 为标定高氯酸滴定液时的温度；c_1 为 t_1 时高氯酸滴定液的浓度；c_0 为 t_0 时的高氯酸滴定液浓度；0.0011 为冰醋酸的体积膨胀系数。

（3）冰醋酸溶剂的挥发、弱碱性杂质的存在都可能对测定结果造成干扰，故该法必须进行空白校正，即不加供试品，同法操作，所得结果应扣除空白。

（4）常用电位滴定法和指示剂法作为终点的指示方法，但指示剂的终点颜色变化需用电位滴定法确定。

3. **计算** 该方法用于原料药含量测定的计算公式如下：

$$含量\% = \frac{(V - V_0)TF}{W} \times 100\% \qquad (8-2)$$

式中，V 为供试品消耗的滴定液体积，ml；V_0 为空白消耗的滴定液体积，ml；T 为滴定度，mg/ml 滴定液；F 为滴定液浓度校正因子，$F = \dfrac{实际浓度}{规定浓度}$；W 为称样量，mg。

（二）紫外分光光度法

嘌呤碱基和嘧啶碱基的紫外吸收特征除了可用于鉴别外，还可用于该类药物的含量测定。《中国药典》（2020 年版）收载的巯嘌呤、氟尿嘧啶和别嘌醇的原料药均采用紫外分光光度法中的吸收系数法进行含量测定。国家药品标准（2002 年版）中核糖核酸Ⅰ、核糖核酸Ⅱ等核酸类药物及其制剂也大多采用此法进行含量测定。

吸收系数法用于原料药含量测定的计算公式如下式：

$$含量\% = \frac{\dfrac{A}{E_{1cm}^{1\%} \times 100} \times D}{W} \times 100\% \qquad (8-3)$$

式中，A 为吸光度；$E_{1cm}^{1\%}$ 为吸收系数；D 为稀释体积，ml；W 为取样量，g。

（三）高效液相色谱法

大多数核酸类药物可用常规的反相高效液相色谱法进行分离测定，但部分结构中存在极性基团的核酸类药物采用常规方法分离时，效果较差，需改用一些特殊的高效液相色谱法，如离子对色谱法或离子交换色谱法。

1. 离子对色谱法　核苷酸类药物的磷酸基在反相高效液相色谱条件下经常以离子化状态存在，保留很弱，不利于分离和测定。离子对高效液相色谱法可以有效改善核苷酸的色谱保留行为，实现准确定量。《中国药典》（2020 年版）收载的环磷腺苷、三磷酸腺苷二钠和胞磷胆碱钠均采用离子对色谱法进行含量测定。离子对色谱法是在流动相中加入适量的反离子，使其与呈解离状态的待测组分形成离子对，增加其在非极性固定相上的分配，从而改善其色谱保留与分离行为。核苷酸为酸性物质，故其离子对试剂常用季铵盐阳离子试剂，如四丁基溴化铵、四丁基氢氧化铵。离子对色谱的影响因素较多，包括反离子的性质和浓度、流动相的组成、pH 值和离子强度等，需仔细选择。现以环磷腺苷的含量测定为例进行说明。

（1）色谱条件与系统适用性试验　用十八烷基硅烷键合硅胶为填充剂；以磷酸二氢钾与四丁基溴化铵的混合溶液（取磷酸二氢钾 6.8g 与四丁基溴化铵 3.2g，用水溶解并稀释至 1000ml，摇匀，用磷酸调节 pH 值至 4.3）－乙腈（85:15）为流动相；检测波长为 258nm。取环磷腺苷对照品约 10mg，加水 5ml 使溶解，加 1mol/L 的盐酸溶液 1ml，水浴加热 30min 后冷却，用氢氧化钠试液调至中性，用水稀释制成每 1ml 中约含 0.2mg 的溶液，即为系统适用性溶液，取 20μl 注入液相色谱仪，环磷腺苷峰与相邻杂质峰的分离度应符合要求，理论板数按环磷腺苷峰计算不得低于 2000，拖尾因子应小于 1.4。

（2）测定法　取本品适量，精密称定，加水溶解并定量稀释制成每 1ml 中约含 0.1mg 的溶液，作为供试品溶液；精密量取 20μl 注入液相色谱仪，记录色谱图。另取环磷腺苷对照品适量，同法测定，按外标法以峰面积计算，即得。

（3）计算公式

$$含量\% = \frac{\dfrac{A_{供试品}}{A_{对照品}} \times W_{对照品}}{W_{供试品}} \times 100\% \qquad (8-4)$$

式中，$A_{供试品}$ 和 $A_{对照品}$ 分别为供试品溶液和对照品溶液色谱图中环磷腺苷的峰面积；$W_{供试品}$ 和 $W_{对照品}$ 分别为供试品和对照品的称样量，g。

2. 离子交换色谱法 核酸类药物结构中有含氮碱性基团、多羟基糖苷，有些还以磷酸盐形式存在，这些基团会与常规的 C_{18} 色谱柱上的残留硅醇羟基发生氢键吸附，造成峰形拖尾和柱压升高，不利于分离测定。利用该类药物在适当条件下可发生离子化的性质，改用离子交换树脂（如磺化交联的苯乙烯–二乙烯基共聚物）作为固定相填料，通过离子交换原理进行分离，可以有效改善拖尾的问题。《中国药典》从 2005 年版开始改用阳离子交换色谱法对利巴韦林进行含量测定，结果有明显改善。以利巴韦林的含量测定为例。

（1）色谱条件与系统适用性试验 用磺化交联的苯乙烯–二乙烯基共聚物的氢型阳离子交换树脂为填充剂；以水（用稀硫酸调节 pH 值至 2.5 ± 0.1）为流动相；检测波长为 207nm。理论板数按利巴韦林峰计算不低于 2000。

（2）测定法 取本品，精密称定，加流动相溶解并稀释制成每 1ml 中约含利巴韦林 50μg 的溶液，精密量取 20μl 注入液相色谱仪，记录色谱图；另取利巴韦林对照品适量，同法测定。按外标法以峰面积计算，即得。

离子交换色谱法常使用水缓冲溶液作流动相，有时也通过加入适量有机溶剂如甲醇或乙醇来提高分离度或改善样品的溶解度。

第三节 应用实例

一、巯嘌呤

巯嘌呤为次黄嘌呤类似物，通过抑制核酸合成而发挥抗肿瘤作用。药用为含一个结晶水的巯嘌呤。本品主要经化学合成法制备。

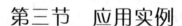

巯嘌呤主要以氰乙酸乙酯为原料进行合成。在加热的无水乙醇与乙醇钠溶液中，氰乙酸乙酯先与硫脲环合生成 2–巯基–4–氨基–6–羟基嘧啶，经亚硝基化、还原得 2–巯基–4，5–二氨基–6–羟基嘧啶，然后在活性镍的作用下，消除巯基得 4，5–二氨基–6–羟基嘧啶，进一步与甲酸环合成 6–羟基嘌呤，然后在吡啶溶液中与五硫化二磷在 118℃反应 4h 制得巯嘌呤。

（一）鉴别

（1）本品加乙醇溶解后，与醋酸铅乙醇溶液反应，生成巯嘌呤铅黄色沉淀。

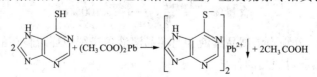

（2）巯嘌呤分子上的巯基（—SH）与强氧化剂浓硝酸作用，被氧化成6－嘌呤亚磺酸，进一步氧化成黄色的6－嘌呤磺酸，再与氢氧化钠试液反应，生成呈黄棕色的6－嘌呤磺酸钠。

（3）巯嘌呤分子上的巯基（—SH）与氨试液反应，生成铵盐，溶解度增大，溶液变澄清，再与硝酸银试液反应，生成溶解度较小的巯嘌呤银白色絮状沉淀，在热硝酸中不溶。

上述三种化学鉴别方法现象明显，且具有一定专属性，均被《中国药典》（2020年版）用于巯嘌呤的鉴别。

（4）本品的红外光吸收图谱应与对照的图谱一致。

（二）检查

1. 6－羟基嘌呤　6－羟基嘌呤为巯嘌呤的合成中间体，其结构与巯嘌呤仅差一个取代基：一个是羟基取代，一个是巯基取代。精制不完全会有残留，对巯嘌呤的安全使用有影响。《中国药典》（2020年版）利用两者在紫外吸收图谱上的差异，采用紫外－可见分光光度法对6－羟基嘌呤的量进行控制，巯嘌呤在325nm处具有强烈的紫外吸收，而6－羟基嘌呤的最大吸收波长在255nm，325nm处基本无吸收，故通过规定255nm与325nm波长处的吸光度比值不得过0.06，即可对6－羟基嘌呤的量进行控制。

2. 硫酸盐　本品在生产过程中可能产生硫酸盐杂质，《中国药典》（2020年版）采用在稀盐酸溶液中，不得与氯化钡反应产生浑浊现象来控制硫酸盐杂质。

3. 水分　对于含有结晶水的药物需对其水分进行测定，巯嘌呤水分的含量约为10.6%，《中国药典》（2020年版）规定采用费休氏法测定水分，含量应在10.0%~12.0%。

4. 重金属　巯嘌呤分子结构中含有可与重金属结合的巯基，采用第一法进行重金属检查会产生假阴性的结果，故《中国药典》（2020年版）采用第二法（炽灼后的硫代乙酰胺法）对巯嘌呤中的重金属进行检查，要求含重金属不得过百分之十，该法需先将供试品高温炽灼破坏成无机物后再进行重金属检查，炽灼温度对检查结果影响较大，温度越高，重金属损失越多，因此炽灼温度应控制在500~600℃。

（三）含量测定

巯嘌呤具有很强的紫外吸收，在0.1mol/L盐酸溶液中，其最大吸收波长325nm处的吸收系数可达1265。《中国药典》（2020年版）采用紫外分光光度法中的吸收系数法对其进行含量测定。

具体方法：取本品适量，精密称定，加0.1mol/L盐酸溶液溶解并定量稀释至每1ml中约含5μg的溶液，照紫外－可见分光光度法，在325nm的波长处测定吸光度，$C_5H_4N_4S$的吸收系数（$E_{1cm}^{1\%}$）为1265，计算即得。

二、三磷酸腺苷二钠

三磷酸腺苷二钠为核苷酸衍生物，直接参与体内脂肪、蛋白质、糖、核酸以及核苷酸的代谢，与组织生长、修补及再生均有密切关系，是体内能量的主要来源，能扩张冠状动脉及周围血管，具有改善机体代谢的作用。药用三磷酸腺苷二钠为二钠盐，含 3 个结晶水。临床上主要用于心力衰竭、心肌炎、脑动脉硬化、脑出血后遗症、急性脊髓灰质炎、进行性肌肉萎缩等疾病的治疗。目前三磷酸腺苷二钠生产方法主要为发酵法。以腺嘌呤核苷酸为原料，在啤酒酵母的发酵条件下生成三磷酸腺苷，然后进一步纯化、结晶成三磷酸腺苷二钠。

三磷酸腺苷二钠

（一）鉴别

（1）取本品约 20mg，加稀硝酸 2ml 溶解后，加钼酸铵试液 1ml，水浴加热，放冷，即析出黄色沉淀。此鉴别反应可验证其是否为磷酸盐。

（2）取本品水溶液（3→10000）3ml，加 3，5 - 二羟基甲苯乙醇溶液（1→10）0.2ml，加硫酸亚铁铵盐酸溶液（1→1000）3ml，置水浴中加热 10min，即显绿色。此鉴别反应为核糖基的地衣酚反应。

（3）本品的红外吸收图谱应与对照的图谱（《药品红外光谱集》903 图）一致。主要比较下列几个特征吸收谱带的峰型、峰位及相对强度是否一致（表 8 - 2）。

表 8 - 2　红外吸收图谱特征吸收谱带比较

波数（cm⁻¹）	归属		波数（cm⁻¹）	归属	
3500 ~ 3300	醇羟基	ν—OH	1710	杂环	ν—C≡N
3150	伯胺	ν—N—H	1300 ~ 1200	磷脂	ν—P＝O
2600 ~ 2200	磷酸	ν—OH（氢键）	1100	戊糖环	ν—C—O

（4）本品为钠盐，也需对其进行鉴别。《中国药典》（2020 年版）规定采用焰色反应进行鉴别。

（二）检查

三磷酸腺苷二钠主要采用发酵法进行制备，以腺嘌呤核苷酸为原料，在啤酒酵母的发酵条件下生成三磷酸腺苷，然后进一步纯化、结晶成三磷酸腺苷二钠。

腺嘌呤核苷酸 + H₃PO₄ $\xrightarrow{\text{啤酒酵母，37℃，搅拌}}$ 三磷酸腺苷 + 副产物（二磷酸腺苷、一磷酸腺苷）$\xrightarrow{\text{纯化、结晶}}$ 三磷酸腺苷二钠

根据生产过程及贮藏过程中可能产生杂质的情况，需要进行酸度、溶液的澄清度与颜色、有关物质、水分、氯化物、重金属、铁盐和细菌内毒素等 8 项检查。下面对其中的几个主要项目进行介绍。

1. **酸度**　三磷酸腺苷二钠虽然为钠盐，但总体仍呈现为酸性，质量标准要求本品用水制成浓度为50mg/ml的溶液，其pH值应为2.5~3.5。

2. **有关物质**　本品对温度较敏感，在常温下易分解为二磷酸腺苷二钠和一磷酸腺苷钠。发酵过程中产生的二磷酸腺苷、一磷酸腺苷等副产物在纯化、结晶过程中也会一起形成二磷酸腺苷二钠和一磷酸腺苷钠，结构与三磷酸腺苷二钠类似，难以完全除去。本品的有关物质检查主要控制的就是这两个杂质的含量，具体检查内容如下：

照含量测定项下三磷酸腺苷二钠的重量比的方法测定，按计算式（8-5），除一磷酸腺苷钠和二磷酸腺苷钠外的其他杂质不得超过1.0%，按式（8-6）计算，杂质总量不得大于5.0%。

$$其他杂质\% = \frac{T_x}{0.671T_1 + 0.855T_2 + T_{ATP} + T_x} \times 100\% \tag{8-5}$$

$$杂质总量\% = \frac{0.671T_1 + 0.855T_2 + T_x}{0.671T_1 + 0.855T_2 + T_{ATP} + T_x} \times 100\% \tag{8-6}$$

式中，T_1为一磷酸腺苷的峰面积；T_2为二磷酸腺苷的峰面积；T_{ATP}为三磷酸腺苷的峰面积；T_x为其他杂质的峰面积；0.671为一磷酸腺苷钠与三磷酸腺苷二钠分子量的比值；0.855为二磷酸腺苷二钠与三磷酸腺苷二钠分子量的比值。

3. **水分**　三磷酸腺苷二钠含有3个结晶水，理论含水量为8.9%，《中国药典》（2020年版）采用费休氏法中的容量滴定法测定其含水量应在6.0%~12.0%。由于三磷酸腺苷二钠几乎不溶于乙醇、乙醚等有机溶剂，在甲醇中溶解度低，因此采用乙二醇-无水甲醇（60:40）作为溶剂。检测时搅拌速度、时间对测定结果影响较大，一般需搅拌10min左右，使样品完全溶解后再滴定。

（三）含量测定

由于二磷酸腺苷二钠和一磷酸腺苷钠等杂质的干扰难以除去，故本品采用先测定总核苷酸含量和三磷酸腺苷二钠的重量比，然后通过计算获得三磷酸腺苷二钠的准确含量，具体方法如下。

扫码"看一看"

1. **总核苷酸的含量测定**　取本品适量，精密称定，加0.1mol/L磷酸盐缓冲液（取磷酸氢二钠35.8g，加水至1000ml；无水磷酸二氢钾13.6g，加水至1000ml两液互调pH值至7.0）使溶解并定量稀释制成每1ml中含20μg的溶液，照紫外-可见分光光度法测定，在259nm的波长处测定吸光度，按$C_{10}H_{14}N_5Na_2O_{13}P_3$的吸收系数（$E_{1cm}^{1\%}$）为279计算，即得总核苷酸的百分含量。

2. **三磷酸腺苷二钠的重量比测定**　照高效液相色谱法测定。

（1）色谱条件与系统适用性试验　用十八烷基硅烷键合硅胶为填充剂，以0.2mol/L磷酸盐缓冲液（取磷酸氢二钠35.8g，磷酸二氢钾13.6g，加水900ml溶解，用1mol/L氢氧化钠溶液调节pH值至7.0，加入四丁基溴化铵1.61g，加水至1000ml，摇匀）-甲醇（95:5）为流动相，柱温为35℃，检测波长为259nm，理论板数按三磷酸腺苷峰计算不低于1500，出峰次序依次为一磷酸腺苷、二磷酸腺苷与三磷酸腺苷，各色谱峰的分离度应符合要求（图8-1）。

（2）测定法　取本品适量，精密称定，加流动相溶解并定量稀释制成每1ml含0.4mg的溶液，取10μl注入液相色谱仪，记录色谱图，计算三磷酸腺苷二钠在总核苷酸中的重量比。

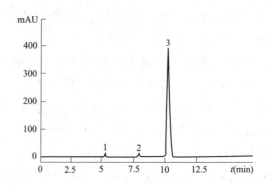

图 8 - 1 三磷酸腺苷二钠重量比测定的系统适用性试验色谱图
1. 一磷酸腺苷；2. 二磷酸腺苷；3. 三磷酸腺苷

3. 三磷酸腺苷二钠含量的计算

$$三磷酸腺苷二钠的重量比\% = \frac{T_{ATP}}{T_{ATP} + 0.671T_1 + 0.855T_2 + T_x} \times 100\%$$

$$三磷酸腺苷二钠含量\% = 总核苷酸 \times 三磷酸腺苷二钠的重量比 \times 100\%$$

式中各符号的含义同有关物质检查的计算公式。

扫码"练一练"

<h2 align="center">重点小结</h2>

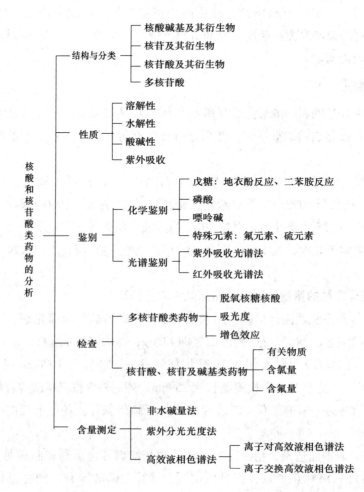

（陈晓颖）

第九章 氨基酸、多肽与蛋白质类药物的分析

📖 **学习目标**

1. **掌握** 氨基酸、多肽、蛋白质的基本结构特点及理化性质，氨基酸分析法、肽图谱法等特征鉴别方法的原理及应用。

2. **熟悉** 茚三酮反应、双缩脲反应等化学鉴别方法在氨基酸、多肽、蛋白质中的应用，其他氨基酸、氨基酸比值、高分子蛋白质、有关物质等特殊杂质的来源、检查原理及意义，高效液相色谱法在氨基酸、多肽、蛋白质类药物分析中的应用特点，分子排阻色谱法的原理及应用。

3. **了解** 其他鉴别方法、其他杂质的检查方法。

第一节 概 述

扫码"学一学"

蛋白质和多肽均是由氨基酸通过肽键构成的生物分子，是生命的基本物质之一。活性多肽和蛋白质类药物通过参与、介入、促进或抑制人体内或细菌病毒中的生理生化过程而发挥作用，在肿瘤、免疫调节、心血管、新陈代谢等治疗领域均有应用。多肽和蛋白质类药物具有毒副作用小、用量低，生物活性强、疗效好等特点，已成为21世纪医药领域中发展最快速、最有前途的药物之一。

作为构成蛋白质和多肽的基本单位，氨基酸是人体不可缺少的物质，在人体的生长发育、新陈代谢等生命活动中发挥重要的作用。氨基酸类药物具有多种生理功能，在医药领域的作用日益受到重视，氨基酸输液及综合氨基酸制剂已成为最常用的药物类别之一。《中国药典》(2020年版) 收载了20余种氨基酸类药物。

本章主要讲述《中国药典》(2020年版) 二部收载的基本氨基酸、多肽和蛋白质类药物，以及三部收载的部分重组蛋白质类药物的分析方法。

一、氨基酸类药物的结构与性质

广义上，氨基酸（amino acids）是指既含有一个碱性氨基又含有一个酸性羧基的有机化合物，下面介绍构成蛋白质的基本氨基酸。

（一）基本结构

氨基酸类药物分子结构中均同时含有氨基和羧基。组成蛋白质的20余种基本氨基酸除脯氨酸为 α – 亚氨基酸外，均为 α – 氨基酸，其结构通式如下：

$$
\begin{array}{c}
\text{H} \\
| \\
\text{R—C—COOH} \\
| \\
\text{NH}_2
\end{array}
$$

除甘氨酸外，基本氨基酸的 α – 碳原子均为不对称碳原子，可形成不同的构型。绝大多数

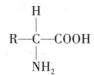

的氨基酸为 L 型 α - 氨基酸，细菌细胞壁的肽聚糖及抗菌肽中才存在少数的 D 型氨基酸。

根据 R 侧链结构的酸碱性可将氨基酸分为中性、酸性和碱性氨基酸。R 侧链的某些特殊结构可使氨基酸表现出一些特殊的性质。基本氨基酸的结构特征及理化性质见表 9 - 1。

表 9 - 1　基本氨基酸的结构特征及理化性质

类型	名称	缩写	分子量	比旋度	等电点	R 侧链结构
中性	甘氨酸 （glycine）	Gly	75.07	无旋光	5.97	—H
	丙氨酸 （alanine）	Ala	89.09	+14.0°～+15.0°	6.00	—CH$_3$
	缬氨酸 （valine）	Val	117.15	+26.6°～+28.8°	5.96	—CH—(CH$_3$)$_2$
	亮氨酸 （leucine）	Leu	131.17	+14.9°～+15.6°	5.98	—CH$_2$—CH(CH$_3$)$_2$
	异亮氨酸 （isoleucine）	Ile	131.17	+38.9°～+41.8°	6.02	—CH(CH$_3$)—CH$_2$—CH$_3$
	丝氨酸 （serine）	Ser	105.09	+14.0°～+15.6°	5.68	—CH$_2$—OH
	苏氨酸 （threonine）	Thr	119.12	−26.0°～−29.0°	6.16	—CH(CH$_3$)—OH
	甲硫氨酸 （methionine）	Met	149.21	+21.0°～+25.0°	5.74	—(CH$_2$)$_2$—S—CH$_3$
	半胱氨酸 （cysteine）	Cys	121.16	+8.2°～+9.4°	5.07	—CH$_2$—SH
	脯氨酸 （proline）	Pro	115.13	−84.5°～−86.0°	6.30	
	苯丙氨酸 （phenylalanine）	Phe	165.19	−33.0°～−35.0°	5.48	—CH$_2$—C$_6$H$_5$
	色氨酸 （tryptophan）	Trp	204.23	−30.0°～−32.5°	5.89	
	酪氨酸 （tyrosine）	Tyr	181.19	−11.3°～−12.1°	5.66	—CH$_2$—C$_6$H$_4$—OH
	门冬酰胺 （asparagine）	Asn	132.12	+31.0°～+35.0°	5.41	—CH$_2$—CONH$_2$
酸性	门冬氨酸 （aspartic acid）	Asp	133.1	+24.0°～+26.0°	2.77	—CH$_2$—COOH
	谷氨酸 （glutamic acid）	Glu	147.13	+31.5°～+32.5°	3.22	—(CH$_2$)$_2$—COOH
碱性	赖氨酸 （lysine）	Lys	146.19	+8.5°～+10.0°	9.74	—(CH$_2$)$_4$—NH$_2$
	组氨酸 （histidine）	His	155.16	+12.0°～+12.8°	7.59	
	精氨酸 （arginine）	Arg	174.2	+26.9°～+27.9°	10.76	H$_2$N—C（NH）—HN—(CH$_2$)$_3$—

（二）理化性质

1. 溶解性 大多数氨基酸为白色结晶或结晶性粉末，因分子间引力大，熔点较高，且熔融时分解。α-氨基酸在酸性和碱性溶液中均易溶，在乙醚等有机溶剂中不溶，在纯水中的溶解度差异较大，许多氨基酸的水溶液加乙醇后会析出沉淀。

2. 旋光性 具有手性碳原子的氨基酸均具有旋光性，有的表现为左旋，有的表现为右旋。氨基酸的旋光性与 D 型、L 型没有直接的对应关系。氨基酸的旋光性和大小取决于 R 侧链的性质，并与溶液的 pH 值有关。

3. 紫外吸收性质 R 侧链含有共轭双键结构的氨基酸（芳香族类氨基酸）具有紫外吸收特性，如苯丙氨酸的最大吸收波长为 257nm，色氨酸和酪氨酸在 280nm 附近有吸收峰。

4. 酸碱两性 氨基酸分子结构中的羧基和氨基均可以发生解离，为两性化合物。氨基酸分子内的羧基和氨基还可以相互作用形成内盐，因内盐同时带正电荷和负电荷，也称为偶极离子或兼性离子。

$$R-\underset{\underset{^+NH_3}{|}}{\overset{\overset{H}{|}}{C}}-COOH \xleftarrow{\ H^+\ } R-\underset{\underset{NH_2}{|}}{\overset{\overset{H}{|}}{C}}-COOH \xrightarrow{\ OH^-\ } R-\underset{\underset{NH_2}{|}}{\overset{\overset{H}{|}}{C}}-COO^-$$

$$R-\underset{\underset{NH_2}{|}}{\overset{\overset{H}{|}}{C}}-COOH \rightleftharpoons R-\underset{\underset{^+NH_3}{|}}{\overset{\overset{H}{|}}{C}}-COO^-$$

偶极离子

5. 等电点 在氨基酸水溶液中加入适量酸或碱可使羧基和氨基的离子化程度一致，即正、负电荷数目相同，此时溶液的 pH 值即为该氨基酸的等电点（isoelectric point，PI）。等电点为电中性而不是酸碱性的中性。中性氨基酸的等电点一般在 4.8 ~ 6.3 范围内；含酸性侧链的酸性氨基酸等电点在 2.7 ~ 3.2 范围内；含碱性侧链的碱性氨基酸等电点在 7.6 ~ 10.8 范围内。等电点时，偶极离子在水中的溶解度最小，易析出结晶。

溶液的 pH 值会影响氨基酸的存在形式：当 pH < pI 时，氨基酸呈阳离子；当 pH > pI 时，氨基酸呈阴离子；当 pH = pI 时，氨基酸以偶极离子形式存在。不同等电点的氨基酸在同一 pH 值的溶液中存在形式不同，可进行分离。

6. α-氨基酸的化学反应

（1）茚三酮反应 α-氨基酸在弱碱性条件下，可发生茚三酮反应，生成紫色物质，可用于定性鉴别和含量测定。

（2）成肽反应 一个氨基酸的羧基可与另一个氨基酸的氨基缩合，除去一分子水形成肽键，多肽及蛋白质就是各种氨基酸通过肽键连接而成的。

7. α-氨基参与的化学反应

（1）α-氨基在室温下与亚硝基反应，标准条件下生成的氮气体积可用于计算氨基酸的含量。

（2）碱性条件下，α-氨基可被酰氯或酸酐酰基化，此反应主要用于人工合成多肽和蛋白质时 α-氨基的保护。

（3）α-氨基与 2，4-二硝基氟苯、异硫氰酸酯发生烃基化反应，该类反应多用于鉴定多肽和蛋白质的 N 端，或用于氨基酸的衍生化。

（4）氨基酸会发生脱氨基反应，形成脱氨基氨基酸。

8. α-羧基的反应　在一定条件下可发生成盐、成酯、成酰胺、脱羧等反应。

9. R 侧链上特征结构反应　具有一些特别的化学反应，也可用于分析。如酪氨酸上的酚基可还原磷钼酸、磷钨酸成蓝色物质；含有胍基的精氨酸可发生坂口反应；含有巯基的甲硫氨酸、半胱氨酸可发生亚硝基铁氰化钠反应。

二、多肽和蛋白质的结构与性质

（一）基本结构

多肽和蛋白质均由基本氨基酸通过肽键连接而成，肽链中的氨基酸不再以分子形式存在，被称为氨基酸残基（amino acid residue）。由 10 个以下氨基酸组成的肽称为寡肽，10 个以上氨基酸组成的肽称为多肽，一般认为 50 个以上氨基酸组成的是蛋白质。多肽链的基本结构为：

$$H_2N-\underset{\underset{R_1}{|}}{\overset{\overset{H}{|}}{C}}-\underset{\underset{O}{\parallel}}{\overset{\overset{H}{|}}{C}}-\underset{}{\overset{\overset{H}{|}}{N}}-\underset{\underset{R_2}{|}}{\overset{\overset{H}{|}}{C}}-\underset{\underset{}{\parallel}}{\overset{\overset{O}{\parallel}}{C}}-\underset{}{\overset{\overset{H}{|}}{N}}-\underset{\underset{R_3}{|}}{\overset{\overset{H}{|}}{C}}----\underset{}{\overset{\overset{H}{|}}{N}}-\underset{\underset{R_n}{|}}{\overset{\overset{H}{|}}{C}}-COOH$$

N端　　　　　　　　　　　　　　　　　　　　　　　C端

每种蛋白质药物均具有特异而严格的氨基酸种类、数量和排列顺序（即一级结构）；另外在分子内氢键、疏水键、盐键等次级键的作用下，肽链会产生 α 螺旋、β 折叠和转折，形成蛋白质的二级结构和三级结构；两条以上肽链之间还可因次级键的作用进一步产生四级结构。多肽的氨基酸数目达到一定程度也会产生二级结构和三级结构。以二级、三级、四级结构存在的多肽和蛋白质具有特定的空间结构，且与它们的功能密切相关，无论是一级结构改变还是空间结构改变都会导致功能变化。如升压素和缩宫素均为垂体后叶分泌的九肽激素，其分子中仅有两个氨基酸差异，但生理功能却完全不同；又如血红蛋白只有在四级结构发生变构才易于和氧结合。

属于多肽和蛋白质的药物很多，本章涉及的主要为《中国药典》（2020 年版）二部收载的多肽和蛋白质类药物。

（二）理化性质

1. 高分子特性　多肽和蛋白质大多为高分子化合物。通常将分子量低于 1 万者称为多肽，高于 1 万者称为蛋白质。但这个界限不是很严格，如胰岛素的分子量为 5437，习惯上称为蛋白质，有时亦称多肽。高分子特性是蛋白质的重要性质，是其胶体性、变性和免疫学特性的基础。

2. 两性解离与等电点　多肽和蛋白质分子中存在不少可解离的基团，如—NH₂、—COOH、—OH 等，因此两者也是两性化合物。与氨基酸一样，多肽和蛋白质在纯水溶液和结晶状态中都以两性离子的形式存在。同样也都具有特定的等电点，多肽、蛋白质的等电点取决于其结构中酸性和碱性氨基酸的比例及可解离基团的解离度。两性解离与等电点特性对多肽、蛋白质的分离、纯化和分析都具有重要的作用。

3. 颜色反应　组成多肽和蛋白质的一些氨基酸能与某些试剂反应产生颜色，可用于鉴别，但该反应的特异性较差，需结合其他方法才可准确进行鉴别。

（1）**茚三酮反应**　具有氨基的多肽和蛋白质在 pH 5～7 溶液中，可与茚三酮的丙酮溶液加热产生蓝紫色化合物。此方法的灵敏度可达 $1\mu g$，在多肽和蛋白质的定性、定量分析中应用较广泛。

（2）**双缩脲反应**　结构中含有两个或两个以上肽键的多肽和蛋白质均能在碱性溶液中与 Cu^{2+} 反应，生成紫色或紫红色化合物，肽键越多，反应产物的颜色越深。氨基酸无此反应。

（3）**酚试剂反应**　含酪氨酸、色氨酸的多肽或蛋白质在碱性条件下，可与酚试剂（磷钼酸－磷钨酸）反应生成蓝色化合物（磷钼蓝和磷钨蓝混合物）。颜色的强度与蛋白质的量成正比，灵敏度高，可用于微克级样品的含量测定，但专属性较差。

4. 紫外吸收　含苯丙氨酸、酪氨酸、色氨酸的多肽和蛋白质具有一定的紫外吸收特性。由于大多数蛋白质和多肽都含有色氨酸和酪氨酸，其他氨基酸紫外吸收较弱，所以多肽和蛋白质的最大吸收大约在 280nm 波长处，利用紫外分光光度法可测定蛋白质、多肽的含量。

第二节　氨基酸类药物的分析

扫码"学一学"

氨基酸类药物均为小分子化合物，其分析方法主要采用理化方法。除此之外所有氨基酸类药物结构中均含有氮元素，所以也可采用氮测定法对该类药物进行含量测定。

一、鉴别

（一）化学鉴别法

1. 茚三酮反应　在弱酸性条件下，所有 α-氨基酸都能和茚三酮反应生成蓝紫色物质。该反应十分灵敏，既可以用于定性鉴别，也可用于定量测定。但该反应的专属性较差，所以在定性、定量分析中，应注意排除干扰。《中国药典》（2020 年版）中谷氨酸钠采用此法鉴别。

茚三酮反应分两步进行，第一步是氨基酸被氧化分解成 CO_2、NH_3 和醛，同时水合茚三酮被还原成还原型茚三酮；第二步是还原型茚三酮同另一个水合茚三酮分子和氨缩合生成有色物质。此反应的最适 pH 为 5～7，酸度过大时不显色。脯氨酸等 α-亚氨基酸和茚三酮反应不释放氨，直接产生黄色物质。

2. 与亚硝基铁氰化钠反应

（1）**苏氨酸**　苏氨酸水溶液与高碘酸钠溶液反应后，在吡啶条件下可与亚硝基铁氰化钠反应呈现蓝色，放置数分钟后，溶液变为黄色。可能的反应机制为：苏氨酸的 R 侧链被高碘酸钠氧化成甲酮基，甲酮基进一步与亚硝基铁氰化钠反应呈色。

（2）**甲硫氨酸** 甲硫氨酸在碱性条件下，与亚硝基铁氰化钠试液在 40℃反应 10min 后，冰浴冷却 2min，加稀盐酸酸化后，会呈现红色。含巯基的半胱氨酸也可与亚硝基铁氰化钠反应形成紫红色物质。该方法可用于含硫氨基酸的鉴别。

3. 坂口反应 精氨酸侧链上的胍基与 α - 萘酚在碱性次溴酸钠溶液中反应，产生红色化合物。《中国药典》（2020 年版）中盐酸精氨酸片采用此法进行鉴别。

$$H_2N-C(=NH)-NH(CH_2)_3-CHCOOH(NH_2) + \text{（1-萘酚）} \xrightarrow{NaBrO} \text{（醌类产物）}-NH(CH_2)_3CHCOOH(NH_2)$$

（二）光谱鉴别法

1. 紫外吸收光谱法 具有紫外吸收性质的芳香族氨基酸可利用其在紫外区域的特征吸收进行鉴别，但氨基酸类药物的紫外吸收特征不明显，《中国药典》没有采用此法进行鉴别。

2. 红外吸收光谱法 红外光谱法专属性强，在氨基酸类药物的鉴别中应用广泛，《中国药典》（2020 年版）中收载的氨基酸原料中，均采用红外光谱法进行鉴别。表 9 - 2 中所列为盐酸组氨酸的特征吸收峰。

表 9 - 2　盐酸组氨酸的红外吸收特征峰

波数（cm^{-1}）	归属	波数（cm^{-1}）	归属
3400	水峰 H_2O	1605，1500	伯胺盐 δ—NH_3^+
3300 ~ 2000	伯胺 ν—NH_2	1580，1410	羧酸根 ν—CO_2^-
1640	羧基 ν—$C＝O$		

部分氨基酸类药物的结晶形态不同时，其红外光谱图会有差异，如结晶性粉末谷氨酸的红外光谱与《中国药典》（2020 年版）收载的标准图谱一致，但颗粒状结晶有差异。此时，应将颗粒状结晶转变成结晶性粉末后再用此法进行鉴别。

个别氨基酸光学异构体的红外光谱图也会有差异，如甲硫氨酸、L 构型与 DL 型的红外光谱图不一致，此时需结合旋光度来进行鉴别。

（三）色谱鉴别法

色谱鉴别是通过比较供试品和对照品经色谱分离后的保留行为和检测结果是否一致来达到鉴别目的。氨基酸类药物中常含有其他氨基酸杂质，采用色谱法进行鉴别，可排除其他氨基酸对鉴别结果的干扰。《中国药典》（2020 年版）中收载的氨基酸原料药均采用薄层色谱法进行鉴别。色谱条件与其他氨基酸检查项目一致，以保证其他氨基酸对鉴别结果无干扰。

二、检查

氨基酸类药物的检查项目主要分为两类：一类是针对生产过程中产生或残留的、可能影响氨基酸纯度的杂质，如酸度、氯化物、硫酸盐、铵盐、铁盐、重金属、砷盐和其他氨基酸等；一类是安全性检查，氨基酸常被制成注射液，对安全性检查的要求较高，《中国药典》（2020 年版）收载的大多数氨基酸类药物均要检查细菌内毒素、溶液的透光率等。

氨基酸的工业生产方法主要有蛋白质水解法、发酵法、酶转化法及化学合成法等。过去大多数氨基酸原料采用发酵法生产，现有不少品种用酶法生产，少数仍用蛋白质水解法。这些生产方法的过程均较复杂，会产生各种各样的杂质，对可能影响氨基酸类药物的安全性、稳定性、有效性的杂质都必须进行控制。

绝大多数氨基酸类药物需检查酸度、氯化物、硫酸盐、铁盐、重金属、砷盐等一般杂质。一般杂质的检查方法及细菌内毒素、热原等安全性检查已在第二、三章详细介绍，本章不再重复。下面仅对在氨基酸类药物中出现的特殊杂质的检查方法进行介绍。

（一）其他氨基酸检查

无论哪种制备方法，都不可避免会引入一定数量的其他氨基酸杂质。体内各种氨基酸数量的平衡对机体的代谢、发育等生命活动影响很大，因此对于单一的氨基酸类药物，有必要控制其他氨基酸的含量。《中国药典》（2020 年版）主要采用薄层色谱法中的供试品自身稀释对照法对其他氨基酸进行检查。该法是取供试品溶液的稀释液作为对照溶液，通过比较供试品溶液出现的杂质斑点与对照溶液中主斑点的颜色深浅和大小来判断其他氨基酸杂质是否超出限量。该方法要求杂质和主成分对同一显色剂的灵敏度接近。其他氨基酸与主成分氨基酸均可与茚三酮发生反应，产生蓝紫色斑点，符合该法的要求。其操作简便易行，绝大多数氨基酸类药物中其他氨基酸的检查采用此法。

盐酸组氨酸中其他氨基酸的检查：

取本品适量，加水溶解并稀释制成每 1ml 中含 50mg 的溶液，作为供试品溶液；精密量取 1ml，置 500ml 量瓶中，用水稀释至刻度，摇匀，作为对照溶液。另取盐酸组氨酸对照品与脯氨酸对照品各适量，置同一量瓶中，加水溶解并稀释制成每 1ml 中含 0.4mg 的溶液，作为系统适用性溶液。照薄层色谱法试验，吸取上述三种溶液各 2μl，分别点于同一硅胶 G 薄层板上，以正丁醇 – 冰醋酸 – 水（0.95:1:1）为展开剂，展开，晾干，喷以茚三酮的丙酮溶液（1→50），在 80℃加热至斑点出现，立即检视。对照溶液应显一个清晰的斑点，系统适用性试验溶液应显两个完全分离的斑点。供试品溶液如显杂质斑点，其颜色与对照溶液的主斑点比较，不得更深（0.2%）。

由图 9 – 1 可见，系统适用性溶液中脯氨酸与盐酸组氨酸显两个清晰分离的斑点，说明采用的薄层色谱条件合适，检查结果可靠。三批盐酸组氨酸供试品溶液中均未见杂质斑点，说明其他氨基酸检查结果符合规定。如有杂质斑点出现，与对照溶液中的盐酸组氨酸斑点比较，不得更深。

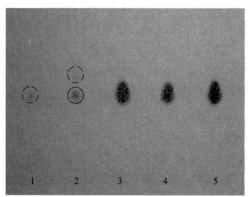

图 9 – 1　盐酸组氨酸中其他氨基酸检查的薄层色谱图

1. 对照溶液（0.1mg/ml）；2. 系统适用性溶液（脯氨酸与盐酸组氨酸各 0.4mg/ml）；

3，4，5. 三批供试品溶液（50mg/ml）

硅胶 G 板上的游离硅醇羟基会与氨基酸中的氨基、羧基等极性基团发生作用，造成斑点拖尾，不利于结果的比较。在展开剂中加入适量酸性或碱性试剂可有效解决拖尾问题。中性氨基酸及酸性氨基酸大多采用正丁醇－冰醋酸－水（3:1:1）为展开剂，碱性氨基酸主要采用正丙醇－浓氨（2:1）为展开剂，展开剂中加入适量冰醋酸和浓氨试剂很好地解决了拖尾问题。

（二）透光率检查

大多数氨基酸是制成注射液供药用，且不同氨基酸在水中的溶解度差异较大。为了保证制成的注射液澄清度能符合要求，需对氨基酸原料药水溶液的透光率进行检查。《中国药典》（2020 年版）一般要求水溶液在 430nm 波长处的透光率不低于 98.0%。

（三）含氯量检查

碱性氨基酸以盐酸盐形式存在时，需对其含氯量进行测定。《中国药典》（2020 年版）采用银量法检查碱性氨基酸盐酸盐的含氯量。如盐酸组氨酸的含氯量检查：取本品约 0.4g，精密称定。加水 50ml 溶解后，加稀硝酸 2ml，照电位滴定法，用硝酸银滴定液（0.1mol/L）滴定。每 1ml 硝酸银滴定液（0.1mol/L）相当于 3.545mg 的 Cl。按干燥品计算，含氯量应为 16.7% ~ 17.1%。盐酸组氨酸中氯含量的理论值为 16.9%，因为测定过程存在一定误差，所以限度定为 16.7% ~ 17.1%。

三、含量测定

氨基酸类药物结构明确，理化性质清楚，主要采用理化方法测定含量。《中国药典》（2020 年版）中大多数氨基酸类原料药采用非水碱量法，除此之外，酸碱滴定法、氧化还原滴定法、氮测定法也有应用。制剂的含量测定方法除了非水溶液滴定法等容量分析法外，还有旋光度法、紫外分光光度法以及高效液相色谱法等。

（一）容量分析法

容量分析法是经典的分析方法，具有精密度高、准确度好、经济方便等优点。但其专属性及灵敏度较差，主要用于原料药的含量测定，制剂中共存组分无干扰或干扰易排除时，也可采用此类方法定量。

1. 非水碱量法 非水碱量法的原理是在冰醋酸溶剂中，有机弱碱（$pK_b > 8$）的相对碱强度显著增加，可被高氯酸定量滴定。氨基酸类药物为两性化合物，既有弱酸性，又有弱碱性（$pK_b 8 \sim 11$），在冰醋酸中，酸性减弱，而碱性增强，可用此法定量。《中国药典》收载的绝大多数氨基酸原料药采用此法进行含量测定。如色氨酸的含量测定：取本品约 0.15g，精密称定，加无水甲酸 3ml 溶解后，加冰醋酸 50ml，照电位滴定法，用高氯酸滴定液（0.1mol/L）滴定，并将滴定结果用空白试验校正。每 1ml 高氯酸滴定液（0.1mol/L）相当于 20.42mg 的色氨酸（$C_{11}H_{12}N_2O_2$）。

其中加入适量无水甲酸可增大突跃范围。关于此方法的注意事项及计算方法详见第八章。

2. 溴量法

（1）原理 胱氨酸分子结构中的二硫键，具有一定的还原性，在酸性条件下被定量过量的溴氧化，过量的溴用碘量法测定。具体反应过程为：

$$BrO_3^- + 5Br^- + 6H^+ \longrightarrow 3Br_2 + 3H_2O$$

$$\begin{array}{c} NH_2 \\ | \\ SCH_2CHCOOH \\ | \\ SCH_2CHCOOH \\ | \\ NH_2 \end{array} + 5Br_2 + 4H_2O \longrightarrow \begin{array}{c} NH_2 \\ | \\ 2CH_2CHCOOH \\ | \\ BrO_2S \end{array} + 8HBr$$

$$Br_2 + 2KI \longrightarrow 2KBr_2 + I$$

$$2NaS_2O_3 + I_2 \longrightarrow Na_2S_4O_6 + 2NaI$$

溴滴定液由溴酸钾滴定液和溴化钾组成，两者在酸性溶液中迅速反应生成定量过量的溴，再与胱氨酸定量反应。剩余的溴与碘化钾试液反应置换出等量的碘，用硫代硫酸钠回滴定，滴定结果用空白试验校正，根据消耗的硫代硫酸钠体积即可计算胱氨酸含量。

（2）方法 取本品约 80mg，精密称定，置碘瓶中，加氢氧化钠试液 2ml 与水 10ml 振摇溶解后，加溴化钾溶液（20→100）10ml，精密加入溴酸钾滴定液（0.01667mol/L）50ml和稀盐酸 15ml。密塞，置冰浴中暗处放置 10min，加碘化钾 1.5g，摇匀，1min 后，用硫代硫酸钠滴定液（0.1mol/L）滴定，至近终点时，加淀粉指示剂 2ml，继续滴定至蓝色消失，并将滴定结果用空白试验校正。每 1ml 的溴酸钾滴定液（0.01667mol/L）相当于 2.403mg的 $C_6H_{12}N_2O_4S_2$。

（3）注意事项 测定过程中产生的溴、碘均易挥发损失，滴定反应应在碘量瓶中进行，并需做空白试验校正。

3. 酸碱滴定法

（1）直接酸碱滴定法 谷氨酸为酸性氨基酸，分子结构中含有两个羧基，解离常数 pK_a 分别为 2.1 和 4.07，其水溶液呈较强的酸性，可与氢氧化钠滴定液发生定量的酸碱反应。《中国药典》（2020 年版）中谷氨酸的具体测定方法如下：

取本品约 0.25g，精密称定，加沸水 50ml 使溶解。放冷，加溴麝香草酚蓝指示液 5 滴，用氢氧化钠滴定液（0.1mol/L）滴定至溶液由黄色变为蓝绿色。每 1ml 氢氧化钠滴定液（0.1mol/L）滴定液相当于 14.71mg 的谷氨酸（$C_5H_9NO_4$）。

谷氨酸在热水溶解，故先用沸水溶解后放冷再进行滴定。

（2）甲醛滴定法 氨基酸偶极离子中的 NH_3^+ 在中性条件下，可与甲醛迅速结合，释放出 H^+，使溶液酸性增加，可与氢氧化钠定量反应。根据消耗的氢氧化钠滴定液体积即可求得含量。《中国药典》（2020 年版）中盐酸组氨酸即采用此法测定含量：

取本品约 0.2g，精密称定，加水 5ml 溶解后，加甲醛 1ml 与乙醇 20ml 的中性混合液（对酚酞指示剂显中性），再加酚酞指示液数滴，用氢氧化钠滴定液（0.1mol/L）滴定。每1ml 氢氧化钠滴定液（0.1mol/L）滴定液相当于 10.48mg 的盐酸组氨酸（$C_6H_9N_3O_2 \cdot HCl \cdot H_2O$）。

盐酸组氨酸中除了甲醛与 NH_3^+ 结合释放的氢离子消耗 1mol 的氢氧化钠外，盐酸盐也会与氢氧化钠中和，故该反应的摩尔比为 1:2。另外本法所用的试剂甲醛和乙醇中都存在少量的酸性杂质，所以滴定前应事先混合，并用氢氧化钠滴定液滴定至对酚酞指示液显中性。

（二）旋光度法

具有旋光性的氨基酸通过其比旋度可测定含量，如《中国药典》（2020 年版）中盐酸精氨酸注射液、谷氨酸钠注射液和谷氨酸钾均采用旋光度法进行含量测定。

比旋度的定义是偏振光透过 1dm 且每 1ml 中含有旋光物质 1g 的溶液，在一定波长与温度下测得的旋光度。固定波长和测定温度时，比旋度为一种物理常数，通过比旋度的计算公式可计算出供试品溶液的浓度，进而求得含量。

$$[\alpha]_D^t = \frac{100\alpha}{lc} \tag{9-1}$$

式中，$[\alpha]_D^t$ 为比旋度；D 为钠光谱的 D 线；t 为测定时的温度，℃；l 为测定管长度，dm；α 为测得的旋光度；c 为每 100ml 溶液中含有被测物质的重量（按干燥品或无水物计算），g。

盐酸精氨酸注射液的含量测定：

精密量取本品 10ml，置 100ml 量瓶中，用盐酸溶液（6→10）稀释至刻度，摇匀，依法测定旋光度，与 4.444 相乘即得供试品中含盐酸精氨酸的重量（g）。盐酸精氨酸的 $[\alpha]_D^t$ 为 22.5。其中 4.444 为换算因数，换算因素计算过程及含量计算公式如下：

$$c(g/100ml) = \frac{100\alpha}{[\alpha]_D^t l} \tag{9-2}$$

$$100ml\ 中盐酸精氨酸的重量(g) = \frac{100\alpha}{[\alpha]_D^t \times l} = \frac{100}{22.5 \times 1} \times \alpha = 4.444 \times \alpha$$

$$相当于标示量\% = \frac{4.444 \times \alpha}{10} \times \frac{1}{标示浓度} \times 100\%$$

本品为制剂，其含量测定结果按相当于标示量的百分含量计算，所得结果应体现注射液中盐酸精氨酸含量与其标示量之间的符合程度。《中国药典》（2020 年版）规定盐酸精氨酸注射液中含盐酸精氨酸应为标示量的 95.0% ~ 105.0%。

（三）高效液相色谱法

高效液相色谱法在氨基酸复方制剂及个别氨基酸制剂的分析中有应用，如《中国药典》（2020 年版）中盐酸精氨酸片的含量测定。由于盐酸精氨酸不具有明显的紫外吸收特征，所以需经衍生化后才可用紫外检测器检测。

盐酸精氨酸片剂的含量测定：

（1）色谱条件与系统适用性试验　用十八烷基硅烷键合硅胶为填充剂，以 0.05mol/L 的醋酸盐缓冲液（pH 6.4）-50% 乙腈溶液（65:35）为流动相；检测波长为 362nm。理论板数按精氨酸计算不低于 3000。精氨酸峰与内标物质峰的分离度应符合要求。

（2）内标溶液的制备　取丙氨酸适量，加水溶解并稀释制成每 1ml 含 0.5mg 的溶液，摇匀，即得。

（3）测定法　取本品 20 片，精密称定，研细，精密称取适量（约相当于盐酸精氨酸 100mg），置 100ml 量瓶中，加水溶解并稀释至刻度，摇匀，滤过，精密量取续滤液与内标溶液各 1ml，置同一 10ml 量瓶中，加 0.5mol/L 的碳酸氢钠溶液（pH 9.0）1ml，加 1% 2, 4 - 二硝基氟苯乙腈溶液 150μl，摇匀，避光置水浴（60℃ ±2℃）中加热 60min，取出，放冷，加磷酸盐缓冲液（pH 7.0）稀释至刻度，摇匀，精密量取 10μl 注入液相色谱仪，记录色谱图。精密称取精氨酸对照品适量，加水溶解并定量稀释制成每 1ml 含 0.8mg 的溶液，作为对照品溶液。精密量取对照品溶液与内标溶液各 1ml，置同一 10ml 量瓶中，同法操作。按内标法以峰面积计算，并将结果与 1.209 相乘即得供试品中盐酸精氨酸的含量（1.209 为盐酸精氨酸与精氨酸的摩尔质量比）。

2，4－二硝基氟苯为衍生化试剂，与精氨酸和内标丙氨酸在60℃水浴避光加热60min后即可生成具有紫外吸收的衍生化产物，可在362nm检测。本方法通过采用加入内标，与对照品同法进行衍生化的方式，减少了衍生化过程各因素对测定结果的影响。

（四）氮测定法

氨基酸为含氮有机物，其含氮量固定，通过氮含量计算也可求得氨基酸的含量。氮测定法的原理是含氮有机物经硫酸消化后，生成的硫酸铵被氢氧化钠分解释放出氨，产生的氨气随水蒸气被蒸馏入硼酸液中生成硼酸铵，最后用强酸滴定产生的硼酸铵，根据强酸消耗量即可计算出供试品的氮含量。测定过程包括消化、蒸馏及滴定三个步骤。根据供试品的用量，氮测定法有两种方法：第一法为常量法，适用于含氮量在25～30mg的供试品；第二法为半微量法，适用于含氮量在1.0～2.0mg的供试品。下面简单介绍这两种方法。

1. 第一法（常量法）

（1）消化　取供试品适量（相当于含氮量25～30mg），精密称定，置干燥的500ml凯氏烧瓶中；依次加入硫酸钾（或无水硫酸钠）10g和硫酸铜粉末0.5g，再沿瓶壁缓缓加硫酸20ml；在凯氏烧瓶口放一小漏斗并使凯氏烧瓶成45°角斜置，用直火缓缓加热，使溶液的温度保持在沸点以下，等泡沸停止，强热至沸腾，俟溶液成澄明的绿色后，除另有规定外，继续加热30min，放冷。

（2）蒸馏　沿烧瓶壁缓缓加水250ml，振摇使混合，放冷后沿瓶壁加入40%氢氧化钠溶液75ml，使流至瓶底形成一液层，加锌粒数粒，用氮气球将凯氏烧瓶与冷凝管连接。另取2%硼酸溶液50ml，置500ml锥形瓶中，加甲基红－溴甲酚绿混合指示液10滴，将冷凝管的下端插入硼酸溶液的液面下；轻轻摆动凯氏烧瓶，使溶液混合均匀，加热蒸馏，至接收液的总体积约为250ml时，将冷凝管尖端提出液面，用蒸气冲洗约1min，用水淋洗尖端后停止蒸馏。

（3）滴定　馏出液用硫酸滴定液（0.05mol/L）滴定至溶液由蓝绿色变为灰紫色，并将滴定的结果用空白试验校正。每1ml硫酸滴定液（0.05mol/L）相当于1.401mg的N。

2. 第二法（半微量法）

第二法用于含氮量在1.0～2.0mg的供试品的定量测定，为了减少误差，该法增加了一套蒸馏装置，如图9－2。蒸馏之前需将蒸馏仪器内部洗涤2～3次。

（1）消化　取供试品适量（相当于含氮量1.0～2.0mg），精密称定，置干燥的30～50ml凯氏烧瓶中，加硫酸钾（或无水硫酸钠）0.3g与30%硫酸铜溶液5滴，再沿瓶壁滴加硫酸2.0ml；凯氏烧瓶口放一小漏斗，烧瓶成45°斜置，用小火缓缓加热使溶液保持在沸点以下，等泡沸停止，逐步加大火力，沸腾至溶液成澄明的绿色后，除另有规定外，继续加热10min，放冷，加水2ml。

（2）蒸馏　取2%硼酸溶液10ml，置100ml锥形瓶中，加甲基红－溴甲酚绿混合指示液5滴，

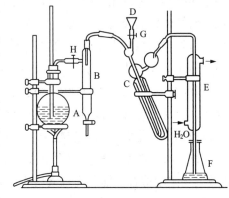

图9－2　蒸馏装置

A. 1000ml 圆底烧瓶；B. 安全瓶；

C. 连有氮气球的蒸馏器；D. 漏斗；

E. 直形冷凝管；F. 100ml 锥形瓶；

G、H. 橡皮管夹

将冷凝管尖端插入液面下，然后将凯氏烧瓶中内容物经由D漏斗转入C蒸馏瓶中，用水少量淋洗凯氏烧瓶及漏斗数次，再加入40%氢氧化钠溶液10ml，用少量水再洗漏斗数次，关

G 夹，加热 A 瓶进行蒸气蒸馏，至硼酸液开始由酒红色变为蓝绿色时起，继续蒸馏约 10min 后，将冷凝管尖端提出液面，用蒸气继续冲洗约 1min，用水淋洗尖端后停止蒸馏。

（3）滴定 馏出液用硫酸滴定液（0.005mol/L）滴定至溶液由蓝绿色变为灰紫色，并将滴定的结果用空白试验（空白和供试品所得馏出液的体积应基本相同，70～75ml）校正。每 1ml 硫酸滴定液（0.005mol/L）相当于 0.1401mg 的 N。

3. 注意事项

（1）蒸馏装置连接后应先考察其密闭性，防止氮气损失。

（2）消化要完全，可先小火加热至泡沸停止后再高火加热至沸腾。

（3）消化液应放冷后，再沿瓶壁缓缓加水，防止供试液局部过热暴沸。

（4）蒸馏过程中若无黑色 CuO 析出，说明碱液不足，应补足并重做实验。

（5）约 80% 以上的氨在最初 1～2min 内蒸出，蒸馏初期加热速度不宜太快，以免蒸出来的氨不能及时吸收而损失。

（6）蒸馏出的氨接受液应尽快滴定，以免产生较大测定误差。

4. 计算公式

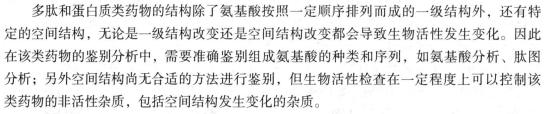

$$氮\% = \frac{(V_0 - V_X) \times T \times F}{W} \times 100\% \qquad (9-3)$$

式中，V_X 为供试品消耗酸滴定液的体积，ml；V_0 为空白消耗酸滴定液的体积，ml；T 为滴定度，0.1401mg/ml；F 为酸滴定液的浓度校正因子。

如具体测定方法中给出的滴定度为待测成分的滴定度（如门冬酰胺的滴定度为 6.606mg/ml），则按该滴定度计算出来的结果为待测成分的含量，而不是氮含量。

第三节　多肽和蛋白质类药物的分析

扫码"学一学"

多肽和蛋白质类药物的结构除了氨基酸按照一定顺序排列而成的一级结构外，还有特定的空间结构，无论是一级结构改变还是空间结构改变都会导致生物活性发生变化。因此在该类药物的鉴别分析中，需要准确鉴别组成氨基酸的种类和序列，如氨基酸分析、肽图分析；另外空间结构尚无合适的方法进行鉴别，但生物活性检查在一定程度上可以控制该类药物的非活性杂质，包括空间结构发生变化的杂质。

多肽和蛋白质药物可以通过生物提取、基因工程技术和人工合成等方法制备，制备工艺复杂，容易引入各种影响活性和安全性方面的杂质；且该类药物在体内外均可能发生化学降解和物理变化而失活，如凝聚、沉淀、消旋化、水解、脱酰氨基等。因此该类药物的杂质检查既有一般杂质检查（如炽灼残渣检查、干燥失重检查等），还有安全性方面检查（如微生物限度检查、细菌内毒素检查等），以及一些生产或贮藏过程中产生的特殊杂质的检查（如有关物质检查、高分子蛋白质检查等）。

多肽和蛋白质类药物的含量测定除了采用理化法进行定量外，还可以采用生物检定法等方法来进行分析。

本节重点分析《中国药典》（2020 年版）二部中收载的多肽和蛋白质类药物的分析方法。《中国药典》（2020 年版）将经重组基因工程技术制备而成的多肽和蛋白质类药物放到三部，强调了制造过程中的质量控制，具体内容详见第十二章。

一、鉴别

（一）化学鉴别法

凡结构中含有两个或两个以上肽键（—CONH—）者均可以发生双缩脲反应，即在碱性溶液中与 Cu^{2+} 反应，生成紫色或蓝紫色络合物。

如《中国药典》（2020 年版）中胸腺法新的鉴别：取本品约 2mg。加水 1ml 溶解后，加碱性酒石酸铜试液 1ml，即显蓝紫色。

（二）光谱法

《中国药典》（2020 年版）采用紫外吸收特征来对五肽胃泌素（促胃液素）进行鉴别：取本品适量，用 0.01mol/ml 氨试液溶解并制成 $50\mu g/ml$ 的溶液，照紫外 – 可见分光光度法，在 230～350nm 的波长范围内测定吸光度，在 280nm 与 288nm 的波长处有最大吸收，在 275nm 的波长处有转折点。

（三）高效液相色谱法

多肽和蛋白质的含量测定大多采用高效液相色谱法进行定量，根据供试品与对照品保留时间的一致性，可对该类药物进行鉴别。

（四）肽图分析法

对于一些大分子多肽和蛋白质，除化学法和高效液相色谱法外，肽图分析是比较专属的鉴别方法。肽图分析是根据蛋白质、多肽的氨基酸排列顺序，使用各种定位裂解方法将蛋白质、多肽裂解成大小固定的多个小分子肽链，通过各种分离手段分离并检测，形成可供鉴别的特征性指纹图谱。目前蛋白质的一级结构还无法快速地确定，肽图分析因可以对蛋白质的一级结构做出较为精确的判断，在蛋白质的结构研究和鉴别中具有重要意义。

扫码"看一看"

裂解方法的选择是肽图分析的关键。常用的定位裂解方法包括化学裂解法和蛋白酶裂解法。化学法简单、结果可靠，但存在非特异性降解，且裂解位点少，鉴别能力较差。蛋白酶裂解法常采用专一性较强的肽链内切酶（如胰蛋白酶、V_8 蛋白酶等）作用于特殊的肽链位点进行裂解。酶法的非特异性降解少，且裂解位点较多，裂解的肽段能较全面地反映蛋白质的一级结构。因此酶法在肽图分析中的应用较多。如注射用人生长激素的肽图分析就是利用胰蛋白酶能特异性作用于 Arg 和 Lys 羧基端的肽链的性质，将其裂解为多个特征肽链，然后通过 RP – HPLC 分离分析得到能用于鉴别的肽图谱。胰岛素的肽链经 V_8 蛋白酶的专一裂解也可制得能鉴别仅相差一个氨基酸残基的不同种属来源的胰岛素的 RP – HPLC 肽图谱。

裂解后的蛋白质肽链除了可以采用分辨率高、操作简便的 RP – HPLC 分析外，还可以选择 SDS – PAGE 电泳法、毛细管电泳法或质谱法等方法。

（五）氨基酸分析法

蛋白质和多肽的基本结构是氨基酸，且氨基酸的种类、数量和排列顺序固定。通过对水解后产生的氨基酸种类进行高效液相色谱分析，可以准确了解组成蛋白质或多肽的氨基酸种类及数量。氨基酸分析法目前主要采用氨基酸自动分析仪进行测定，其基本步骤包括蛋白质水解、氨基酸分析和定量分析报告。

蛋白质的水解对分析结果影响很大。酸水解法是常用的处理方法，一般在真空条件下，加入 6mol/L 盐酸试剂，于 110℃ 水解 16～72h。但在酸水解条件下，色氨酸基本被破坏完全，丝氨酸、苏氨酸、甲硫氨酸有部分被破坏，半胱氨酸水解后会转换成胱氨酸，门冬酰胺和谷氨酰胺被水解成门冬氨酸和谷氨酸。含有以上几种氨基酸的蛋白质或多肽类药物应另选合适的方法进行水解，如选择酸水解，需在水解前对不稳定的氨基酸进行化学结构修饰或在水解时加入适当保护剂以防止氨基酸被破坏；色氨酸可改用碱水解法；门冬酰胺和谷氨酰胺可用蛋白酶水解法。

水解后的氨基酸种类较多，需采用具有高分离能力的高效液相色谱法进行分析。由于大部分氨基酸的紫外吸收较弱，故采用衍生化方法提高其检测灵敏度。分析方法根据衍生化的顺序分为两种：柱后衍生离子交换色谱法和柱前衍生反相高效液相色谱法。

（1）柱后衍生离子交换色谱法　是先分离再衍生化，由于氨基酸结构中的氨基和羧基都易电离，在反相高效液相色谱柱上的分离效果很差，选用离子交换色谱可显著改善分离效果。一般选择以磺化苯乙烯－二乙烯苯共聚物为填充剂的阳离子交换色谱柱。柱后衍生化为一种在线衍生化方法，适用的衍生化反应较少，目前可用于氨基酸分析的是柱后茚三酮反应和柱后邻苯二醛（OPA）反应。

（2）柱前衍生的反相高效液相色谱　这类方法是先衍生化再分离，衍生化后的氨基酸可以直接用 RP－HPLC 进行测定，同时适用的衍生化试剂较多，除了茚三酮和邻苯二醛，还可用异硫氰酸苯酯（PITC）、6－氨基喹啉－N－羟基琥珀酰亚氨基氨基甲酸酯（AQC）、9－芴甲基氯甲酸甲酯（FMOC）和 2，4－二硝基氟苯（DNFB）。

每种方法都有各自的优缺点，应根据实际样品、实验目的及实验室条件进行选择。其中柱后茚三酮衍生化法应用较广泛。

氨基酸分析法在《中国药典》的应用较少，《中国药典》(2020 年版) 中仅有五肽胃泌素采用此法进行鉴别；而在《美国药典》《英国药典》《欧洲药典》中，多肽类药物大多采用此法进行鉴别。

（六）电泳法

利用不同蛋白质或多肽具有不同等电点的性质，可以采用电泳法，根据其电泳区带与对照品是否一致来进行鉴别。《中国药典》(2020 年版) 中注射用人生长激素采用等电聚焦电泳法进行鉴别：取本品，加水溶解并制成每 1ml 含 1mg 的溶液，取此溶液 90μl，加两性电解质 10μl 和甲基红试液 2μl，混匀，作为供试品溶液；另取人生长激素对照品，同法制备，作为对照品溶液。取对照品溶液和供试品溶液各 10μl，加至上样孔，照等电聚焦电泳法试验，供试品溶液主区带应与对照品溶液一致。

（七）其他方法

国外药典中已采用质谱法、核磁共振法、红外光谱法等专属性更高的方法用于多肽类药物的鉴别，如 USP 37 中醋酸戈那瑞林除了用液相色谱法鉴别外，还采用质谱法测定分子量来进行鉴别；BP 2013 中除了液相色谱法、氨基酸分析法外，还采用 ^{1}H NMR 谱对布舍瑞林进行鉴别。

鉴别试验的目的是鉴别药物的真伪，由于多肽与蛋白质药物的杂质较多，干扰较大，所以主要采用专属性较强的色谱法进行鉴别。对于分子量较大、结构较复杂的蛋白质类药物，肽图分析是一种比较专属的鉴别方法。另外，合用多种方法可增加鉴别方法的专属性。

二、检查

（一）多肽类药物

多肽的合成步骤较多，由此产生的杂质比较复杂，包括缺失肽、断裂肽、插入肽、未脱保护肽等肽类杂质，多肽脱酰胺、氧化、还原、水解、二硫键错配、β-消除等降解产物杂质，二聚体和多聚体等聚合物杂质，消旋化、非对映异构体等光学杂质。这些杂质的存在，对多肽类药物使用的安全性和有效性有影响。除此之外，氨基酸的组成、酸度、溶液的澄清度与颜色、醋酸和水分的含量也对多肽类药物的质量有影响，需进行检查。下面仅对多肽类药物的一些特殊检查项目进行介绍。

1. 氨基酸比值 多肽类药物分子结构中氨基酸的种类和数量是固定的，即各种氨基酸的比值是确定的。但在多肽的合成过程中，某一步或某几步缩合不完全就可能产生残缺肽。残缺肽与目标肽的理化性质接近，难以完全除去。通过氨基酸比值的测定可以判断是否存在残缺肽及找出丢失的残基。氨基酸比值是通过氨基酸分析法测定得到的，一般各氨基酸比值的误差在 5% 以内都是允许的。《中国药典》（2020 年版）收载的几种多肽类原料药均要进行氨基酸比值的测定。具体例子详见应用实例——醋酸奥曲肽。

2. 有关物质 多肽类药物要检查的有关物质主要为其合成过程中产生的肽类杂质、降解杂质、聚合物和光学杂质等。有关物质检查对该类药物使用的安全性和有效性具有重大的影响，建立适宜的检查方法对该类杂质进行评价是多肽类药物质量控制的关键。《中国药典》（2020 年版）收载的几种多肽类药物均要进行有关物质的检查。《美国药典》《欧洲药典》及《日本药局方》中收载的多肽类药物也均要进行有关物质检查。

多肽类药物中有关物质检查的主要方法为带梯度洗脱的反相高效液相色谱法。由于大多数杂质无对照品，故采用供试液的稀释液作为对照溶液，选用不加校正因子的主成分自身对照法对各种有关物质杂质进行限量控制。具体例子详见应用实例——醋酸奥曲肽。少量药物采用毛细管电泳法进行有关物质检查，如《欧洲药典》中谷胱甘肽的有关物质测定。还有少量药物采用薄层色谱法控制有关物质，如《中国药典》（2020 年版）中五肽胃泌素的有关物质检查。

3. 醋酸 成盐的多肽比较稳定，因此多肽多为醋酸盐。醋酸含量的测定为一种常规质量检验项目，其含量限度因品种而异。《中国药典》（2020 年版）采用反相高效液相色谱法，用十八烷基硅烷键合硅胶为填充剂，以磷酸溶液（0.7→1000，pH 3.0）为流动相 A，甲醇为流动相 B 进行梯度洗脱，以冰醋酸为对照品对合成多肽中的醋酸进行定量，要求不得超过规定的限量。

（二）蛋白质类药物

蛋白质类药物主要通过生物提取、化学半合成和基因重组技术等方法进行制备，制备过程中引入的相关蛋白质、高分子蛋白质会引起一系列不良反应，需要加以控制。同时特殊的生产工艺易引入一些与安全性密切相关的杂质，需进行安全性检查。关于安全性检查项目及内容详见第三章。

1. 有关物质 蛋白质类药物的有关物质主要为相关蛋白质杂质，比如人胰岛素中的 A_{21} 脱氨重组人胰岛素。《中国药典》（2020 年版）主要采用带梯度洗脱的反相高效液相色谱法将有关物质杂质与主成分分离后再进行检查，按峰面积归一化法计算，分别对单个杂质及杂质总量进行限量控制。具体例子详见重组人胰岛素应用实例。

2. 高分子蛋白质 蛋白质类药物在生产和贮存过程中易产生高分子聚合物，生产过程中也可能存在一些高分子物质，这类分子量大于药物分子的高分子杂质是引起过敏的主要原因，需要严格控制。高分子蛋白质的检查主要采用分子排阻色谱法，利用杂质与蛋白质药物分子量的差异进行分离、测定，进而达到限量控制的目的。按照分子排阻色谱法的分离原理，高分子杂质应在药物前面出峰，故仅有那些保留时间小于药物分子的杂质被认为是高分子杂质。分子排阻色谱法的系统适用性试验中理论板数、分离度、重复性、拖尾因子的测定方法一般与高效液相色谱法相同，但如果药物分子的单体与其二聚体不能达到基线分离时，其分离度的计算公式改为：

$$R = \frac{\text{二聚体的峰高}}{\text{单体与二聚集体之间的谷高}} \tag{9-4}$$

除另有规定外，分离度应大于2.0。

3. 生物活性 一级结构不变，但构象改变，仍会影响蛋白质类药物的性质和功能。生物活性测定是确保其有效性的主要方法。

生物活性测定是以生物体对药物的生物活性反应为基础，以生物统计为工具，运用特定的实验设计，通过比较药物与标准品在一定条件下产生特定生物反应的剂量差异，来测定药物的生物活性。具体例子详见应用实例——人胰岛素。

三、含量测定

多肽及蛋白质类药物的结构差异较大，有些多肽、蛋白质药物中杂质较多或组成复杂，给该类药物的含量测定带来很大的挑战。现在用于多肽或蛋白质测定的方法主要包括可准确定量的高效液相色谱法，简便的紫外-可见分光光度法和双缩脲法、福林酚法、2，2′-联喹啉-4，4′-二羧酸法、考马斯亮蓝法等比色法，结果准确，但专属性较差的凯氏定氮法，能体现生物活性的生物检定法。含量测定方法的选择应视测定样品的实际状态、实验目的及实验条件而定。样品组成简单、干扰较少，需快速得出结论可用简便的紫外-可见分光光度法或比色法；样品组成明确、需得到准确结果的可用高效液相色谱法；样品纯净、需准确测定的可用凯氏定氮法；没有合适理化测定法的可用生物检定法。下面对应用较广泛的几类方法进行介绍。

（一）高效液相色谱法

1. 反相高效液相色谱法 多肽和蛋白质类药物具有一定的疏水性，在反相色谱柱上有一定的保留，国内外药品标准大多采用反相高效液相色谱法对该类药物进行含量测定，紫外检测波长一般在210~220nm，用外标法进行定量计算。对于杂质干扰较少的药物，可采用等度洗脱模式，如《中国药典》（2020年版）中醋酸丙氨瑞林的含量测定；对于杂质干扰较大的药物或药物与杂质性质差异较大，通常需采用梯度洗脱模式才可在短时间内完成定量分析，如《中国药典》（2020年版）中胸腺法新的含量测定；对于在反相色谱柱上保留较差的药物，可采用离子对色谱法，如《中国药典》（2020年版）中醋酸奥曲肽的含量测定。

2. 分子排阻色谱法 对于分子量较大的蛋白质类药物，采用分子排阻色谱法可将药物与杂质有效分离，便于定量测定。采用此法时，应注意选用与供试品分子大小相适应的色谱柱填充剂；流动相通常为水溶液或缓冲液，溶液的pH值一般在2~8范围内；流动相中加入适量的有机溶剂可改善分离度，但加入比例一般不超过30%；流速不宜过快，以0.5～1.0ml/min为宜。《中国药典》（2020年版）中注射用人生长激素的含量测定即采用此法，下面为其具体测定方法。

（1）色谱条件与系统适应性试验　以适合分离分子量为5000～60 000Pa球状蛋白的亲水改性硅胶为填充剂；以异丙醇－0.063mol/L磷酸盐缓冲液（无水磷酸氢二钠5.18g、磷酸二氢钠3.65g，加水950ml，用磷酸或氢氧化钠试液调pH值至7.0，用水制成1000ml）（3:97）为流动相；流速为0.6ml/min；检测波长为214nm；取人生长激素单体与二聚体混合物对照品，用0.025mol/L磷酸盐缓冲液（pH 7.0）[取0.063mol/L磷酸盐缓冲液（1→2.5）]制成每1ml中约含1.0mg的溶液，取20μl注入液相色谱仪，人生长激素单体峰与二聚体峰的分离度应符合要求。

（2）测定法　取本品适量，精密称定，用0.025mol/L磷酸盐缓冲液（pH 7.0）溶解并定量稀释制成每1ml中约含1.0mg的溶液，精密量取20μl注入液相色谱仪，记录色谱图；另取人生长激素对照品适量，同法测定。按外标法以峰面积计算，即得。

（二）凯氏定氮法

蛋白质也是含氮的有机化合物，当与硫酸和硫酸铜、硫酸钾一同加热消化时会分解产生氨，并进一步与硫酸结合生成硫酸铵。碱化蒸馏使氨游离，用硼酸液吸收后用硫酸滴定液滴定，按照氮测定法的公式计算含氮量。所得含氮量乘以相应的换算系数，即得蛋白质的含量。除另有规定外，氮转换为蛋白质的换算系数为6.25。

本法操作同氮测定法，比较繁琐，且灵敏度较低，仅适用于0.2～2.0mg氮的测定。无机含氮物质及有机非蛋白质含氮物质对本法有干扰，可通过钨酸沉淀法或三氯醋酸沉淀法制备非蛋白氮供试品溶液测定非蛋白含氮量，用总氮量减去非蛋白氮量即可得蛋白质的含氮量。本法虽然操作比较复杂，专属性差，但结果较准确，常用于标准蛋白质的纯度测定。

（三）光谱法

1. 双缩脲法　含有两个或两个以上肽键的蛋白质分子在碱性溶液中可与Cu^{2+}形成紫红色络合物，其颜色深浅在一定范围内与蛋白质浓度呈正比，可用于蛋白质的含量测定。此法的优点是较快速，不同蛋白质产生的颜色深浅相近，以及干扰物质少。主要的缺点是灵敏度低，测定范围通常在1～10mg。因此双缩脲法常用于需要快速，但并不需要十分精确的蛋白质测定。

2. 福林－酚法（Lowry法）　在碱性溶液中，蛋白质分子中的肽键与Cu^{2+}螯合形成蛋白质－铜复合物，此复合物可还原酚试剂中的磷钼酸产生蓝色化合物，同时蛋白质中的酪氨酸、色氨酸、半胱氨酸也和还原酚试剂产生蓝色化合物。其颜色深浅在一定范围内与蛋白质浓度呈正比，采用比色法即可测定供试品中蛋白质的含量。本法灵敏度高，测定范围通常可达20～250μg。本法的缺点是费时，操作时间需精确控制，标准曲线不呈严格的线性，专属性较差，干扰物质较多。对双缩脲反应有干扰的离子对本法的干扰更大。除此之外，还原物质、酚类、枸橼酸、硫酸铵、三羟甲基氨基甲烷缓冲液、甘氨酸、糖类、甘油等均有干扰。

3. 2，2′-联喹啉-4，4′-二羧酸法（BCA法）　在碱性条件下，蛋白质分子将铜－

BCA 试剂中的硫酸铜还原为 Cu^+，Cu^+ 进一步与 2，2′-联喹啉-4，4′-二羧酸结合形成紫色复合物，在一定范围内其颜色深浅与蛋白质浓度呈正比，采用比色法可测定供试品中蛋白质的含量。本法灵敏度较高，测定范围通常可达 80～400μg；操作简单，快速，45min 内完成测定，且试剂稳定性好；干扰物质较少，但还原剂或铜螯合物对测定结果会有影响。

4. 考马斯亮蓝法（Bradford 法） 考马斯亮蓝 G-250 为一种染料，在酸性溶液中可与蛋白质分子中碱性氨基酸（精氨酸）和芳香族氨基酸结合形成蓝色复合物，在595nm 波长处有最大吸收，吸光度在一定范围内与蛋白质浓度呈正比，以蛋白质对照品溶液作标准曲线，采用比色法可用于蛋白质的含量测定。本法灵敏度较高，测定范围通常可达 1～200μg；测定快速、简便，5min 左右即可完成一个样品的测定，且其颜色可以在 1h 内保持稳定；干扰物质少。因此此法是实验室中蛋白质测定的最常用方法。但去污剂、Triton X-100、十二烷基硫酸钠（SDS）等物质对其测定结果有干扰，强碱性缓冲液也会影响显色。由于各种蛋白质中的精氨酸和芳香族氨基酸的含量不同，因此 Bradford 法用于不同蛋白质测定时有较大的偏差，选用 γ-球蛋白为标准蛋白质，可减少这方面的偏差。

5. 紫外分光光度法 蛋白质分子中含有共轭双键的酪氨酸、色氨酸、苯丙氨酸等芳香族氨基酸，在280nm 的波长处具有最大吸光度，各种蛋白质的这三种氨基酸的含量差别不大，因此测定蛋白质溶液在280nm 处的吸光度值是最常用的紫外吸收法。在一定范围内其吸光度大小与蛋白质浓度呈正比，可用于蛋白质含量的测定。本法操作简便、快速，但准确度较差、干扰物质多，仅适用于纯化蛋白质的微量检测，一般样品浓度为 0.2～2mg/ml。《中国药典》（通则 0731）收载有两种测定方法：第一种方法适用于干扰较小的蛋白质。取供试品溶液在280nm 波长处测定吸光度，以吸收系数法或对照品比较法直接计算供试品中蛋白质的含量；第二种方法适用于有核酸干扰的蛋白质。核酸具有强的紫外吸收，对蛋白质的紫外测定有干扰。但两者之间的紫外吸收有一定规律，即纯核酸在 280nm 和 260nm 处的吸光度比值为 0.5，而纯蛋白质在这两个波长处的吸光度比值为 1.8。取一系列已知不同浓度比例的蛋白质（酵母烯醇化酶）和核酸（酵母核酸）的混合液，分别测定其 A_{280} 和 A_{260}，经数据分析发现，蛋白质的含量可通过下列经验公式进行计算：

$$蛋白质浓度（mg/ml）= 1.45 \times A_{280} - 0.74 \times A_{260}$$

（四）生物检定法

生物检定法是利用药物对生物体（包括整体动物、离体组织、微生物等）的作用大小与其浓度的关系来测定其效价或生物活性的一种方法。由于生物差异的存在，其检定结果误差较大，重现性不好，实验条件苛刻，操作繁琐、费时，最后的数据处理复杂，仅适用于无合适理化方法进行检定的药物。如《中国药典》中硫酸鱼精蛋白采用专属的生物检定法测定含量。关于生物检定法的原理及具体分析过程详见第六章。

第四节 实例分析

一、醋酸奥曲肽

醋酸奥曲肽（octreotide acetate）为 8 个氨基酸组成的人工生长抑素，其作用与天然生

扫码"学一学"

长抑素相似，能抑制垂体激素释放，在临床上的应用也日益广泛。其具体结构为 D－苯丙氨酰－L－半胱氨酰－L－苯丙氨酰－D－色氨酰－L－赖氨酰－L－苏氨酰－N－[（1R，2R）－2－羟基－1－（羟甲基）丙基]－L－半胱氨酰胺环（2→7）－二硫键醋酸盐，以无水与无醋酸物计，含醋酸奥曲肽以奥曲肽（$C_{49}H_{66}N_{10}O_{10}S_2$）计，应为 95.0%～102.0%。

$$\text{D–Phe–Cys–Phe–D–Trp–Lys–Thr–Cys–NH} \quad ,x\text{CH}_3\text{COOH}$$

1. 性状　该品为白色或类白色冻干粉末或疏松块状物。在水和冰醋酸中易溶，在乙醚中不溶。比旋度测定：取本品，精密称定，用冰醋酸溶解并定量稀释制成每 1ml 中含 5mg 的溶液，依法测定，按无水与无醋酸物计算，比旋度应为 －66.0°～－76.0°。

2. 鉴别

（1）取本品约 1mg，加水 1ml 溶解，加双缩脲试液（取硫酸铜 0.15g，加酒石酸钾钠 0.6g，加水 50ml 使溶解，在搅拌下加入 10% 氢氧化钠溶液 30ml，加水至 100ml）试液 1ml，即显蓝紫色。这是肽键的化学鉴别方法——双缩脲反应。

（2）在含量测定项下记录的色谱图中，供试品溶液主峰的保留时间应与对照品溶液主峰的保留时间一致。

3. 检查

（1）氨基酸比值　取本品 1mg，置一玻璃管中，加 30% 过氧化氢溶液－甲酸（1:9）100μl，置冰水浴中 4h，真空干燥，加 6mol/L 盐酸溶液 100μl，充氮后熔封，置 110℃ 水解 24h，冷却，启封，真空干燥，加 0.1mol/L 盐酸溶液溶解并制成每 1ml 中约 0.5mg 的溶液，作为供试品溶液。另取磺基丙氨酸、苏氨酸、苯丙氨酸、赖氨酸及苏氨醇对照品，制成与供试品中各氨基酸相当的浓度的溶液，作为对照品溶液。照适宜的氨基酸分析法测定。以苯丙氨酸、赖氨酸的总摩尔数的 1/3 作为 1，计算各氨基酸的相对比例，应符合以下规定：半胱氨酸 1.7～2.3、苏氨酸 0.8～1.2、苯丙氨酸 1.8～2.2、赖氨酸 0.9～1.1；应能检出苏氨醇。

半胱氨酰经酸水解一般会转化为胱氨酸，且回收率较低，无法准确定量。在水解前加入适量过氧化氢和甲酸的混合液进行过甲酸氧化处理，使半胱氨酸转变为磺基丙氨酸，保证其水解过程的稳定性。过甲酸处理后的溶剂需经真空干燥处理，以避免稀释酸水解所用酸液的浓度。为减少酸水解过程中出现的氧化现象，一般需在充氮熔封的玻璃管中进行操作。由于水解温度比较高，色氨酸的吲哚环容易被空气氧化，即使在密封的环境中，色氨酸的吲哚环也几乎都被破坏了，故在此条件下无法计算色氨酸的比值。蛋白质的色氨酸含量往往是通过它的紫外吸收光谱估计的，也可以通过碱水解后测定色氨酸的含量。

（2）有关物质　取本品适量，精密称定，加水溶解并稀释制成每 1ml 中含 0.125mg 的溶液，作为供试品溶液；精密量取 1ml，置 50ml 量瓶中，用水稀释至刻度，摇匀，作为对照溶液。照含量测定项下的色谱条件，精密量取供试品溶液和对照溶液各 100μl 分别注入液相色谱仪，记录色谱图。供试品溶液的色谱图中如有杂质峰，单个杂质峰面积不得大于对照溶液主峰面积的 0.5 倍（1.0%），各杂质峰面积总和不得大于对照溶液主峰面积（2.0%）。

有关物质杂质的种类较多，且部分杂质与醋酸奥曲肽的结构类似，因此该检查方法必须先将杂质与醋酸奥曲肽分离。采用含量测定中的梯度洗脱反相高效液相色谱法能满足此要求。取供试品溶液的稀释液作为对照溶液，可以对无杂质对照品或结构不确定的有关物质杂质进行控制：单个杂质峰面积不得大于对照溶液主峰面积的 0.5 倍，各杂质峰面积总和不大于对照溶液主峰面积。

（3）醋酸　取本品适量，精密称定，加稀释液［磷酸溶液（在 1000ml 水中加磷酸 0.7ml，用氢氧化钠试液调节 pH 值至 3.0）–甲醇（95:5）］溶解并定量稀释制成每 1ml 中含 1.25mg 的溶液，作为供试品溶液。照《中国药典》（2020 年版）（通则 0872）合成多肽中的醋酸测定法测定，含醋酸应为 5.0% ~ 12.0%。醋酸测定法采用十八烷基硅烷键合硅胶为填充剂；以上述磷酸溶液为流动相 A，甲醇为流动相 B，进行梯度洗脱；在 210nm 波长处检测；按外标法以峰面积计算多肽中醋酸的含量。

4. 含量测定

（1）色谱条件与系统适用性试验　用十八烷基硅烷键合硅胶为填充剂；以四甲基氢氧化铵溶液（取 10% 四甲基氢氧化铵溶液 20ml，加水 880ml，用 10% 磷酸溶液调 pH 值至 5.4）–乙腈（900:100）为流动相 A，以四甲基氢氧化铵溶液（取 10% 四甲基氢氧化铵溶液 20ml，加水 380ml，用 10% 磷酸溶液调 pH 值至 5.4）–乙腈（400:600）为流动相 B；检测波长为 210nm；按表 9 – 3 进行梯度洗脱；取脱苏氨醇奥曲肽和醋酸奥曲肽对照品各适量，加水溶解并制成每 1ml 中约含脱苏氨醇奥曲肽 10μg 和醋酸奥曲肽 0.1mg 的混合溶液作为系统适用性溶液，取 20μl 注入液相色谱仪，记录色谱图。理论板数按奥曲肽峰计算应不低于 3000；脱苏氨醇奥曲肽峰与奥曲肽峰的分离度应符合要求。

表 9 – 3　梯度洗脱程序

时间（min）	流动相 A（%）	流动相 B（%）
0	73	27
30	55	45
31	73	27
37	73	27

（2）测定法　取本品适量，精密称定，用水溶解并制成每 1ml 中约含 0.1mg 的溶液，精密量取 20μl 注入液相色谱仪，记录色谱图；另取醋酸奥曲肽对照品适量，同法测定。按外标法以峰面积计算，即得。

二、人胰岛素

本品系由含有可高效表达人胰岛素基因的工程化细胞，经发酵、分离、高度纯化、结晶和干燥制成。人胰岛素为 51 个氨基酸残基组成的蛋白质，其结构式如下：

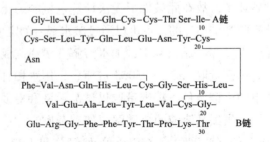

由结构式可见，人胰岛素的 A 链和 B 链通过两个二硫键连接，A 链由 21 个氨基酸残基

组成，链内有一个二硫键，B链由30个氨基酸残基组成。A链第1、2、19、21和B链第22~25位点氨基酸是人胰岛素与其受体结合位点，且分子中的半胱氨酸对维持其四级结构极其重要。

目前除《中国药典》收载该品种外，《美国药典》《欧洲药典》《英国药典》和《日本药局方》均有收载。

1. 性状 人胰岛素（Recombinant Human Insulin）为白色或类白色粉末。在水、乙醇和乙醚中几乎不溶，在稀盐酸或稀氢氧化钠溶液中易溶。

2. 鉴别

（1）反相高效液相色谱法 按含量测定项下的方法分析，通过比较人胰岛素供试品及其对照品的保留时间是否一致来进行鉴别。该色谱条件能分离人、猪和牛胰岛素，具有一定的专属性（图9-3）。

（2）肽图分析 V_8 蛋白酶能专一性地裂解谷氨酸（Glu）羧基端的肽键，重组人胰岛素分子中存在4个Glu，分别在A链的第4、第17位和B链的第13和第21位点，在 V_8 蛋白酶的作用下，人胰岛素分子形成4~5个肽段，在合适的色谱条件下形成按极性大小顺序出峰的RP-HPLC肽图谱（图9-4）。供试品的肽图谱应与对照品的图谱一致。该肽图谱能很好地分离人胰岛素及其类似物（图9-5），具有一定的鉴别专属性。

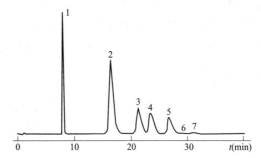

图9-3 人胰岛素与各种胰岛素混合物的
RP-HPLC鉴别色谱图

1. 间甲酚；2. 牛胰岛素；3. 人胰岛素类似物；
4. 人胰岛素；5. 猪胰岛素；6. A_{21} 脱氨人胰岛素；
7. A_{21} 脱氨猪胰岛素

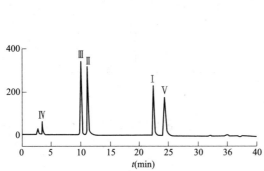

峰	片段
I	A(5~17) | B(1~13)
II	A(18~21) | B(14~21)
III	B(22~30)
IV	A(1~4)
V	A(1~17) | B(1~13)

图9-4 人胰岛素RP-HPLC肽图谱

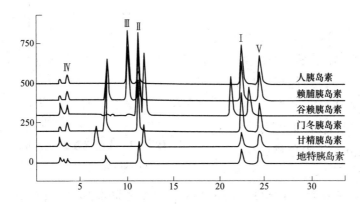

图9-5 人胰岛素及其类似物的RP-HPLC肽图谱

具体鉴别方法：取本品适量，用 0.1% 三氟乙酸溶液制成每 1ml 含 10mg 的溶液，取 20μl，加 0.2mol/L 三羟甲基氨基甲烷 – 盐酸缓冲液（pH 7.3）20μl、0.1% V₈ 酶溶液 20μl 与水 140μl，混匀，置 37℃ 水浴中 2h 后，加磷酸 3μl，作为供试品溶液；另取人胰岛素对照品适量，同法制备，作为对照品溶液。照含量测定项下的色谱条件，以 0.2mol/L 硫酸盐溶液（pH 2.3）– 乙腈（90∶10）为流动相 A，乙腈 – 水（50∶50）为流动相 B，按表 9-4 进行梯度洗脱。取对照品溶液和供试品溶液各 25μl 分别注入液相色谱仪，记录色谱图，片断 Ⅱ 与片断 Ⅲ 之间的分离度应不小于 3.4，片断 Ⅱ 与片断 Ⅲ 的拖尾因子应不大于 1.5。供试品溶液的肽图谱应与对照品溶液的肽图谱一致。

表 9-4　梯度洗脱程序

时间（min）	流动相 A（%）	流动相 B（%）
0	90	10
5	80	20
45	40	60
50	40	60

3. 检查　人胰岛素是工程菌表达的产物，由于遗传学转录和翻译水平的变化或生产和纯化工艺的改变，工程菌表达的产物可能会发生结构（如一级、二级和三级）、生物学和免疫学某些变化，或者可能存在载体宿主系统非目的的表达，从而导致蛋白质产物的变化；另外，人胰岛素在临床上长期重复使用，且剂量为毫克级，故必须考虑在生产过程中未除尽异性蛋白、自身降解产物、聚合物和其结构不确定性带来的潜在危害性。

（1）有关物质　主要指 A₂₁ 脱氨人胰岛素及有关杂质，除 A₂₁ 脱氨人胰岛素外，其他有关物质多不具有胰岛素活性。其中有些成分或产生抗胰岛素抗体，或分解破坏胰岛素，从而影响其疗效及稳定。《中国药典》（2020 年版）采用含量测定项下带梯度洗脱的 HPLC 法进行有关物质的检查，调节人胰岛素主峰的保留时间在 25min 左右，A₂₁ 脱氨人胰岛素峰与人胰岛素主峰的相对保留时间约为 1.3，两峰之间的分离度应大于 1.8，拖尾因子不大于 1.8（图 9-6）。要求按峰面积归一化法计算，含 A₂₁ 脱氨人胰岛素的限度不得大于 1.5%，其他杂质峰面积之和不得大于 2.0%。

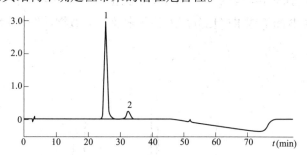

图 9-6　人胰岛素有关物质色谱图
1. 人胰岛素；2. A₂₁ 脱氨人胰岛素

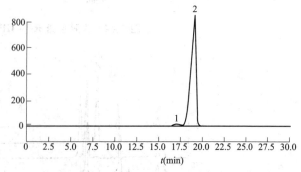

图 9-7　人胰岛素高分子蛋白色谱图
1. 人胰岛素二聚体；2. 人胰岛素单体

（2）高分子蛋白质　利用分子筛原理，采用高效分子排阻色谱法检查人胰岛素的共价二聚体和人胰岛素高分子聚合物。以人胰岛素二聚体峰高与单体和二聚体之间的谷高之比计算分离度，应不小于2.0（图9-7）。一般每个样品分析时间记录30～35min。胰岛素聚合物的保留时间在13～17min，共价二聚体保留时间约17.5min，人胰岛素单体保留时间为18～22min。要求扣除色谱图中保留时间大于人胰岛素主峰的其他峰面积，按峰面积归一化法计算，保留时间小于人胰岛素主峰的所有峰面积之和不得大于1.0%。

（3）锌　本品由人胰岛素加氯化锌或氧化锌重结晶制得，是由2个锌原子和6个胰岛素单体分子形成的六聚体结晶体，理论计算锌含量约为0.4%。采用原子吸收分光光度法测定，锌含量不得过1.0%。

（4）干燥失重　取本品0.2g，在105℃干燥至恒重，减失重量不得过10.0%。

（5）炽灼残渣　取本品约0.2g，依法检查，遗留残渣不得过2.0%。

（6）微生物限度　取本品0.3g，照非无菌产品微生物限度检查：微生物计数法进行检查，1g供试品中需氧菌总数不得过300cfu。

（7）细菌内毒素　取本品，依法检查，每1mg人胰岛素中含内毒素的量应小于10EU。

（8）宿主蛋白残留量　重组药物很难做到没有宿主残余蛋白污染，宿主残余蛋白过量会引起机体免疫反应，故需进行检查。具体方法：取本品适量，依法检查，或采用经验证并批准的适宜方法检查，每1mg人胰岛素中宿主蛋白残留量不得过10ng。

（9）宿主DNA残留量　宿主DNA残留是重组基因工程药物特有的潜在致癌性杂质。根据要求和世界卫生组织规定，每一人用剂量药物中宿主DNA的量应小于10ng。宿主DNA检测方法通常包括DNA固相斑点杂交法、荧光染色法等，本品采用地高辛标记的DNA固相斑点杂交法。根据生产工艺，采用工程菌（细胞）来源的纯化DNA为标准，制备浓度梯度后，与供试品一起进行特异性标记探针的杂交反应，通过供试品杂交斑点显色强度与标准DNA斑点比较来判断结果。在检测过程中应通过设立适宜的前处理（用蛋白酶消化去蛋白质或饱和苯酚溶液抽提去蛋白质等）步骤和阳性干扰试验样品，来排除可能存在的供试品溶液对杂交结果的干扰。

具体方法：取本品适量，依法检查，或采用经验证并批准的适宜方法检查，每1.5mg人胰岛素中宿主DNA残留量不得过10ng。

（10）抗生素残留量　原则上不主张重组药物生产过程中使用抗生素，如在种子液制备及后续生产中使用了抗生素，则应依法检查（通则3408），或采用经批准的方法检查，不应有残余氨苄西林或其他抗生素活性。

（11）生物活性（至少每年测定一次）　取本品适量，照胰岛素生物测定法（通则1211），每组的实验动物数可减半，实验采用随机设计，照生物检定统计法（通则1431）中量反应平行线测定随机设计法计算效价，每1mg人胰岛素的效价不得少于15单位。

（12）N末端氨基酸序列（至少每年测定一次）　取本品，采用氨基酸序列分析仪或其他适宜的方法测定。A链N-末端15个氨基酸序列：Gly-Ile-Val-Glu-Gln-Cys-Cys-Thr-Ser-Ile-Cys-Ser-Leu-Tyr-Gln；B链N-末端15个氨基酸序列：Phe-Val-Asn-Gln-His-Leu-Cys-Gly-Ser-His-Leu-Val-Glu-Ala-Leu。

N末端氨基酸序列分析可以用于确认重组蛋白是否得到完整表达，检测重组蛋白表达过程是否发生断裂，以及重组蛋白N端序列是否发生修饰。一般情况下不用每次检验都要分析，但每年至少要测定一次。

（13）单链前体　工艺中如有单链前体，应采用经批准的方法及限度进行控制。

4. 含量测定　采用目前国际通用的RP-HPLC方法测定。

（1）色谱条件与系统适用性试验　用十八烷基硅烷键合硅胶为填充剂（5～10μm）；0.2mol/L硫酸盐缓冲液（取无水硫酸钠28.4g加水溶解后，加磷酸2.7ml，水800ml，用乙醇胺调节pH值至2.3，加水至1000ml）－乙腈（74:26）为流动相，流速为1ml/min；柱温为40℃；检测波长为214nm。取系统适用性试验溶液（取人胰岛素对照品，加0.01mol/L盐酸溶液溶解并制成每1ml含1mg的溶液，室温放置至少24h）20μl，注入液相色谱仪，人胰岛素峰与A_{21}脱氨人胰岛素峰（与人胰岛素峰的相对保留时间约为1.3）的分离度不小于1.8，拖尾因子不大于1.8。

（2）测定法　取本品适量，精密称定，加0.01mol/L盐酸溶液溶解并定量稀释制成每1ml含0.35mg（约10U）的溶液（临用新配）。精密量取20μl，注入液相色谱仪，记录色谱图；另取人胰岛素对照品适量，同法测定。按外标法以人胰岛素峰与A_{21}人胰岛素峰面积之和计算，即得。

A_{21}脱氨人胰岛素也具有生物活性，因此在采用外标法以峰面积计算含量时，总峰面积应为人胰岛素峰面积与A_{21}脱氨人胰岛素峰面积之和。胰岛素室温放置会发生降解，产生杂质，故采用室温放置24h的溶液进行系统适用性试验，保证测定结果的准确。同时供试品溶液和对照品溶液都要临用新配。

扫码"练一练"

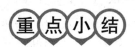

重点小结

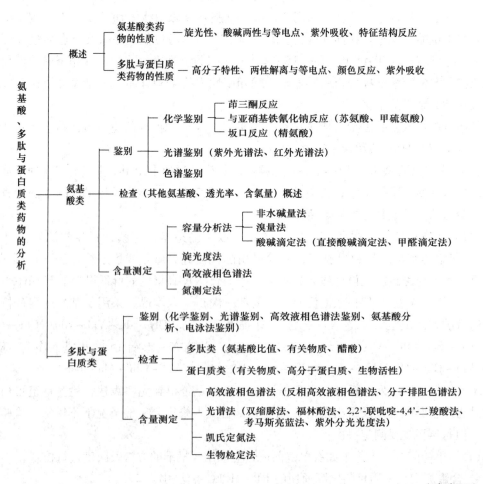

- 概述
  - 氨基酸类药物的性质 —— 旋光性、酸碱两性与等电点、紫外吸收、特征结构反应
  - 多肽与蛋白质类药物的性质 —— 高分子特性、两性解离与等电点、颜色反应、紫外吸收
- 氨基酸类
  - 鉴别
    - 化学鉴别
      - 茚三酮反应
      - 与亚硝基铁氰化钠反应（苏氨酸、甲硫氨酸）
      - 坂口反应（精氨酸）
    - 光谱鉴别（紫外光谱法、红外光谱法）
    - 色谱鉴别
  - 检查（其他氨基酸、透光率、含氯量）概述
  - 含量测定
    - 容量分析法
      - 非水碱量法
      - 溴量法
      - 酸碱滴定法（直接酸碱滴定法、甲醛滴定法）
    - 旋光度法
    - 高效液相色谱法
    - 氮测定法
- 多肽与蛋白质类
  - 鉴别（化学鉴别、光谱鉴别、高效液相色谱法鉴别、氨基酸分析、电泳法鉴别）
  - 检查
    - 多肽类（氨基酸比值、有关物质、醋酸）
    - 蛋白质类（有关物质、高分子蛋白质、生物活性）
  - 含量测定
    - 高效液相色谱法（反相高效液相色谱法、分子排阻色谱法）
    - 光谱法（双缩脲法、福林酚法、2,2'-联吡啶-4,4'-二羧酸法、考马斯亮蓝法、紫外分光光度法）
    - 凯氏定氮法
    - 生物检定法

（氨基酸、多肽与蛋白质类药物的分析）

（陈晓颖）

第十章　多糖类药物的分析

学习目标

1. **掌握** 多糖类药物的结构特征和理化性质。
2. **熟悉** 肝素、硫酸软骨素等黏多糖药物的鉴别和含量检测方法的原理和检测技术，右旋糖酐检查项目和分子量测定方法。
3. **了解** 真菌多糖的质量标准和分析方法。

第一节　概　述

扫码"学一学"

糖类化合物主要由碳、氢、氧三种元素组成，是一类具有多羟基醛或多羟基酮结构的化合物及其缩聚物或衍生物的总称，按照所含糖基数目不同分为单糖、低聚糖和多糖三类。多糖由许多个单糖分子或其衍生物缩合而成，分子量很大，水溶液具有一定黏度，能被酸或特异性酶水解为单糖或单糖衍生物。自然界中多糖分布很广，动、植物贮藏的养分淀粉、糖原、人软骨中的软骨素、植物的骨架纤维素、昆虫的甲壳、细菌的荚膜等许多物质都是由多糖构成的。

随着现代生命科学的发展，人们发现几乎所有的生命活动中都有糖的参与，糖类化合物对机体正常细胞不具有毒副作用，在抗病毒、抗肿瘤、降血糖血脂以及免疫调节等方面表现出广泛的应用前景。多糖是由 10 个以上单糖脱水缩合而成的大分子链状结构物质，不少多糖及其衍生物具有如抗凝血、抗血栓、降血脂、提高机体免疫能力等药用价值，在生物药物新药研发中日益受到人们的重视。

多糖类药物可按来源分为：①动物多糖类药物，如肝素、硫酸软骨素、透明质酸、壳聚糖、鹿茸多糖等；②微生物多糖类药物，如细菌发酵法制得的右旋糖酐、真菌产生的香菇多糖、灵芝多糖、猴头菇多糖等；③植物多糖类药物，如人参多糖、红花多糖、刺五加多糖、黄芪多糖等。

近年来多糖类药物发展迅速，在生物药物新药研发中很受重视，《中国药典》二部收载的多糖类药品标准见表 10－1。

表 10－1　《中国药典》收载的多糖类药品品种

品种	来源	剂型	类别
右旋糖酐 20	蔗糖发酵	粉剂	血浆代用品
右旋糖酐 20 葡萄糖注射液	右旋糖酐 20、葡萄糖	注射剂	血浆代用品
右旋糖酐 20 氯化钠注射液	右旋糖酐 20、氯化钠	注射剂	血浆代用品
右旋糖酐 40	蔗糖发酵	粉剂	血浆代用品
右旋糖酐 40 葡萄糖注射液	右旋糖酐 40、葡萄糖	注射剂	血浆代用品
右旋糖酐 40 氯化钠注射液	右旋糖酐 40、氯化钠	注射剂	血浆代用品

续表

品种	来源	剂型	类别
右旋糖酐 70	蔗糖发酵	粉剂	血浆代用品
右旋糖酐 70 葡萄糖注射液	右旋糖酐 70、葡萄糖	注射剂	血浆代用品
右旋糖酐 70 氯化钠注射液	右旋糖酐 70、氯化钠	注射剂	血浆代用品
右旋糖酐铁	氢氧化铁和右旋糖酐的络合物	粉剂	抗贫血药
右旋糖酐铁片	右旋糖酐铁	片剂	抗贫血药
右旋糖酐铁注射液	右旋糖酐铁	注射剂	抗贫血药
肝素钠	猪肠黏膜中提取	粉剂	抗凝血药
肝素钠注射剂	肝素钠	注射剂	抗凝血药
肝素钠乳膏	肝素钠	软膏	抗凝血药
肝素钙	猪肠黏膜中提取	粉剂	抗凝血药
肝素钙注射液	肝素钙	注射剂	抗凝血药
硫酸软骨素钠	猪的软骨组织中提取	粉剂	酸性黏多糖类
硫酸软骨素钠片	硫酸软骨素钠	片剂	酸性黏多糖类
硫酸软骨素钠胶囊	硫酸软骨素钠	胶囊剂	酸性黏多糖类

一、化学结构分析

多糖分子是由糖苷键连接不同单糖分子形成的线性或有支链的链状结构，其单糖组成的不同、糖苷键的连接方式和位置的不同以及分子量的不同等构成了多糖各异的生理功能和生物学活性。因此，多糖类药物的化学结构与生理功能和生物活性密切相关，多糖类新药的结构分析主要包括：单糖组成、分子量、糖苷键连接位置和连接方式等的分析。

（一）多糖中单糖的组成分析

多糖可以在一定条件水解而得到单糖分子，再通过薄层色谱法、离子色谱法、气相色谱法、高效液相色谱法、高效毛细管电泳法、气相色谱－质谱联用法等对单糖进行分离鉴定和定量分析。

1. **薄层色谱法**　可采用硅胶 G 制备薄层板或购买商品化的高效薄层板，利用单糖分子在相同色谱条件下（特定的展开剂和吸附剂）相对迁移率（R_f）的差异实现分离，再以显色剂显色并与标准品对照进行鉴定。

2. **离子色谱法**　单糖可在 pH > 12 的洗脱液中解离形成阴离子，利用这些阴离子与高效阴离子交换树脂交换分配行为的差异可将不同单糖组分分离，并通过脉冲安培检测器检测分析。

3. **气相色谱法**　单糖极性高、难挥发，需要经一定的化学衍生化处理后方可将样品导入气相色谱仪，通过与标准品比较进行定性和定量分析。

4. **高效液相色谱法**　高效液相色谱法具有简便快速的特点，是分析单糖组成的传统方法之一。根据糖的特性，可以采用紫外与示差检测器进行在线检测。单糖和寡糖在低波长范围有紫外吸收，但此范围内背景吸收很大，影响检测，现常通过化学衍生化引入有紫外吸收或能诱导产生荧光的基团，采用紫外或荧光检测器进行检测分析。

5. **高效毛细管电泳法**　单糖经荧光标记衍生物标记后，用高效毛细管电泳分离，并通过激光诱导荧光检测器检测分析。

6. 气相色谱 – 质谱联用 单糖采用不同的衍生试剂得到不同衍生物，分别用气相色谱分析，以质谱检测，通过与标准品比较，可以实现定性和定量检测。

（二）分子量测定

多糖的分子量与其性质有直接关系，如硫酸葡聚糖的抗 HIV – 1（human immunodeficiency virus – 1）活性随分子量的增加而增加，当分子量达 10 000 时，其活性最大。实验测得的多糖分子量是一种统计平均值，常用黏度法、高效液相色谱法、电泳法和质谱法等进行多糖分子量的测定。

1. 黏度法 采用毛细管黏度计测定多糖样品的特性黏度，再利用马克 – 霍温克方程求得分子量。此方法所需测量设备简单、操作容易，所测得分子量在 20 000～200 000 之间，称为黏均分子量。

2. 高效液相色谱法 高效液相色谱技术中的凝胶排阻色谱法（分子排阻色谱法）可用于多糖分子量的测定。根据所测样品的分子量大小选择一定排阻范围的专用凝胶柱，采用示差折光检测器进行检测。《中国药典》通则中收载了应用分子排阻色谱法测定多糖等生物大分子聚合物的分子量和分子量分布的具体方法。测定时应选用与待测样品单糖组成、分子的结构和性质相同或相似的对照品，通过液相色谱测定获得相应色谱图，利用凝胶色谱（gel permeation chromatography，GPC）专用软件以对照品重均分子量（M_w）的对数值对相应的保留时间（t_R）绘制标准曲线，并拟合线性回归方程：$\lg M_w = a + bt_R$。待测样品通过液相色谱测定记录色谱图，通过 GPC 软件处理结果，并按下列公式计算分子量：

$$M_n = \sum RI_i \Big/ \sum (RI_i/M_i) \qquad (10-1)$$

$$M_w = \sum (RI_iM_i) \Big/ \sum RI_i \qquad (10-2)$$

$$D = M_w / M_n \qquad (10-3)$$

式中，M_n 为数均分子量；M_w 为重均分子量；D 为分布系数；RI_i 为供试品在保留时间 i 时的峰高；M_i 为供试品在保留时间 i 时的分子量。

3. 电泳法 随着电泳技术的发展，高效毛细管电泳（high performance capillary electrophoresis，HPCE）越来越多地应用于多糖类化合物的分离分析中，此法所需样品量小、分析速度较快且可同时分析多个样品。对于带有电荷的多糖可直接进行电泳分析，而不带电荷的多糖也可通过酸性荧光标记试剂衍生后进行电泳分析。将待测样品与已知分子量的一系列标准品的电泳结果进行比对，可得出待测样品的分子量。

4. 质谱法 质谱技术的基本原理是样品分子离子化后，根据不同离子间质量与所带电荷比（m/z）的差异来分离并确定分子量，是目前测定分子量最精确的方法。近年来发展起来的电喷雾离子化（electro spray ionization，ESI）技术、基质辅助激光解析电离（matrix – assisted laser desorption ionization，MALDI）技术等也适应了极性高、难挥发且热不稳定的多糖类样品的分析要求，目前常用飞行时间质谱（time of flight mass spectrometry，TOFMS）、傅里叶变换质谱（fourier transform mass spectrometry，FTMS）测定多糖分子量。与前述方法相比，质谱法具有测定精度高、分析所需样品量少、仪器操作高度自动化等优点。

5. 光散射法 光束通过介质时会在入射光束方向以外的方向观察到光的散射，当光束照射多糖溶液时，可根据在规定角度处所测得的散射光与入射光强的关系公式推算出多糖的分子量。常用的激光小角光散射仪利用激光的高准直性和高强度，测定时可采用稀溶液，且无需对浓度和角度外推，具有测定速度快且精度高的特点。此法检测所得的分子量为重均分子量，测量范围在 10 ~ 10000kDa 之间。

6. 膜渗透压法 一定浓度溶液的渗透压具有溶质依数性，在多糖水溶液和水溶液之间设置一个只允许水分子自由通过的半透膜，测定渗透压并利用渗透压与多糖溶液中多糖分子数的关系公式可推算出多糖的分子量。此法检测所得分子量是数均分子量，测量范围在 30 ~ 1500kDa。

（三）糖苷键连接位置的测定

化学方法测定糖链结构是目前最常见的方法，包括甲基化分析、高碘酸氧化和 Smith 降解等。光谱 - 波谱法也已广泛用于多糖的糖链结构分析，如气相色谱 - 质谱联用法。此外，还可以用生物酶切法进行分析。

1. 甲基化分析 用甲基化试剂使多糖中的游离羟基全部甲基化，经酸水解得到部分甲基化的单糖，此时单糖上的羟基则为多糖糖基间连接位置，这些水解产物通过气相色谱 - 质谱联用分析，即可推测多糖分子中各个单糖间的连接情况。目前通常采用 Hakomori 法进行甲基化，此法以二甲基亚砜为溶剂，所需样品量少且反应速度快，适用范围广。

2. 高碘酸氧化 高碘酸（HIO_4）能选择性作用于多糖分子中的连二羟基和连三羟基，氧化生成相应的多糖醛、甲醛或甲酸。氧化反应定量进行，根据高碘酸的消耗量和产物的生成量可以判断糖苷键的位置、连接方式、聚合度以及分支度等结构信息，如多糖非末端 1，2 连接的糖基开裂后平均每个糖基消耗 1 分子高碘酸，产生 2 分子醛，无甲酸释放，而以 1，3 键合的多糖则抗氧化，不发生裂解。氧化反应通常在 pH 3 ~ 5 的水溶液中进行，待测多糖样品若在中性/酸性溶液中溶解，应选用高碘酸钠，如需碱性溶液溶解则选用高碘酸钾，不溶于水的样品则可用 DMSO 溶解。所用高碘酸浓度应尽量稀，避免生成副产物。

3. Smith 降解 高碘酸氧化容易出现"超氧化"现象，1952 年，Smith 等提出用硼氢化钠使多糖过碘酸氧化产生的醛基还原成相应的多羟基化合物，这种无环缩醛结构的糖苷键易于进行酸水解，水解后的产物经色谱法（纸色谱、气相色谱、气相色谱 - 质谱联用等）鉴定，可以推断糖苷键的位置。如以 1，4 键合的糖基经 Smith 降解可产生赤藓醇和乙醇，而 1，3 键合的糖基与高碘酸不起反应，经还原和水解后得到原来的单糖。

4. 气相色谱 - 质谱联用 质谱测定糖类化合物，除了能得到精确的分子量，还可通过解析多糖在质谱图中的裂解情况，明确母离子与其所属子离子间的裂解关系和各离子的裂解顺序，进而判断糖链结构。

5. 生物酶切法 糖苷酶对研究糖链结构具有重要意义，基于不同糖苷酶的特点和作用底物，可以切下某一段完整的糖链，也可通过顺序降解分析糖链的一级结构。糖苷酶包括外切糖苷酶和内切糖苷酶两类，其中外切糖苷酶种类多且应用成熟，N - 糖链中常见的糖基几乎都有对应的外切糖苷酶可选择应用，因其只能作用于非还原末端的单个单糖分子，并且具有针对糖基组成和糖苷键构型的专一性，故而可对糖链实现逐步降解，并明确糖苷键的连接顺序和连接方式等信息。糖链内部的糖苷键可以通过内切糖苷酶水解，得到糖链片段，也可提供部分糖链连接结构的信息。

（四）糖苷键连接方式的测定

1. 红外光谱测定法 红外光谱技术对多糖的结构研究始于 20 世纪 50 年代，迄今已积累了大量关于糖类官能团红外光谱特征吸收的实验数据，不仅可以确定糖苷键的连接方式是 α 型或 β 型（α 型在 840cm^{-1} 处有特征吸收峰，而 β 型在 890cm^{-1} 处有特征吸收峰），还可识别吡喃、呋喃环等结构。如糖的乙酰酯在 $1775 \sim 1732 cm^{-1}$ 有吸收峰，糖环 C—O—H，C—O—C 的吸收峰出现在 $1000 \sim 1100 cm^{-1}$，吡喃糖环在 $1010 \sim 1100 cm^{-1}$ 之间有 3 个吸收峰。根据红外光谱图中的谱峰特征可以推测糖苷键的结构情况。

2. 核磁共振波谱测定法　核磁共振波谱技术对糖类结构分析非常重要，氢谱（^1H – NMR）和碳谱（^{13}C – NMR）都可用于测定多糖结构中的糖苷键构型（α 型或 β 型）。如在 ^1H – NMR 中有化学位移为 $\delta 5.4$ 和 $\delta 5.1$ 的两个信号，说明分子结构为 α 型糖苷键，如有 $\delta 4.53$ 的信号则为 β 型糖苷键。

二、理化性质分析

多糖类药物的理化性质主要包括：性状、溶解度、比旋度、黏度或特性黏数、纯度检查和含量测定等。

1. 性状　外观性状是对药品色泽、形态、气味等外表感官的规定。如"肝素钠注射液"，在《中国药典》中规定其为"无色至淡黄色的澄明液体"。

2. 溶解度　多糖类药物的溶解度测定，可按《中国药典》通则中关于溶解度的要求，分别选取水、有机溶剂、稀碱性溶液等进行试验，测定其溶解度。如右旋糖酐类，一般在热水中易溶，而在有机溶剂乙醇中不溶。酸性黏多糖则多易溶于水。

3. 比旋度　当平面偏振光通过含有某些光学活性药物的溶液时，能引起偏振光平面向左或向右偏转，即出现旋光现象，此时偏振光旋转的度数称为该药物的比旋度，是具有旋光性药物的一项重要物理常数。多糖类药物多具有一定的比旋度，一般可按《中国药典》通则中"旋光度测定法"进行测定。如"右旋糖酐 20"，《中国药典》规定其"定量稀释制成 1ml 中约含 10mg 的溶液，在 25℃ 时，依法测定，比旋度为 +190°至 +200°"。

4. 黏度或特性黏数　多糖的黏度是临床上影响药效发挥的关键控制因素之一，直接关系到多糖药物的吸收。按《中国药典》通则中"黏度测定法"规定，可采用黏度计测定，以动力黏度、运动黏度或特性黏数表示待测药品的黏度。

5. 纯度检查　多糖类药物的纯度检查包括有关物质、无机物、重金属、铁盐、砷盐、大分子或小分子物质等。有关物质包括多糖提取、分离过程中可能引入的低聚糖、核酸、蛋白质等杂质，常用电泳法、高效液相色谱法等分析。无机物、重金属等常规杂质应按《中国药典》中的规定进行限度控制。

6. 含量测定　含量测定是药品质量标准中最主要的质控项目，糖类药物的含量测定可用比色法、紫外 – 可见分光光度法、分子排阻色谱法、离子色谱法、气相色谱法、色谱 – 质谱联用法、生物测定法等。可根据待测多糖药物的理化特性，选择最适合的方法进行分析，《中国药典》（2020 年版）中收载方法多为高效液相色谱法，但由于色谱法的应用受到标准品种类的限制，目前多糖类药物研究中较常用生物效价法、单糖比色法等方法。

第二节　黏多糖类药物分析

黏多糖（mucooplysaccharide）是广泛存在于动物体内的复合多糖，因其溶液多具有较高黏度而得名，分子中含糖醛酸和氨基糖残基，并由于其含有羧基比例较高，且多含硫酸基，具有较强的酸性，也称酸性黏多糖。

黏多糖基本都由特定的重复双糖单位构成，在双糖单位中包含一个氨基己糖（常是

扫码"学一学"

N - 乙酰化的），其分子中的糖残基包括：D - 半乳糖、D - 甘露糖、L - 岩藻糖等中性糖；D - 葡萄糖醛酸、D - 半乳糖醛酸、L - 艾杜糖醛酸等糖醛酸；氨基半乳糖、氨基葡萄糖等氨基己糖。黏多糖因含单糖的种类、比例，N - 乙酰基、N - 硫酸基和 O - 硫酸基等的多少，O - 硫酸基的位置不同，也可因所含糖苷键类型、不同糖苷键的比例以及与此相关的支链程度不同而不同。目前应用于临床的黏多糖类药物主要有肝素、硫酸软骨素、透明质酸等。

肝素因从肝脏发现而得名，在体内外都具有抗凝血作用，其临床应用已有 70 多年的历史，是防治血栓栓塞性疾病、弥漫性血管内凝血的早期治疗及体外抗凝的常用药物。近年来的研究发现，除抗凝作用外，肝素还具有降血脂、抗炎、抗肿瘤等多种生物活性和临床用途，如肝素可与类固醇类药物合用治疗肿瘤，还可用于放疗综合征、肿瘤并发症的治疗等。

肝素是由糖醛酸（L - 艾杜糖醛酸；D - 葡萄糖醛酸）和己糖胺（α - D - 葡萄糖胺）及其衍生物（硫酸化、乙酰化）交替组成的具有不同链长的多糖链混合物，这些糖链连接形成规则序列区和不规则序列区，由此构成了肝素的复杂结构，不同来源的肝素结构组成各不相同。临床使用的肝素常为钠盐，即肝素钠［《中国药典》收载品种］，重均分子量 15 000 ~ 19 000，为白色或类白色粉末，有吸湿性，在水中易溶解。20 世纪 70 年代末开发出的重均分子量为 3000 ~ 8000 的低分子肝素，因其具有抗凝活性低而抗血栓活性强、体内半衰期长、生物利用率高、副作用小且使用安全的特点，是肝素类药物的重要发展方向。

硫酸软骨素来源于猪的喉骨、鼻中骨、气管等软骨组织，具有较强的降血脂作用和缓和抗凝血作用，可预防动脉粥样硬化和心脏病发作，也可促进骨骼愈合、保护角膜并促进角膜组织损伤修复，还能用于链霉素引起的听觉障碍及慢性肾炎、慢性肝炎的辅助治疗，现已广泛应用于心血管、骨科、神经内科、外科、眼科、肝病科、肿瘤科等临床治疗中。

硫酸软骨素是由 N - 乙酰半乳糖胺（2 - 乙酰氨 - 2 - 脱氧 - β - D - 吡喃半乳糖）和 D - 葡萄糖醛酸组成的共聚物，主要以蛋白聚糖形式存在，共聚物内己糖通过 β - 1，3 - 糖苷键及 β - 1，4 - 糖苷键交替连接，天然的硫酸软骨素分为三种构型：硫酸软骨素 A、硫酸软骨素 B 和硫酸软骨素 C。硫酸软骨素分子中含有 —SO$_3$H、—COOH，易与阳离子结合形成盐，多为钠盐，也有钙盐、锌盐、钾盐等；片剂多为白色或类白色，注射剂有注射液和粉针剂。

透明质酸又名玻璃酸，是一种高分子非硫酸化糖胺聚糖，最初多从鸡冠、人脐带中提取，现在多用微生物发酵生产。透明质酸的平均分子量为 50 万 ~ 400 万，是分子量最高的多糖，小分子量透明质酸可用于皮肤保水，多应用于保健品和化妆品，较大分子量的透明质酸则可制成滴眼液，用于治疗眼干燥综合征，而大分子量的透明质酸可通过注射用于治疗关节疾病、椎管内手术和预防手术粘连等。

透明质酸是糖胺聚糖中结构最简单的酸性黏多糖，其二糖重复单位中的 D - 葡萄糖醛酸以 β - 1，3 - 糖苷键与 N - 乙酰葡萄糖胺相连，二糖残基之间以 β - 1，4 - 糖苷键连接。透明质酸不被硫酸化，亦不与蛋白质共价结合，而是以游离形式或非共价复合体形式存在。

一、鉴别

1. 沉淀反应　黏多糖分子中具有还原性的半缩醛结构，可以与碱性酒石酸铜试液反应生成红色的氧化亚铜沉淀。

2. 硫酸根离子的鉴别反应　黏多糖分子中具有的硫酸酯结构水解后生成游离的硫酸根离子，显硫酸盐的鉴别反应。可按《中国药典》通则中硫酸盐检查法项目的规定，取供试品与氯化钡试液反应，生成不溶于硝酸的白色硫酸钡沉淀。

3. 染色反应 根据黏多糖的特异性染色反应进行鉴别，如硫酸软骨素可以被甲苯胺蓝特异性染成紫红色。

4. 标准品对照法 将待测供试品与相应标准品以同法测定，通过对照比较测定结果而进行鉴别。如肝素钠的鉴别试验，可采用肝素钠供试品与标准品按高效液相色谱法测定，供试品溶液主峰的保留时间应与对照品溶液主峰的保留时间一致；又如硫酸软骨素钠的鉴别，可采用红外分光光度法测定，要求所得供试品的红外光吸收图谱应与硫酸软骨素钠对照品的图谱一致。

二、检查

黏多糖药物检查项下应包括溶液的颜色与澄清度、酸碱度、黏度、吸光度、干燥失重、炽灼残渣、重金属、总氮量、氯化物、热原等项目。生物药物的一般杂质检查参见第二章，具体检查采用方法可查阅《中国药典》通则中的相关条目。

1. 吸光度 黏多糖在分离提取过程中可能混入一些蛋白质和核酸等大分子杂质，利用蛋白质和核酸的特定紫外吸收（$\lambda_{蛋白质} = 280\text{nm}$，$\lambda_{核酸} = 260\text{nm}$）可检查黏多糖的纯度。如《中国药典》（2020 年版）中规定肝素钠溶液（4mg/ml 水溶液）在 260nm 的波长处吸光度不得大于 0.10。

2. 总氮量 在动物组织中，黏多糖与蛋白质共价结合存在，因此制备过程中的第一步就是用酶降解蛋白质或用碱断裂共价键，再用沉淀剂或变性沉淀（如加热、调整溶液 pH 值）的方法将蛋白质分离除去。通过测定黏多糖药物的含氮量可以控制引入的杂蛋白含量。如《中国药典》（2020 年版）中规定，照氮测定法测定，肝素钠（按干燥品计算）含总氮量应为 1.3% ~ 2.5%。

3. 氯化物 采用碱断裂多糖 – 蛋白质的共价键后，需要用盐酸中和，此步骤会引入一定量的氯离子，黏多糖检查中应控制氯化物含量。如《中国药典》中规定，照氯化物检查法测定，取 0.01g 硫酸软骨素钠制备供试品溶液，其比色不得浓于标准氯化钠溶液 5ml 制成的对照液。也可采用电位滴定法 [《中国药典》]，以甘汞电极为参比电极，银电极为指示电极，以 0.1mol/L 的硝酸银溶液滴定，1ml 相当于 3.546mg 氯离子，此法终点判断更明确，所得结果准确度高。

三、含量测定

（一）理化分析法

根据黏多糖的结构组成单位，可选择不同的理化分析法进行定量分析。已知黏多糖结构中有己糖醛酸和氨基己糖等，基团有 O – 乙酰基和 N – 硫酸基。

1. 直接染色法 黏多糖药物的硫酸基和羧基带负电荷，可以与带正电荷的阳离子染料或乳化剂结合，导致吸光度变化，根据反应前后吸光度的变化可以测定该类药物的含量，包括结晶紫染色法、维多利亚蓝 B 染色法、天青染色法、二甲美蓝染色法和碱性艳蓝 BO 染色法等。如采用天青 I 染色剂对硫酸软骨素进行染色，在 547nm 处测定其样品、注射液及片剂的含量，此法操作简单、便捷，无需特殊仪器，准确性高，但染料与硫酸软骨素结合的特异性、紧密性与反应条件相关，且反应条件不易控制，影响较大。

2. Elson – Morgan 法 最早用于硫酸软骨素含量测定的方法。其原理是对硫酸多糖的降解产物氨基己糖进行测定：氨基己糖在碱性条件下加热，可与乙酰丙酮缩合形成吡咯衍生物，该衍生物与对二甲氨基苯甲醛（Ehrlich 试剂）反应显红色，在 525nm 波长处有紫外吸收，可做定量测定。但此法操作复杂，重现性较差。

3. **咔唑法** 主要用于测定多聚糖醛酸类的含量，己糖醛酸在强酸作用下生成含有羧基的糠醛，可以与咔唑溶液反应显红色，在 530nm 波长处有紫外吸收，可间接测定多糖含量，该方法准确度高，但专属性不是很好。

4. **间苯三酚法** 多糖含量测定的普遍方法。多糖在酸性条件下降解成单糖，再分解形成的糠醛可与间苯三酚反应显蓝绿色，在 490nm 波长处有紫外吸收，可间接测定多糖含量。该方法操作简单、耗时短。

5. **联苯胺法** 黏多糖类药物多为高度硫酸化的多糖，其硫酸根分布具有一定规律性，因此可以通过测定有机硫或硫酸根含量间接表征其含量，但该方法不能表征多糖真实含量。采用酸水解黏多糖后，其所含硫酸基游离，与过量联苯胺反应后可生成联苯胺硫酸盐沉淀，该沉淀溶解后加入亚硝酸盐，使联苯胺重氮化，重氮盐与碱性百里酚生成红色化合物，依此可进行定量分析。

6. **重量法** 黏多糖类药物经水解释放出的硫酸根可与钡盐反应生成沉淀，将沉淀重量乘以相应系数（如硫酸软骨素系数为 1.968），即为 $C_{14}H_{21}O_{14}NS$ 的重量。此法精密度高，但无法区别溶液中原有的游离硫酸根与硫酸软骨素水解释放的硫酸根，因此专属性较差。

（二）生物学活性测定法

黏多糖大多具有不同程度的抗凝血活性，其中肝素的抗凝性最强，生物效价法测定含量是肝素质量控制的法定方法，《中国药典》《美国药典》《英国药典》《日本局方》中均引用此法，但具体要求和操作略有不同，如《中国药典》采用兔/猪血浆法，《美国药典》采用羊血浆法，《英国药典》和《日本药局方》采用硫酸钠牛全血法。现有的生物效价测定方法主要分为两类：凝血时间测定法。

1. **凝血时间测定法** 凝血时间测定法包括兔全血法、血浆复钙法、活化部分凝血活酶时间法（APTT 法）等，都是通过比较肝素标准品和供试品体外延长新鲜全血或血浆的凝集时间来评价肝素的效价，以此表征肝素的纯度和含量。该法 1924 年由 Howell 建立，其测定原理与临床应用一致，具备确切的实践指导意义。APTT 法在临床上广泛应用于肝素抗凝后患者血浆肝素浓度的监控，原理符合肝素的抗凝机制——于血浆样品中加入部分凝血活性素、钙离子和活化剂（如硅藻土、白陶土）以活化内在体系，通过测定的凝血时间评价肝素效价。

2. **微量生色底物法** 传统的血液凝固测定法操作较复杂，实验过程涉及多种可变因素的控制以及准确度、重现性和标准化等一系列的问题。微量生色底物法是通过测定抗 Xa 因子和抗 IIa 因子活性来测定肝素类药物的生物效价，从而表征其含量，该法专属性强、检验成本低，并且对硫酸皮肤素等杂质不具识别性，很多国家已经开始采用本法取代血液凝固法测定肝素效价，如《英国药典》的半微量生色底物法，《中国药典》也已采用微量生色底物法对肝素钠进行效价测定。

早在 1984 年，Latallo 就对生色底物在血液凝集研究中的应用做了系统介绍：这类研究从分析血纤维蛋白肽和凝血酶导致的其他血纤维蛋白原分子裂解片段的氨基酸顺序开始，随后合成了一类含有 3 个氨基酸的小肽，并在其 C 端结合对硝基苯胺（pNA）。此后合成了一系列生色肽底物，它们都具有 pNA 作为生色团，并接一精氨酸或赖氨酸，所不同的是另外两个氨基酸，通过模拟天然底物裂解产生的多肽来决定其具体的氨基酸组成和顺序，如凝血酶底物与凝血酶导致的血纤维蛋白原裂解片段相似，Xa因子底物与凝血酶原的片段相似等，并根据结构与活性相互关系的探索性试验来确定。为了避免底物被氨肽酶分裂，可在N端结合一苯甲酰基、羧苯甲酰基或甲苯磺酰基等进行保护，也可将N端的L型氨基酸以其D型取代（所有其他氨基酸皆为L型）。这种办法还能增加底物的溶解度。后续发展的一些底物也有含4个氨基酸的。常见的部分生色底物见表10-2。

表10-2　常见的商品化生色底物

商品化产品代号	底物结构	测定对象
S-2238	H-D-Phe-Pip-Arg-pNA·2HCl	凝血酶
Chromozym TH	Tos-Gly-Pro-Arg-pNA·AcOH	凝血酶
S-2222	N-Bz-He-Glu-Gly-Arg-pNA·HCl	Xa因子
S-2251	H-D-Val-Leu-Lys-pNA·2HCl	血纤维蛋白溶酶
S-2266	H-D-Val-Leu-Arg-pNA·2HCl	腺体激肽释放酶
S-2302	H-D-Pro-Phe-Arg-pNA·2HCl	血浆激肽释放酶

这些底物都以类似的方式水解，此类分析方法统称为酰胺分析法（amidolytic method）。具体水解方式如下：

$$Tos-Gly-Pro-Arg-pNA \xrightarrow{\text{酶}} Tos-Gly-Pro-Arg-OH + pNA$$

当蛋白酶从生色底物分裂出pNA时，"色"的产生量与酶的活性呈正比，以此可进行定量分析。深黄色的pNA的吸收光谱在可见光部分，当波长为405nm时吸光度仍然很高，而本身无色的底物在此处基本上无吸收，所以选择405nm测定反应速率。pNA的消光系数 $E_{405nm} = 9.65 \times 10^3 / (mol \cdot cm)$，其值在广泛的pH范围（pH 3.0~10.5）内基本不变。

目前普遍用于肝素测定的生色底物法有两种。一是由Teien法发展而来的，其原理为测定抗凝血酶-肝素复合物对Xa因子的抑制作用：于试验体系中加入外源性的抗凝血酶，在抗凝血酶存在下，肝素具有增强的抗凝活性，这种活性直接针对一些凝血因子，其中Xa因子和凝血酶最为突出，因此这两种酶可用于测定肝素的活性。加入过量的抗凝血酶是为了降低此蛋白质对分析的影响，而所加入Xa因子被抑制的程度取决于肝素的活性，Xa因子的钝化则可用S-2222通过光度法测定。具体反应过程如下所示（ATⅢ：抗凝血酶Ⅲ；FXa：Xa因子）。

$$肝素 \xrightarrow{\text{过量 AT-Ⅲ}} ATⅢ-肝素$$

$$ATⅢ-肝素 + FXa(过量) \longrightarrow ATⅢ-肝素-FXa + FXa(剩余)$$

$$Bz-Ile-Glu-Gly-Ary-pNA + H_2O \xrightarrow{FXa} Bz-Ile-Glu-Gly-Arg-OH + pNA$$

二是由Bartl和Lill于1979年建立的方法，通过测定AT-Ⅲ·肝素对凝血酶的抑制作用来表征肝素的活性。测定凝血酶的底物包括S-2238、Chromozym TH等。具体反应过程如下：

$$ATⅢ-肝素 + 凝血酶(过量) \longrightarrow ATⅢ-肝素-凝血酶 + 凝血酶(剩余)$$

$$Tos-Gly-Pro-Ary-pNA + H_2O \xrightarrow{凝血酶} Tos-Gly-Pro-Ary-OH + pNA$$

上述两种生色底物测定肝素的效价，已有相应的商品化试剂供应。此外，也可用一些荧光底物代替生色底物进行测定，其原理与生色底物法相似。

（三）光度滴定法

黏多糖多为酸性聚阴离子电解质，可与氯化十六烷基吡啶（CPC）这种含氮的阳离子表面活性剂作用生成沉淀，在适宜条件下形成稳定的混悬液，与已知浓度的对照品溶液比较混悬液透光度，可以测定待测样品的含量。CPC 法测定硫酸软骨素含量是《美国药典》《英国药典》《欧洲药典》中的法定方法，各国所用方法原理相同，但具体规定和操作略有不同。如《美国药典》对硫酸软骨素的含量测定操作如下：配制 1mg/ml 的 CPC 溶液，1mg/ml 的硫酸软骨素待测样品溶液，0.5mg/ml、1mg/ml、1.5mg/ml 的硫酸软骨素标准品溶液；分别量取 5.0ml 待测样品和标准品溶液转移至滴定管中，并稀释至 25ml，在 420nm、555nm 或 660nm 波长处调节自动滴定仪空白溶液的吸光度为 0，然后用 CPC 溶液分别滴定标准溶液和样品溶液，根据 CPC 溶液消耗的体积，计算硫酸软骨素的含量。

（四）高效液相色谱法

高效液相色谱法具有操作自动化程度高、分析速度快、测定样品范围广等优势，是目前药物质量控制中的常用方法。由于糖类化合物一般缺乏特征的紫外吸收，为提高其在高效液相色谱检测中的灵敏度，常常采用衍生的方法使其成为具有紫外或荧光吸收的衍生物，再进行检测，包括柱前衍生 – HPLC、荧光标记 – HPLC、柱后衍生 – HPLC、直接 HPLC 和离子交换色谱法。如《中国药典》中，采用离子交换色谱法对硫酸软骨素进行含量测定，并以外标法计算待测样品含量。

1. 色谱条件与系统适用性试验　用强阴离子交换硅胶为填充剂（如 Hypersil SAX 柱，250mm×4.6mm，5μm），以水（稀盐酸调 pH 值为 3.5）为流动相 A，以 2mol/L 氯化钠溶液（稀盐酸调 pH 值为 3.5）为流动相 B；流速 1.0ml/min，检测波长 232nm。按表 10 – 3 进行现行梯度洗脱。将对照品溶液注入液相色谱仪，组分流出顺序为软骨素二糖、6 – 硫酸化软骨素二糖和 4 – 硫酸化软骨素二糖，三者色谱峰的分离度均应符合要求。

表 10 – 3　高效液相色谱法测定硫酸软骨素钠含量的梯度洗脱程序

时间（min）	流动相 A（%）	流动相 B（%）
0	100	0
4	100	0
45	50	50

2. 含量测定法　取待测品约 0.1g，精密称定后置 10ml 量瓶中加水溶解并稀释至刻度，摇匀，0.45μm 滤膜过滤，精密量取 100μl，置具塞试管中，加三羟甲基氨基甲烷缓冲液（三羟甲基氨基甲烷 6.06g 与醋酸钠 8.17g，加水 900ml 溶解并用稀盐酸调 pH 值至 8.0，用水稀释到 1L）800μl，充分混匀，再加入硫酸软骨素 A、B、C 酶液（用三羟甲基氨基甲烷缓冲液稀释成 1U/ml 的溶液）100μl，摇匀，置于 37℃水浴中反应 1h，取出，100℃加热 5min，用冷水冷却。离心（10 000r/min）20min 后分取上清液，以 0.45μm 滤膜滤过，精密量取 20μl 注入色谱仪，记录色谱图。另取硫酸软骨素钠对照品适量，精密称定，同法测

定，按外标法以软骨素二糖、6－硫酸化软骨素二糖与4－硫酸化软骨素二糖的峰面积之和计算，即得。

第三节　细菌多糖类药物分析

扫码"学一学"

细菌在生长过程中可以产生一些多糖类物质，近年来，这些多糖物质的医学价值和工业用途越来越受到人们的关注。按形态学上的分类，细菌多糖可分为：①细胞壁多糖，位于细胞壁层；②细胞外多糖，位于细胞壁外，介于细胞与细胞之间；③细胞内多糖，位于原生质膜内侧或作为原生质膜的组分。其中细菌胞外多糖具有多糖产量较高、质量稳定、受环境因素影响较小等优良性质，是研究细菌多糖的主要对象。

大多数细菌胞外多糖是由一个单糖单位组成的同多糖，或者是由2~8个单糖构成的有规则重复单位的杂多糖。目前已发现的构成细菌胞外多糖的单糖包括 D－葡萄糖、D－半乳糖和 D－甘露糖等；细菌高聚物由己糖或者甲基戊糖（通常为 L－海藻糖或 L－鼠李糖）与糖醛酸（最常见的糖醛酸是 D－葡萄糖醛酸和 D－半乳糖醛酸）构成。除了鞘中或与蓝细菌相关的其他胞外多糖外，戊糖在细菌中较为少见。某些种属产生的多糖所含氨基糖通常是乙酰氨基己糖胺的衍生物，其他则含 O－甲基戊糖。细菌多糖中常见有酰基、磷酸基和硫酸基等无机取代基。

已发现的细菌产生的典型胞外多糖有：右旋糖酐、果聚糖及荚膜多糖等。其中右旋糖酐（Dextran），又名葡聚糖，是最早发现的微生物多糖，也是世界上第一个工业化的微生物多糖。右旋糖酐是蔗糖经肠膜状明串珠菌产生的右旋糖酐蔗糖酶催化后生成的高分子葡萄糖聚合物，其分子量很大，经水解后用不同浓度的乙醇多次分级沉淀，可以得到中、低、小分子量的右旋糖酐成品。临床上使用的是分子量为 16 000 ~ 24 000、32 000 ~ 42 000、64 000 ~ 76 000 的右旋糖酐 20、右旋糖酐 40 和右旋糖酐 70。右旋糖酐注射液可作为抗血栓药（抗血小板），降低血液黏性；可用于贫血时扩增血容量，其滴眼液用于减轻眼部干燥引起的灼热、刺激感等不适症状，国内已有数百个生产厂家。

细菌荚膜多糖的临床应用多为疫苗，其对肺炎和流行性脑膜炎的预防效果十分显著。该多糖一般以 2~5 种单糖连接形成的糖链为重复单位，在长链状多糖结构的主链上常常带有支链，而且有的糖链上还存在一些特别的组分（如磷酸、核糖醇、甘油等或存在自然界中罕见的糖基衍生物）。

一、鉴别

根据多糖水解后生成的单糖种类，可采取相应单糖的鉴别方法进行鉴别。

如右旋糖酐在碱性条件下水解，生成葡萄糖，可通过葡萄糖的相关反应进行鉴别：葡萄糖与铜离子（Cu^{2+}）反应，将其还原为红色的氧化亚铜，即可观察水解后的溶液与硫酸亚铜试液加热反应后生成的红棕色沉淀来进行判别。

二、检查

右旋糖酐类药物的检查项下包括干燥失重、炽灼残渣、重金属、总氮量、氯化物、分子量与分子量分布等，如为注射剂还应检查 pH 值、热原等注射剂规定项目。常规生物药物的杂质检查参见第二章，具体检查采用方法可查阅《中国药典》（2020年版）通则中的相关条目。

1. 氮含量　右旋糖酐是以蔗糖为底物，经微生物发酵而生产的高分子葡聚糖，在发酵滤液中可能存在微量的来自发酵细胞的蛋白质，这些蛋白质在用乙醇反复沉淀提纯的过程中凝固变性，形成沉淀而混入右旋糖酐成品中，因此需要对杂蛋白的量进行控制。各国药典采用检查氮含量来控制右旋糖酐中的杂蛋白含量。如《中国药典》中，右旋糖酐20的氮含量检查。

2. 分子量与分子量分布　微生物发酵生产的葡聚糖分子量很大，需要水解后才能得到具有不同分子量大小的右旋糖酐产品（右旋糖酐20、右旋糖酐40和右旋糖酐70）。在水解过程中，如果水解不完全，则会引入一些大分子量的右旋糖酐，因此需要对右旋糖酐产品的分子量与分子量分布进行控制。如《中国药典》中，采用分子排阻色谱法测定右旋糖酐20的分子量与分子量分布，要求10%大分子部分重均分子量不得大于70 000，10%小分子部分重均分子量不得小于3500。对右旋糖酐40、右旋糖酐70，也有相应规定。

三、含量测定

右旋糖酐的含量测定为旋光光度法，是根据右旋糖酐水溶液的旋光度在一定范围内与其浓度呈正比的原理来测定右旋糖酐含量，具体测定法收载于《中国药典》（2020年版）通则。在《中国药典》（2020年版）中对右旋糖酐20葡萄糖注射液的含量测定包含以下两项。

1. 旋光度测定法　测定右旋糖酐含量　取待测品10ml，用水稀释至25ml（6%规格）或50ml（10%规格），摇匀后照《中国药典》（2020年版）通则收载的旋光度测定法进行测定，并按下式计算右旋糖酐的含量。

$$C = 0.5128(a - 0.4795C_1) \tag{10-4}$$

式中，C 为每100ml注射液中含右旋糖酐20的重量，g；a 为测得的旋光度×稀释倍数2.5（6%规格）或5.0（10%规格）；C_1 为每100ml注射液中测得的葡萄糖重量（按碘量法测定），g。

2. 碘量法　测定水解后生成的葡萄糖含量　精密量取待测品2ml至碘量瓶中，精密加0.05mol/L的碘滴定液25ml，边振摇边滴加0.1mol/L的NaOH滴定液50ml，暗处放置30min后，加稀H_2SO_4 5ml，用0.1mol/L硫代硫酸钠滴定液滴定，近终点时加淀粉指示剂2ml，继续滴定至蓝色消失，并将滴定结果用0.12g（6%规格）或0.20g（10%规格）的右旋糖酐20做空白试验校正。每1ml碘滴定液（0.05mol/L）相当于9.909mg的$C_6H_{12}O_6 \cdot H_2O$。

第四节　真菌多糖类药物分析

自然界中的真菌种类丰富，传统中医学中记载了300多种具有药用价值的真菌，如《神农本草经》中记载的药用真菌有茯苓、灵芝、虫草、木耳等，而现代研究发现，它们的药用成分大多是多糖，这些真菌多糖是从真菌子实体、菌丝体或发酵液中分离出的代谢产物，是由10个以上单糖以糖苷键连接而成的高分子多聚物。

近年来，真菌多糖作为多糖研究领域中的一个重要分支，其独特的生物活性引起了人

扫码"学一学"

们的广泛关注，如控制细胞生长分化、抗肿瘤、免疫调节、抗病毒、降血脂、降血糖、抗氧化、抗辐射等作用。药用真菌多糖又被称为"生物反应调节剂"，目前在临床应用的主要有香菇多糖、云芝多糖、灵芝多糖、茯苓多糖、灰树花多糖、猪苓多糖和裂褶菌多糖等7种，它们多为葡聚糖，其中以β-1，3-葡聚糖、β-1，6-葡聚糖的活性最好。

一、鉴别

1. 葡萄糖的鉴别 葡聚糖结构的真菌多糖经水解后生成单糖——葡萄糖，可通过葡萄糖的相关反应进行鉴别：如香菇多糖经酸水解生成葡萄糖，可与碱性酒石酸铜反应生成红色氧化亚铜沉淀；又如，云芝多糖经酸水解生成葡萄糖，经浓硫酸脱水后生成糠醛衍生物，再与2分子的α-萘酚缩合成醌型化合物而呈紫红色。

2. 蛋白质的鉴别 云芝多糖、灰树花多糖等蛋白多糖，经强酸性水解后，蛋白质与多糖间连接的分子键断裂，蛋白质与多糖分离，并可被进一步水解为小分子多肽、氨基酸，可通过蛋白质、氨基酸的相关反应进行鉴别：如蛋白质、氨基酸可与茚三酮丙酮试液反应，可生成蓝紫色缩合物；又如多肽、氨基酸可以在碱性条件下与铜离子（Cu^{2+}）发生双缩脲反应而呈粉红色。

二、检查

与其他多糖药物类似，真菌多糖的检查也包括干燥失重、炽灼残渣、重金属、总氮量、氯化物等常规项目，具体方法可参见《中国药典》通则。此外，也应检查单糖、蛋白质含量、分子量与分子量分布等。

1. 单糖含量 真菌多糖产品中可能混杂有部分单糖，因此应检查单糖的含量。

2. 蛋白质含量 对真菌多糖产品中可能混入的杂蛋白的量进行控制。

3. 分子量与分子量分布 真菌多糖的生物学活性与其分子量密切相关，因此需要对真菌多糖的分子量进行控制。如国家药品标准［WS_1-（X-032）-2004Z］中采用分子排阻色谱法测定，要求香菇多糖的重均分子量应为40万~80万，其中大于2万以上的组分不得小于90%。

三、含量测定

葡聚糖结构的真菌多糖经酸水解后生成葡萄糖，利用葡萄糖的还原性可采用斐林试剂法或碘量法测定其含量。但一些真菌多糖不是单一的葡聚糖结构，水解后除了葡萄糖，还生成甘露糖、半乳糖等，仅测定葡萄糖不能完全反映出多糖的含量。

亦可采用比色法测定多糖含量，如蒽酮-硫酸法，其原理为糖类与强无机酸混合生成糠醛或其衍生物，与蒽酮试剂缩合产生蓝绿色化合物。

第五节 应用实例

肝 素

肝素广泛存在于动物的心、肝、脾、肺、胸腺、肌肉和血管等组织器官中，在体内外

扫码"学一学"

均具有延长血液凝固时间的作用，其临床应用已有近 80 年的历史，是目前世界上产量和销量最大的来自于天然的多糖类药物。近年来的研究发现，肝素可以和百余种蛋白质发生作用，呈现出除抗凝血外的多种生物活性，如肝素能提高内皮细胞中脂蛋白酯酶的活性，而降低血液中三酰甘油和胆固醇含量；又如肝素可与表皮生长因子及其受体作用，表现出一定的抗癌活性；肝素也具有免疫调节、抗炎等作用。

在《中国药典》二部中，分别收载了肝素钠（原料药）、肝素钠注射液、肝素钠乳膏、肝素钙（原料药）、肝素钙注射液的药品质量标准。《中国药典》中将"肝素钠"规定为：自猪肠黏膜中提取的硫酸氨基葡聚糖的钠盐，属黏多糖类物质，具有延长血凝时间的作用。肝素钠按干燥品计算，每 1mg 抗 Ⅱa 因子的效价不得少于 180IU，抗 Ⅹa 因子效价与抗 Ⅱa 因子效价比应为 0.9 ~ 1.1。

中国对于肝素钠质量标准的相关规定如下（《中国药典》）：

【制法要求】 本品应从检疫合格的猪肠黏膜中提取，并对肝素的动物来源进行种属鉴别，生产过程均应符合现行版《药品生产质量管理规范》要求。生产工艺要经病毒灭活验证，并能去除有害的污染物，生产过程中应确保不被外来物质污染。

【性状】 本品为白色至类白色的粉末；极具引湿性。本品在水中易溶。

比旋度 取本品，精密称定，加水溶解并定量稀释制成每 1ml 中约含 40mg 的溶液，依法测定（通则 0621），比旋度应不小于 +50°。

【鉴别】（1）取本品，照效价测定项下方法测定，抗 Ⅹa 因子效价与抗 Ⅱa 因子效价比应为 0.9 ~ 1.1。

（2）在有关物质项下记录的色谱图中，供试品溶液主峰的保留时间应与对照品溶液主峰的保留时间一致，保留时间相对偏差不得过 5%。

（3）本品的水溶液显钠盐的鉴别（1）反应（通则 0301）。

【检查】分子量与分子量分布 取本品适量，制成每 1m 中约含 5mg 的溶液（0.1mol/L 醋酸铵溶液溶解），作为供试品溶液。另取肝素分子量对照品和肝素分子量系统适应性对照品，同法制成 5mg/ml 的对照品溶液。以亲水水改性键合硅胶为填充剂（TSK 预柱，6mm × 40mm，TSKgel G4000SWXL，7.8mm × 300mm，TSKgel G3000SWXL，7.8mm × 300mm，串联使用）；以 0.1mol/L 醋酸按溶液为流动相，流速为 0.6ml/min，柱温为 30℃，示差折光检测器进行检测。

系统适用性溶液色谱图中主峰与溶剂峰能够彻底洗脱，重均分子量应在标示值 ±500 范围内。准确计算对照品溶液色谱图中肝素峰的总面积（不包括盐峰）及每个点的累积峰面积百分比，确定与肝素分子量对照品附带的宽分布标样表中累积峰面积百分比最接近点的保留时间及对应的分子量，以保留时间为横坐标，分子量的对数值为纵坐标，使用 GPC 软件，拟合三次方程，建立校正曲线，相关系数应不小于 0.990。按下式计算本品的重均分子量：

$$M_w = \sum (RI_i M_i) / \sum RI_i \qquad (10-5)$$

式中，RI_i 为洗脱的 i 级分的物质量，即示差色谱图的峰高；M_i 为由校正曲线计算得出的 i 级分的分子量。

重均分子量应为 15 000 ~ 19 000，分子量大于 24 000 的级分不得大于 20%，分子量 8000 ~ 16 000 的级分与分子量 16 000 ~ 24 000 的级分比应不小于 1.0。

总氮量 取本品，照氮测定法（通则 0704 第二法）测定，按干燥品计算，含总氮量应为 1.3% ~ 2.5%。

酸碱度 取本品 0.10g，加水 10ml 溶解后，依法测定（通则 0631），pH 值应为 5.0 ~

8.0。

溶液的澄清度与颜色　取本品 0.50g，加水 10ml 溶解后，溶液应澄清无色；如显浑浊，照紫外－可见分光光度法（通则 0401），在 640nm 的波长处测定，吸光度不得大于 0.018；如显色，与黄色 1 号标准比色液（通则 0901 第一法）比较，不得更深。

核酸　取本品，加水制成每 1ml 中含 4mg 的溶液，照紫外－可见分光光度法（通则 0401）测定，在 260nm 的波长处，其吸光度不得大于 0.10。

蛋白质　取本品，加水制成每 1ml 中约含 30mg 的溶液，作为供试品溶液；另取牛血清白蛋白对照品适量，加水制成每 1ml 中各含 0μg、10μg、20μg、30μg、40μg 与 50μg 的溶液，作为对照品溶液，按照蛋白质含量测定法（通则 0731 第二法）测定，按干燥品计算，含蛋白质不得过 0.5%。

有关物质　取本品适量，精密称定，加水溶解并定量稀释制成每 1ml 中约含 100mg 的溶液，精密量取 0.5ml，加 1mol/L 盐酸溶液 0.25ml 和 25% 亚硝酸钠溶液 0.05ml，振摇混匀并反应 40min 后，加 1mol/L 氢氧化钠溶液 0.2ml 终止反应，作为供试品溶液；取肝素对照品 250mg，精密称定，加水 2ml 至完全溶解，作为对照品溶液（1），精密量取对照品溶液（1）1.2ml，加 2% 硫酸皮肤素对照品 0.15ml 与 2% 多硫酸软骨素对照品 0.15ml，作为对照品溶液（2）；取对照品溶液（2）0.1ml，用水稀释至 1ml 作为对照品溶液（3）；取对照品溶液（1）0.4ml，加水 0.1ml 混匀，加 1mol/L 盐酸溶液 0.25ml 和 25% 亚硝酸钠溶液 0.05ml，振摇混匀，反应 40min 后加 1mol/L 氢氧化钠溶液 0.2ml 终止反应，作为对照品溶液（4）；精密量取对照品溶液（2）0.5ml，加 1mol/L 盐酸溶液 0.25ml 和 25% 亚硝酸钠溶液 0.05ml，振摇混匀，反应 40min 后加 1mol/L 氢氧化钠溶液 0.2ml 终止反应，作为对照品溶液（5）。

照高效液相色谱法（通则 0512）测定，以烷醇季铵为功能基的乙基乙烯基苯－二乙烯基苯聚合物树脂为填充剂（如 AS11 阴离子交换柱，2mm × 250mm，与 AG11 保护柱，2mm × 50mm）；以 0.04% 磷酸二氢钠溶液（用磷酸调节 pH 值至 3.0）为流动相 A；以高氯酸钠－磷酸盐溶液（取高氯酸钠 140g，用 0.04% 磷酸二氢钠溶液溶解并稀释至 1000ml，用磷酸调节 pH 值至 3.0）为流动相 B；流速为 0.22ml/min；检测波长为 202nm。按表 10－4 进行线性梯度洗脱。

表 10－4　高效液相色谱法分析肝素相关物质的梯度洗脱程序

时间（min）	流动相 A（%）	流动相 B（%）
0～10	75	25
10～35	75～0	25～100
35～40	0	100

精密量取对照品溶液（4）（5）各 20μl，分别注入液相色谱仪记录色谱图，对照品溶液（4）色谱图中应不出现肝素峰，对照品溶液（5）色谱图中硫酸皮肤素与多硫酸软骨素色谱峰的分离度不得小于 3.0。精密量取供试品溶液 20μl 注入液相色谱仪记录色谱图，供试品溶液色谱图中硫酸皮肤素的峰面积不得大于对照品溶液（5）中硫酸皮肤素的峰面积（2.0%）；除硫酸皮肤素峰外，不得出现其他色谱峰。

残留溶剂　精密称取本品约 2.0g，置 10ml 量瓶中，加内标溶液（称取正丙醇适量，用水制成每 1ml 中约含 80μg 的溶液）溶解并稀释至刻度，摇匀。精密量取 3ml，置预先加有氯化钠 500mg 的顶空瓶中，密封，作为供试品溶液。精密称取甲醇、乙醇、丙酮适量，用内标溶液定量稀释制成每 1ml 中分别含甲醇 400μg、乙醇 400μg 与丙酮 80μg 的混合溶液，精密量取 3ml 置预先加有氯化钠 500mg 的顶空瓶中，密封，作为对照品溶液。照残留溶剂测定法（通则 0861 第二法）试验。以（6%）氰丙基苯基 –（94%）二甲基聚硅氧烷（或极性相近）为固定液的毛细管柱为色谱柱；起始温度为 40℃，维持 4min，以 3℃/min 的速率升至 58℃，再以 20℃/min 的速率升至 160℃；进样口温度为 160℃；检测器温度为 250℃；顶空瓶平衡温度为 90℃，平衡时间为 20min。取对照品溶液顶空进样，记录色谱图，出峰顺序依次为甲醇、乙醇、丙酮、正丙醇，相邻各色谱峰之间分离度均应符合规定。再取供试品溶液与对照品溶液分别顶空进样，记录色谱图。按内标法以峰面积计算，甲醇、乙醇与丙酮的残留量均应符合规定。

干燥失重 取本品，置五氧化二磷干燥器内，在 60℃减压干燥至恒重，减失重量不得过 5.0%（通则 0831）。

炽灼残渣 取本品 0.50g，依法检查（通则 0841），遗留残渣应为 28.0%~41.0%。

钠 精密称取本品约 50mg，置 100ml 量瓶中，加 0.1mol/L 的盐酸溶液（每 1ml 中含氯化铯 1.27mg）溶解并稀释至刻度，摇匀，作为供试品溶液。精密量取钠单元素标准溶液（每 1ml 中含 Na 200μg，用上述盐酸溶液定量稀释并分别制成每 1ml 中含 Na 25μg、50μg、75μg 的对照品溶液。取对照品溶液与供试品溶液，照原子吸收分光光度法（通则 0406 第一法），在 330nm 波长处测定，以干燥品计算，含钠应为 10.5%~13.5%。

重金属 取炽灼残渣项下遗留的残渣，依法检查（通则 0821 第二法），含重金属不得过百万分之三十。

细菌内毒素 取本品，依法检查（通则 1143），每 1IU 肝素中含内毒素的量应小于 0.010EU。

【效价测定】 取标准品和供试品各适量，加三羟甲基氨基甲烷 – 聚乙二醇 6000 缓冲液（三羟甲基氨基甲烷 6.06g，氯化钠 10.23g，乙二胺四醋酸二钠 2.8g，聚乙二醇 6000 1.0g，加水 800ml 溶解后，用盐酸调节 pH 值至 8.4，用水稀释至 1000ml）溶解并分别稀释制成 4 个不同浓度（浓度应在 Log 剂量 – 反应的线性范围内，抗 Ⅱa 因子测定法中标准品一般为每 1ml 中含 0.0085~0.035 IU，抗 Xa 因子测定法中标准品一般为每 1ml 中含 0.035~0.15IU）的溶液。按微量生色底物法，以生色底物 S – 2765（或其他 FXa 特异性生色底物）测定抗 Xa 因子效价，以生色底物 S – 2238（或其他 FⅡa 因子特异性生色底物）测定抗 Ⅱa 因子效价；测定结果的平均可信限率不得大于 10%；测得的抗 Ⅱa 因子效价应为标示值的 90%~110%，抗 Xa 因子效价与抗 Ⅱa 因子效价比值应符合规定。

分析上述质量标准的规定项目，可以看出：

（1）对肝素钠的理化性质做出了明确的规定，包括其外观性状、溶解度、比旋度、纯度检查和含量测定等。

（2）对肝素钠的鉴别提供了三种实验方法。一是利用肝素的抗凝活性，通过测定抗 Xa 因子效价与抗 Ⅱa 因子效价比值来鉴定；二是标准品对照法，即将肝素钠供试品与标准品按高效液相色谱法测定，两者主峰的保留时间应一致；三是考虑肝素钠为钠盐，其水溶液应该能显钠盐的鉴别反应。

（3）对肝素钠的检查项目较多，包括溶液的颜色与澄清度、酸碱度、残留溶剂、干燥失重、炽灼残渣、重金属、总氮量、核酸、蛋白质、钠、细菌内毒素以及有关物质检查等，其中残留溶剂、干燥失重、重金属、炽灼残渣等属于生物药物的一般杂质检查项目。考虑到肝素钠的自身特点，在检查项目中还包括：①对核酸和蛋白质的测定，检查肝素钠中混入蛋白质和核酸等大分子杂质的情况；②对总氮量的检查，目的也是控制肝素钠中可能引入的杂蛋白含量；③对钠含量的检查，也是反映肝素钠纯度的指标之一；④对有关物质的

扫码"练一练"

检查，采用高效液相色谱法，分析肝素钠中是否含有硫酸皮肤素等相关杂质，并规定了所含杂质的限度。

（4）对肝素钠效价的测定，肝素钠等生物药物的含量测定多以效价表示，《中国药典》标准中对效价测定既包括生物测定法中的凝血时间测定法，也收录了专属性更强的微量生色底物测定法，可以弥补传统的凝血时间测定法操作复杂、可变因素多而导致的准确度偏低、重现性较差、标准化较难实现等一系列问题。

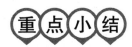

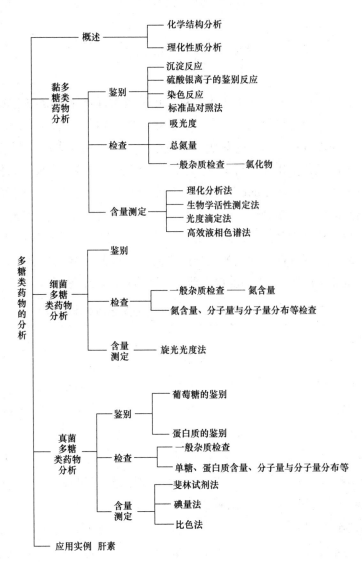

（陈　珺）

第十一章 酶类药物的分析

🔖 **学习目标**

1. **掌握** 酶类药物活力测定原理与方法，酶比活力的概念、测定方法和意义。
2. **熟悉** 酶类药物的一般鉴别方法和检查。
3. **了解** 酶类药物质量标准的内容和检测方法。

第一节 概 述

酶是一种由活细胞产生的、在生物体内对生化反应发挥催化功能的生物催化剂，其本质多为蛋白质，也有少数是核糖核酸。在动、植物和微生物的生命活动中，酶的催化在合成与分解、氧化与还原等一系列的生化代谢反应中发挥着重要的作用。人类对酶催化作用的实践应用可以追溯到几千年前，自 19 世纪以来，酶学研究迅速发展，人们对酶的本质、活性等认识愈发深入。酶类药物的临床应用最初是以消化和消炎为主，随着近年来对酶结构和作用机制研究的深入，多种新型酶类药物上市，酶类药物在疾病诊断、降血压、凝血与抗凝血、抗氧化、抗肿瘤等方面得到了更广泛的应用。随着现代生物技术和药剂学的发展，酶类药物越来越受到重视，已成为生物药物的一个重要门类，酶学检测和治疗在医药学中的应用范围也非常广泛。《中国药典》收载的酶类药品标准见表 11 – 1。

表 11 –1 《中国药典》(2020 年版) 收载的酶类药品品种

品种	来源	剂型	类别
门冬酰胺酶（埃希）	大肠埃希菌提取	粉剂	抗肿瘤药
注射用门冬酰胺酶（埃希）	门冬酰胺酶（埃希）	冻干粉剂	抗肿瘤药
门冬酰胺酶（欧文）	欧文菌提取	粉剂	抗肿瘤药
注射用门冬酰胺酶（欧文）	门冬酰胺酶（欧文）	冻干粉剂	抗肿瘤药
抑肽酶	牛胰、牛肺提取	粉剂	蛋白酶抑制剂
注射用抑肽酶	抑肽酶	冻干粉剂	蛋白酶抑制剂
尿激酶	新鲜人尿提取	粉剂	溶栓药
注射用尿激酶	尿激酶	冻干粉剂	溶栓药
细胞色素 C 溶液	猪心、牛心提取	溶液	细胞代谢改善药
细胞色素 C 注射剂	细胞色素 C	注射剂	细胞代谢改善药
注射用细胞色素 C	细胞色素 C	冻干粉剂	细胞代谢改善药
玻璃酸酶	哺乳动物睾丸提取	粉剂	黏多糖分解酶
注射用玻璃酸酶	玻璃酸酶	冻干粉剂	黏多糖分解酶
胃蛋白酶	猪、羊或牛的胃黏膜提取	粉剂	助消化药

续表

品种	来源	剂型	类别
胃蛋白酶片	胃蛋白酶	片剂	助消化药
胃蛋白酶颗粒	胃蛋白酶	颗粒剂	助消化药
含糖胃蛋白酶	胃蛋白酶	粉剂	助消化药
胰蛋白酶	猪、羊或牛胰中提取	粉剂	蛋白分解酶
注射用胰蛋白酶	胰蛋白酶	冻干粉剂	蛋白分解酶
胰酶	猪、羊或牛胰中提取的酶混合物	粉剂	助消化药
胰酶肠溶片	胰酶	片剂	助消化药
胰酶肠溶胶囊	胰酶	胶囊剂	助消化药
胰激肽原酶	猪胰中提取	粉剂	血管舒张药
胰激肽原酶肠溶片	胰激肽原酶	片剂	血管舒张药
凝血酶冻干粉	牛血或猪血中提取的凝血酶原	冻干粉剂	局部止血药
人凝血酶	健康人血浆中提取的凝血酶原	冻干粉剂	局部止血药
糜蛋白酶	牛或猪胰中提取	粉剂	蛋白分解酶
注射用糜蛋白酶	糜蛋白酶	冻干粉剂	蛋白分解酶
矛头蝮蛇血凝酶	矛头蝮蛇蛇毒	冻干粉剂	止血药
注射用矛头蝮蛇血凝酶	矛头蝮蛇蛇毒	冻干粉剂	止血药

一、酶的分类与命名

目前，在生物体内发现的酶已达八千多种，这些酶的种类繁多、结构各异，为了准确识别某一种酶、避免出现混乱和误解，在酶学研究领域中，每一种酶都需要有准确的名称和明确的分类。目前国际上通用的酶的分类方法是国际生物化学和分子生物学联合会（International Union of Biochemistry and Molecular Biology，IUBMB）的命名委员会（Nomenclature Committee）于1961年提出的系统分类法，根据酶催化的生化反应的性质将其分为六大类：第1类，氧化还原酶，催化氧化还原反应；第2类，转移酶，催化分子间的基团转移反应；第3类，水解酶，催化水解反应；第4类，裂合酶，催化消除反应、产生双键；第5类，异构酶，催化分子内的重排反应；第6类，合成酶（或称连接酶），催化依赖于ATP水解的分子之间的合成反应。在每一个酶的大类中，再根据底物中被酶选择作用的基团或化学键的特点，分为若干亚类，每一亚类中又可按反应的特点分为不同小类，小类中再以阿拉伯数字给不同酶进行排序。

按照系统分类法，每一种酶都在分类表中占据了一个明确的、特定的位置，则每一个酶都可以用一组四个阿拉伯数字进行编号，编号前加上EC表示酶学委员会（Engyme Committee）的缩写。这样的四码编号中，第一个数字表示该酶属于6大类酶中的某一大类，第二个数字表示酶在该大类中的某一亚类，第三个数字表示酶在该亚类中的某一小类，第四个数字表示酶在该小类中的具体编号，如葡萄糖氧化酶的系统编号为：$EC1 \cdot 1 \cdot 3 \cdot 4$，说明其属于氧化还原酶大类，是其中第一亚类（该亚类催化的反应系在供体的CH—OH基团上进行）的第三小类（该小类催化的反应系以氧为受氢体），在小类中的编号为4号。

关于酶的详细分类信息，可查阅国际生物化学联合会批准的、由国际酶学委员会编辑的具体的酶分类与命名信息系统。

按照 NC – IUBMB 的建议，每一种酶的命名都包括一个系统名和一个习惯名。系统名要求明确体现酶的作用底物和催化反应的性质两个方面，如葡萄糖异构酶；如果有两个或两个以上的作用底物，则需标明所有底物名称，并用 "：" 分隔，如乳酸:NAD^+脱氢酶；如底物中包括水，可略去不写，如乙酰胆碱：水乙酰水解酶通常可写为乙酰胆碱乙酰水解酶。习惯名可根据酶作用的底物类型命名，如催化蛋白质水解的蛋白酶；有时会加上酶的来源以区分不同来源的同一类酶，如胃蛋白酶、胰蛋白酶；也可根据酶催化反应的性质来命名，如水解酶、脱氢酶、氧化酶等；也有根据酶的作用底物和反应性质来命名的情况，如乳酸脱氢酶。在使用中，因酶的习惯名比较简单、直观，容易为人接受，至今仍在广泛使用，但习惯名的命名缺乏统一的原则和系统性，因此，在以酶为主题的学术论文和相关论述中，应先将酶的系统命名、编号及来源标示清楚，后文中则可以使用习惯名。

二、酶的催化特性

酶作为一种生物催化剂，既具备一般化学催化剂的共性，也具有生物催化剂的特性。

1. **酶催化的高效性**　研究证实，酶的催化效率比化学催化剂高 $10^7 \sim 10^{13}$ 倍（以摩尔为单位比较），如过氧化氢的分解反应，在 1mol Fe^{3+} 的催化下，1min 只能分解 6×10^{-4} mol，而在 1mol 过氧化氢酶催化下，1min 可以分解 5×10^6 mol，分解速度相差 10^{10} 倍。

2. **酶催化的专一性**　酶对催化的反应和参与反应的底物均具有严格的选择性，即一种酶只能催化一种或一类反应，作用于一种或结构相似的一类底物，此为酶的专一性。按选择性的要求可分为：①相对专一性，有的酶专一性较低，可以作用于结构相似的一类化合物，如脂肪水解酶能分解脂肪、氨基转移酶可以催化氨基酸与酮酸间的转氨作用；②绝对专一性，即一种酶只能催化一种底物，如脲酶只能催化尿素降解成氨和碳酸盐，即使是结构非常类似的尿素衍生物也不能被脲酶水解；③立体异构专一性，当底物有立体异构体时，酶只能以其中一种构型为底物，又分为旋光异构专一性、顺反异构专一性、对称分子基团专一性和平面分子上下专一性。酶的立体异构专一性在实践中具有指导意义，如有的药物只有在某一构型时才有生理效用，化学合成药物时不能区分立体异构体，只能得到消旋产物，而用酶催化反应则可进行不对称合成或者不对称拆分。

3. **酶催化反应条件温和**　绝大多数酶的本质都是蛋白质，其催化活性依赖于酶蛋白的空间结构，凡是能导致蛋白质变性的各种理化因素，如高温、强酸、强碱、有机溶剂、重金属等，都可能使酶蛋白变性、降低或完全丧失催化活性。因此，相对于化学催化反应而言，酶促反应是在温和条件（如常温、常压、接近中性的 pH 条件等）下进行的，不需要高温、高压等特殊条件。

4. **酶催化活性的调控**　酶催化着机体内各式各样的代谢反应，这些反应与生命体的新陈代谢和各种生命活动息息相关，因此，为保证代谢反应有序进行、维持代谢平衡、保证机体健康，酶的催化作用必须受到严格的调节和控制。酶的调控方式包括：①调节酶浓度，即依靠对细胞内酶量的调节来控制酶的活性，可通过诱导或抑制酶的合成，或者调节酶的降解来进行；②调节酶活性，即直接对已经存在于细胞内的酶的活性进行调节，包括共价修饰、别构调节、反馈抑制、水解激活等多种方式。

三、诊断酶类药物

　　酶广泛分布于人体全身各组织器官，多存在于活细胞内。正常人体内酶活性较稳定，当人体某些器官或组织受损或发生疾病时，体内一些酶的活性会发生异常，借助对这些酶的活性测定，可以辅助某些疾病的病情、病因等诊断。临床上应用诊断酶最早源自对胰腺炎的诊断——当胰腺细胞受损或破坏时，细胞内的酶会进入血液，通过检测血清和尿液中的淀粉酶含量，可为胰腺炎的临床诊断提供一定依据。

　　目前已发现包括心血管疾病、肝胆疾病、血液疾病等在内的几十种常见疾病的诊断都与特定的酶活性异常改变有关。如由细胞坏死或细胞膜通透性引起的酶浓度变化，说明组织或器官有损伤；细胞内酶合成增加而引起酶浓度升高，则表示组织处于再生、修复状态，或存在异位分泌，或可能有恶性肿瘤发生；因酶的排泄障碍引起浓度变化，则说明有梗阻存在。临床诊断时，通常同时测定一组性质不同的酶（称为酶谱），比较各酶活性的变化，进而做出诊断，如用于诊断和监护骨骼肌疾病的肌酶谱、用于急性胰腺炎诊断和鉴别的胰酶谱、用于恶性肿瘤辅助诊断和监测的肿瘤酶谱等。

四、治疗酶类药物

　　人类将含酶类的制品作为药物的应用历史悠久，早在几个世纪之前，就有许多利用粗酶制剂来治疗疾病的例子，如古印第安人用于助消化、促进头发生长的番木瓜叶，经现代科学证实是其中的木瓜蛋白酶在发挥作用；中国传统医学中用于治疗胃肠道疾病的鸡内金，其中含有能降解糖、蛋白质等的水解酶，至今仍是常用的健胃药；而《本草纲目》中记录的具有杀虫（钩虫、绦虫等肠道寄生虫）功效的雷丸，其有效成分也是一种蛋白酶，在肠道的弱碱性条件下能分解虫体的蛋白质、达到杀虫的目的。

　　随着现代生物技术和药学科学的发展，酶类药物的开发和应用也取得了极大的成就，现在临床上广泛应用的治疗酶类药物已逾百种，现代酶类药物的疗效更具特色、性质更加稳定、使用更加安全和方便，主要应用于：①胃肠道疾病治疗，如胰酶、胃蛋白酶等；②酶替代治疗，如 α-半乳糖苷酶、腺苷脱氢酶等；③抗凝、溶血栓治疗，如尿激酶、抗凝血酶Ⅲ、组织纤溶酶原激活剂等；④抗炎治疗，如胰蛋白酶、溶菌酶等；⑤肿瘤辅助治疗，如门冬酰胺酶、谷氨酰胺酶等；⑥其他治疗，如青霉素酶用于治疗青霉素过敏，细胞色素C是组织缺氧的急救和辅助用药，尿酸氧化酶用于痛风症治疗等。

第二节　酶类药物的鉴别与检查

一、鉴别

扫码"学一学"

　　从化学本质上看，绝大多数的酶类药物都是具有特异生物活性的蛋白质，因此，可以通过常用的蛋白质鉴别方法对此类药物进行鉴别，如蛋白质的茚三酮显色反应、碱性条件下的双缩脲反应和福林酚反应、浓硝酸的黄色沉淀反应等。此外，根据酶的生物学特性，还可采用酶活性试验、酶的沉淀反应试验以及动物试验进行鉴别。

　　1. 蛋白质显色反应　酶类药物分子中与双缩脲结构相似的肽键，能在碱性溶液中与铜离子结合生成复杂的蓝紫色或紫红色化合物。如《中国药典》中对门冬酰胺酶的鉴别：取5mg/ml 的待测品溶液，加入 20% 的氢氧化钠溶液 5ml，摇匀后再加入 1% 的硫酸铜溶液 1 滴，摇匀，溶液应显蓝紫色。

2. 酶活性试验　某些酶类药物能与特异性底物反应，这些特异性生化反应可用于相应酶类药物的鉴别。如抑肽酶能抑制胰蛋白酶、纤维蛋白溶酶、糜胰蛋白酶等酶的活性，利用这一特性，可通过检测胰蛋白酶活性是否受到抑制而鉴别抑肽酶：胰蛋白酶能专一地作用于对甲苯磺酰 – L – 精氨酸甲酯的酯键，生成的水解产物使甲基红 – 亚甲蓝试液变成紫红色，如有抑肽酶存在时，因胰蛋白酶的活性受抑制，上述水解反应无法完成，则试液不显紫红色。《中国药典》中即采用此法鉴别抑肽酶：取抑肽酶与胰蛋白酶溶液（均为 1mg/ml）各 10μl 置点滴板上，充分混匀，加对甲苯磺酰 – L – 精氨酸甲酯盐酸盐试液 0.2ml，放置数分钟后，应不显紫红色；而以胰蛋白酶溶液 10μl 作对照，同法操作，应显紫红色。

3. 沉淀反应　有些酶在遇到一些有机酸或重金属盐溶液时会出现沉淀反应。如胃蛋白酶水溶液中加入 5% 鞣酸或 25% 氯化钡溶液，即生成沉淀。

4. 动物试验　利用动物体内某些指标或特征的变化进行鉴定。如可以通过在动物皮内注射玻璃酸酶，观察其对染色剂亚甲蓝在皮内的扩散和吸收情况的影响，对其进行鉴定。如《中国药典》中对玻璃酸酶的鉴定：取健康豚鼠 1 只，分别于背部两处皮内注射 0.25% 亚甲蓝的氯化钠注射液 0.1ml，作为对照，另两处皮内注射用上述溶液制成的 10U/ml 的供试品溶液 0.1ml，四处注射位置需交叉排列，相互间的距离应大于 3cm，注射后 5min，处死动物并剥下实验处皮肤，自反面观察亚甲蓝的扩散现象，供试品溶液所致的蓝色圈应大于对照品所致的蓝色圈。

5. 标准品对照法　将待测供试品与相应标准品以同法测定，通过对照比较测定结果而进行鉴别。如《中国药典》中采用高效液相色谱法对抑肽酶进行鉴别，要求供试品溶液主峰的保留时间应与对照品溶液主峰的保留时间一致。

二、检查

酶类药物的检查项目中，应包括溶液的颜色与澄清度、酸碱度、黏度、吸光度、干燥失重、炽灼残渣、重金属热原、异常毒性、降压物质等一般生化药物检查项目，常规检查方法原理和操作在第二章中已做介绍，此处不再赘述，对于酶类药物，需注意有的检查项目操作条件有一定的要求，如干燥失重，绝大多数品种的酶类药物都要求在 60℃ 以下减压干燥至恒重。

因酶类药物多为生化产品或微生物发酵生产产品，在生产过程中可能带入一些特殊的杂质，如一些其他的酶类和大分子物质、微量的脂肪类物质等，这些杂质可能影响酶类药物质量，应根据具体药物设定具体检查项目，并规定杂质含量限度。

1. 脂肪含量限度检查　一些从动物脏器提取制备的酶类药物，在生产过程中可能会带入微量的脂肪类物质，如胰酶、胰激肽原酶都是从猪、羊或牛胰中提取的蛋白酶，需要对产品进行脂肪含量限度检查。如《中国药典》中，要求每 1.0g 胰酶产品中的脂肪含量不得超过 20mg，每 1.0g 胰激肽原酶产品中的脂肪含量不得超过 5mg。

2. 其他酶类含量限度检查　胰蛋白酶、糜蛋白酶均是自猪、羊或牛胰中提取的蛋白分解酶，在提取胰蛋白酶时可能带入微量的糜蛋白酶，反之亦然。这两种蛋白酶的作用机制和临床应用各不相同，因此，在胰蛋白酶中需要检查糜蛋白酶的含量，而糜蛋白酶中也需要检查胰蛋白酶的含量。如《中国药典》中，利用糜蛋白酶专属性水解芳香氨酸（L-酪氨酸、L-苯丙氨酸）的羧基形成的肽键、酰胺键和酯键的特性，以 N-乙酰-L-酪氨酸乙酯为底物，通过分光光度法测定水解速率，进而测定糜蛋白酶的含量限度，要求每2500U 胰蛋白酶中不得多于 50U 的糜蛋白酶。

3. 大分子活性物质含量限度检查 在提取分离酶类药物的过程中，可能引入一些目标产物以外的、具有活性的生物大分子物质，需要对这些大分子活性物质进行限度检查。如尿激酶，系从新鲜人尿中提取的一种能激活纤维蛋白溶酶原的碱性蛋白水解酶，由于人尿中含有一些凝血质样活性物质，在低比活、低剂量使用时，这些活性物质可能引起患者血中暂时复盐试验时间缩短，使血液呈短暂高凝状态，这不仅影响血栓病患者的使用，并增加了并发脑血栓的意外风险。因此，应对尿激酶产品中的凝血质样活性物质进行最低安全限量控制。当尿激酶制品纯度达到 35 000U/mg 蛋白质以上，尿激酶血浓度在 80~320U/ml 时，临床使用才不至于发生血浆复盐试验缩短，在《中国药典》中规定，凝血质样活性为零值时的尿激酶供试品酶活力，按每 1ml 供试品溶液的单位表示，每 1ml 应不得少于 150U。

第三节 酶类药物活力测定

扫码"学一学"

酶的活性效价由其氨基酸序列及空间结构决定，往往与酶的绝对质量不一致，因此，与化学药物以含量测定结果评价药效不同，酶类药物的药效评定不能直接用重量单位来确定。如果一种酶失去了生物学活性，那么即使绝对质量再多，也无法发挥作用，因此酶的定量只能用酶活力来表示。

一、酶的活力单位与比活力

1. 酶的活力单位 酶活力指酶催化生化反应的能力，是反映酶活性的指标，其大小可以用一定条件下酶所催化的某一化学反应的反应速率来表示：以酶作用后底物或产物浓度的变化值为检测指标，进而计算该酶制品的酶活力。酶的活力单位用以量度酶活力的大小，用 U 表示。国际酶学委员会规定了两种标准化的酶活力单位：①"国际单位（IU）"，规定在最适反应条件下，每分钟催化 1 微摩尔底物转化为产物所需要的酶量为一个活力单位，即 $1IU = 1\mu mol/min$；②"Katal（即 Kat）"，规定在最适反应条件下，每秒钟催化 1 摩尔底物转化为产物所需要的酶量为一个 Kat 单位，即 $1Kat = 1mol/L$。两种单位之间换算关系如下：

$$1Kat = 60 \times 10^6 IU \qquad (11-1)$$

$$1IU = 16.67 \times 10^{-9} Kat \qquad (11-2)$$

酶的效价指酶制品实现其作用的预期效能，是根据酶的某些特性，选择适当的定量实验方法测定，以表明酶制品有效成分的生物活性。效价测定必须采用国际或国家参考品，或经过国家检定机构认定的参考品，以体内或体外方法测定酶的生物学活性，并标明其活性单位。酶类药物的效价一般用单位质量的酶类药物所含有的活力单位表示。酶活力单位也常常被称作一个效价单位。

2. 酶的比活力 酶活力的高低可以反映出酶的总活性大小，但不能说明酶的纯度，因此，国际酶学委员会提出用酶的比活力来表示酶的纯度。酶的比活力用每毫克蛋白质所含的酶活力单位数表示，即 U/mg，有时也可用每克酶制剂或者每毫升酶制剂所含的酶活力单位数表示，即 U/g 或 U/ml。对同一种酶来说，比活力越高，说明酶的纯度越高。

二、酶活力测定的原理

酶活力测定是酶法分析中的重要内容之一。进行酶法分析时，第一步是进行酶促反应，即将酶与相应底物接触，并在适当条件下（温度、pH 等）进行催化反应；第二步是测定酶促反应前后的物质变化情况，如检测底物浓度的减少量、产物浓度的增加量、辅酶的浓度变化等。常用的酶法分析包括终点法、速度法和酶循环放大分析法，具体原理、研究方法等内容可参见第五章第二节"酶法分析类型与操作步骤"。

三、酶活力测定的方法

按照酶法分析方法测定酶活性时，需要跟踪酶促反应中某一反应底物或产物的浓度随时间发生的变化量（速度法），或测量酶促反应中反应产物或底物浓度的总变化量（终点法）。可针对某些易于测定的酶促反应底物或产物（如 H^+、OH^-、ATP、CO_2、H_2O_2 等）选择具体的检测方法，包括容量分析法、气体检测法、光学检测法、黏度测定法、酶联免疫法等。

1. 容量分析法　若酶促反应中，反应底物或产物之一具有特定电化学性质，可以采用相应的某种已知准确浓度的试剂溶液（滴定液）对其进行滴定，直到所加的滴定液与被测的反应底物或产物按化学计量关系完全反应为止，然后根据消耗的滴定液的浓度和用量，计算出反应底物或产物的含量，进而推算出酶的活力。如《中国药典》（2020 年版）中，利用酶促反应生成的氢离子（H^+）与标准碱液的滴定反应来测定抑肽酶的效价：抑肽酶（供试品）与底物反应开始后，用 1ml 微量滴定管以氢氧化钠滴定液（0.1mol/L）滴定反应释放出的酸，使溶液的 pH 值始终保持在偏碱性（pH 7.9～8.1），以促使酶促反应继续进行。每隔 60s 读取 pH 值恰为 8.0 时所消耗的氢氧化钠滴定液（0.1mol/L）的体积（ml），共 6min。另取胰蛋白酶稀释溶液作为对照，同法测定，根据供试品和对照品溶液消耗的氢氧化钠滴定液体积数，可求算出抑肽酶的效价。

2. 气体检测法　若酶促反应能产生气体时，可以将生成气体的变化量作为检测指标，计算酶的活力。如《中国药典》中对尿激酶的效价测定，采用的就是气泡上升法。尿激酶可以激活纤维蛋白溶酶原，使其转化为有活性的纤维蛋白溶酶，此酶具有较强的水解蛋白质能力，可以水解纤维蛋白原在凝血酶作用下转变形成的纤维蛋白凝块，生成可溶性的小分子多肽，并产生一定量的气体。对尿激酶进行效价测定时，先加入一定量的牛纤维蛋白原溶液，再加入巴比妥 - 氯化钠缓冲液、尿激酶标准品溶液和已按等体积混合的牛凝血酶溶液/牛纤维蛋白溶酶原溶液，立即将上述反应系统摇匀，并开始计时；反应系统应在 30～40s 内凝结，当凝结块内小气泡上升到反应系统体积一半时作为反应终点，停止计时；以尿激酶浓度的对数为横坐标，以反应终点时间的对数为纵坐标，进行线性回归，绘制标准曲线，尿激酶供试品按同法测定，可通过线性回归方程求出其效价。

3. 分光光度法　若酶促反应中，反应底物或产物之一由于化学结构的改变，其吸光度的强度发生变化，可以通过测定该酶促反应系统的吸光度的变化量，推算出酶的活力。多数酶类药物的含量检测（效价测定）均采用分光光度法，如胃蛋白酶、糜蛋白酶、门冬酰胺酶、溶菌酶等。《中国药典》中对糜蛋白酶的效价测定，就是利用底物 N – 乙酰 – L – 酪氨酸乙酯在糜蛋白酶作用下水解后，检测在 237nm 处的吸光度值变化，再根据酶活力单位的定义来计算糜蛋白酶的效价（规定吸光度每分钟改变 0.0075 即相当于 1 个糜蛋白酶单位）。

4. 黏度测定法　若酶促反应中，反应产物或底物之一具有某种可以指示反应变化的物理特性，也可利用其物理特性的改变来测定酶的活力。如《英国药典》中收载的玻璃酸酶，其效价测定采用的是黏度法：玻璃酸酶的底物玻璃酸具有较大的黏滞性，当玻璃酸被玻璃酸酶水解后，反应体系的黏度会下降，通过检测其黏度可以间接推算出玻璃酸酶的效价。

此外，还有其他的酶活性测定方法，如根据酶促反应底物或产物的荧光性质的差别来进行测定的荧光法、通过测定放射性核素底物生成的相应产物而换算出酶活力的同位素测定法等。

四、酶比活力测定

为了比较酶制品的纯度，常采用"比活力"的概念作为质量指标。酶的比活力用每毫克酶蛋白所含的酶活力单位数表示，即 U/mg 蛋白质。根据比活力的定义，测定酶比活力时必须先测定酶制品的效价单位和酶的蛋白质含量，再按下式进行计算：

$$比活力 = 效价单位数/蛋白质的质量数(mg) \tag{11-3}$$

酶制剂中的蛋白质含量测定可按《中国药典》通则中收载的蛋白质含量测定法进行，包括：①凯氏定氮法，通过测定蛋白质中的含氮量而推算蛋白质的含量，此法所需仪器设备简单、便宜，但操作较为繁琐、灵敏度较低，且测量结果易受非蛋白氮的干扰；②福林–酚法（Lowry 法），蛋白质分子中的肽键与 Cu^{2+} 螯合形成的复合物能使酚试剂还原生成蓝色化合物，一定范围内颜色深浅与蛋白质浓度呈正比，可采用蛋白质对照品作标准曲线、比色法测定蛋白质的含量，此法操作简便且灵敏度高，不同蛋白质间变异少，适合蛋白质的微量测定，是目前重组制品原液蛋白质含量测定的常用方法；③双缩脲法，蛋白质分子中含有的两个以上肽键在碱性溶液中与 Cu^{2+} 形成紫红色络合物，一定范围内颜色深浅与蛋白质浓度呈正比，可采用蛋白质对照品作标准曲线、比色法测定蛋白质的含量，此法快速但灵敏度较低；④2，2′–联喹啉–4，4′–二羧酸法（BCA 法），由 Lowry 法派生而来，蛋白质分子在碱性溶液中将 Cu^{2+} 还原为 Cu^+，并与 BCA 试剂结合形成紫色复合物，一定范围内颜色深浅与蛋白质浓度呈正比，可采用蛋白质对照品作标准曲线、比色法测定蛋白质的含量，反应的干扰物少，终产物稳定，但反应时间长；⑤考马斯亮蓝法，利用染料与蛋白质结合后引起染料最大吸收波长的改变而进行测定，是蛋白质含量常规检定的方法之一，此法比 Lowry 法更加简便、快速，反应的干扰物少、灵敏度高，但对不同的蛋白质有可变性；⑥紫外–可见分光光度法，蛋白质中芳香族氨基酸在 280nm 波长处有最大吸收，且在一定范围内其吸光度大小与蛋白质浓度呈正比，可不需标准品而直接测定蛋白质含量，此法简单、灵敏、快速，在不破坏蛋白质的同时完成定量测定，但测定易受干扰物干扰、准确度较差。

上述方法具体内容可参见第九章第二节。

扫码"学一学"

第四节 应用实例

一、胃蛋白酶

胃蛋白酶广泛存在于哺乳类、鸟类、鱼类等动物的胃液中，是一种蛋白水解酶，其以酶原形式存在于胃黏膜主细胞内，经胃液中盐酸激活后，能水解大多数天然蛋白质，如精蛋白、黏蛋白、角蛋白等，尤其倾向于剪切氨基端或羧基端为芳香族氨基酸（如苯丙氨酸、色氨酸和酪氨酸）或亮氨酸的肽键。胃蛋白酶对蛋白质的水解不彻底，所得产物为胨、肽和氨基酸的混合物。

1864年，胃蛋白酶被载入《英国药典》，随后许多国家的药典标准中都陆续将其纳入，并作为优良的助消化药而广泛应用于临床，主要用于因食用蛋白质性食物过多所致的消化不良、病后恢复期消化功能减退等，也用于缺乏胃蛋白酶的消化不良、食欲不振及慢性萎缩性胃炎等症。药用胃蛋白酶系自猪、羊或牛的胃黏膜中提取制得，是胃液中多种蛋白水解酶的混合物，含有胃蛋白酶、组织蛋白酶、胶原酶等，为粗酶制剂。具有肉类的特殊气味及微酸味，吸湿性强，易溶于水，难溶于乙醇、三氯乙烷等有机溶剂。

在《中国药典》中，分别收载了胃蛋白酶、胃蛋白酶片、胃蛋白酶颗粒和含糖胃蛋白酶的药品质量标准。其中对胃蛋白酶的质量标准，有相关规定如下：胃蛋白酶系自猪、羊或牛的胃黏膜中提取制得，按干燥品计算，每1g中含胃蛋白酶活力不得少于3800U。

【性状】 本品为白色至淡黄色的粉末；无霉败臭；有引湿性；水溶液显酸性反应。

【鉴别】 取本品的水溶液，加5%鞣酸或25%氯化钡溶液，即生成沉淀。

【检查】 干燥失重 取本品，在100℃干燥4h，减失重量不得过5.0%（通则0831）。

微生物限度 取本品，依非无菌产品微生物限度检查（通则1105，通则1106）。每1g供试品中需氧菌总数不得过5000CFU，霉菌和酵母菌总数不得过100CFU，并不得检出大肠埃希菌；每10g供试品中不得检出沙门菌。

【效价测定】 对照品溶液的制备 精密称取酪氨酸对照品适量，加盐酸溶液（取1mol/L盐酸溶液65ml，加水至1000ml）溶解并定量稀释制成每1ml中含0.5mg的溶液。

供试品溶液的制备 取本品适量，精密称定，加上述盐酸溶液溶解并定量稀释制成每1ml中含0.2~0.4U的溶液。

测定法 取试管6支，其中3支各精密加入对照品溶液1ml，另3支各精密加入供试品溶液1ml，置37℃±0.5℃水浴中，保温5min，精密加入预热至37℃±0.5℃的血红蛋白试液5ml，摇匀，并准确计时，在37℃±0.5℃水浴中反应10min，立即精密加入5%三氯醋酸溶液5ml，摇匀，滤过，取续滤液备用。另取试管2支，各精密加入血红蛋白试液5ml，置37℃±0.5℃水浴中保温10min，再精密加入5%三氯醋酸溶液5ml，其中1支加供试品溶液1ml，另1支加上述盐酸溶液1ml，摇匀，滤过，取续滤液，分别作为供试品和对照品的空白对照，照紫外－可见分光光度法（通则0401），在275nm的波长处测定吸光度，算出平均值$\overline{A_s}$和$\overline{A}$，按下式计算：

$$每1g含胃蛋白酶的量（单位）= \frac{\overline{A} \times Ws \times n}{\overline{A_s} \times W \times 10 \times 181.19} \qquad (11-4)$$

式中，$\overline{A_s}$ 为对照品的平均吸光度；$\overline{A}$ 为供试品的平均吸光度；Ws 为每 1ml 对照品溶液中含酪氨酸的量，μg；W 为供试品取样量，g；n 为供试品稀释倍数。

在上述条件下，每分钟能催化水解血红蛋白生成 1μmol 酪氨酸的酶量，为一个蛋白酶活力的单位。

分析上述质量标准的规定项目，可以看出：

（1）对胃蛋白酶的制备来源和性状等做出了明确的规定：胃蛋白酶应提取自猪、羊或牛的胃黏膜中，并且其效价不得低于 3800U/g。

（2）对胃蛋白酶的鉴别采用了沉淀反应法，利用胃蛋白酶在遇到一些有机酸或重金属盐溶液时会出现的沉淀反应进行鉴别。

（3）对胃蛋白酶的检查除了检查一般杂质检查项目中的干燥失重项外，考虑到胃蛋白酶属于生化制品，在提取制备过程中可能引入原材料中的微生物，因此检查项目中还包括对微生物限度的检查，规定了可能含有的细菌、霉菌和酵母菌等微生物的数量限度。

（4）对胃蛋白酶效价的测定《中国药典》中采用分光光度法对胃蛋白酶的效价进行测定，即通过测定胃蛋白酶水解血红蛋白后，酶促系统在 275nm 波长处的吸光度的变化量，推算出供试品的酶活力，并按规定计算其效价单位。

二、尿激酶

尿激酶主要存在于人及哺乳动物的尿液中，是一种由肾细胞产生的碱性蛋白水解酶，其专一性很强，血纤维蛋白溶酶原是其唯一的天然蛋白质底物，通过作用于精氨酸 – 缬氨酸键使纤溶酶原转化为有活性的纤溶酶，进而使纤溶酶发挥溶解纤维蛋白的作用。因此，尿激酶是一种高效的血栓溶解剂，能直接激活纤溶酶原转变成纤溶酶而使血栓溶解，对新鲜血栓的效果较好。

药用尿激酶提取自健康人的尿液，是由高分子量尿激酶（M_w54000）和低分子量尿激酶（M_w33000）组成的混合物，临床上广泛应用于治疗各种新血栓形成或血栓梗死等疾病，如急性心肌梗死、脑栓塞、肺栓塞、周围动脉栓塞、视网膜动脉栓塞等，也可用于眼部炎症、外伤性组织水肿、血肿等。此外，尿激酶还可以作为一种很好的癌症辅助治疗剂与抗癌剂合用，因其能溶解癌细胞周围的纤维蛋白，有利于抗癌剂有效进入癌细胞内部，提高抗癌剂对癌细胞的杀伤能力。

在《中国药典》中，分别收载了尿激酶和注射用尿激酶的药品质量标准。将"尿激酶"规定为：从新鲜人尿中提取的一种能激活纤维蛋白溶酶原的酶，是由高分子量尿激酶（M_w54000）和低分子量尿激酶（M_w33000）组成的混合物，高分子量尿激酶含量不得少于 90%，每 1mg 蛋白中尿激酶活力不得少于 120 000U。

中国对尿激酶的质量标准，有相关规定如下：

【制法要求】本品应从健康人群的尿中提取，生产过程应符合现行版《药品生产质量管理规范》要求。本品在生产过程中需经 60℃加热 10h，以使病毒灭活。

【性状】本品为白色或类白色状粉末。

【鉴别】取效价测定项下的供试品溶液，用巴比妥 – 氯化钠缓冲液（pH 7.8）稀释成每 1ml 中含 20U 的溶液，吸取 1ml，加牛纤维蛋白原溶液 0.3ml，再依次加入牛纤维蛋白溶酶原溶液 0.2ml 与牛凝血酶溶液 0.2ml，迅速摇匀，立即置 37℃ ±0.5℃恒温水浴中保温，立即计时。应在 30 ~ 45s 内凝结，且凝块在 15min 内重新溶解。以 0.9% 氯化钠溶液作空白，同法操作，凝块在 2h 内不溶（试剂的配制同效价测定）。

【检查】溶液的澄清度与颜色 取本品，加 0.9% 氯化钠溶液制成每 1ml 中含 3000U 的溶液，依法检查（通则 0901 第一法，通则 0902 第一法），应澄清无色。

分子组分比 取本品，加水溶解并制成每 1ml 中含 2mg 的溶液后，加入等体积的缓冲液（取浓缩胶缓冲液 2.5ml、20% 十二烷基硫酸钠溶液 2.5ml，0.1% 溴酚蓝溶液 1.0ml 与 87% 甘油溶液 3.5ml，加水至 10ml），置水浴中 3min，放冷，作为供试品溶液；取供试品溶液 10μl，加至样品孔，照电泳法（通则 0541 第五法 考马斯亮蓝染色）测定，按下式计算高分子量尿激酶相对含量%。

$$\text{高分子量尿激酶相对含量}\% = \frac{\text{高分子量尿激酶的峰面积}}{\text{高、低分子量尿激酶的峰面积之和}} \times 100\% \quad (11-5)$$

干燥失重 取本品，以五氧化二磷为干燥剂，在 60℃ 减压干燥至恒重，减失重量不得大于 5.0%（通则 0831）。

乙肝表面抗原 取本品，加 0.9% 氯化钠溶液制成每 1ml 中含 10mg 的溶液，按试剂盒说明书项下测定，应为阴性。

异常毒性 取本品，加氯化钠注射液制成每 1ml 中含 5000U 的溶液，依法检查（通则 1141），按静脉注射法给药，应符合规定。

细菌内毒素 取本品，依法检查（通则 1143），每 10000U 尿激酶中含内毒素的量应小于 1.0EU。

凝血质样活性物 （1）血浆的制备 取新鲜兔血，加入 3.8% 的枸橼酸钠溶液（每 9ml 兔血加 3.8% 枸橼酸钠溶液 1ml），混匀，在 2 ~ 8℃ 条件下，以 5000r/min 离心 20min。取上清液在 −20℃ 速冻保存备用，用前在 25℃ 融化。

（2）测定法 取本品，加巴比妥缓冲液（pH 7.4）溶解并稀释制成每 1ml 中各含 5000U、2500U、1250U、625U 与 312U 的供试品溶液。若供试品中含乙二胺四醋酸盐或磷酸盐，必须先经巴比妥缓冲液（pH 7.4）在 2℃ 透析除去，再配成上述浓度的溶液。

取小试管（12mm × 75mm）7 支，在第 1 管和第 7 管各加入巴比妥缓冲液（pH 7.4）0.1ml 作空白对照，其余 5 管分别加入上述倍比稀释的供试品溶液各 0.1ml，再依次加入 6 - 氨基己酸溶液〔取 6 - 氨基己酸 1.97g，加巴比妥缓冲液（pH 7.4）使溶解，并稀释至 50ml〕和血浆各 0.1ml，轻轻摇匀，在 25℃ 水浴中，静置 3min，加入已预温至 25℃ 的氯化钙溶液（取氯化钙 1.84g，加水使溶解并稀释至 500ml）0.1ml，混匀，放入水浴，并立即计时。注意观察血浆凝固，终点判断为轻轻倾斜试管置水平状，溶液呈斜面但不流动，记录凝固时间（s）。每种浓度测 3 次，求平均值（3 次测定中最大值与最小值的差不得超过平均值的 10%）。以供试品溶液浓度的对数为纵坐标，复钙缩短时间（空白管的凝固时间减去供试品管的凝固时间）为横坐标绘图。连接不同稀释度的供试品各点，应成一直线，延伸直线与纵坐标轴的交点为供试品浓度，即凝血质样活性为零值时的供试品酶活力，按每 1ml 供试品溶液的单位表示，每 1ml 应不得少于 150U。

【效价测定】酶活力 （1）试剂 牛纤维蛋白原溶液：取牛纤维蛋白原，加巴比妥 - 氯化钠缓冲液（pH 7.8）制成每 1ml 中含 6.67mg 可凝结蛋白的溶液。

牛凝血酶溶液：取牛凝血酶，加巴比妥 - 氯化钠缓冲液（pH 7.8）制成每 1ml 中含 6.0U 的溶液。

牛纤维蛋白溶酶原溶液：取牛纤维蛋白溶酶原，加三羟甲基氨基甲烷缓冲液（pH 9.0）制成每1ml中含1~1.4U酪蛋白的溶液（如溶液浑浊，离心，取上清液备用）。

混合溶液：临用前取等体积的牛凝血酶溶液和牛纤维蛋白溶酶原溶液，混匀。

（2）标准品溶液的制备 取尿激酶标准品，加巴比妥-氯化钠缓冲液（pH 7.8）溶解并定量稀释制成每1ml中含60U的溶液。

（3）供试品溶液的制备 取本品适量，加巴比妥-氯化钠缓冲液（pH 7.8）溶解，混匀，并定量稀释成与标准品溶液相同的浓度。

（4）测定法 取试管4支，各加牛纤维蛋白原溶液0.3ml，置37℃±0.5℃水浴中，分别加入巴比妥-氯化钠缓冲液（pH 7.8）0.9ml、0.8ml、0.7ml、0.6ml，依次加标准品溶液0.1ml、0.2ml、0.3ml、0.4ml，再分别加混合溶液0.4ml，立即摇匀，分别计时。反应系统应在30~40s内凝结，当凝块内小气泡上升到反应系统体积一半时作为反应终点，立即计时。每种浓度测3次，求平均值（3次测定中最大值与最小值的差不得超过平均值的10%）。以尿激酶浓度的对数为横坐标，以反应终点时间的对数为纵坐标，进行线性回归。供试品按上法测定，用线性回归方程求得效价，计算每1mg中供试品的效价（单位）。

蛋白质含量 取本品约10mg，精密称定，照蛋白质含量测定法（通则0731第一法）测定，即得。

比活 每1mg蛋白质中含尿激酶活力单位数。

分析上述质量标准的规定项目，可以看出：

1. 对尿激酶的来源、性状等做出了明确的规定 尿激酶应提取自新鲜人尿，其中高分子量尿激酶（M_w54000）的含量应≥90%，且每1mg蛋白质中尿激酶活力不得少于120000U。

2. 对尿激酶的鉴别采用了酶活性试验法 利用尿激酶能直接激活纤溶酶原转变成纤溶酶而使纤维蛋白溶解的特性设计实验，通过观察实验体系中血纤维蛋白的溶解情况来进行鉴定。

3. 对尿激酶的检查 除了检查溶液的颜色与澄清度、干燥失重等一般杂质检查项目，考虑到尿激酶属于生化制品，在提取制备过程中可能引入一些特殊的杂质，因此检查项目中还包括：①对分子组分比的测定，因尿激酶是高分子量尿激酶（M_w54000）和低分子量尿激酶（M_w33000）组成的混合物，且高分子量尿激酶的作用比低分子量尿激酶的作用快2倍，要求高分子量尿激酶的相对含量应不小于90%；②对乙肝表面抗原的检查，目的是控制尿激酶提取制备时可能引入的乙肝病毒；③按《中国药典》（2020年版）通则规定，对异常毒性、细菌内毒素的检查，也是反映尿激酶制品安全性的指标；④对凝血质样活性物质的检查，在从人尿中提取尿激酶时，可能引入一些凝血质样活性物质，在低比活、低剂量使用时，这些活性物质可能引起患者血中暂时复盐试验时间缩短，使血液呈短暂高凝状态，这不仅影响血栓病患者的使用，并增加了并发脑血栓的意外风险。因此，应设计实验检测尿激酶产品中的凝血质样活性物质，并对其进行最低安全限量控制。

4. 对尿激酶效价的测定 采用气体检测法对尿激酶的效价进行测定，即通过检测尿激酶激活纤维蛋白溶酶原为有活性的纤维蛋白溶酶，并水解纤维蛋白原在凝血酶作用下转变形成的纤维蛋白凝块而产生的气体的变化量，推算出供试品的酶活力，并按规定计算其效价单位。

扫码"练一练"

重点小结

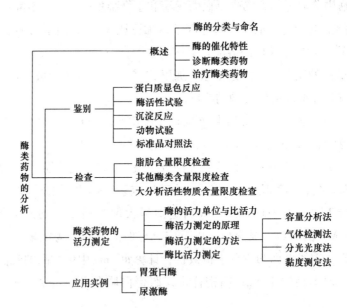

（陈　珺）

第十二章　细胞因子类药物的分析

扫码"学一学"

第一节　概　述

一、细胞因子的概念、分类和作用

扫码"看一看"

细胞因子（cytokine）是由免疫细胞以及组织细胞分泌在细胞间发挥相互作用的一类小分子可溶性多肽蛋白，它们通过与靶细胞表面的细胞因子受体特异结合，发挥生物学效应。这些效应包括促进靶细胞的增殖和分化，增强抗感染和杀肿瘤细胞效应，促进或抑制其他细胞因子的合成，促进炎症过程，影响细胞代谢等。在正常情况下，细胞因子参与调节细胞的生理、生长和分化过程，提高机体的免疫力，调控免疫应答，维持机体的生理平衡，抵抗病原微生物的侵袭，防止肿瘤发生等过程。在异常情况下，细胞因子也可能引起发烧、炎症、休克等病理过程。细胞因子的作用具有网络性特点，即每种细胞因子可作用于多种细胞；每种细胞可受多种细胞因子的调节；不同细胞因子之间具有相互协同或相互制约的作用，由此构成了复杂的细胞因子免疫调节网络。

细胞因子通常由淋巴细胞、单核细胞、成纤维细胞、内皮细胞等相关细胞产生。从分子结构来看，细胞因子都是小分子的多肽，多数由 100 个左右氨基酸组成。从功能及免疫学关系，可将细胞因子分类为：①具有抗病毒活性的细胞因子，如干扰素（interferon，IFN）；②具有免疫调节活性的细胞因子，包括白细胞介素（interleukin，IL）类的 IL－2、IL－4、IL－5、IL－7、IL－9、IL－10、IL－12，以及 β 型转化生长因子（transforming growth factor β，TGF β）；③具有炎症介导活性的细胞因子，包括肿瘤坏死因子（tumor necrosis factor，TNF）及 IL－1、IL－6、IL－8 为代表的结构相似的小分子趋化因子；④具有造血生长活性的细胞因子，包括 IL－3、IL－11、集落刺激因子（colony－stimulating factor，GSF）、促红细胞生成素（erythroprotein，EPO）、干细胞因子（stem cell factor，CSF）、血小板生成素（thrombopoietin）和白血病抑制因子（leukemia inhibitory factor，LIF）；⑤与血管生长有关的细胞生长因子，包括血管内皮生长因子（vascular endothelial growth factor，VEGF）、成纤维细胞生长因子（fibroblast growth factor，FGF）、血小板源生长因子（platelet－derived growth factor，PDGF）等，它们促进肿瘤新生血管的生长。

细胞因子的研究具有非常重要的理论意义，它有助于阐明分子水平的免疫调节机理，有助于疾病的预防、诊断和治疗。利用基因工程技术生产的重组细胞因子在治疗肿瘤、感染、炎症、造血功能障碍等方面收到良好疗效，具有非常广阔的应用前景。

二、细胞因子类药物的临床应用

细胞因子的生物学作用广泛而重要，但在人体内含量甚微。临床上使用的细胞因子类药物，主要是以基因工程技术制备而得。即从体内细胞中提取所需要的基因，经过分离纯化或者人工合成，将其在体外进行剪切、拼接、重新组合，然后转入合适的细胞（细菌、酵母、动物细胞、植物细胞）中进行表达，从而产生出多于原来数百、数千倍的蛋白质。

目前，国内市场上主要的国产重组细胞因子类药物包括 IFN 类、IL 类、CSF 类、重组表皮生长因子（recombinant endothelial growth factor，rEGF）、阻断 VEGF 受体 2（VEGFR2）和 PDGF 受体 β（PDGFR β）等十几类。重组细胞因子作为药物具有很多优越之处，例如细胞因子为人体自身成分，可调节机体的生理过程和提高免疫功能，对治疗肿瘤、造血障碍、感染、创伤、炎症等具有良好的疗效，而且很低剂量即可发挥作用，故副作用小，已经成为某些疑难病症不可缺少的治疗手段。

1. **细胞因子用于治疗各种疾病，如肿瘤、感染性疾病、造血功能障碍等** IFN-α 主要用于治疗病毒性感染和肿瘤；IFN-α 对于病毒性肝炎（主要是慢性活动性肝炎）、疱疹性角膜炎、带状疱疹、慢性宫颈炎等有较好疗效；IFN-α 对于血液系统恶性疾病如毛细胞白血病等疗效较显著（有效率达 80% 以上），但对实体肿瘤的疗效较差。IFN-γ 的免疫调节作用强于 IFN-α，但其治疗肿瘤的效果弱于 IFN-α。目前有人应用 IFN-γ 治疗类风湿关节炎、慢性肉芽肿取得了一定疗效。IL-2 治疗实体肿瘤，对肾细胞癌、黑色素瘤、非霍奇金淋巴瘤、结肠直肠癌有较显著的疗效。GM-CSF 和 G-CSF 治疗各种粒细胞低下患者，例如与化疗药物合用治疗肿瘤，可以降低化疗后粒细胞减少程度，使粒细胞的数量和功能尽快回升并能提高机体对化疗药物的耐受剂量，从而提高治疗肿瘤的效果。对再生障碍性贫血和 AIDS 亦有肯定疗效，用于骨髓移植后可使中性粒细胞尽快恢复，降低感染率。此外，应用 EPO 治疗肾性贫血取得了非常显著的疗效。

2. **细胞因子抑制剂用于治疗炎症、自身免疫病、移植排斥、休克等** 在发生炎症、自身免疫病、变态反应、休克等疾病时，某些细胞因子的表达量可成百上千倍的增加。应用细胞因子的抑制剂抑制细胞因子产生、阻断细胞因子与相应受体结合及结合后信号传导过程，使细胞因子的病理性作用难以发挥。该方法适用于自身免疫性疾病、移植排斥反应、感染性休克等的治疗。如类风湿关节炎的滑膜液中可发现 IL-1、IL-6、IL-8、TNF-α 水平明显高于正常人，而这些细胞因子均可促进炎症过程，使病情加重。抗 TNF-α 单克隆抗体可以减轻甚至阻断感染性休克的发生，IL-1 受体拮抗剂对于炎症、自身免疫性疾病等具有较好的治疗效果。

3. **细胞因子可作为佐剂与疫苗共用，预防感染性疾病** 细胞因子作为佐剂始于 20 世纪 80 年代初。许多实验都证明白细胞介素、干扰素以及肿瘤坏死因子具有较强的佐剂活性并且对降低副反应也有一定功效。应用 IL-2 作为佐剂与免疫原性弱的亚单位疫苗联合应用，可提高机体保护性免疫应答的水平。

三、细胞因子类药物的质量控制要点

临床使用的细胞因子类药物绝大多数采用基因工程手段制备，因此这类药物的质量控制遵从基因工程药物中人用重组 DNA 蛋白制品的质量控制要点。

　　人用重组 DNA 蛋白制品的生产是一项十分复杂的系统工程，与一般药品的生产有着很多不同之处。它是将某一特定编码的天然基因或者合成的核苷酸序列，利用具有高度特异性的限制性内切核酸酶和 DNA 连接酶等，插入到质粒、病毒等载体中，形成重组的遗传物质，然后再将此遗传物质，转入新的宿主细胞，构建重组工程菌或者细胞，使目的基因在工程菌体或者细胞内进行复制和表达。由于表达的蛋白质往往分子量较大，并且有复杂的结构，是参与体内生物功能精密调节所必需的蛋白质，极微量就可以产生显著效果，因此任何药物性质或者剂量上的偏差，都可能耽误病情或者对机体造成伤害。宿主细胞中表达的外源基因，在转录或者翻译、精制、工艺放大过程中，都有可能发生丢失、突变、降解、污染等，故从原料到产品以及制备的全过程中，每一个环节都必须严格控制条件和检定产品质量，确保产品符合质量标准、安全有效。人用重组 DNA 蛋白制品可能会含有传统生产方法不可能存在的杂质。如微生物细胞表达的产物可能含有细菌内毒素、致敏原；动物细胞中表达的产物可能含有核酸类杂质和病毒，故人用重组 DNA 蛋白制品的质量控制与传统生产方法制备的药物的质量监控方面有着本质的差别。所以，对人用重组 DNA 蛋白制品的生产全过程和最终产品，各国均制定了严格的质量控制标准。1983 年美国 FDA 制定了"重组 DNA 生产的药品、生物制品生产与检定要点"；1988 年与 1990 年欧共体分别制定了"基因重组技术医药用产品生产与质量控制""生物技术医药产品临床前生物安全性试验要求"与"生物技术生产细胞因子的质量控制"；1990 年原卫生部相继颁发"人用重组 DNA 制品质量控制要点"与"基因工程人 α-干扰素制备与质量控制要点"；1991 年世界卫生组织经生物鉴定专家委员会讨论后正式公布了"重组 DNA 生产的药品生物制品的生产和检定要点"；2000 年经中国生物制品标准化委员会修编，国家药品监督管理局批准，10 月 1 日起颁布执行"中国生物制品规程"。2020 年版《中国药典》中收载了人用重组 DNA 蛋白制品总论和各种生物制品的质量标准。

　　在制造方面的基本要求包括工程细胞的制备、发酵或细胞培养，目的蛋白质的提取和纯化、制剂等过程。工程细胞的来源、管理及检定应符合"生物制品生产检定用菌毒种管理规程"和"生物制品生产检定用动物细胞基质制备及检定规程"的相关要求。生产过程中使用的原材料和辅料应符合"生物制品生产用原材料及辅料质量控制规程"相关要求。应采用经过验证的生产工艺进行生产，并对生产工艺全过程进行控制。

　　在质量控制方面的基本要求为人用重组 DNA 蛋白制品的质量控制与分子大小、结构特征、质量属性复杂程度以及生产工艺相关。质量控制体系主要包括原、辅料质量控制，生产工艺和过程控制及制品检定等。应通过终产品检测、过程控制和工艺验证结合的方法，确保各类杂质已去除或降低至可接受水平。制品质量控制包括采用参比品和经验证的方法评估已知和（或）潜在制品相关物质和工艺相关物质，以及采用适宜的方法对制品鉴别、生物学活性、纯度和杂质等进行分析。

（一）原材料的质量控制

　　原材料的质量控制主要是对目的基因、表达载体以及宿主细胞的检查，以确保编码药物的 DNA 序列的正确性，重组菌体或者细胞来自于单一克隆，所用质粒纯而稳定，从而保证产品质量的安全性和一致性。

　　1. 目的基因的质量控制　检测克隆基因的来源和特性、构建和鉴别情况、插入基因和表达载体两侧端控制区的核苷酸序列、限制性内切酶图谱测定、序列分析与稳定性监控等。检测所有与表达或产品质量相关的核苷酸序列，以及在生产过程中控制、提高表达水平的各种措施。

2. 表达载体的质量控制　应检测有关载体的详细情况，如表达载体的起源、来源、遗传背景、遗传特性和结构（如复制和启动子来源或者抗生素抗性标记物）等，检测表达载体扩增、对宿主细胞的转化方法、生产用细胞克隆的筛选标准及其在宿主细胞中的位置、物理状态和遗传稳定性。

3. 细胞库的质量控制　通常包括主细胞库（master cell bank，MCB）和工作细胞库（working cell bank，WCB）。主细胞库是由含目的基因表达载体转化的细胞种子经传代扩增制成的均一悬液，分装于单独容器中用于贮存。工作细胞库是从主细胞库经有限传代扩增制成的均一悬液，并分装于单独容器中用于贮存。所有的贮藏容器应在相同条件下妥善保管，一旦取出使用，不得再返回库内保存。

应详细检测细胞库类型、容量、预期使用频率下的寿命、保存容器、冻存剂、培养基、冷冻保存步骤和贮存条件等信息，并提供库存细胞稳定性的证据。应对主细胞库的表型和基因型标记进行鉴定。应采用分子生物学或其他适合的技术对表达载体基因拷贝数、基因插入或缺失、整合位点数量等情况进行分析。核苷酸序列应与表达载体一致，并与所预期的表达蛋白质的序列吻合。

应对细胞库进行支原体、外源病毒因子等相关微生物污染的检测，并确认细胞基质没有被污染。已知携带内源逆转录病毒的啮齿类细胞株，如 CHO 细胞等，已广泛用于生产时，应采取风险控制策略，在工艺中采用物理、化学等手段对其进行去除/灭活。

主细胞库应进行全面检定，并符合要求；工作细胞库可根据主细胞库的检定情况确定应检定的项目，并符合要求。

应评估细胞基质的稳定性。即基于宿主细胞经长时间培养后表达产物分子的完整性，以及细胞基质表型和基因型特征的综合情况，确定生产用细胞的最高限定代次。长期发酵的多次收获物会导致一些质量属性的漂移，例如糖基化等。出现的"新"的变体可能会影响制品的质量、安全和有效性。这类漂移应在工艺验证的研究中充分鉴定并明确控制策略。

（二）生产过程的质量控制

总体应做到生产工艺稳定可控，并有明确的过程控制参数，以确保制品安全有效、质量可控。生产工艺的确定应建立在对目标制品的质量属性、生产工艺的深入理解和全面设计的基础上。应根据研发早期到规模化生产的整个工艺周期的相关信息，确定原液和成品生产的关键步骤并制定可接受标准进行控制，同时对其他确保工艺一致性的环节进行控制。适当的工艺过程控制能够减少对原液和（或）成品常规检测的需求。

基因工程产品的生产采用种子批系统（seed lot system）。含表达载体的宿主细胞应经过克隆而建立原始细胞库（original seed bank）。从已建立的原始细胞库中，再进一步建立主细胞库（master cell bank，MCB）和工作细胞库（working cell bank，WCB）。在此过程中，同一实验室工作区内，不得同时操作两种不同细胞或菌株，一个工作人员亦不得同时操作两种细胞或菌株。

（1）种子材料的质量控制　对种子材料的来源、方式、保存和预计使用寿命，应检测在保存和复苏条件下，宿主载体表达系统的稳定性证据。采用新的种子批时，应重新做全部鉴定。当使用高等真核细胞生产时，细胞的鉴别标志，如特异性同工酶或免疫学或遗传型特征，对鉴别所建立的种子是有用的，有关所用传代细胞的致癌性应有详细报告。当采用微生物培养为种子，应研究其特异性表型特征。克隆基因的 DNA 序列一般应在基础种子阶段予以证明，但是在某些情况下，将基因的各个拷贝转入传代细胞系基因组，在基础种子阶段可能不适于进行克隆某些基因序列分析。在此种情况下，用免疫印迹分析总细胞DNA 或者分析相关 mRNA 序列，应特别注意对最终产品的特征鉴定。种子批应是无传染性细胞、支原体、真菌、病毒、潜在致癌外源因子污染。应特别注意某些细胞株的内源性病毒，如逆转录病毒，不易除去。当已确知在原始细胞库或载体部分中污染此类特定因子时，则应能证明在生产时的纯化过程可使之灭活或清除。

（2）培养过程的质量控制　应测定被表达基因的完整性及宿主细胞长期培养后的基因型特征，如质粒拷贝数、宿主细胞中表达载体存留程度，含插入基因的载体的限制性内切酶图谱，必要时应做一次基因表达产物的核苷酸序列分析。无论是有限代次生产还是连续培养，对用于培养和诱导基因产物的材料和方法应有详细资料。

（3）在有限传代生产中，应限定生产过程中表达载体细菌或细胞传代（或细胞群体倍增）的最高次数，最高限定代次的确定应基于细胞表型、基因型特性及其所表达基因的分子完整性、一致性，以及生产末期宿主细胞/载体的一致性研究，如质粒拷贝数及其在宿主细胞内的状态，证明上述特征的试验所涉及的传代范围应等于或超过规定的细胞最高限定代次。应根据生产过程中培养、增殖和表达量一致性的研究资料，确定终止培养、废弃培养物以及摒弃收获物的技术参数。

（4）在连续培养生产中，应根据系统特点和稳定性以及培养期间产品一致性的研究资料，确定连续培养的最长周期以及培养周期全过程的监测要求，包括生产过程中制品变异体或其他培养参数未超过标准限度的数据。

（5）应对生产过程中使用的各种原材料进行质量控制，以保证这些原材料符合既定用途质量标准的要求。

（6）培养过程及收获时，应有灵敏的检测手段控制微生物污染。

（7）收获物后续加工中，批次的确定应清晰并易于追溯。

（8）应根据宿主载体系统的稳定性和制品特性等确定对细胞、制品进行再评估的时间间隔。

（三）纯化过程的质量控制

生物制品的提取、纯化主要依赖于各种蛋白质分离技术。采用的分离纯化方法或技术，应能适用于规模化生产并保持稳定。应对纯化工艺中可能残存的有害物质进行严格检测，这些组分包括固定相或者流动相中的化学试剂、各类亲和色谱柱的脱落抗体或配基以及可能对目标制品关键质量属性造成影响的各种物质等。一般来说，该类产品要有足够的生理和生物学实验数据资料，确认产品批次之间保持一致性。分离纯化过程，常用分级沉淀、超滤、电泳和色谱技术，其质量控制要求能保证除去污染病毒、核酸、宿主细胞杂蛋白、糖及其他杂质以及纯化过程中带入的其他有害化学物质及热原质，或者将这类杂质控制在规定限度以下。

（1）明确使用的纯化方法的原理、目的以及与其去除杂质的效果，在不同纯化步骤中能去除不同性质的杂质，并进行相应的工艺验证。

（2）纯化的每一步均应测定纯度，计算提纯倍数、收获率等，要对每一步的纯化效率、活性回收率和蛋白回收率进行检测，只有当这两种回收率呈正相关性时，纯化过程才是有效可行的。要研究色谱柱使用的寿命、保存条件等。

（3）纯化工艺过程中应尽量不加入对人体有害的物质，若不得不加时，应设法除净，并在最终产品中检测残留量，应远远低于有害剂量，还要考虑到多次使用的积累作用。如用柱层析技术应提供所用填料的质量认证证明，并证明从柱上不会掉下有害物质。上样前应去除热原质等。若用亲和层析技术，例如单克隆抗体，应有检测可能污染此类外源性物质的方法，不应含有可测出的异种免疫球蛋白。柱层析配制溶液用水一律用超纯水。对于人和动物源的细胞基质，病毒去除/灭活工艺均应充分显示能去除/灭活任何可能污染的病毒，确保原液的安全性，灭活工艺应经验证并符合要求。

（4）关于纯度的要求可视产品的来源、用途、用法、用量而确定，如真核细胞表达的制品反复多次使用，要求纯度达98%以上；原核细胞表达的多次使用的制品纯度达到95%以上即可。采用细胞或酵母等真核表达系统时，其蛋白质产物多为分泌性蛋白质，通常只需去除细胞或酵母即可初步获得较高纯度的目的蛋白；采用大肠埃希菌等原核表达系统时，菌体裂解后应尽快进行蛋白质纯化。

（5）纯化工艺应保证对制品中的一些特定工艺杂质，包括来自表达载体的核酸、宿主细胞蛋白质、病毒等外源污染因子，细菌内毒素以及源自培养液的各种其他残留物，必要时可采用特定的工艺将其去除或降低至可接受的水平。

（6）生产工艺的优化应考虑残留宿主 DNA 片段的大小、残留量和对生物活性的影响。应采用适宜的方式将残留宿主 DNA 总量降至可接受的水平，并就降低残留宿主 DNA 片段的大小或者灭活 DNA 活性的方式进行说明。

（7）收获液经提取、纯化分装于中间贮存容器中即为原液。如需加入稳定剂或赋形剂，应不影响质量检定，否则应在添加辅料前取样进行原液检定。原液的检测项目取决于工艺的验证、一致性的确认和预期产品相关杂质与工艺相关杂质的水平。应采用适当方法对原液质量进行检测，必要时应与参比品进行比较。原液贮存应通过稳定性验证确定贮存条件和时间。

（8）除另有规定外，制备成品前，如需对原液进行稀释或加入其他辅料制成半成品，应确定半成品的质量控制要求，包括检定项目和可接受的标准。

（9）成品制剂的生产和检测应符合《中国药典》和中国现行《药品生产质量管理规范》的相关要求。

（四）最终产品的质量控制

最终产品的质量控制项目，要根据纯化的工艺过程、产品的理化性质、用途等来确定。一般包括鉴别、纯度、活性、安全性、稳定性和一致性检测。任何一种单一的分析方法都无法满足对该类产品的检测要求。它需要综合生物化学、免疫学、微生物学、细胞生物学和分子生物学等多门学科的理论与技术，才能切实保证产品的安全有效。

最终产品的质量控制项目一般包括：

1. N 端 15 个氨基酸序列分析 作为重组蛋白质和多肽的重要鉴别指标。

2. 肽图分析 作为重组蛋白质与天然产物或参考品精密比较的手段。与氨基酸成分和序列分析合并研究，可作为蛋白质的精确鉴别。同种产品不同批次的肽图的一致性是工艺稳定性的验证指标，因此，肽图分析尤为重要。

3. 测定分子量 应用还原型 SDS - PAGE 电泳在有适宜的分子量标记物（标准分子量）参比下，测出分子量，应与理论值基本一致（误差不超过20%）。对于分子量小于8000 的肽类，测出的分子量不易准确，测定结果可作为鉴别试验。

4. 纯度分析 用于表明制品的蛋白质纯度。通常使用以下两种方法。①HPLC 法：应用适当的分析柱测定纯度，凡是有紫外吸收的物质均能在谱图上显示出来。若产品分子构型均一，则仅表现出一个峰。有些天然产品因有不同构型会表现出两个峰（如 ECF 等），总之纯度要达 95% 以上。②非还原型 SDS－PACE 法：产品中若有聚合体存在，只有在非还原情况下表现比较充分，应扫描计算聚合体的含量，一般控制在 10% 以下，单体加聚合体应不小于 95%。应用灵敏的银染色法，可测出微量杂质蛋白质。

5. 等电点　基因工程药物的等电点往往是不均一的，即不是一个等电点，而是出现多条区带多个等电点。这可能是信号肽表达不准确或样品提纯过程中经酸碱处理等多种因素造成的。对于同一个产品来说，不管有几个等电点，批与批之间必须一致，可表明其工艺稳定性。通常在样品脱盐后用等电点聚焦法测定。

6. 紫外光谱　是基因工程药物的一个重要物理常数，对于一个蛋白质或多肽分子来说，它的最大吸收波长是固定的。不同批之间的紫外光谱应该是一致的。

7. 外源性 DNA 残留　必须用敏感的方法测定来源于宿主细胞 DNA 残留量。一般认为每个剂量残余 DNA 含量小于 100pg 是安全的。对于用哺乳类动物细胞等生产的制品要求DNA 残余量更低。

8. 其他外源性杂质　测定项目要视制造工艺而定，如用单克隆抗体亲和色谱应测定IgG 残余量；细胞培养中加入了小牛血清，也要测定其残余量等。在培养和纯化过程中所添加的可能有害物质，也应做相应的检测。

9. 效价测定　采用国际或国家参考品，或经过国家检定机构认可的参比品，以体内或细胞法测定制品的生物学活性，并标明其活性单位。一般用免疫学方法测定的效价不能代替生物学效价，在测定效价的同时，应测定蛋白质含量，计算出特异比活性，以活性单位/mg 蛋白表示。

10. 无菌、热原、细菌内毒素、异常毒性　按《中国药典》（2020 年版）通则检查。

第二节　细胞因子类药物的鉴别和检查

这里仅对通过基因重组而得到的细胞因子类药物加以检验。

一、鉴别

（一）理化性质鉴别

1. 非特异性鉴别　包括还原型 SDS－PAGE 电泳法、高效液相色谱法和紫外吸收光谱法。

（1）还原型 SDS－PAGE 电泳法　使用还原型 SDS－PAGE 电泳法，比较供试品和对照品的迁移率，要求应与对照品一致。SDS 电泳技术首先在 1967 年由 Shapiro 建立，1969 年由 Weber 和 Osborn 进行完善。他们发现，在聚丙烯凝胶系统中加入十二烷基硫酸钠（sodium dodecyl sulfate，SDS），蛋白质分子的电泳迁移率主要取决于它的分子量大小，其他因素可以忽略不计。因此，被用于测定蛋白质的分子量和检测蛋白质纯度。具体操作方法参见相关分子生物学操作手册。

（2）高效液相色谱法　选择合适的色谱柱，以适合分离蛋白质的色谱用凝胶为填充剂，采用 HPLC 法进行分离分析，在波长 280nm 处检测，比较供试品和对照品的保留时间和峰型来进行鉴定，要求应与对照品一致。

（3）紫外吸收光谱法　紫外吸收光谱是基因工程药物的一个重要物理常数。对于同一个蛋白质或多肽分子来说，它的最大吸收波长是固定的，可以用于鉴别。用水或者生理氯化钠溶液将供试品稀释到合适浓度，在 230～360nm 下进行扫描，比对最大吸收峰波长，应该与对照品一致。要求不同批蛋白质产品之间的紫外光谱是一致的，故这种方法也可以作为产品一致性的检测。

2. 特异性鉴别　主要是利用蛋白质免疫印迹法、肽图分析法、氨基酸组成成分分析法、N 端氨基酸序列分析法用于鉴别。

（1）蛋白质免疫印迹法　蛋白质 SDS－PAGE 电泳虽然应用十分广泛，但仍存在着一些难于克服的问题。如用这种方法鉴别样品，则必须有标准品，而在实际工作中获得生物标准品是十分困难的。即使在已经获得标准品的情况下，仍很难判断确认凝胶中哪一个斑点具有标准品的生物学功能。要做到这一点，就要求凝胶中的多肽仍保留它的生物活性，或者能将变性的多肽恢复到天然肽，或者电泳前就将可检测的配基共价交联到所要检测的多肽上。要做到这些，电泳后的凝胶就必须进行反复的洗涤和多次保温，不仅十分费时，且常常在处理的过程中将凝胶撕裂。另外，在用高浓度凝胶或梯度凝胶时，大分子探针很难进入凝胶的孔隙与凝胶中的多肽起作用，或由于孔径的不均一与各部分多肽的作用也不均一而影响结果，要除去多余的探针也很困难。

使用蛋白质免疫印迹法就可以解决上述问题。其基本原理是借助聚丙烯酰胺凝胶技术，将生物活性物质高效分离，再与固相免疫学方法相结合。分离后的样品几乎可以原位、定量驱动或吸印在另一种固相载体（通常用醋酸纤维素薄膜，简称 NC 膜）上。因为能保持原有的生物活性和物质的类型，所以可以进行各种生物检测、免疫识别、扫描、积分和保存。

蛋白质免疫印迹电泳的基本操作分三个步骤：①SDS－PAGE 电泳；②转移电泳，即将凝胶中的多肽条带转移到硝酸纤维素纸上；③检测或鉴定薄膜上的多肽条带。

1）SDS－PAGE 电泳　先将要分离的样品进行 SDS－PAGE 电泳，可以是均一的凝胶电泳，也可用梯度凝胶电泳。凝胶缓冲体系中可含有各种变性剂，如 SDS、LDS、尿素等，可进行单向或双向电泳，也可用等电聚焦电泳。

2）经典的湿法转移电泳　是将湿的醋酸纤维素薄膜（NC）紧贴凝胶，凝胶与薄膜之间不能有气泡，否则气泡所在部位的条带将不能转移。在 NC 膜和凝胶的另一侧放上两层湿滤纸，也不能有气泡；再在两边贴上海绵，最后用塑料网框架夹紧，做成多层"夹心饼干"，将"夹心饼干"插入电泳槽，根据凝胶中样品所带电荷的性质，决定有 NC 膜的一边是靠近正极还是靠近负极一侧。电泳条件取决于凝胶的类型、转移装置和蛋白质本身的性质等。一般采用低电压和低电流（$2mA/cm^2$ 以内）。缓冲液中一般含有 20% 的甲醇或乙醇，其作用主要是保持凝胶的几何形状。也可以使用最新的半干法转移的设备进行蛋白质条带的转移，需要配套的半干转移设备。

3）检测或鉴定　NC 膜是靠非共价键吸附蛋白质的，经转移后凝胶中的蛋白质条带就固定在 NC 膜上，完全保留了凝胶中的蛋白质谱，可直接用考马斯亮蓝、氨基黑 10B、丽春红等染色。如果利用蛋白质的生物活性，或用蛋白质的生物探针来检测，就要先用 1%～3% 的牛血清蛋白或血红蛋白，或非离子去垢剂（0.3% 聚山梨酯 20）等处理 NC 膜，以封闭 NC 膜上未吸附蛋白质的区域，使其不再能吸附蛋白质。使用非离子去垢剂比较经济，但有可能把 NC 膜上的某些蛋白质洗掉，同时还要将膜纸反复洗涤以去除变性剂，使蛋白质恢复到天然态或具有生物活性，然后再与检测探针保温。如用 ConA 检测糖蛋白，用抗体检测其特异性的抗原，用激素检测其特异受体，用底物检测特异的酶等。如探针本身具有放射性（如 ^{125}I 标志 ConA），或连有酶（如酶标抗体），或荧光探针，那么反应后需彻底洗涤，立即进行放射自显影，或与底物来反应，或紫外灯下观察荧光。

（2）肽图分析法　蛋白质的生物学活性是由分子结构决定的，因此必须确定其分子结构的正确性，肽图分析法是一种蛋白质结构鉴定手段。最早称之为 Fingerprinting（指纹术），用在研究镰刀状血红蛋白的分子病研究中，即将正常人血红蛋白（HbA）和镰刀细胞贫血患者血红蛋白（HbS）分别用胰蛋白酶酶解，然后将它们分别进行电泳，再转动 90° 进行纸色谱。Ingram 用此法观察到 HbA 和 HbS 之间有一个肽斑点上的差别，进一步的肽顺序分析指出这仅仅是一个氨基酸残基的差别，正常的 HbA 中是 Glu（β-6），异常的 HbS 中为 Val（β-6）。

肽图分析是指用酶解或化学降解蛋白质后，对生成的肽段进行分离、分析的技术，是检测蛋白质以及结构中细微变化的最有效方法，具有灵敏、高效的特点，是对基因工程药物的分子结构和遗传稳定性进行评价和验证的首选方法。可作为与天然产品或参考品作精密比较的手段。它与氨基酸成分和序列分析合并研究，可作为蛋白质的精确鉴别。要求供试品的肽图应该与对照品图形一致。对含二硫键的制品，肽图可确定样品中二硫键的排列。同种产品不同批次的肽图的一致性是工艺稳定性的验证指标。因此，肽图分析尤为重要。

1）蛋白质的裂解方法　分为酶解法和化学裂解法。

①酶解法　是利用各种蛋白酶对蛋白质分子肽键作用的特异性完成的。

胰蛋白酶作用于碱性氨基酸（精氨酸和赖氨酸）的羧基端，酶解有时不完全，在此情况下，可加一些变性剂（4mol/L 尿素）；或用还原剂 DTT 还原，再用烷化剂（碘代乙酸）烷化成羧甲基半胱氨酸，它能很好和方便地进行氨基酸定量分析。

有些酶的作用与胰蛋白酶相似，Lys-C 内肽酶只作用于 Lys-X 键，而不作用于 Arg-X 键；梭菌蛋白酶只作用于 Arg-X 键，而不作用于 Lys-X 键；V$_8$ 蛋白酶只作用于酸性氨基酸（Glu，Asp）的羧基端，有时只专一作用于 Glu-X 键。

②化学裂解法　最常用的是溴化氰裂解法。溴化氰作用于 Met 羧基端和其次一个氨基酸形成的肽键，如干扰素 γ 含 4 个 Met，经溴化氰作用后生成 5 个肽段。其他化学裂解法还有 BNPS-3-甲基吲哚、N-氰代琥珀酸亚胺等作用于 Trp-X 键；2-硝基-5-硫氰基苯甲酸作用于 X-Cys 键；羟胺作用于 Asp-Glu 键；稀酸（吡唑醋酸）作用于 Asp-Pro 键等。

2）用于肽图分析的最常用方法　有 SDS-PAGE 电泳法、高效液相色谱法（HPLC）和毛细管电泳法（caplillalary dectrophoresis，CE）。

①HPLC 法　主要是用反相柱与质谱联用，根据肽段的长短和疏水性来分离，如果亲水性太强，则难于在柱上滞留而达不到分离效果；如果肽的疏水性很强，又难于洗脱下来，而质谱联用可以弥补这个缺点。

②CE 法　除具备凝胶电泳的高分辨力外，还以其快速、定量、重复性好、灵敏度及自动化程度高等诸多优点，在近年来成为蛋白质、多肽乃至其他生物分子分离分析的一项崭新的技术。CE 和 HPLC 比较，其理论板数高 20～100 倍，分辨率也高几倍，分析样品时间少 4～6 倍，且在非变性条件下进行，可用来分析蛋白质和多肽的二级、三级结构差别。与凝胶电泳比较，则省去了繁琐的手工操作，且定量更准确。但是，CE 法用于制

备还存在许多困难。当样品较稀时不能像 HPLC 那样进样较多体积，使样品吸附在柱上，然后洗脱下来。因此 CE 不能完全取代其他技术，只能作为一种互补技术，扩充实验方法。图 12 – 1 为应用 HPLC 和 CE 对重组人生长激素的酶解肽图分析。

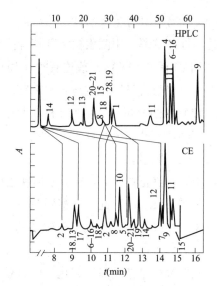

图 12 – 1　应用 HPLC 和 CE 对
重组人生长激素的酶解肽图

在实验室简单操作也可使用 SDS – PAGE 法进行肽图分析，但有一定的局限性。用溴化氰裂解蛋白质时，如生成的肽段较大，比较容易分辨开，但对小分子肽常常无法分辨或在染色洗脱过程中丢失。

（3）氨基酸组成分析法　在氨基酸成分分析中，一般对含 50 个左右的氨基酸残基的蛋白质的定量分析是接近理论值的，即与序列分析结果一致；而对含 100 个左右的氨基酸残基的蛋白质的成分分析与理论值产生较大的偏差，分子量越大，这种情况越严重。主要原因是不同氨基酸的肽键在水解条件下，有些水解不完全，有些则被破坏，很难做出合适的校正，但氨基酸成分分析对目的产物的纯度仍然可以提供重要信息。完整的氨基酸成分分析结果，应该包括甲硫氨酸、胱氨酸和色氨酸的准确值。

氨基酸成分的分析步骤有水解、衍生、色谱。其中第一步为氨基酸或者多肽的水解反应，该反应是否完全对实验结果影响很大。蛋白质或者多肽水解的常规方法是在 5.7mol/L 盐酸溶液中，于真空状态下 110℃ 水解 24h，或者在 150℃ 快速水解 90min。现已有商品化的蛋白质水解工作台出售。将 100 ~ 500μmol 的蛋白质或者多肽转移到水解指管中冷冻抽干，在水解反应器中加入 5.7mol/L 盐酸溶液 200μl，含 2% 指管置于反应器中，抽真空并充氮气，反复 3 次，110℃ 保温 22h。其中苯酚是一种抗氧化剂，可防止半胱氨酸和甲硫氨酸的氧化。如遇到不容易水解的肽键，如 Val – Val，Ile – Ile 等，水解时间可适当延长至 72h，但长时间水解会部分破坏含有羟基的氨基酸，如 Ser、Thr、Tyr。在实验中通常采用一些标准蛋白质，如细胞色素 C（Cyt C）、核糖核酸酶（RNase）或胰岛素（insulin）作为标准样品进行水解、衍生和色谱分析，用于计算回收率，从而分析方法的可靠程度和评价方法的适用性。

氨基酸衍生的方法分为柱后反应法和柱前反应法。前一种是将氨基酸经过色谱柱分离后，各种氨基酸再与显色剂（茚三酮、荧光胺、邻苯二甲醛）作用，这种方法比较稳定，对样品预处理要求低，容易定量和自动化操作，不足之处在于检测灵敏度不高（100pmol 以上），分析时间长（蛋白质水解液需 1h 而某些生理样品则需要 4h 以上）。后一种方法是将氨基酸和化学偶联试剂先反应，生成氨基酸的衍生物，然后再用色谱柱将各种衍生物分离，直接检测衍生物的光吸收或者荧光发散。此法可检测邻苯二甲醛（OPA）–氨基酸、异硫氰酸苯酯（PTC）–氨基酸、PTH –氨基酸、DABS –氨基酸、Dansyl –氨基酸和 DABTH –氨基酸，分析灵敏度高，可利用 HPLC 进行氨基酸分析，缺点是有的衍生物不稳定，衍生试剂可能干扰氨基酸检测。

不同的氨基酸样品采用不同的分析方法。生理样品含有 30 ~ 50 种氨基酸，用离子交换色谱柱后衍生法比较合适；天然氨基酸、合成多肽样品的氨基酸测定多采用反相色谱柱前衍生分析方法。药物和手性氨基酸的分析采用上述两种方法均可，因为反相色谱柱前衍生法具有快速和灵敏的特点，在食品和饲料中氨基酸分析中同样也获得广泛的应用。

（4）部分氨基酸序列分析法　蛋白质或多肽的氨基酸序列是鉴别蛋白质的重要指标。应使用氨基酸序列分析仪，测定 N 端 15 个氨基酸序列，或 C 端根据情况测定 1~3 个氨基酸序列，作为重组蛋白质和多肽的重要鉴别指标。一般要求每年至少测定 1 次。

二、检查

基因工程类药物的检查方法包括蛋白质纯度检查、杂质检查、稳定性检查、产品一致性检查以及安全性检查。

基因工程药物的杂质包括蛋白质和非蛋白质两类。在蛋白质杂质中，主要包括残余的宿主细胞蛋白，以及目的蛋白本身也可能发生某些变化，形成在理化性质上与原蛋白极为相似的蛋白质杂质，如由污染的蛋白酶所造成的产物降解，冷冻过程中由于脱盐而导致的目的蛋白沉淀，冻干过程中由于过分处理引发的蛋白聚合等。或者由于亲和色谱柱上 IgG 的丢失残留在样品中，以及在细胞培养过程中加入的小牛血清等。这些由于降解、聚合、错误折叠、外源蛋白质残留而造成的目的蛋白变构或者异体蛋白在体内往往会导致抗体的产生，因此对这类杂质在质量控制中要加以严格限定。它的测定基本上采用免疫分析的方法，其灵敏度可达到百万分之一。

基因工程产品的蛋白质纯度是一项重要指标，一般是指是否含有其他杂质蛋白，而不包括盐、缓冲液离子、SDS 等小分子在内。目前较常用的是高效液相色谱法（包括凝胶过滤、各种反相 HPLC、离子色谱、疏水色谱等）、非还原 SDS - PAGE 法、毛细管电泳法（CE）、等电聚胶（IEF），此外也应用一些化学方法，例如观察末端是否均一。应有两种或两种以上的分析方法相互佐证，才能对其纯度进行综合性评价。只用一种方法检测纯度是不够的，至少应用两种以上的方法，而且是两种不同分离机制的方法来判定蛋白质的纯度才比较可靠。因为常发现某一样品在凝胶过滤中是纯的，而在离子色谱中却分辨为两个组分，反之亦然。又如一种样品用凝胶过滤法和 SDS - PAGE 电泳证明是纯的，但这仍不充分，因为这两者的机制是相同的。

蛋白质纯度是一项相对的指标，需根据实际要求而定，纯度的要求有 95%、99% 或 99.9%。蛋白质的纯度通常是在原液中进行测定。

非蛋白质类杂质主要是污染的病毒和细菌等微生物、热原、细菌内毒素、致敏原、抗生素及外源 DNA 等。可通过微生物学方法来检测并证实最终制品中细菌无外源污染的病毒、细菌和抗生素等；使用 DNA 杂交法检测药物中残留的宿主细胞 DNA 含量。

非蛋白质类杂质主要是盐、缓冲液离子、SDS、纯化过程中加入的有机溶剂、培养过程中加入的物质如抗生素以及残留在产品中的外源 DNA 等。常见的盐类、有机试剂、抗生素的检查方法同一般药物杂质检查法，DNA 杂交法检测药物中残留的宿主细胞 DNA 含量。

基因工程药物的稳定性检查是评价其有效性和安全性的重要指标之一，也是确定药品贮藏条件和使用期限的主要依据。重组蛋白质的分子结构和生物活性依赖于各种共价和非共价的作用力，因此它们对温度、空气、光照、离子强度与浓度和机械剪切力等环境因素都特别敏感。这就更要求对其稳定性进行严格控制。没有一种单一的稳定性试验或者参数能够完全反映基因工程药物的稳定性特征，必须对产品在一致性、纯度、分子特征和生物效价等多情况加以综合评价。不仅要采用适当的物理化学、生物化学和免疫化学技术对其活性成分的性质进行全面鉴定，而且要准确检测在贮藏过程中由于脱氨、氧化、磺酸化、聚合或降解等造成的分子变化。可选用电泳和高分辨率的 HPLC 以及肽图分析方法进行检测。

基因工程药物的一致性检查是确保各批最终产品的含量和杂质限度一致并符合标准的一项重要指标。由于以重组 DNA 技术为主的生物制药是一个十分复杂的过程，生产周期可达到 1 个月甚至更长的时间，影响因素较多，可能会造成载体质粒的丢失、蛋白质的降解、聚合、变性，以及培养过程污染等，因此必须对原料、生产到产品的每一步在内都进行严格的控制和质量鉴定，才能确保最终产物达到质量标准。所涉及的检测指标包括分子量、等电点、肽图分析、含量、纯度等。

基因工程药物的安全性检查包括无菌检查、热原检查、毒性和安全性试验，需要按《中国药典》（2020 年版）检查。

基因工程药物的纯度、杂质、稳定性、产品一致性以及安全性检查所涉及的各种检测方法，如下所述。有些方法已经在重组蛋白质药物鉴定部分阐述，此处不再赘述。

1. **分子量检查**　分子量检查方法很多，最常用的方法是还原型 SDS – PAGE 电泳法和凝胶过滤法。SDS – PAGE 法设备简单，操作简便，耗时短，费用低因而成为实验室测定分子量的最常规方法。在 SDS 存在的条件下，蛋白质表面带了大量负电荷而呈杆状分子，根据其分子形状和大小不同来测定其分子量，用量约 1mg。

凝胶过滤法应用也很广泛，例如 Sephadex 系列（G – 75，G – 100），而采用 HPLC 凝胶过滤系统（如 Waters 1 ~ 60，125，250 和 BeckmanTSK 2000SW，3000SW，4000SW）测定蛋白质的分子量只要 1h。

凝胶过滤是测定完整蛋白质分子的分子量，而 SDS – PAGE 法是测定蛋白质亚基的分子量，同时用这两种方法测定同一蛋白质的分子量，可以方便地判断样品蛋白质是否是寡聚蛋白质。

2. **等电点测定**　等电点是蛋白质的物理化学常数，它表示蛋白质的带电性质。一般均采用凝胶等电聚焦电泳（isoelectric focusing electrophoresis，IFE）技术进行等电点的测定。

等电聚焦电泳是 1966 年瑞典科学家 Rible 和 Vesterberg 建立的一种高分辨率的蛋白质分离分析技术。它利用蛋白质分子或者其他两性分子的等电点不同，在一个稳定的、连续的、线性的 pH 梯度中进行蛋白质的分离。在此过程中，分离仅仅决定于蛋白质的等电点，这是一个"稳态"过程。一旦蛋白质达到它的等电点位置，它就没有静电荷，所以就不能进一步迁移，由此可以计算出蛋白质的等电点。

基因工程药物的等电点往往是不均一的，即不是一个等电点，而是出现多条区带多个等电点。这可能是信号肽表达不准确或样品提纯过程中经酸、碱处理等多种因素造成的。对于同一个产品来说，不管有几个等电点，批与批之间必须一致，这不仅表明了其工艺的稳定性，也是蛋白质纯度的体现。

3. **非还原型 SDS – PAGE 检测**　基因工程产品中若有聚合体存在，只有在非还原情况下才表现比较充分，所以要采用非还原型 SDS – PAGE 法检测。即在进行 SDS – PAGE 前，样品不经过还原剂，如不经过巯基乙醇或者二硫苏糖醇的处理，直接上样进行电泳。由此蛋白质分子内的二硫键并没有被打开而解聚，所以蛋白聚合体和蛋白质单体能分别泳动到不同位置，而区分开来。用非还原型 SDS – PAGE 法，加样量不低于 5μg，用银染法染色（检测线在 1 ~ 10ng 范围）；或用考马斯亮蓝 R – 250 染色（检测线在 0.1μg 范围），加样量

不低于 $10\mu g$。结果应无明显杂质蛋白出现，经扫描仪扫描，用灰度扫描法计算聚合体的含量，单体加聚合体应不小于95%或98%。聚合体应一般控制在10%以下。

用 SDS - PAGE 法检测样品在凝胶上显示一个条带，是纯度的一个指标。但只能说明，样品在荷质比（电荷/质量）方面是均一的。如果在不同的 pH 值下进行凝胶电泳或者采用双向电泳后都为一条带，其结果更为可靠。

4. 高效液相色谱检测 应根据生物药品的不同纯化工艺选择检测原理不同的高效液相色谱检测法，如分子筛色谱、反相 HPLC、离子交换色谱等。一般尽量选择与 SDS - PAGE 法检测原理不同的反相柱或者其他离子交换柱进行分析，即不用分子筛分析。应用适当的分析柱测定产品的总体纯度，凡是有紫外吸收的物质均能在谱图上显示出来。若产品分子构型均一，则仅表现出一个峰，有些天然产品因有不同构型会表现出两个峰（如 EGF 等）。当用线性梯度离子交换法或体积排阻色谱试验样品时，如果样品是纯的，应呈现出单一的峰；如果杂质和样品峰相差较远，有可能将含量为 1% ~2% 的杂质检测出来。在成品中可能含有氨基酸或者其他保护剂，在 HPLC 上会有其他色谱峰出现。基因工程药物的纯度的要求至少在95%以上。

5. 检定相关蛋白质 2020 年版《中国药典》对重组人干扰素 α_2 类相关产品原液检定增加了相关蛋白，具体内容如下。

色谱柱采用十八烷基硅烷键合硅胶为填充剂（如：C18 柱，4.6mm×25cm，粒径 $5\mu m$ 或其他适宜的色谱柱），柱温为室温；以 0.2% 三氟乙酸 - 30% 乙腈的水溶液为流动相 A，以 0.2% 三氟乙酸 - 80% 乙腈的水溶液为流动相 B；流速为 1.0ml/min；在波长 210nm 处检测；进行梯度洗脱。用超纯水将供试品稀释至每 1ml 中约含 1.0mg，作为供试品溶液；取供试品溶液和过氧化氢溶液混合，使过氧化氢终浓度为 0.005% （m/m），室温放置 1 小时，再向每毫升该溶液中加入 L - 甲硫氨酸12.5mg，作为对照品溶液（2~8℃放置不超过 24 小时）。取供试品溶液和对照品溶液各 $50\mu l$ 注入液相色谱仪。对照品溶液及供试品溶液图谱中，干扰素主峰的保留时间约为 20 分钟。对照品溶液图谱中，氧化型峰相对于主峰的保留时间为 0.9，氧化型峰与主峰的分离度应不小于 1.0。按面积归一化法只计算相对于主峰保留时间为 0.7 ~ 1.4 的相关蛋白峰面积，单个相关蛋白峰面积应大不于总面积的 3.0%，所有相关蛋白峰面积应不大于总面积的 5.0%。

6. 毛细管电泳检测 毛细管电泳方法简单、快速、灵敏度和分辨率高，但设备昂贵，重现性较差，还在不断改进中，尚不能用于常规检验。

7. 外源 DNA 测定 基因工程产品是将目的蛋白的基因片段克隆到宿主细胞的 DNA 上，而在生产过程中，有时要破坏细胞后提纯，因此可能会因操作不当将外源 DNA 片段带入产品中，所以必须对产品进行外源残留 DNA 测定。一般规定外源 DNA 残余量，每 1 次人用剂量应不高于 10ng，因此对于如此低含量的物质测定必须是采用极敏感的免疫学方法。

《中国药典》(2020 年版) 三部采用两种方法测定外源 DNA 残留量，分别为 DNA 探针杂交法和荧光染色法，可根据供试品具体情况选择任何一种方法进行测定。

DNA 探针杂交法的检测原理：供试品中的外源性 DNA 经变性为单链后吸附于固相膜上，在一定温度下可与相匹配的单链 DNA 复性而重新结合成为双链 DNA，称为杂交。将特异性单链 DNA 探针标记后，与吸附在固相膜上的供试品单链 DNA 杂交，并使用与标记物相应的显示系统显示杂交结果，与已知含量的阳性 DNA 对照比对后，可测定供试品中外源性 DNA 残留量。整个操作步骤包括探针标记的 DNA 制备；供试品、阳性对照品和阴性对照品的蛋白酶 K 预处理；点膜；杂交及显色；结果判定。荧光染色法的检测原理：应用双链 DNA 荧光染料与双链 DNA 特异结合形成复合物，在波长 480nm 激发下产生超强荧光信号，可用荧光酶标仪在波长 520nm 处进行检测，在一定的 DNA 浓度范围内以及在该荧光染料过量的情况下，荧光强度与 DNA 浓度成正比。根据供试品的荧光强度，计算供试品中的 DNA 残留量。具体检测方法详见第三章。

8. 残余 IgG 含量测定　有些基因工程蛋白质在工业生产中要用单克隆抗体亲和色谱法进行纯化，而在色谱过程中，可能会有少量单克隆抗体被洗脱下来而混在纯化液中，这些单克隆抗体为异体大分子蛋白质，如果样品中混有单克隆抗体会给患者使用造成强烈的过敏反应，因此必须进行单克隆抗体检查，一般规定每 1 人用剂量中鼠 IgG 残留量不高于 100ng。

免疫球蛋白（IgG）的测定方法有多种。用于定性分析的有生物化学方法（包括 SDS - PAGE、等电聚焦电泳）和免疫学方法；用于定量分析的有蛋白质质量分析法、火箭免疫电泳、对流免疫电泳法、酶联免疫法等。《中国药典》（2020 年版）三部采用酶联免疫法测定。具体检测原理和方法详见第三章。

9. 宿主细胞蛋白质杂质检测　到目前为止，作为重组基因表达的宿主细胞主要是大肠杆菌、假单胞菌和酵母菌。而宿主蛋白是基因工程药物特有的杂质，其含量是质量控制的一项重要指标。由于其所含有量极低（ng 水平），且与主要成分蛋白质混杂，难以用常量非特异的蛋白质检测法检出。《中国药典》（2020 年版）三部采用酶联免疫法分别检测大肠杆菌、假单胞菌和酵母菌的菌体蛋白质残留。具体检测原理和方法详见第三章。

10. 抗生素残留量检测　《中国药典》（2020 年版）三部收载培养法检测供试品中氨苄西林或四环素残留量。即依据在琼脂培养基内抗生素对微生物的抑制作用，比较对照品与供试品对接种的试验菌产生的抑菌圈的大小来检测抗生素的残留量。具体检测原理和方法详见第三章。

结果判定对照品溶液有抑菌圈，阴性对照溶液无抑菌圈。供试品溶液抑菌圈的直径小于对照品溶液抑菌圈的直径时判为阴性；否则判为阳性。

11. 无菌检查　生物制品均不得含有杂菌。基因工程重组细胞因子类药物在制作过程中应由制造部门进行无菌检查，分装后的制品需经质量检定部门做最后检定。无菌检查包括细菌及真菌的检查、支原体检查。

（1）细菌及真菌检查法　无菌检查即发生在发酵培养的原液和半成品制造阶段，也包括成品的检测。所检查的细菌类杂菌既包括需氧菌，也包括厌氧菌，所使用的方法和原理参照第三章。无菌检查取样、移种等全部操作，应在洁净度为 100 级的洁净室或相应级别的条件下进行。重组细胞因子类药物用直接接种法进行无菌检查。

1）抽样量　对于发酵培养原液及半成品，应每瓶分别进行无菌检查，其抽样量至少为 0.1%，但不得少于 10ml。每批成品如分装量在 100 支（瓶）或以上者抽检不少于 5 支，101～500 支（瓶）者抽检不少于 10 支（瓶），501～10 000 支（瓶）者抽检不少于 20 支（瓶），10 001 支（瓶）及以上者抽检不少于 40 支（瓶）。

2）取样量　对于每安瓿装量 5.0ml 以上者（不含 5.0ml）取样不应少于 1.0ml，装量在 5.0ml 以下者（含 5.0ml）取样不得少于 0.5ml，装量不足 0.5ml，全部吸取。装量在 5.0ml 以下者（含 5.0ml）每 10 支安瓿混合取样，装量在 5.0ml 以上者每 7 支安瓿混合取样。

3）培养基　检查需氧性和厌氧性杂菌应采用硫乙醇酸盐培养基。检查不含汞类防腐剂制品中的需氧性和厌氧性杂菌时，该培养基可不加硫乙醇酸盐。检查真菌和腐生菌应采用改良马丁培养基。检查浑浊制品可采用不含琼脂的硫乙醇酸盐培养基。这些培养基均需要经国家鉴定机构认可。培养基在实验前要进行灵敏度实验，方法见《中国药典》（2020 年版）通则。

4）培养　将混合后的样品直接接种于硫乙醇酸盐培养基内增菌，增菌培养基不得少于200ml。分别置于 20～25℃、30～35℃培养，培养时间不得少于 14d。对于浑浊和接种后不能判定结果的制品，可取规定量的样品接种于不含琼脂的硫乙醇酸盐培养基（200ml）内进行增菌培养，3～4d 后移种至硫乙醇酸盐培养基、适宜的琼脂斜面、改良马丁培养基各 2管，每管 0.5ml。同时以 0.9% 无菌氯化钠溶液代替供试品，同法操作作为阴性对照。将硫乙醇酸盐培养基、适宜的琼脂斜面各 1 管置 30～35℃培养，其余各管置 20～25℃培养，增菌管及移种管培养时间全程不得少于 14d。

5）结果判定　无杂菌生长判为合格。无菌检查发现杂菌生长，可复试。复试样品量应加倍，无杂菌生长判为合格。若复试仍有杂菌生长，该制品判为不合格。成品无菌检查不合格的批数占整批的 30% 以上时，由质量鉴定部门会同有关部分根据具体情况，全部或部分废弃。

（2）支原体检查法　支原体检查采用培养法和 DNA 染色法。对主细胞库、工作细胞库、病毒种子批、对照细胞、培养液以及临床治疗用细胞进行支原体检查时，上述两种方法应同时进行。

1）抽样量　同细菌与真菌检查方法。应在半成品时按亚批进行检查，成品可不再做。

2）培养基　采用猪胃消化液或牛心消化液的半流体及液体培养基，或经国家药品鉴定机构认可的其他支原体专用培养基。该培养基灵敏度要求为采用肺炎支原体（ATCC15331）变色单位应达到 10^{-8}，口腔支原体（ATCC23714）应达到 10^{-4}。支原体培养基变色单位实验方法见《中国药典》（2020 年版）通则。

3）培养法检测　检查支原体采用支原体半流体和液体培养基。半流体培养基使用前煮沸10～15min，冷却至 56℃左右，加入未灭活马血清或者灭活小牛血清和酵母浸液（7∶2∶1），酌情加入青霉素或者醋酸铊，充分摇均。液体培养除无需煮沸外亦应同样补加上述成分。将待检样品 0.5～1ml 分别接种入冷却到 35～37℃10ml 半流体和 10ml 液体培养基中，每种培养基接种 4 支，置 35～37℃培养 21d。于接种后的第 7 天取 4 支中的 2 支进行次代培养，每一培养基转种半流体及液体培养基各 2 支，置 35～37℃下培养 21d，每 3 天观察一次。

4）DNA 染色法检测　取指示细胞（无污染的 Vero 细胞）培养 5d 左右，生长到约50% 成片时，接种待检样品。之后至少传代一次，传代后的指示细胞生长在盖玻片上，采用甲醇与冰醋酸混合液固定，经二苯甲酰胺（bisbenzimide）染色后镜检。

5）结果判定　每次试验应包括 1 份阴性对照（不接种样品）及 2 份阳性对照。当阴性对照样品在荧光显微镜下检测不到荧光，而阳性对照有荧光时，该检测体系结果可信。若样品出现阳性，说明样品污染了支原体，附在细胞表面的支原体 DNA 着色，故可在荧光显微镜下观察到荧光，不需要复试，直接判定该批制品为不合格。

12. 热原检查　药物中所含有的热原成分主要是生产过程中的细菌，尤其是革兰阴性细菌污染造成。革兰阴性细菌的脂多糖（lipopolysaccharide，LPS）成分中的类脂 A 对人有致热反应，甚至导致死亡，因此生物制品不应被 LPS 污染。防治的方法主要是加强无菌操作，避免细菌污染。检测 LPS 可用家兔法和鲎试剂法，法定以家兔法为准。具体检测方法同一般种类药物的检测法，见第三章，不再赘述。

13. 细菌内毒素检查　热原是生物制品控制细菌内毒素（endotoxin）的一个重要目标。传统的检测方法是家兔法，进入 21 世纪后，逐步将细菌内毒素检查（bacterial endotoxin test，BET）统一规范为鲎试剂法，以判断供试品中细菌内毒素的含量。

现有两种检测方法，分别为凝胶法和光度法。常用的方法是前者，后者包括浊度法和显色法，系分别用细菌内毒素在与鲎试剂形成凝胶过程中具有相关的浊度变化和两者反应过程中产生的凝聚反应的原理，从而定量测定细菌内毒素的方法。细菌内毒素国家标准品系自大肠埃希菌提取精制的内毒素，用单位（EU）表示。

试验中所用鲎试剂应有国家药品监督管理局批准文号。细菌内毒素检查用水，系指与灵敏度为 0.03EU/ml 或更高灵敏度的鲎试剂在 37℃ ±1℃ 条件下 24h 不产生凝聚反应的注射用水。实验前，所用器皿全部经过 250℃ 至少 1h 或者 180℃ 至少 2h 灭活外源性内毒素。塑料制品应标明无细菌内毒素并且对实验不干扰。

凝胶法检测细菌内毒素原理是通过鲎试剂与细菌内毒素产生凝聚反应来检测或者定量内毒素含量，检测原理和检测方法详见第三章，不再赘述。

14. 异常毒性检查　同一般种类药物的检测法，见第三章，不再赘述。

第三节　细胞因子类药物的含量和活性测定

一、细胞因子类药物的蛋白质含量测定

基因重组细胞因子类药物的本质为蛋白质，因此蛋白质的含量测定方法均适用于此，主要包括半微量凯氏定氮法、微量法（Lowry 法）、双缩脲法。这些原理和测定方法在第九章中已介绍，不再重复。只是在半微量凯氏定氮法中，再细分为钨酸法和三氯乙酸法，即采用钨酸或者三氯乙酸使蛋白质沉淀，过滤后取滤液测总蛋白氮和非蛋白氮含量。

二、细胞因子类药物的生物学活性测定

生物制剂或生化制剂因受外界因素影响（温度、湿度、时间、生产过程的各环节等）而易导致其生物活性降低或全部丧失而失去药理作用，所以除要测定其蛋白质含量外，还要测定其生物学活性，以确定其是否具有体内或体外生理活性作用。因此，效价测定是基因重组细胞因子类药物质量的最重要指标之一。

效价测定采用国际或国家参考品，或经过国家检定机构认可的参考品，以体内或细胞法测定制品的生物学活性，并标明其活性单位。一般用免疫学方法测定的效价不能代替生物学效价，在测定效价的同时，应测定蛋白质含量，计算出特异比活性，以活性单位/mg 蛋白质表示。

免疫学测定法是重组细胞因子类药物效价测定常用的一种方法。其基本原理就是利用免疫学上的抗原 – 抗体反应，应用酶标仪来定量测定样品的量。1984 年，Gehman 等首次用 ELISA 法测定 IL – 2 的含量，但其敏感性较低。1987 年 Ferrua 等建立了一种快速稳定、简便易行的夹心免疫测定法（sandwich enzyme immunoassay）。同年，Moriya 等选用经过亲和色谱纯化到的抗 IL – 2 抗体，从而建立了比生物学测定法还敏感 100 倍的酶免疫测定法（ enzyme immunoassay，EIA）。Lee 等也于同年成功地创建了放射免疫法（radio immunoassay，RIA）。

1. 细胞病变抑制法　该法主要用于干扰素效价的测定。干扰素具有保护细胞免受病毒攻击的作用，因此采用细胞病变抑制法（cytopathogenic effect，CPE）来测定干扰素的生物效价，以国际单位（IU）表示。《中国药典》三部系依据干扰素可以保护人羊膜细胞（WISH）免受水泡性口炎病毒（VSV）破坏的作用，用结晶紫对存活的 WISH 细胞染色，在波长 570nm 处测定其吸光度，可得到干扰素对 WISH 细胞的保护效应曲线，以此测定干扰素生物学活性。实验所需要的试剂及操作均在无菌条件操作，溶液于 4℃ 避光保存。

（1）主要材料

测定用细胞：人羊膜细胞 WISH 株。

攻击用病毒：选用水泡性口炎病毒（VSV）作为攻击病毒，使用前先在选定的测定细胞上滴定其 $CCID_{50}$，以感染 24h 后引起测定细胞出现 50% 病变的最高病毒稀释度为 1 个 $CCID_{50}$，该病毒的滴度为稀释度的倒数乘 10，单位为 $CCID_{50}/ml$。

完全培养液：MEM 培养液添加 10% 牛血清。

测定培养液：MEM 培养液添加 7% 牛血清。

攻毒培养液：MEM 培养液添加 3% 牛血清。

（2）测定法　在无菌条件下操作。使 WISH 细胞在培养基中贴壁生长；按 1:2～1:4 传代，每周 2～3 次，于完全培养液中生长。取培养的细胞弃去培养液，用 PBS 洗 2 次后消化和收集细胞，用完全培养液配制成每 1ml 含 $2.5 \times 10^5 \sim 3.5 \times 10^5$ 个细胞的细胞悬液，接种于 96 孔细胞培养板中，每孔 100μl，于 37℃、5% 二氧化碳条件下培养 4～6h，去除上清液后加入 150μl 测定培养液；将配制完成的标准品溶液（用测定培养液稀释至 1000U/ml）和供试品溶液（同样用测定培养液稀释至 1000U/ml）移入接种 WISH 细胞的培养板中，每孔加入 50μl，在 96 孔细胞培养板中做 4 倍系列稀释，共 8 个稀释度，每个稀释度做 2 孔。于 37℃、5% 二氧化碳条件下培养 18～24h；弃去细胞培养板中的上清液，将保存的 VSV 病毒（-70℃ 保存、用攻毒培养液稀释至约 100CCID$_{50}$），每孔 100μl，于 37℃、5% 二氧化碳条件下培养 24h（镜检标准品溶液的 50% 病变点在 1IU/ml）；然后弃去细胞培养板中的上清液，每孔加入染色液 50μl，室温放置 30min 后，用流水小心冲去染色液，并吸干残留水分，每孔加入脱色液 100μl，室温放置 3～5min。混匀后，用酶标仪以 630nm 为参比波长，在波长 570nm 处测定吸光度，记录测定结果。

试验数据采用计算机程序或四参数回归计算法进行处理，并按下式计算结果：

$$供试品生物学活性（IU/ml）= P_r \times \frac{D_s \cdot E_s}{D_r \cdot E_r} \qquad (12-1)$$

式中，P_r 为标准品生物学活性，IU/ml；D_s 为供试品预稀释倍数；D_r 为标准品预稀释倍数；E_s 为供试品相当于标准品半效量的稀释倍数；E_r 为标准品半效量的稀释倍数。

2. MTT 比色法　该法是通过比较待测样品刺激检测细胞增殖能力的强弱来确定样品的活性。细胞增殖反应能量代谢活跃，可产生大量的能量，供合成多种大分子物质和细胞分裂所需，细胞能量代谢的水平与细胞合成 DNA 水平基本平行，因此，测定细胞能量代谢的水平可以间接地反映细胞的增殖情况。四甲基偶氮唑盐[3-(4,5-dimethylthiazol-2-yl)-2,5-di-phenyltetrazolium bromide,MTT]是一种淡黄色的可溶性化合物，活细胞特别是增殖期的细胞可通过线粒体能量代谢过程中的琥珀酸脱氢酶的作用使淡黄色的 MTT 分解产生蓝色结晶状甲臜沉积于细胞内或细胞周围，而且甲臜的量与细胞的增殖程度呈正比，甲臜经异丙醇作用后可溶解显色。Mosman 等（1983 年）根据上述原理首创了 MTT 比色分析法用于检测能够刺激细胞增殖的生物样品的活性。该法在重组细胞因子类药物的活性检测中得到较广泛使用。

白细胞介素－2（IL－2）可刺激 IL－2 依赖细胞株（CTLL－2）细胞增殖，采用 MTT 比色法，通过测定细胞存活率，来检测 IL－2 的生物学活性。同样的，重组人粒细胞集落刺激因子（G－CSF）可刺激小鼠骨髓白血病细胞（NFS－60 细胞）的生长，使用 MTT 法可测定 G－CSF 的生物活性。重组人粒细胞－巨噬细胞刺激因子（GM－CSF）可刺激人红细胞白血病细胞（TF－1 细胞）的生长，可以 MTT 比色法检测 GM－CSF 的生物学活性。

下面以《中国药典》(2020 年版) 三部收载的 IL－2 生物活性测定法加以详述。

（1）主要试剂

MTT 溶液：将 MTT 按 5mg/ml 浓度溶解于 PBS 中，过滤除菌后，置 4℃ 中避光保存。

酸化异丙醇溶液：含 0.04mol/L 盐酸的异丙醇。

（2）测定法　在无菌条件下进行。CTLL－2 细胞用完全培养液于 37℃、5% 二氧化碳条件下培养至足够量，离心收集 CTLL－2 细胞，用 RPMI 1640 培养液洗涤 3 次，然后重悬于基础培养液中，配制成每 1ml 含 6.0×10^5 个细胞的细胞悬液，于 37℃、5% 二氧化碳条件下培养备用。将配制完成的标准品溶液（取重组人白介素－2 国家标准品，按使用说明书复溶后，用基础培养液稀释至每 1ml 含 200IU）和供试品溶液（用基础培养液稀释至每 1ml 含 200IU）加入 96 孔细胞培养板中，做 2 倍系列稀释，共 8 个稀释度，每个稀释度做 2 孔。在加有标准品和供试品的培养孔中，每孔加入细胞悬液 50μl，于 37℃、5% 二氧化碳条件下培养 18～24h；然后每孔加入 MTT 溶液 20μl，于 37℃、5% 二氧化碳条件下培养 4～6h 后，每孔加入裂解液 150μl，于 37℃、5% 二氧化碳条件下保温 8～24h。混匀细胞板中的液体，放入酶标仪，以 630nm 为参比波长，在波长 570nm 处测定吸光度，记录测定结果。

试验数据采用计算机程序或四参数回归计算法进行处理，并按下式计算结果：

$$供试品生物学活性(IU/ml) = P_r \times \frac{D_s \cdot E_s}{D_r \cdot E_r} \qquad (12-2)$$

式中，P_r 为标准品生物学活性，IU/ml；D_s 为供试品预稀释倍数；D_r 为标准品预稀释倍数；E_s 为供试品相当于标准品半效量的稀释倍数；E_r 为标准品半效量的稀释倍数。

3. 网织红细胞计数法　人促红细胞生成素（hEPO）具有刺激网织红细胞增殖的作用。给小鼠皮下注射 hEPO 后，其网织红细胞数量随 hEPO 注射剂量的增加而升高，利用网织红细胞数对红细胞数的比值变化，通过剂量反应平行线法检测 hEPO 体内生物学活性，这种方法即网织红细胞计数法，收载在《中国药典》(2020 年版) 通则中。

（1）主要试剂

乙二胺四醋酸二钾抗凝剂：称取乙二胺四醋酸二钾 100mg，加生理氯化钠溶液 10ml 溶解，混匀，使用时新鲜配制。

稀释液：称取 0.1g 牛血清白蛋白，加生理氯化钠溶液溶解并稀释至 100ml，即得。

（2）测定法　选择 6～7 周、体重 18～20g 的雌性小鼠，随机分组。按低、中、高（如 10IU/鼠、20IU/鼠、40IU/鼠）3 个剂量组，分别给近交系 6～8 周龄小鼠（雌性 BALB/C 小鼠）或 B6D2F1 小鼠皮下注射 hEPO 标准品溶液（用稀释液配制）及供试品溶液（用稀释液配制），每组至少 4 只，每鼠注射量为不大于 0.5ml。在注射后的第 4 天从小鼠眼眶采血 3～4 滴，置于预先加入 200μl 乙二胺四醋酸二钾抗凝剂的采血管中。取抗凝血，用全自动网织红细胞分析仪计数每只小鼠血液中的网织红细胞数对红细胞总数的比值（Ret%）。按注射剂量（IU）对 Ret% 的量反应平行线测定法《中国药典》（2020 年版）通则计算供试品体内生物学活性。

4. ELISA 检定法 hEPO 是造血系统的重要调节因子之一。hEPO 产品的生物学检测，不仅包括体内活性的测定（网织红细胞计数法）法，还包括体外活性的测定。测定方法为简单、快速、敏感的 ELISA 试剂盒检测法。检测所用试剂盒的灵敏度应符合国家要求，按试剂盒说明书进行操作。

（1）分别将标准品和供试品初步稀释至活性为 20～200mIU/ml（采用 3 步稀释法）。稀释后在微量振荡器上将样品混匀。

（2）在微孔板上每孔加 100μl EPO 稀释溶液。

（3）在上述微孔中分别加入 100μl 不同浓度的标准品溶液及稀释后的样品溶液。

（4）用薄膜封闭微孔，将微孔板置于室温孵育 2h。

（5）吸去微孔中的液体，每孔加 200μl 结合液。

（6）用薄膜封闭微孔，将微孔板置于室温孵育 2h。

（7）吸去微孔中的液体，每孔加 300μl 清洗液清洗 4 次。

（8）每孔加 200μl 基底溶液（substrate solution）（必须在配制后 15min 内使用），注意不要加出气泡。

（9）将微孔板置于室温孵育 25min。

（10）每孔加 100μl 终止液终止反应。

（11）将微孔板置于酶标仪上，在 450nm 波长处测 A 值。根据标准品的浓度和 A 值求标准曲线方程，计算样品的浓度，即 hEPO 体外活性。

第四节　应用实例

一、干扰素

干扰素（interferon，IFN）是一组多功能的细胞因子，根据其结构和来源主要分三种。即干扰素 α、干扰素 β、干扰素 γ，其中干扰素 α 又分许多亚型；干扰素 α、干扰素 β 的结构和功能很类似，干扰素 γ 则与它们有很大的差异。在临床上广泛应用于抗病毒感染、治疗肿瘤和活化免疫细胞发挥免疫调节作用。

传统的干扰素生产方法是从人血液中的白细胞内提取的，每 300L 血液只能提取出 1mg 干扰素。1980～1982 年，用基因工程方法在大肠埃希菌及酵母菌细胞内获得了干扰素，从每 1kg 细菌培养物中可以得到 20～40mg 干扰素。干扰素是最早发现、研究最多、第一个克隆化、第一个用于临床治疗疾病的细胞因子。1986 年，美国 FDA 首先批准基因工程干扰素 α2a 和干扰素 α2b 投放市场，基因工程干扰素 β、干扰素 γ 也相继于 1990 年、1993 年获准投放市场。国内研制并开发的成功的基因工程干扰素有 α1b、α2a、α2b、β、γ 等，其表达宿主包括大肠埃希菌和假单胞菌。制剂类型包括冻干粉针剂、注射液、滴眼液、栓剂、凝胶、喷雾剂、乳膏、软膏。其中 α1b 型基因工程干扰素系中国首创。以《中国药典》（2015 年版）三部收载的注射用重组人干扰素 α2a 半成品为例介绍干扰素的分析方法。

（一）名称

重组人干扰素 α2a（Recombinant Human Interferon α2a，rHuIFNα2a）。商品名有 Refero-nA、因特芬、抗病肽、罗扰素等。

（二）结构与性质

由 165 个氨基酸残基组成的单链多肽，Cys^1 和 Cys^{98}、Cys^{29} 和 Cys^{138} 组成二条二硫键。其中 $Cys^{29} - Cys^{138}$ 之间的二硫键对干扰素生物活性至关重要。在 pH 2.5 的溶液稳定，对热也稳定。对各种蛋白酶敏感。分子量 19219，等电点在 5~6 之间。分子中无糖，比活性可达 2×10^8 IU/mg 蛋白。

（三）鉴别

使用蛋白质印迹法或者免疫斑点法检测，显阳性。

（四）检查

1. **纯度检测** 用非还原型 SDS – PAGE 电泳，分离胶浓度 15%，加样量应不低于 $10\mu g$（考马斯亮蓝 R – 250 染色法）或 $5\mu g$（银染法）。经扫描仪扫描，纯度应不低于 95%。用 HPLC 法检测，色谱柱以适合分离分子量为 $5 \times 10^3 ~ 60 \times 10^3$ 蛋白质的色谱用凝胶为填充剂，pH 7.0；上样量应不低于 $20\mu g$，在波长 280nm 处检测，以干扰素色谱峰计算的理论板数应不低于 1000。按面积归一化法计算，干扰素主峰面积应不低于总面积的 95.0%。

2. **分子量** 用还原型 SDS – PAGE 法检查，分离胶浓度为 15%，加样量应不低于 $1.0\mu g$，制品的分子质量应在 19.2kDa ± 1.9kDa。

3. **外源 DNA 残留量** 每 1 次人用剂量应不高于 10ng，采用 DNA 探针杂交法测定。

4. **鼠 IgG 残余量** 适用于采用单克隆抗体亲和色谱法纯化工艺，应进行本项检定。每 1 次人用剂量应不高于 100ng，采用酶联免疫法测定。

5. **宿主菌蛋白残留** 应不高于蛋白质总量的 0.1%，采用酶联免疫法测定。

6. **残余抗生素活性** 不应有残余的氨苄西林或其他抗生素活性，采用管碟法测定。

7. **细菌内毒素检查** 每 300 万 IU 应小于 10EU，采用凝胶法检测。

8. **等电点** 主区带应为 5.5~6.8，且供试品的等电点图谱应与对照品一致，采用等电聚焦法检测。

9. **紫外光谱** 用水或生理氯化钠溶液将供试品稀释至 100~500μg/ml，在光路 1cm、波长 230~360nm 下进行扫描，最大吸收波长应在 278nm ± 3nm。

10. **肽图** 应用胰蛋白酶裂解 – 反相 HPLC 法测定，与对照品图谱一致。

11. **N 端氨基酸序列** 用氨基酸序列分析仪测定，N 端序列应为：（Met）– Cys – Asp – Leu – Pro – Gln – Thr – His – Ser – Leu – Gly – Ser – Arg – Arg – Thr – Leu。每年至少测定一次。

（五）蛋白质含量

使用 Lowry 法测定。

（六）比活性

生物学活性测定采用细胞病变抑制法测定，比活性为生物学活性与蛋白质含量之比，每 1mg 蛋白质应不低于 1.0×10^8 IU。

二、促红细胞生成素

1985 年，人们首先从人胚肝 cDNA 文库中获得了促红细胞生成素（Erythropoietin，

EPO）的 cDNA，以重组 DNA 技术将 EPO 的基因连接到表达载体上，转化哺乳动物细胞如 CHO、COS、BHK 及 Psi - 2 细胞等，从细胞培养上清液中纯化得到 EPO。重组和天然的人 EPO 分子结构并无差别，两者具有相同的体内、体外活性，比活基本相当。1989 年美国 Amgen 公司首先推出重组人 EPO（rhEPO），获得了巨大的社会和经济效益。在临床上，主要用于治疗慢性肾衰患者的贫血症，即增加红细胞的数目，用于贫血、组织断离、早产儿和癌症的放化疗治疗。以《中国药典》(2020 年版）三部收载的注射用重组人促红素 (CHO）生产原液为例，说明其质量分析方法。

（一）名称

促红细胞生成素（recombinant human erythropoietin，rHuEPO），商品名为怡泼津、EPO-CEN、ESPO。

（二）结构与性质

本品是含唾液酸的酸性糖蛋白，由 165 个氨基酸组成，结构中由 4 个半胱氨酸形成 2 条二硫键（$Cys^7 - Cys^{161}$，$Cys^{29} - Cys^{33}$）。分子量 30400。其成分有约 60% 的蛋白质和 40% 的糖类。N 端前 27 个高度疏水的氨基酸构成分泌前导肽。去唾液酸或去糖基化不影响其体外的生物学活性，但却缩短了其在体内的半衰期，使其完全丧失体内的活性，因此糖结构的存在是十分重要的。也就是说，只有在真核细胞内表达的 EPO 才具有体内生物学活性。本品对热稳定，80℃不变性；耐有机溶剂。等电点为 4.5，pH 3.5 ~ 10 活性稳定。对蛋白水解酶、烷基化和碘化作用敏感。二硫键打开后生物学活性丧失。

（三）鉴别

使用蛋白质印迹法或者免疫斑点法检测，显阳性。

（四）检查

1. 纯度检测 用非还原型 SDS - PAGE 电泳，分离胶浓度 12.5%，加样量应不低于 10μg，考马斯亮蓝 R - 250 染色，经扫描仪扫描，纯度应不低于99%。用 HPLC 法检测，亲水硅胶体积排阻色谱柱，排阻极限 300kDa，孔径 24nm，粒度 10μm，直径 7.5mm，长 30cm；流动相为 3.2mmol/L 磷酸氢二钠 - 1.5mmol/L 磷酸二氢钾 - 400.4mmol/L 氯化钠，pH 7.3；上样量应为 20 ~ 100μg，在波长 280nm 处检测，以 EPO 色谱峰计算的理论板数应不低于1500。按面积归一化法计算 EPO 纯度，应不低于 98.0%。

2. 分子量 用还原型 SDS - PAGE 法检查，考马斯亮蓝染色。分离胶浓度为 12.5%，加样量应不低于 1μg，分子量应在 $36 \times 10^3 \sim 45 \times 10^3$。

3. 紫外光谱 用水或生理氯化钠溶液将供试品稀释至 0.5 ~ 2mg/ml，在光路 1cm、波长 230 ~ 360nm 下进行扫描，最大吸收波长应在 279nm ± 2nm；最小吸收波长应在 250nm ± 2nm；在 320 ~ 360nm 处应无吸收峰。

4. 等电点 在 3.3 ~ 4.3 之间。供试品的等电点图谱应与对照品一致。等电聚焦法检测。

5. 唾液酸含量 每 1mol EPO 应不低于 10.0mmol。间苯二酚显色法测定。

6. 外源 DNA 残留量 每 10 000IU EPO 应不高于 100pg。DNA 探针杂交法测定。

7. CHO 细胞蛋白残留 应不高于蛋白质总量的 0.05%。双抗体夹心酶联免疫法测定。

8. 细菌内毒素检查 每 1000IU EPO 应小于 2EU。凝胶法检测。

9. 牛血清白蛋白残留 应不高于蛋白质总量的 0.01%。酶联免疫法测定。

10. 肽图　供试品经透析、冻干后，用1%碳酸氢铵溶液溶解并稀释至1.5mg/ml，应用胰蛋白酶裂解 – 反相 HPLC 法测定，应与对照品一致。

11. N 端氨基酸序列　用氨基酸序列分析仪测定，N 端序列应为：Ala – Pro – Pro – Arg – Leu – Ile – Cys – Asp – Ser – Arg – Val – Leu – Glu – Arg – Tyr。每年至少测定一次。

（五）蛋白质含量

用4g/L碳酸氢铵溶液将供试品稀释至0.5 ~ 2mg/ml，作为供试品溶液。以4g/L碳酸氢铵溶液空白，测定供试品溶液在320nm、325nm、330nm、335nm、340nm、345nm、350nm的吸光度值。用读出的吸光度的对数与其对应波长的对数作线性回归，求得回归方程。紫外 – 可见分光光度法，在波长276 ~ 280nm 处，测定供试品溶液最大吸光度 A_{max}，将 A_{max} 对应波长代入归回方程，求得供试品溶液由于光散射产生的吸光度（$A_{光散射}$）。按下列公式计算供试品蛋白质含量，应不低于0.5mg/ml。

$$蛋白质含量（mg/ml）= \frac{A_{max} - A_{光散射}}{7.43} \times 供试品稀释倍数 \times 10$$

（六）比活性

ELISA 测定法测定 EPO 体外生物学活性；网织红细胞法测定 EPO 体内生物学活性。体内比活性为体内生物学活性与蛋白质含量之比，每1mg 蛋白质应不低于 $1.0 \times 10^5 IU$。

扫码"练一练"

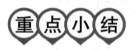

重点小结

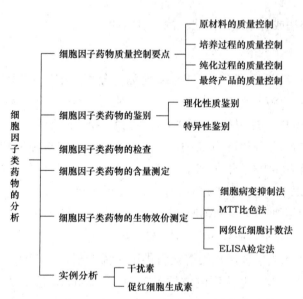

（张怡轩）

第十三章　抗体类药物的分析

> **学习目标**
>
> 1. **掌握**　抗体类药物的概念、分类，抗体类药物质量监控的要点。
> 2. **熟悉**　抗体类药物物理化学检定、抗体类药物生物学检定。
> 3. **了解**　抗体类药物的发展概况和进展，抗体类药物质量监控的目的与意义，抗体类药物的用途，《中国药典》对抗体类药物的质控要求。

第一节　概　述

一、抗体类药物的概念、分类及用途

扫码"学一学"

早在 19 世纪末，科学家们已经开始了抗体类药物的研究。Emile Roux 等人于 1888 年发现白喉杆菌培养液中存在可引起动物典型白喉发病症状的毒素。在此基础上，Behring 于 1890 年发现了"抗毒素"并迅速用于白喉的临床治疗与商业化生产。此外，"防御素""凝集素""沉淀素""抗体"等概念先后于 19 世纪 90 年代被提出并被应用于不同疾病的治疗当中。而直到 1939 年 Tiselius 和 Kabat 采用电泳的方法证实上述概念的本质均为 γ - 球蛋白，抗体这一概念才得以统一。在之后相当长的一段时间内，"抗体"被视为 γ - 球蛋白的同义词并被广泛互用。直到 20 世纪六七十年代，世界卫生组织和国际免疫学会先后做出决定将抗体与球蛋白加以区分。

（一）概念

抗体药物是以细胞工程技术和基因工程技术为主体的抗体工程技术制备的药物，具有特异性高、性质均一、可针对特定靶点定向制备等优点，在各种疾病治疗、特别是对肿瘤治疗的应用前景备受关注。当前，抗体药物的研究与开发已成为生物制药领域研究的热点，居近年来所有医药生物技术产品之首。

（二）分类及用途

目前抗体类药物可依据不同的分类方法加以分类。若按照抗体的来源可分为人源抗体和动物来源抗体；根据有效成分可分为抗体与免疫偶联物，其中抗体又可分为完全抗体、双特异性抗体、抗体片段与基因工程抗体片段；免疫偶联物则可分为放射免疫偶联物、化学免疫偶联物和免疫毒素；在实际工作中一般按照抗体的构成、组成成分、制备原理分为多克隆抗体，单克隆抗体，基因工程抗体。

1. 多克隆抗体　多克隆抗体有两层含义：首先是指由含有多抗原表位大分子抗原刺激产生的、识别不同抗原表位的各种抗体；其次是指由体内不同淋巴细胞产生的、可针对同一抗原表位的多克隆抗体。它广泛存在于动物的免疫血清中，由于抗原识别谱广，识别不同表位的各种抗体或识别同一抗原表位的不同克隆的抗体可协同作用，因此可非常有效地

阻断抗原对机体的危害，且多克隆抗体的亲和力较一般单克隆抗体高，多年以来一直广受人们的重视。至今仍有大量的产品问世，例如各种抗毒素、抗毒血清。

2. **单克隆抗体**　单克隆抗体是指仅识别抗原分子上同一抗原表位的由同一克隆细胞产生的抗体。单克隆抗体的最大特点是特异性高、均一性好，产品质量易于控制，是目前抗体分子学研究及应用研究领域备受重视的分子，亦被广泛地应用于检测和医疗领域。如1986 年美国食品药品管理局（以下简称 FDA）批准的第一个抗 CD3 抗体就是单克隆抗体类药物。虽然目前单克隆抗体多为鼠源，导致很多单克隆抗体类药物难以在人体内直接反复使用，但由于临床需要以及人源化改造技术的发展，单克隆抗体仍在疾病的治疗特别是诊断方面得到了广泛的应用。

3. **基因工程抗体**　基因工程抗体是利用 DNA 重组技术，通过对抗体分子基因结构与功能的了解，有目的地在基因水平上对抗体分子进行切割、拼接或修饰，或者直接合成基因序列，再将基因导入细胞表达产生的一类抗体。这类抗体虽然在化学结构特点上相同于单克隆抗体，但其摆脱了传统的细胞水平，而是在分子的基因水平上进行研究。由于大多数单克隆抗体是鼠源的，重复给药时易在体内产生抗鼠抗体而降低疗效，因而基因工程抗体的研究愈发重要，并成为目前抗体应用研究非常活跃的领域。基因工程抗体的研究主要包括对鼠源单克隆抗体人源化改造、小分子抗体、人源性抗体、双（多）价及双特异抗体、抗体融合蛋白等的开发研究，并不断有产品被批准上市，如尼妥珠单抗注射液、曲妥珠单抗注射液等。

《中国药典》(2020 年版) 三部规定人用重组单克隆抗体制品指采用各种单克隆抗体筛选技术、重组 DNA 技术及细胞培养技术制备的单克隆抗体治疗药物，包括完整免疫球蛋白、具有特异性靶点的免疫球蛋白片段、基于抗体结构的融合蛋白、抗体偶联药物等。其作用机制是通过与相应抗原的特异性结合，从而直接发挥中和或阻断作用，或者间接通过 Fc 效应子发挥包括抗体依赖和补体依赖细胞毒作用等生物学功能；并规定以哺乳动物细胞大规模培养技术制备的 IgG 型单克隆抗体，其生产和质量控制的基本原则及分析方法，同样适用于其他各类重组单克隆抗体类生物治疗药物及其体内诊断药品。具体品种还应同时符合"人用重组 DNA 蛋白制品总论"与抗体产品相应各论的要求。

目前抗体类药物在生物技术药物领域占有重要地位，区别于主要用于预防的疫苗，抗体类药物种类繁多、用途广泛，已用于包括癌症、病毒及其他传染性疾病、心血管以及免疫系统疾病、移植排斥反应等。此外，抗体类药物因其高效性、高特异性，为疾病的个体化治疗提供了基础。

二、抗体类药物的发展概况和进展

纵观历史，抗体类药物的发展一直紧跟着抗体的研究。自 1890 年 Behring 发现以白喉或者破伤风毒素免疫动物可以得到阻止毒素引发疾病的物质并命名为"抗毒素"后，这一成果就被迅速地应用于治疗感染白喉或破伤风的患儿，并取得了明显疗效。由此揭开了人类使用抗体类药物治疗疾病的序幕。后续科学家甚至提出了"魔弹"一词，期望这一伟大的发现能够解决疾病给人类带来的苦难。早在 1895 年，Hericourt 等人就使用抗体来治疗癌症患者并改善了患者的症状，这一结果虽然被后人质疑，但却是人类历史上第一次个体化治疗肿瘤的尝试。这一阶段被称为第一代抗体类药物，其药物源于动物多价血清，主要用于一些细菌感染性疾病的早期被动免疫治疗。虽然具有一定的疗效，但异源性蛋白引起的

扫码"看一看"

较强的人体免疫反应限制了这类药物的应用，同时粗放的制备工艺、落后的技术设备、几乎没有的药物质量标准以及制药分析与法律、法规更是为这一古典医学史上的伟大进步蒙上了一层阴影。

第二代抗体药物是利用杂交瘤技术制备的单克隆抗体及其衍生物。1939 年 Tiselius 等人发现了抗体结构域，1958 年 Rodney 对于抗体 Fab 和 Fc 片段的发现，以及 1959 年 Porter 和 Edelman 对抗体结构的进一步解析，使得抗体结构在人类面前彻底地被揭开了面纱。以此为基础，1975 年 Milstein 等人建立了 B 淋巴细胞杂交瘤技术，这是抗体研究历史上的重大技术革命。这一技术使得人类制造更加高效、特异的单克隆抗体成为可能。所以在随后的几年里，许多抗体类药物进入研发与临床研究阶段。1986 年，第一种符合现代医学标准的治疗性抗体 Orthoclone OKT3 上市。随后，用于治疗各种疾病的治疗性抗体如雨后春笋般面世。但是，由于大多数单抗均为鼠源性，在人体内反复应用会引起人抗鼠抗体（HAMA）反应，从而降低了疗效，甚至可引起过敏反应。因此，在 20 世纪末的新旧世纪交替时期，抗体类药物的应用受到了一定的影响。而后随着科学技术的进步、制备工艺的改进以及相关法律法规的完善，抗体类药物一方面在药物结构、给药途径上做了很大的改进，如使用片段抗体、交联放射性核素、局部用药等使鼠源性抗体用量减少，也增强了疗效；另一方面，则积极发展基因工程抗体和人源抗体。

近年来，随着免疫学和分子生物学技术的发展以及抗体基因结构的阐明，DNA 重组技术开始用于抗体的改造，人们可以根据需要对以往的鼠抗体进行相应的改造，以消除抗体应用不利性状或增加新的生物学功能，还可用新的技术重新制备各种形式的重组抗体。抗体药物的研发进入了第三代，即基因工程抗体时代。自从 1984 年第一个基因工程抗体人－鼠嵌合抗体诞生以来，新型基因工程抗体不断出现，各种形式基因工程抗体的成功制备和应用将抗体药物的研制带入一个快速发展的新时期。截至 2017 年，美国 FDA 已经批准了 70 余种抗体类药物上市，销售额 10 亿美元以上的抗体类药物见表 13－1。

表 13－1　2017 年销售额 10 亿美元以上的抗体类物汇总

排名	通用名（商品名）	研发公司	抗体类型	2017 年销售总额（亿美元）
1	Adalimumab（Humira）	AbbVie Inc Eisai Co Ltd	人 IgG1	187.67
2	Infliximab（Remicade）	Johnson&Johnson Merck&Co Inc Mitsubishi Tanabe Pharma Corp	嵌合	77.55
3	Rituximab（Rituxan）	Roche Holding AG	嵌合	75.04
4	Trastuzumab（Herceptin）	Roche Holding AG	人源化	71.24
5	Bevacizumab（Avastin）	Roche Holding AG	人源化	67.93
6	Nivolumab（Opdivo）	Ono Pharmaceutical Co Ltd Bristol－Myers Squibb Co	人 IgG4	58.86
7	Ustekinumab（Stelara）	Johnson&Johnson	人 IgG1	40.11
8	Denosumab（Pralia）	Amgen Inc Daiichi Sankyo Co Ltd	人 IgG2	38.31
9	Pembrolizumab（Keytruda）	Merck&Co Inc	人源化	38.09
10	Ranibizumab（Lucentis）	Roche Holding AG Novartis AG	人源化	33.24
11	Eculizumab（Soliris）	Alexion Pharmaceuticals Inc	人源化	31.44
12	Golimumab（Simponi）	Johnson&Johnson Merck&Co Inc Mitsubishi Tanabe Pharma Corp	人 IgG1	28.76

续表

排名	通用名（商品名）	研发公司	抗体类型	2017 年销售总额（亿美元）
13	Omalizumab（Xolair）	Roche Holding AG Novartis AG	人源化	26.89
14	Pertuzumab（Perjeta）	Roche Holding AG	人源化	22.3
15	Secukinumab（Cosentyx）	Novartis AG	人 IgG1κ	20.71
16	Natalizumab（Tysabri）	Biogen Inc	人源化	19.73
17	Tocilizumab（Actemra）	Roche Holding AG	人源化	19.56
18	Vedolizumab（Entyvio）	Takeda Pharmaceutical Co Ltd	人源化	18.52
19	Certolizumab pegol（Cimzia）	Astellas Pharma Inc UCB SA	人源化	16.77
20	Cetuximab（Erbitux）	Eli Lilly&Co Merck KGaA	嵌合	16.09
21	Ipilimumab（Yervoy）	Bristol–Myers Squibb Co	人 IgG1	12.44
22	Daratumumab（Darzalex）	Johnson&Johnson	人 IgG1	12.42

随着人类医学模式与疾病种类流行病学的变化，肿瘤的抗体治疗成为抗体类药物的重要方向。以肿瘤特异性抗原或肿瘤相关抗原、抗体独特型决定簇、细胞因子及其受体、激素及一些癌基因产物等作为靶分子，利用传统的免疫方法或通过细胞工程、基因工程等技术制备的多克隆抗体、单克隆抗体、基因工程抗体广泛应用在疾病诊断、治疗及科学研究等领域。

从 19 世纪 90 年代的白喉"抗毒素"、癌症"抗血清"，到新上市的人源化抗体、嵌合抗体、人源性基因工程抗体，人类在抗体类药物领域取得了巨大的成果。抗体类药物从靶点开发到技术改进，从临床研究到商业化策略，各个方面均日趋成熟，已经成为医药领域的主流研发热点。目前共有上百个国家/地区竞逐抗体类药物市场，其中药物研发和商业化数量排名前十的国家/地区主要为美国、中国、瑞士、日本、韩国、英国、德国、加拿大、印度和法国。截至 2018 年 10 月，总部位于美国的企业在抗体类药物研发和商业化方面遥遥领先，抗体类药物数量高达 761 个，已上市的药物有 64 个；而总部位于我国的企业的抗体类药物有 359 个，数量排名第二，但是已上市的药物仅有 8 个。全球抗体类药物市场规模约千亿美元，近 10 年来仍保持 10% 以上的增速，高于医药行业 5% ~ 6% 的平均增速水平，美国是全球最大的抗体类药物研发基地。PD－1/PD－L1 药物、抗体 Fc 融合蛋白药物等有广阔的市场前景，多特异性抗体、抗体偶联药物正逐步进入全新的发展阶段。

抗体类药物未来的研发趋势将集中在新靶点、新适应证、新用药方案。首先，PD－1/PD－L1 的发现使肿瘤类单克隆抗体药物市场迅速壮大，伴随着人类后基因组学及代谢组学的发展，越来越多的单克隆抗体药物新靶点将被发现和研究，单克隆抗体药物的种类将会继续增多；其次，单一适应证针对的患者群体有限，随着基础研究的深入、临床试验的突破等，单克隆抗体药物对恶性肿瘤和自身免疫疾病以外其他领域的渗透会越来越多，药物的竞争力和市场空间将会进一步扩大。

三、抗体类药物质量监控的目的与意义

与其他类药物的质量监控类似，抗体类药物作为药物的一种，必须符合安全有效的原

则。而这一原则的有效实施，则依靠严格的药物质量监控。作为治疗疾病的重要手段，药物不仅与患者的生命健康息息相关，更关系着整个社会的安全与稳定。纵观历史，每一次药物出现质量问题都会造成重大的人员伤亡，而人类不能总是仅依靠惨痛的教训来寻求宝贵的经验。因此，严格的质量监控是药物得以广泛使用的前提。此外，抗体类药物主要用于治疗癌症、病毒感染性疾病、心血管疾病等危重疾病，这种情况下患者的身体素质、精神状况往往处于危险水平，如果不能保证药物的安全性、有效性，不但无法治愈病患，反而会加重病情，甚至造成更加严重的后果。这不但会造成病患经济上、生理上以及精神上的损失与伤害，更会在社会上造成严重的不良影响，导致重大的经济损失、人员伤害，产生巨大的社会效应。

相对于传统药物，抗体类药物的主要有效成分是蛋白质，而蛋白质类产品在稳定性、生物活性、有效期、纯度等方面均有着更加苛刻的要求。这就要求抗体类药物的质量监控必须更加严格，应以质量标准的方法学研究为基础，以抗体的生物活性测定为中心，并将此贯穿于整个产品开发过程中的各个工艺阶段。但是，由于科学技术的日新月异，越来越多的新思想、新方法被引入抗体类药物的研发生产中，这对质量监控提出了更严峻的挑战。《中国药典》（2020 年版）三部不但为传统的抗体治疗产品，如球蛋白建立了完善的标准，还对新生物技术产品提出了科学而详尽的要求。严格执行以《中国药典》（2020 年版）为标准的质量监控为抗体类药物的广泛使用与进一步发展提供了可靠的保障。

第二节　抗体类药物的质量监控

扫码"学一学"

一、抗体类药物的质量监控要点

抗体类药物的质量监控与药物本身的特性密切相关。首先，抗体类药物因其本身的独特性而具有复杂的质量属性，其生产质量监控必须建立在充分了解产品质量属性的基础上，并以此确认产品的关键质量属性从而加以监控；其次，作为一种生物制品类药物，抗体类药物还应按照《生物制品生产用原材料及辅料质量控制规程》进行监控；此外，抗体类药物还应符合生物制品分批、分装、冻干以及包装相关规程的要求。

（一）抗体类药物质量监控的基本要求

由于抗体类药物复杂的质量属性，故而其质量监控需要以"质量源于设计""风险评估"的原则和理念，制定相应的质量控制策略，并通过建立有效的质量管理体系，保证产品质量可控。抗体类药物的制造主要包括基因克隆、表达载体的制备、工程细胞的筛选及细胞库的建立、发酵或细胞培养及收获、目标蛋白的提取、纯化和制剂等过程。细胞株的来源、管理及检定应符合"生物制品生产检定用菌毒种管理规程"和"生物制品生产检定用动物细胞基质制备及检定规程"的相关要求。生产质量管理应符合现行版《药品生产质量管理规范》的要求。

1. 工艺验证　应采用经验证的生产工艺进行生产，并依据产品的关键质量属性，确定关键工艺参数及其范围，以确保工艺过程的重现性以及产品质量的批间一致性。

生产工艺验证应至少包括生产工艺的一致性、感染性因子灭活或去除、非内毒素热原、产品相关杂质和工艺相关杂质的去除、纯化用材料（如色谱柱填料）的重复使用性的可接受限度、产品质量属性批间一致性、抗体偶联药物的偶联方法或基于品种质量属性的其他抗体修饰方法以及对生产中所需一次性材料的监控等。

2. 特性分析　应采用现有先进的分析手段，从物理化学、免疫学、生物学等角度对产品进行全面的分析，并提供尽可能详尽的信息以反映目标产品内在的天然质量属性。抗体特性分析至少包括结构完整性、亚类、氨基酸序列、二级结构、糖基化修饰、二硫键、特异性、亲和力、特异的生物学活性和异质性以及是否与人体组织有交叉反应等。对于通过片段化或偶联修饰的产品，要确定使用的工艺对抗体质量属性的影响，并建立特异的分析方法。此外，还需采用合适的方法评价产品在有效期内的稳定性。生产工艺验证、关键质量属性的确认以及质量标准的建立均依赖于对产品特性分析数据的不断积累。特性分析一般在研发阶段即应进行，并通过生产工艺的优化，以及具有代表性的足够批次产品的周期性监测加以完善。

3. 生物学活性测定　依据单克隆抗体预期的作用机制或模式（不限于一种），建立相应生物学分析方法。

4. 参比品　选择已证明足够稳定且适合临床试验的一个/多个批次，或用一个代表批次作为参比品，用于鉴别、理化和生物学活性等各种分析，并应按特性分析要求进行全面分析鉴定。

5. 中间产物　生产工艺的设定应优先采用连续不间断的生产方式，如需储存中间产物，应对中间产物的贮存条件进行验证，证明该贮存条件不影响后续工艺用物料的质量指标和产品在有效期内的稳定性；所需验证通常包括将各中间产物置于拟设定的最苛刻的贮存条件下，至少应取三批由这些中间产物制成的成品进行加速稳定性和长期稳定性验证。

6. 批次的确定　制品批次的确定应符合"生物制品分批规程"，制品的批次应贯穿整个工艺过程并易于追溯，以保证每批制品的加工处理过程是一致的。

7. 工艺变更　生产工艺变更应符合国家药品注册管理的相关要求。应对变更前后的产品进行比较和评估，以证明变更前后产品的特性高度相似，并确保任何质量属性方面的改变对产品安全性和有效性无负面影响。

（二）抗体类药物制造的质量控制

1. 工程细胞的控制　应分别建立主细胞库、工作细胞库的两级管理细胞库。一般情况下主细胞库来自于细胞种子，工作细胞库来自主细胞库。主细胞库和工作细胞库均应有详细的制备过程、检定情况及管理规定，并应符合"生物制品生产检定用动物细胞基质制备及检定规程"和"人用重组 DNA 蛋白制品总论"的相关要求。

2. 细胞培养和收获　细胞培养和收获可采用限定细胞传代至与其稳定性相符的最高代次后，单次收获产物的方式；也可采用限定细胞培养时间连续传代培养并多次收获的方式。在整个培养过程中，两种方式均需监测细胞的生长状况，并根据生产系统的特点确定监测频率及检测指标。应根据生产过程中培养、增殖和表达量一致性的研究资料，确定终止培养、废弃培养物以及摒弃收获物的技术参数。每次收获后均应检测抗体含量、内毒素及支原体。应根据生产过程及所用材料的特点，在合适的阶段进行常规或特定的外源病毒污染检查。除另有规定外，应对限定细胞传代次数的生产方式，采用适当的体外方法至少对 3 次收获物进行外源病毒检测。应明确进入下一步工艺的收获液接收标准，并与监测步骤关联。如检测到任何外源病毒，应停止收获并废弃同一细胞培养的前期收获液，追溯并确定污染的来源。

3. **纯化**　可将多次收获的产物合并后进行纯化。纯化工艺应经验证，以证明能够有效去除和/或灭活可能存在的感染性因子，并能将产品相关杂质与工艺相关杂质去除或降低至可接受的水平。如验证结果证明工艺相关杂质已得到有效的控制或去除，并达到可接受的水平，相关残留物的检定项目可不列入成品的常规放行检定中。应对工艺过程中微生物污染进行监控（如微生物限度、内毒素检测等）。

4. **原液**　纯化的单克隆抗体经无菌过滤分装于中间贮存容器中，即成为原液。如需加入稳定剂或赋形剂，应不影响质量检定，否则应在添加辅料前取样进行原液检定。原液的检测项目取决于工艺的验证、一致性的确认和预期产品相关杂质与工艺相关杂质的水平。应采用适当方法对原液质量进行检测，必要时应与参比品进行比较。原液的贮存应考虑原液与容器的相容性、原液的稳定性及保存时间，应通过验证确定贮存条件和有效期。

5. **半成品**　制备成品前，如需对原液进行稀释或加入其他辅料制成半成品，应确定半成品的质量控制要求，包括检定项目和可接受的标准。

6. **成品**　原液或半成品经除菌过滤后分装于无菌终容器中并经包装后即为成品。将分装后的无菌容器密封，以防污染，如需冷冻干燥，先进行冷冻干燥再密封。

（三）抗体类药物生产用原材料及辅料的质量控制

抗体类药物的生产工艺复杂且易受多种因素影响，生产过程中使用的各种材料来源复杂，可能引入外源因子或毒性化学材料；产品组成成分复杂且一般不能进行终端灭菌，产品的质量控制仅靠成品检定难以保证其安全性和有效性。因此，对抗体类药物生产用原材料和辅料进行严格的质量控制，是降低制品中外源因子或有毒杂质污染风险，保证抗体类药物安全有效的必要措施。

1. **抗体类药物生产用原材料**

（1）**分类**　按照来源可将生产用原材料分为两大类：一类为生物原材料，主要包括来源于微生物、人和动物的细胞、组织、体液成分以及采用重组技术或生物合成技术生产的生物原材料等；另一类为化学原材料，包括无机和有机化学材料。

（2）**风险等级分级及用于生产的质量控制要求**　根据原材料的来源、生产以及对抗体类药物潜在的毒性和外源因子污染风险等将生产用原材料按风险级别从低到高分为以下四级，各级原材料至少应进行的质量控制要求见表13－2。对于不同风险级别原材料的质量控制，应充分考虑来源于动物（或人）的生物原材料可能带来的外源因子污染的安全性风险。生产过程中应避免使用毒性较大的化学原材料，有机溶剂的使用应符合《中国药典》（2020年版）通则"残留溶剂测定法"的相关要求。对于高风险等级的原材料，应在产品研发的早期评价使用这些原材料的必要性，并寻找其他替代物或替代来源。

（3）**残留物的去除及限度要求**　生产用原材料的残留物可能因其直接的毒性反应、外源因子污染或有害的免疫应答，引发受者产生不良反应或影响产品效力，应采取相应措施对这些原材料予以去除和/或灭活，去除和/或灭活工艺应进行验证。应通过验证结果评价生产工艺对已知毒性原材料去除的一致性，或采用批放行检测，以证实所去除的毒性原材料已达到安全水平，残留有机溶剂应符合《中国药典》（2020年版）通则"残留溶剂测定法"的相关要求；应尽可能采用经去除和/或灭活外源因子的生物原材料，或通过验证结果评价生产工艺去除和/或灭活原材料中可能存在的外源因子、致病物质或者与该材料相关的特定污染物的一致性，以确保产品的安全性。

2. 抗体类药物生产用辅料

（1）抗体类药物生产用常用辅料及分类　根据用途可分为如下几类。①佐剂：是与一种疫苗抗原结合，以增强（如加强、加快和延长）其特异性免疫反应和疫苗临床效果的一种或多种成分混合的物质；②稳定剂或保护剂：用于稳定或保护其有效成分、防止其降解或失去活性的物质；③防腐剂：用于抑制微生物生长、防止微生物污染的物质；④赋形剂：用于冻干制品中使药品成型、起支架作用的物质；⑤助溶剂：用于增加药品溶解性的物质；⑥矫味剂：用于改善口服药品口感的物质；⑦稀释剂、缓冲剂：用于溶解、稀释制品，调整制品酸碱度的溶剂，如注射用水、氯化钠注射液、磷酸盐缓冲液（PBS）等。

（2）风险等级分级及用于生产的质量控制要求　根据辅料的来源、生产以及对抗体类药物潜在的毒性和安全性的影响等将辅料按风险级别从低到高分为四级，各级抗体类药物辅料至少应进行的质量控制要求见表13-3。抗体类药物生产企业用于抗体类药物注射剂生产的药用辅料，其全检的质量标准中除理化、含量/活性等检测外，应包括常规的安全性检查，如微生物限度或无菌检查、热原和（或）内毒素检查、异常毒性检查等。

（3）辅料限度控制　应根据抗体类药物制剂工艺和产品的安全性、有效性研究结果，以发挥有效作用的最小加量确定制剂配方中辅料的加量。具有明确功能且可采用适宜方法进行性能测试的辅料，还应结合辅料性能测试结果综合考虑配方中辅料的加量，如防腐剂抑菌效力测试等具有毒副作用或特定功能的辅料以及其他需要在抗体类药物中控制含量的辅料，应在成品检定或适宜的中间产物阶段设定辅料含量检查项并规定限度要求。

（四）抗体类药物分批、分装、冻干以及包装的质量控制

1. 抗体类药物分批规程　抗体类药物分批规程具体内容如下：批号系用以区分和识别产品批的标志。为避免混淆和误差，各抗体类药物之成品均应按照本规程分批和编批。有专门规定者除外。

（1）抗体类药物之批号由质量保证部门审定。

（2）抗体类药物批号和亚批号的编制　批号的编码顺序为"年号月号流水号"。年号应写公历年号4位数，月份写2位数。流水号可按生产企业所生产某制品批数编2位或3位数。某些制品还可加英文字母或中文，以表示某特定含义。亚批号的编码顺序为"批号-数字序号"如某制品批号为：200801001，其亚批号应表示为：200801001-1，200801001-2，……。

（3）同一批号的制品，应来源一致、质量均一，按规定要求抽样检验后，能对整批制品作出评定。

（4）批、亚批及批号确定的原则　成品批号应在半成品配制后确定，配制日期即为生产日期。非同日或同次配制、混合、稀释、过滤、灌装的半成品不得作为一批；制品的批及亚批编制应使整个工艺过程清晰并易于追溯，以最大限度保证每批制品被加工处理的过程是均一的。单一批号的亚批编制应仅限于以下允许制定亚批的一种情况：①半成品配制后，在分装至终容器之前，如需分装至中间容器，应按中间容器划分为不同批或亚批；②半成品配制后，如采用不同滤器过滤，应按滤器划分为不同批（或亚批）号；③半成品配制后直接分装至终容器时，如采用不同分装机进行分装，应按分装机划分为不同亚批；④半成品配制后经同一台分装机分装至终容器，采用不同冻干机进行冻干，应按冻干机划分为不同亚批号。

表 13 - 2 不同风险生物制品生产用等级原料的质量控制要求

原材料等级	上市许可证	供应商药品生产GMP证书	供应商出厂检验报告	国家批签发合格证	关键项目检测	按照国家药品标准或生物制品生产企业内控质量标准全检	外源因子检测	进一步加工、纯化	来源证明	符合原产国和我国相关动物源性疾病的安全性要求	供应商审计
第1级	√	√	√	如有应提供	√	—	—	—	—	—	√
第2级	√	√	√	—	√	—	—	—	—	—	√
第3级	—	—	√	—	—	抽检（批）	—	如需要	—	—	√
第4级	—	—	√	—	—	√	动物源材料应检测	如需要	动物源材料应提供	动物源材料应提供	√

注："√"为对每批原材料使用前的质控要求；"—"为不要求项目。

表 13 - 3 不同风险等级生物制品生产用辅料的质量控制要求

原材料等级	上市许可证	供应商药品生产GMP证书	辅料注册或备案证明	供应商出厂检验报告	国家批签发合格证	关键项目检测	按照国家药品标准或生物制品生产企业内控质量标准全检	外源因子检测	进一步加工、纯化	来源证明	符合原产国和我国相关动物源性疾病的安全性要求	供应商审计
第1级	√	√	—	√	如有应提供	√	—	—	—	—	—	√
第2级	√	√	如为注册管理或备案的辅料，应提供	√	—	√	抽检（批）	—	—	—	—	√
第3级	—	—	—	√	—	—	—	—	如需要	—	—	√
第4级	—	非注射用的原料药用于注射剂的辅料，应提供	注册管理或备案的非注射用的药用辅料用于注射剂的辅料，应提供	√	—	—	√	如为动物来源应检测	如需要	如为动物来源应提供	如为动物来源应检测	√

注："√"为对每批原材料使用前的质控要求；"—"为不要求项目。

（5）同一制品的批号不得重复；同一制品不同规格不应采用同一批号。

2. 抗体类药物分装和冻干规程　抗体类药物分装和冻干规程具体内容如下。

（1）质量保证部门认可　待分装、冷冻干燥（以下简称冻干）的半成品，需经质量保证部门审查或检定，对符合质量标准者，发出分装通知单后，方可进行分装或分装后冻干，有专门规定者除外。

（2）分装、冻干用容器及用具　①分装、冻干制品的最终容器的原材料标准，应符合国家药品包装用材料、容器管理办法（局令第21号）。分装容器的灭菌处理工艺应经验证并确保达到灭菌效果。②凡接触不同制品的分装容器及用具必须分别洗刷。血清类制品、血液制品、卡介苗、结核菌素等分装用具必须专用。

（3）分装、冻干车间及设施　①分装、冻干车间应符合中国现行版《药品生产质量管理规范》的要求。②以下情况不得使用同一分装间和分装、冻干设施进行分装、冻干：不同给药途径的抗体类药物与治疗类生物制品，减毒活疫苗与灭活疫苗，血液制品进行病毒灭活处理前与灭活后处理。③交替使用同一分装间和分装、冻干设施时，在一种制品分装后，必须进行有效的清洁和消毒，清洁效果应定期验证。

（4）人员　直接参加分装、冻干的人员，每年至少应做一次健康检查。凡患有活动性结核、病毒性肝炎感染者或其他有污染制品危险的传染病患者，应禁止参加分装、冻干工作。

（5）待分装半成品的规定　①除另有规定外，半成品自配制完成至分装的放置时间应不超过规定的检定时间。②待分装制品的标签必需完整、明确，品名和批号需与分装通知单完全相符，容器口需包扎严密，瓶塞须完整，容器无裂痕，制品之外观需符合各论的要求。③待分装制品的存放和运输必须采取严密的防污染措施。

（6）分装要求　①分装前应加强核对，防止错批或混批。分装规格或制品颜色相同而品名不同不得在同室同时分装。②全部分装过程中应严格注意无菌操作；制品应尽量采用原容器直接分装（有专门规定者除外），同一容器的制品应当日分装完毕；同一容器的制品，应根据验证结果，规定分装时间，最长不超过24h。不同亚批的制品不得连续使用同一套灌注用具。③液体制品分装于安瓿后应立即熔封；分装于玻璃瓶或塑料瓶者，需立即加盖瓶塞并用灭菌铝盖加封；除另有规定外，应采用减压法或其他适宜的方法进行容器检漏。④活疫苗及其他对温度敏感的制品，在分装过程中制品应维持在25℃以下或对制品采取有效的降温措施。分装后之制品应尽快移入2~8℃冷库贮存。⑤含有吸附剂的制品或其他悬液，在分装过程中应保持均匀。⑥分装所用最终容器及瓶塞，应不影响内容物的生物学效价、澄清度和pH值。⑦制品实际分装量应多于标签标示量。分装100ml者补加40ml；分装50ml者补加10ml；分装20ml者补加0.6ml；分装10ml者补加0.5ml；分装5ml者补加0.3ml；分装2ml者补加0.15ml；分装1ml者补加0.1ml；分装0.5ml者补加0.10ml。保证每瓶的抽出量不低于标签上所标明的数量。预充式注射器的实际装量应不低于标示量。

（7）冻干要求　①应根据制品的不同特性，制定并选择相适应的冻干工艺和参数，冻干过程应有自动扫描记录。不论任何制品，冻干全过程都要做到严格的无菌操作。②真空封口者应在成品检定中测定真空度。充氮封口应充足氮量，氮气标示纯度应不低于99.99%。

（8）分装、冻干卡片和记录　分装后之制品要按批号填写分装、冻干卡片，注明制品名称、批号、亚批号、规格、分装日期等，并应立即填写分装和冻干记录，并有分装、冻干、熔封、加塞、加铝盖等主要工序中直接操作人员及复核人员的签名。

（9）抽样、检定 分装、冻干后制品应每批抽样进行全检，如分亚批，应根据亚批编制的情况确定各亚批需分别进行检测的项目。抽样应具有代表性，应在分装过程的前、中、后三个阶段或从不同层冻干柜中抽取样品。

3. 抗体类药物包装规程 抗体类药物包装规程具体内容如下。

（1）总则 ①抗体类药物的包装应按国家药品监督管理部门颁布的《药品说明书和标签管理规定》有关规定执行。②包装车间的设施应符合中国现行版《药品生产质量管理规范》要求。包装用材料应符合现行国家药品包装用材料、容器标准中有关要求。③同一车间有数条包装生产线同时进行包装时，各包装线之间应有隔离设施。外观相似的制品不得在相邻的包装线上包装。每条包装线均应标明正在包装的药品名称、批号。

（2）透视检查（以下简称透检） ①熔封后的安瓿，在透检前需经破漏检查。破漏检查可采用减压或其他方法；用减压法时，应避免将安瓿泡入液体中。②制品在包装前必须按照各论中的要求进行外观检查。制品透视要求和标准如下：透视灯光应采用日光灯（光照度应为 1000~3000lx），其背景和光照度按制品的性状调整。透视人员视力应每半年检查一次，视力应在 4.9 或 4.9 以上，矫正视力应为 5.0 或 5.0 以上，无色盲。凡制品颜色、澄明度异常，有异物或摇不散的凝块，有结晶析出，封口不严，有黑头、裂纹等应全部剔除，有专门规定者应按各论执行。

（3）标签 ①药品包装标签应符合《中华人民共和国药品管理法》（2019 年版）及国家药品监督管理部门的有关规定，不同包装标签其内容应根据上述规定印制；②药品包装标签的文字表述应当以国家药品监督管理部门批准的药品说明书为依据，不得超出说明书内容，不得加入无关的文字和图案；③药品的内包装和外包装标签的内容、格式应符合国家药品监督管理部门的有关规定。

（4）包装 ①包装前应按质量保证部门开出的包装通知单所载有效期准备瓶签或印字戳；瓶签上字迹要清楚。②在包装时要与质量保证部门发出的包装通知单仔细核对批号是否相符，防止包错包混；在包装过程中如发现制品的外观异常、容器破漏或有异物者应剔除。③包装制品应在 25℃ 以下进行。有专门规定者应按各论执行。④瓶签要求贴牢，直接印字的制品要求字迹清楚，不易脱落或模糊，瓶签内容不得用粘贴、剪贴的方式进行修改或补充。⑤不同制品及同一制品不同规格制品的瓶签及使用说明，应用不同颜色或式样，以资识别。⑥外包装箱标签内容必须直接印在包装箱上。批号的号码和有效期限应用打码机直接打印在包装箱上，字迹应清楚，不易脱落和模糊。⑦包装结束后应彻底清场，并写清场记录。⑧制品包装全部完成后，在未收到产品合格证前，应在待检区封存。收到合格证后，方可填写入库单，交送成品库。⑨每个最小包装盒内均应附有药品说明书。

（5）药品说明书 ①药品说明书应符合《中华人民共和国药品管理法》（2019 年版）及国家药品监督管理部门对药品说明书的规定，并根据国家药品监督管理部门批准的内容编写。②人血液制品说明书应注明相关警示语：因原料来自人血，虽然对原料血浆进行了相关病原体的筛查，并在生产工艺中加入了去除/灭活病毒的措施，但理论上仍存在传播某些已知和未知病原体的潜在风险，临床使用时应权衡利弊。③生产过程使用抗生素时，应在制品的说明书中注明对所用抗生素过敏者不得使用的相关警示语。

二、抗体类药物的物理化学检定

根据抗体类药物关键质量属性、对产品和工艺理解认识的积累和风险评估的原则，制定相应质量控制策略。物理化学检定采用的检测方法应经验证并符合要求。纳入质量标准的检定项目、可接受标准限度，应结合来自于临床前和/或临床研究时多批样品的数据、用于证明生产一致性批次的数据、稳定性等研究数据来综合确定。抗体类药物的物理化学检定应至少包括以下项目。

1. **鉴别**　采用高度特异的、基于分子结构和/或其他专属性的分析方法，对供试品进行鉴定。根据产品特性，可选择适宜的方法，如毛细管区带电泳（CZE）、毛细管等电聚焦电泳（cIEF）、离子交换高效液相色谱（IEX – HPLC）、肽图、生物和/或免疫学等方法中的一种或一种以上，对供试品进行鉴定，测定结果应在规定的范围内。必要时应将供试品与参比品比较。

毛细管区带电泳也称为自由泳液电泳，因其基于试样组分质荷比的差异进行分离，故而特别适用于带电化合物的分离。其分离原理是根据溶质中具有不同质荷比的带电粒子在电渗流的作用下流出速度的差异达到分离的效果。溶质的流出速度为阳离子最快，中性粒子次之，而阴离子最慢，且质荷比越大的粒子流出速度越快。缓冲溶液、离子强度、pH 影响电渗流的大小和方向，决定区带电泳的柱效、选择性以及分离度和分离时间。

毛细管等电聚焦电泳的原理是在毛细管内进行的等电聚焦。毛细管内壁经涂层处理使电渗流减到最小，再将样品和两性电解质混合进样，两个电极槽中分别为酸和碱，加高电压后，在毛细管内产生 pH 梯度，样品的各成分在毛细管中迁移至各自的等电点，形成区带，再进行检测。

离子交换高效液相色谱是离子色谱（ion chromatography）的一种，其原理是应用离子交换的原理，采用低交换容量的离子交换树脂来分离离子，这在离子色谱中应用最广泛，其主要填料类型为有机离子交换树脂，以苯乙烯二乙烯苯共聚体为骨架，在苯环上引入磺酸基，形成强酸型阳离子交换树脂，引入叔胺基而成季铵型强碱性阴离子交换树脂，此交换树脂具有大孔或薄壳型或多孔表面层型的物理结构，以便于快速达到交换平衡，离子交换树脂耐酸、碱，可在任何 pH 范围内使用，易再生处理、使用寿命长，缺点是机械强度差、易溶易胀、受有机物污染。而硅质键合离子交换剂以硅胶为载体，将有离子交换基的有机硅烷与基表面的硅醇基反应，形成化学键合型离子交换剂，其特点是柱效高、交换平衡快、机械强度高，缺点是不耐酸碱、只宜在 pH 2 ~ 8 范围内使用。

2. **糖基化修饰分析**　关键质量属性中包含糖基化修饰的单抗制品，应在成品检定中对供试品的糖基化进行检测和控制。采用适宜的方法测定，如毛细管电泳（CE）或高效液相色谱（HPLC）等方法，供试品测定结果应在规定的范围内。必要时应将供试品与参比品进行比较。

以高效液相色谱法为例，该法是色谱法的一个重要分支，以液体为流动相，采用高压输液系统，将具有不同极性的单一溶剂或不同比例的混合溶剂、缓冲液等流动相泵装入有固定相的色谱柱，在柱内各成分被分离后，进入检测器进行检测，从而实现对试样的分析。

3. **分子量大小变异体**　采用适宜的方法检测供试品分子大小变异体，采用非还原或还原条件下的十二烷基硫酸钠 – 聚丙烯酰胺凝胶电泳（SDS – PAGE）或十二烷基硫酸钠 – 聚丙烯酰胺毛细管电泳（CE – SDS）、分子排阻色谱（SEC – HPLC）等方法，对单体、聚合体或片段进行定量分析，如供试品具备 Fc 效应子功能，则还需关注非糖基化重链的情况。供试品测定结果应在规定的范围内。

以十二烷基硫酸钠 - 聚丙烯酰胺凝胶电泳（SDS - PAGE）为例，聚丙烯酰胺凝胶为网状结构，具有分子筛效应。它有两种形式：非变性聚丙烯酰胺凝胶电泳（native - PAGE）及 SDS - 聚丙烯酰胺凝胶电泳（SDS - PAGE）；非变性聚丙烯酰胺凝胶，在电泳的过程中，蛋白质能够保持完整状态，并依据蛋白质的分子量大小、蛋白质的形状及其所附带的电荷量而逐渐呈梯度分开。而 SDS - PAGE 蛋白质亚基的电泳迁移率主要取决于亚基分子量的大小，因此仅根据蛋白质亚基分子量的不同就可以将蛋白质分开。

4. 电荷变异体 采用适宜的方法检测供试品电荷变异体，如 cIEF、IEX - HPLC、疏水高效液相色谱（HIC - HPLC）、反相高效液相色谱（RP - HPLC）等方法，应尽可能对不同电荷变异体组分进行鉴别，并规定相应的可接受标准。供试品测定结果应在规定的范围内。

5. 制品相关杂质 采用适宜的方法对供试品氧化产物、脱酰胺产物或其他结构不完整分子进行定量分析，如分子排阻色谱法（SEC - HPLC）。供试品测定结果应在规定的范围内。

分子排阻色谱法又称空间排阻色谱法（SEC），是利用多孔凝胶固定相的独特性产生的一种，主要根据凝胶孔隙的孔径大小与高分子样品分子的线团尺寸间的相对关系而对溶质进行分离的分析方法。分子排阻色谱又叫凝胶色谱法。主要适用于对未知样品的探索分离。其作用机制是：分离效果主要取决于凝胶的孔径大小与被分离组分分子尺寸之间的关系，与流动相的性质没有直接的关系。样品分子与固定相之间不存在相互作用，色谱固定相是多孔性凝胶，仅允许直径小于孔径的组分进入，这些孔对于溶剂分子来说是相当大的，以致溶剂分子可以自由的扩散出入。样品中的大分子不能进入凝胶孔洞而完全被排阻，只能沿多孔凝胶粒子之间的空隙通过色谱柱，首先从柱中被流动相洗脱出来；中等大小的分子能进入凝胶中一些适当的孔洞中，但不能进入更小的微孔，在柱中受到滞留，较慢地从色谱柱洗脱出来；小分子可进入凝胶中绝大部分孔洞，在柱中受到更强的滞留，会更慢地被洗脱出；溶解样品的溶剂分子，其分子量最小，可进入凝胶的所有孔洞，最后从柱中流出，从而实现具有不同分子大小样品的完全分离。在分子排阻色谱法中，溶剂分子最后从柱中流出，这一点明显不同于其他液相色谱法。

在 SEC 中，不同尺寸样品分子的分布系数 K 总保持在 $0 \sim 1$ 之间。$K = 0$ 说明溶质完全被排除在填料孔外，称为全排斥，即填料的排斥极限；$K = 1$ 说明溶质可完全进入填料孔内，称为全渗透，即填料的渗透极限。对于某一大小分子，其洗脱体积等于流动相体积与该尺寸溶质可以渗透进入空洞内部的那部分体积的总和。

6. 工艺相关杂质 采用适宜的方法对供试品宿主蛋白质、宿主细胞和载体 DNA、蛋白 A 及其他工艺相关杂质进行检测。供试品测定结果应在规定的范围内。

7. 含量 抗体类药物的本质仍是蛋白质，因此其含量测定与蛋白质相同，其方法主要包括半微量凯氏定氮法、微量法（Lowry 法）、双缩脲法等。这些原理和测定方法在前面章节中已详细介绍。但在实际运用中仍需根据产品本身的质量属性建立品种特异的含量测定方法，例如确定供试品在激发光波长为 280nm 条件下的特异消光系数，采用分光光度法进行总蛋白质含量测定。供试品测定结果应在规定的范围内。

8. 外观及性状 冻干粉应为白色、类白色或淡黄色饼状疏松体。注射液或复溶的冻干粉其澄明度和颜色检查应符合相关产品的要求。除另有规定外，不应存在肉眼可见的不溶性颗粒。

9. 复溶时间 根据规定的取样量，加入标示量体积的溶剂，冻干粉应该在限定的时间里完全溶解，平均和最长的溶解时间均应符合规定。

10. pH 值 人体血液的 pH 值低于 7.0 或超过 7.8 会引起酸中毒或碱中毒，因此应避免将过低或过高 pH 值的液体输入体内；而药物溶液的 pH 值偏离有关体液正常 pH 值太远时，容易对组织产生刺激；同时抗体类药物的 pH 值对抗体稳定性有着一定的影响，因此检测抗体类药物的 pH 值有着极其重要的意义。

水溶液的 pH 值通常以玻璃电极为指示电极、饱和甘汞电极为参比电极进行测定。酸度计应定期进行计量检定，并符合国家有关规定。测定前，应采用下列标准缓冲液校正仪器，也可用国家标准物质管理部门发放的标示 pH 值准确至 0.01pH 单位的各种标准缓冲液校正仪器。

pH 值测定包括：仪器校正用标准缓冲液准备、仪器校正、检测 pH 值以及结果判定这四个个步骤。但是需要注意的是，不同温度时各种标准缓冲液的 pH 值有所差异，详细如下表 13 - 4 所示。有关 pH 值检测的详细内容参见《中国药典》（2020 年版）通则相关部分。

表 13 - 4 仪器校正用的标准缓冲液温度与 pH 值对照表

温度（℃）	草酸盐标准缓冲液 pH 值	苯二甲酸盐标准缓冲液 pH 值	磷酸盐标准缓冲液 pH 值	硼砂标准缓冲液 pH 值	氢氧化钙标准缓冲液（25℃饱和溶液）pH 值
0	1.67	4.01	6.98	9.64	13.43
5	1.67	4.00	6.95	9.40	13.21
10	1.67	4.00	6.92	9.33	13.00
15	1.67	4.00	6.90	9.28	12.81
20	1.68	4.00	6.88	9.23	12.63
25	1.68	4.01	6.86	9.18	12.45
30	1.68	4.02	6.85	9.14	12.29
35	1.69	4.02	6.84	9.10	12.13
40	1.69	4.04	6.84	9.07	11.98
45	1.70	4.05	6.83	9.04	11.84
50	1.71	4.06	6.83	9.01	11.71
55	1.72	4.08	6.83	8.99	11.57
60	1.72	4.09	6.84	8.96	11.45

11. 渗透压 如人体的细胞膜或毛细血管壁一般具有半透膜的性质，溶剂通过半透膜由低浓度溶液向高浓度溶液扩散的现象称为渗透，阻止渗透所需施加的压力，即为渗透压。在涉及溶质的扩散或通过生物膜的液体转运各种生物过程中，渗透压都起着极其重要的作用。因此，在制备注射剂、液体型眼用制剂等药物制剂时，必须关注其渗透压。凡处方中添加了渗透压调节剂的制剂，均应控制其渗透压摩尔浓度。溶液的渗透压依赖于溶液中粒子的数量，是溶液的依数性之一，通常以渗透压摩尔浓度（osmolality）来表示，它反映的是溶液中各种溶质对溶液渗透压贡献的总和。正常人体血液的渗透压摩尔浓度范围 285 ~ 310mOsmol/kg，0.9% 氯化钠溶液或 5% 葡糖糖溶液的渗透压摩尔浓度与人体血液相当。

渗透压摩尔浓度测定的原理是根据测量溶液的冰点下降来间接测定其渗透压摩尔浓度。在理想的稀溶液中，冰点下降符合 $\Delta T_f = K_f m$ 的关系，式中，ΔT_f 为冰点下降值，K_f 为冰点下降常数（当水为溶剂时为 1.86），m 为重量摩尔浓度。而渗透压符合 $P_o = K_o m$ 的关系，式中，P_o 为渗透压，K_o 为渗透压常数，m 为溶液的重量摩尔浓度。由于两式中的浓度等同，故可以用冰点下降法测定溶液的渗透压摩尔浓度。

渗透压摩尔浓度包括如下步骤：仪器校正用标准缓冲液准备、供试品溶液的准备、检测渗透压摩尔浓度以及结果判定。渗透压摩尔浓度测定仪校正用标准溶液配制详细如表 13-5 所示。测定结果除另有规定外，不低于 240mOsmol/kg，该规定对稀释使用的样品也适用。有关渗透压摩尔浓度测定的详细内容参见《中国药典》（2020 年版）相关部分。

表 13-5 渗透压摩尔浓度测定仪校正用标准溶液配制表

每 1kg 水中氯化钠的重量（g）	毫渗透压摩尔浓度（mOsmol/kg）	冰点下降温度（$\Delta T\,℃$）
3.087	100	0.186
6.260	200	0.372
9.463	300	0.558
12.684	400	0.744
15.916	500	0.930
19.147	600	1.116
22.380	700	1.302

需要注意的是供试品溶液如为液体，通常可直接测定；但如其渗透压摩尔浓度大于 700 或为浓溶液，可用适宜的溶剂（通常为注射用水）稀释至表 13-5 测定范围内；如为固体（如注射用无菌粉末），可采用药品标签或说明书中的规定溶剂溶解并稀释至上表测定范围内。需特别注意的是，溶液经稀释后，粒子间的相互作用与原溶液有所不同，一般不能简单地将稀释后溶液渗透压的测定值乘以稀释倍数来计算原溶液的渗透压摩尔浓度。例如，甘露醇注射液、氨基酸注射液等高渗溶液和注射用无菌粉末可用适宜的溶剂（如注射用水、5% 葡萄糖溶液或生理氯化钠溶液等）经溶解、稀释后测定，并在正文品种各论项下规定具体的溶解或稀释方法。

12. 装量/装量差异 除另有规定外，装量检查应根据《中国药典》（2020 年版）四部注射剂通则中装量检查法进行检测，而注射用冻干制剂的装量差异限度应参照装量差异检查法进行检查。

（1）装量检查法 包括供试品的准备、装量检测以及结果判定三个步骤。需要注意的是，供试品应区分单剂量供试品、多剂量供试品以及预充注射器和弹筒式装置的供试品之间的差异。该法详细内容参见《中国药典》（2020 年版）相关部分。

（2）装量差异检查法 包括供试品装量测定与结果判定两个步骤。需要特别注意的是，该法的结果判定应符合表 13-6 规定，且如有 1 瓶（支）不符合规定，应另取 10 瓶（支）复试，结果同样应符合规定。该法的详细内容参见《中国药典》（2020 年版）相关部分。

表 13-6 装量差异检查结果判定表

平均装量	装量差异限度
0.05g 以下至 0.05g	±15%
0.05g 以上至 0.15g	±10%
0.15g 以上至 0.50g	±7%
0.50g 以上	±5%

13. 不溶性微粒检查 不溶性微粒检查常在可见异物检查符合规定后，用以检查静脉

用注射剂（溶液型注射液、注射用无菌粉末、注射用浓溶液）及供静脉注射用无菌原料药中不溶性微粒的大小及数量。常用检查方法包括光阻法和显微计数法。当光阻法测定结果不符合规定或供试品不适于用光阻法测定时，应采用显微计数法进行测定，并以显微计数法的测定结果作为判定依据。光阻法不适用于黏度过高和易析出结晶的制剂，也不适用于进入传感器时容易产生气泡的注射剂。对于黏度过高，采用两种方法都无法直接测定的注射液，可用适宜的溶剂经适当稀释后测定。

不溶性微粒检查包括如下三个步骤：试验环境的检测、不溶性微粒的检测以及结果的判定。光阻法的原理是：当液体中的微粒通过一窄小的检测区时，与液体流向垂直的入射光，由于被微粒阻挡而减弱，因此由传感器输出的信号降低，这种信号变化与微粒的截面积大小相关。而显微计数法则是使用高倍显微镜分别测定有效滤过面积上最长粒径大于 $10\mu m$ 和 $25\mu m$ 的微粒数。关于这两种方法的详细内容可参见《中国药典》（2020 年版）相关部分。

14. **可见异物检查**　可见异物是指存在于注射剂和滴眼剂中，在规定条件下目视可以观测到的任何不溶性物质。实验室检测时应避免引入可见异物。当复溶冻干制剂时，或盛装供试品的容器（如不透明、不规则形状容器等）不适于检测，需移至洁净透明的适宜容器中时，均应在 100 级洁净环境（如层流净化台）中进行。

可见异物检查的常用方法是灯检法，包括可见异物的检测和结果判定这两个检测步骤。而可见异物的检查中应注意区分注射液、注射用冻干制剂在供试品数量、检测操作以及结果判定这几个方面的差异，且结果判定应符合表 13 – 7。该法详细内容可参见《中国药典》（2020 年版）相关部分。

表 13 – 7　灯检法结果判定表

细微其他可见异物类别	每支（瓶）装量规格	每支（瓶）检出限度
白点、细小蛋白质絮状物或蛋白质颗粒	不大于 50ml	不多于 3 个
	大于 50ml	不多于 5 个
少量絮状物或蛋白质颗粒、微量沉积物、摇不散的沉淀	—	不得检出

15. **水分测定**　水分测定主要针对冻干类制剂，要求制品的水分不得超过《中国药典》（2020 年版）相关规定的标准。目前水分测定方法主要有费休氏法与甲苯法，前者又包括容量滴定法和库伦滴定法，检测方法及原理详见第二章。

16. **无菌检查**　任何抗体类药物当中均不得含有杂菌。药物在制造及分装后的制品均需经质量检定部门做无菌检查。无菌检查包括细菌及真菌的检查、支原体检查。检测方法及原理详见第十二章。

17. **细菌内毒素检查**　与其他注射类生物制品相同，抗体类药物也需要检测细菌内毒素。检查细菌内毒素的方法主要有传统的家兔法和新的鲎试剂法，而后者又分为凝胶法和光度法，其中光度法包括浊度法和显色法，目前细菌内毒素的检查方法已统一规范为鲎试剂法。而在供试品检测时，可使用其中任何一种鲎试剂法进行试验，当测定结果有争议时，除另有规定外，以凝胶法结果为准。检测方法及原理详见第十二章内容。

18. **异常毒性检查**　该项用以检查抗体类药物中是否污染外源性物质以及是否存在其他不安全因素。检测方法及原理同一般生物制品类药物的检测法检测方法及原理，详见前面章节。

三、抗体类药物的生物学检定

（一）抗体生物学活性检定

由于目前抗体类药物种类较多，因此抗体生物学活性检定需要依据不同抗体，其本身预期、潜在的作用机制和工作模式（可能不限于一种）的不同，采用相应的生物学测定方法（如固相酶联免疫法或放射免疫法）和数据分析模式，并将供试品与参比品进行比较。

例如多抗类抗毒血清，往往采用动物中和毒素试验，根据抗毒血清能否中和目的毒素、病毒来检定其生物学活性，亦或采用免疫双扩散法，根据抗毒血清与目的毒素或者抗毒素血清产生特异沉淀线来测定其中和毒素的生物学活性。而各种单抗类药物或者基因工程抗体类药物，往往是针对某一种细胞，因此其生物学活性的测定多根据目的效应细胞在药物与对照品中生长情况的差异来判断药物的生物学活性。因此，对于抗体类药物生物学活性检定的具体方法，将根据具体实例中相应的内容进行介绍。

（二）抗体结合活性检定

与抗体的生物学活性检定相同，抗体结合活性的检定也应依据抗体预期的作用靶点和作用机制，采用相应的结合活性测定方法和数据分析模式，并将供试品与参比品进行比较。目前用以检测抗体结合力的方法主要有：电泳条带迁移法、竞争 ELISA 法、表面等离子共振法、噬菌体抗体片段亲和力的石英晶体微天平测定法、硫氰酸盐洗脱法等多种方法，但是使用最为广泛、操作简便可靠的是竞争 ELISA 法。竞争 ELISA 法的原理是：利用抗体与不同浓度的抗原在水溶液中混合孵育达到平衡后，未结合的抗体被微孔板中包被的抗原捕获，并通过 ELISA 方法检测出来。其操作方法与 ELISA 法相同，可参照相关内容。但是需要注意的是，在抗原、抗体互相结合阶段，游离的及结合的抗体的浓度并没有明显改变，这一点可以通过缩短结合时间或在进行完结合后，将每孔中的溶液转到另一个包被有抗原的微孔板中，进行第二次 ELISA 并对结果进行比较。

而对于许多与细胞进行结合进而发挥作用的抗体类药物，上述方法在检测抗体结合活性时就存在很大的不足，这时往往采用流式细胞术进行检测。依据在不同浓度药物中，抗体与效应细胞结合情况的不同，使用流式细胞术检测其结合活性。流式细胞术（flow cytometry, FCM）是一种在功能水平上对单细胞或其他生物粒子进行定量分析和分选的检测手段，它可以高速分析上万个细胞，并能同时从一个细胞中测得多个参数。通过将待测细胞染色后制成单细胞悬液。用一定压力将待测样品压入流动室，不含细胞的流式细胞术磷酸缓冲液在高压下从鞘液管喷出，鞘液管入口方向与待测样品流成一定角度，这样，鞘液就能够包绕着样品高速流动，组成一个圆形的流束，待测细胞在鞘液的包被下单行排列，依次通过检测区域。在以激光作为发光源并经过聚焦后形成的光束垂直照射下，被荧光染色的细胞在激光束的照射下，产生散射光和激发荧光。这两种信号同时被前向光电二极管和 90°方向的光电倍增管接收。光散射信号在前向小角度进行检测，这种信号基本上反映了细胞体积的大小；荧光信号的接收方向与激光束垂直，经过一系列双色性反射镜和带通滤光片的分离，形成多个不同波长的荧光信号。这些荧光信号的强度代表了所测细胞膜表面抗原的强度或其核内物质的浓度，经光电倍增管接收后可转换为电信号，再通过模/数转换器，将连续的电信号转换为可被计算机识别的数字信号。

由于抗体类药物种类繁多，其生产工艺又有较大差异，在质量控制当中所使用的检测方法彼此之间差异很大。所以在上述质量控制内容中所介绍的检测方法多为通用性方法，而一些品种所独有的检测方法可参照实例中相关内容。

需要注意的是，抗体类药物质量监控的内容必须依照《中国药典》(2020 年版) 三部中相关的要求而设定，而在监控实施过程中还应按照药品本身的质量检定规程进行操作。但是由于《中国药典》的更新周期较长，期间出现的新产品、新技术往往在《中国药典》中找不到完全相符的内容，这就为药物研发和生产的监控带来了难题。遇到这种情况，一般依照如下原则进行应对：①对于已上市药品而未被《中国药典》收录的新技术方法，应按照药品本身的质量检定规程进行操作；②在新药研发过程中，所采用的新技术方法未被《中国药典》收录，应与选择《中国药典》中收录的相似方法进行对比，通过方法学研究论证新技术的可靠性。

第三节　应用实例

一、破伤风人免疫球蛋白

破伤风是一种极为严重的疾病，病死率高，其病因通常是破伤风杆菌经由皮肤或黏膜伤口侵入人体并在缺氧环境下生长繁殖、产生毒素而引起阵发性肌痉挛的一种特异性感染。除了可能发生在各种创伤后，还可能发生于不洁条件下分娩的产妇和新生儿。破伤风典型症状是在肌紧张性收缩（肌强直、发硬）的基础上，阵发性强烈痉挛，形成"角弓反张"或"侧弓反张"，可出现呼吸暂停，严重者可导致患者死亡。上述症状发作可因轻微的刺激，如光、声、接触、饮水等而诱发。

目前对破伤风的治疗原则是防重于治，重点在于预防。其预防措施包括注射破伤风类毒素主动免疫，正确处理伤口，以及在伤后采用破伤风抗毒素、破伤风免疫球蛋白等被动免疫预防发病。而破伤风人免疫球蛋白除了含有高效价的破伤风抗体，能中和破伤风毒素，从而起到预防和治疗破伤风梭菌感染的作用外，更具有不良反应少、起效迅速等优点，尤其适用于对破伤风抗毒素过敏的患者。

破伤风人免疫球蛋白系用人用破伤风疫苗免疫供血浆者，采集含高效价破伤风抗体的血浆，经低温乙醇蛋白质分离法，或经批准的其他分离法分离纯化，并经病毒灭活处理制成。含适宜稳定剂，不含防腐剂和抗生素。

（一）基本要求

生产和检定用设施、原料及辅料、水、器具、动物等应符合"药典凡例"的有关要求。生产过程中不得加入防腐剂或抗生素。

（二）制造

1. 原料血浆

（1）血浆的采集和质量应符合"血液制品生产用人血浆"的规定。采用经批准的人用破伤风疫苗和免疫程序进行免疫。原料血浆混合后破伤风抗体效价应不低于 10IU/ml。

（2）每批应由 100 名以上免疫的供血浆者血浆混合而成。

（3）组分Ⅱ、组分Ⅱ + 组分Ⅲ沉淀或组分组分Ⅰ + 组分Ⅱ + 组分Ⅲ 沉淀应冻存于 − 30℃以下，并规定其有效期。

2. 原液

（1）采用低温乙醇蛋白质分离法或经批准的其他分离法制备。生产过程中不得加入抗生素或防腐剂。

（2）经纯化、超滤、除菌过滤后即为破伤风人免疫球蛋白原液。

（3）原液检定　与后叙检定中原液检定相同。

3. 半成品

（1）配制　制品中可加适宜的稳定剂。按成品规格以注射用水或人免疫球蛋白原液稀释破伤风抗体效价不低于 100IU/ml，并适当调整 pH 值及钠离子浓度。

（2）半成品检定　与后叙检定中半成品检定相同。

4. 成品

（1）分批　应符合《中国药典》（2020 年版）三部"生物制品分批规程"规定。

（2）分装　应符合《中国药典》（2020 年版）三部"生物制品分装和冻干规程"规定。

（3）规格　应为经批准的规格。

（4）包装　应符合《中国药典》（2020 年版）三部"生物制品包装规程"规定。

5. 病毒去除和灭活　生产过程中应采用经批准的方法去除和灭活病毒。如用灭活剂（如有机溶剂、去污剂）灭活病毒，则应规定对人安全的灭活剂残留量限值。

（三）检定

1. 原液检定

（1）蛋白质含量　可采用双缩脲法测定，测定结果应不高于 180g/L。

（2）纯度　采用醋酸纤维素薄膜电泳法进行测定，测定结果应不低于蛋白质总量的 90.0%。

（3）pH 值　用生理氯化钠溶液将供试品蛋白质含量稀释成 10g/L，测定结果 pH 值应在 6.4~7.4 之间。

（4）残余乙醇含量　可采用康卫扩散皿法，测定结果应不高于 0.025%。

（5）热原检查　采用热原检查法进行检测，注射剂量按家兔体重每 1kg 注射 0.15g 蛋白质，测定结果应符合规定。

（6）破伤风抗体效价　采用破伤风毒素效价测定法（小鼠测定法）进行测定，根据抗毒素能中和毒素的作用，将供试品与标准品进行对比试验，推算出每 1ml 供试品中所含抗毒素的国际单位数（IU/ml）。测定时定量吸取稀释后的抗毒素标准品溶液及不同稀释度的供试品溶液，分别加入小试管中，每管加入等量的稀释毒素溶液，混合均匀，加塞，37℃结合 1h 后，立即皮下注射 0.4ml 于 17~19g 小鼠腹部或大腿根部，将标准品及供试品的每个稀释度各注射小鼠至少 3 只，且不得交叉污染。每日上、下午至少观察小鼠 1 次，连续观察 5d，并记录其发病及死亡情况。测定结果应为：对照小鼠于 72~120h 内全部死亡，供试品的效价为与对照小鼠同时死亡或出现破伤风神经毒症状最重者的最高稀释度。

以上检定项目亦可在半成品中进行。

2. 半成品检定

无菌检查　根据无菌检查法进行检测，结果应符合规定。

3. 成品检定

（1）鉴别试验

1）免疫双扩散法　在琼脂糖凝胶板上按一定距离打数个小孔，在相邻的两孔内分别加入抗原与抗体，若抗原、抗体互相对应，浓度、比例适当，则一定时间后，在抗原与抗体孔之间形成免疫复合物的沉淀线，以此对供试品的特异性进行检查。在测定时使用 1.5% 的琼脂糖溶液倾倒于水平玻板上，凝固后按直径 3mm、孔距 3mm 方阵型打孔；中央孔加入抗血清，周边孔加入供试品溶液，并留 1 孔加入相应阳性对照血清。每孔加样 20μl 后置于水平湿盒中，37℃ 水平扩散 24h；用生理氯化钠溶液充分浸泡凝胶板，以除去未结合蛋白，再放入 0.5% 氨基黑溶液中染色，脱色液脱色至背景无色、沉淀线呈清晰蓝色为止。测定结果仅与抗人血清或血浆产生沉淀线，与抗马、抗牛、抗猪、抗羊血清或血浆不产生沉淀线。

2）免疫电泳法 将供试品通过电泳分离成区带的各抗原，然后与相应的抗体进行双相免疫扩散，当两者比例合适时形成可见的沉淀弧。将沉淀弧与已知标准抗原、抗体生成的沉淀弧的位置和形状进行比较，即可分析供试品中的成分及性质。在测定时使用 1.5% 的琼脂糖溶液倾倒于水平玻板上，厚约 3mm，凝固后于负极 1/3 处的上、下各打 1 孔，直径 3mm，孔距 10~15mm；测定孔加供试品溶液 10μl 和溴酚蓝指示剂 1 滴，对照孔加正常人血清或人血浆 10μl 和溴酚蓝指示剂 1 滴；用 3 层滤纸和巴比妥缓冲液接触，100V 恒压电泳约 2h；电泳结束后，在两孔之间距离两端 3~5mm 处挖宽 3mm 槽，向槽中加入血清抗体或人血浆抗体；置于水平湿盒中，37℃ 水平扩散 24h；用生理氯化钠溶液充分浸泡凝胶板，以除去未结合蛋白，再放入 0.5% 氨基黑溶液中染色，脱色液脱色至背景无色、沉淀线呈清晰蓝色为止。测定结果与正常人血清或血浆比较，主要沉淀线应为 IgG。

（2）物理检查

1）外观 应为无色或淡黄色澄清液体，可带乳光，不应出现浑浊。

2）可见异物检查 依据可见异物检查法检测，结果除有可摇散的沉淀外，其余应符合规定。

3）装量 按制剂通则中注射剂装量检测法进行检查，结果应不低于标示量。

4）热稳定性试验 将供试品置 57℃ ±0.5℃ 水浴中保温 4h 后，用可见异物检查装置，肉眼观察应无凝胶化或絮状物。

（3）化学检定

1）pH 值 用生理氯化钠溶液将供试品蛋白质含量稀释成 10g/L，使用 pH 值测定法检测，pH 值应在 6.4~7.4 之间。

2）蛋白质含量 根据蛋白质测定法进行检测，应不高于 180g/L。

3）纯度 根据醋酸纤维素薄膜电泳法检测，结果应不低于蛋白质总量的 90.0%。

4）糖含量 如制品中加葡萄糖或麦芽糖等，应根据人血液制品中糖及糖醇测定法检测，其含量应在 20~50g/L 之间。

5）甘氨酸含量 如制品中加甘氨酸，应依据人免疫球蛋白中甘氨酸含量测定法检测，其含量应在 10~30g/L 之间。

6）分子大小分布 根据人免疫球蛋白类制品 IgG 单体加二聚体测定法进行检测，IgG 单体与二聚体含量之和应不低于 90.0%。

（4）抗体效价 ①破伤风抗体 采用破伤风毒素效价测定法（小鼠测定法）进行测定，结果应不低于 100IU/ml，每瓶破伤风抗体效价应不低于标示量。②抗－HBs 按放射免疫法试剂盒说明书测定，每 1g 蛋白质应不低于 1.0IU。

（5）无菌检查 依据无菌检查法检查，结果应符合规定。

（6）异常毒性检查　依据异常毒性检查法检查，结果应符合规定。

（7）热原检查　依据热原检查法检查，注射剂量按家兔体重每 1kg 注射 0.15g 蛋白质，结果应符合规定。

（8）其他检查　根据病毒灭活方法，应增加相应的检定项目。

（四）保存、运输及有效期

于 2~8℃ 避光保存和运输。自生产之日起，按批准的有效期执行。

二、尼妥珠单抗注射液

癌症是威胁人类生存的三大疾病之一，根据世界卫生组织预测，到 2020 年癌症将成为危害人类生命的第一杀手。传统治疗方案因化药的副作用大、易耐药而导致效果不佳，而抗肿瘤的抗体类药物的研发使得更安全有效的个体化治疗方案成为了可能。中国在这一领域起步较晚，现有抗体类药物多为国外进口。而 2005 年尼妥珠单抗注射液获得原国家食品药品监督管理局颁发的生物 I 类新药证书，填补了这一空白。尼妥珠单抗注射液是中国第一个抗癌单克隆抗体药，其针对鼻咽癌有较好的疗效。

尼妥珠单抗注射液的有效成分为人源化抗表皮生长因子受体的单克隆抗体。表皮生长因子受体（EGFR）是介导上皮细胞线粒体效应的一种跨膜糖蛋白，在多种不同的人类肿瘤中都有过度表达，并与癌症的恶性程度和预后直接相关。人源化抗表皮生长因子受体的单克隆抗体可以特异性的识别并结合 EGFR，阻断 EGFR 的生物学功能，进而抑制 EGFR 过表达肿瘤细胞的增殖。人源化抗表皮生长因子受体单克隆抗体的结构同样是由重链和轻链构成。首先利用生物信息学、基因工程技术等构建编码抗体轻链和重链的质粒，再通过将质粒转入宿主细胞从而构建尼妥珠单抗的工程细胞系，进而将该工程细胞进行培养与增殖，得到含有单克隆抗体的收获液，再利用纯化技术对单克隆抗体进行分离纯化，最终得到高纯度的人源化抗表皮生长因子受体的单克隆抗体。

下面以尼妥珠单抗注射液为代表介绍抗体类药物的质量检定标准、中国现阶段抗体类药物的质量检定现状与发展趋势。

（一）制造

1. 工程细胞

（1）名称及来源　由编码尼妥珠单抗重链 pSV2 – gpt 质粒和编码轻链的 pSV – hyg 质粒转入 NS0 宿主细胞构建而成。

（2）细胞库建立、传代及保存　细胞库建立、传代及保存应符合"生物制品生产检定用动物细胞基质制备及检定规程"规定。将细胞种子经无血清培养液驯化，传代、扩增后冻存于液氮中，作为主细胞库；从主细胞库的细胞传代，扩增后冻存于液氮中，作为工作细胞库。各级细胞库细胞传代应不超过批准的代次。各级细胞库的细胞应经检定合格后方可用于生产。

（3）主细胞库及工作细胞库的检定　应符合"生物制品生产检定用动物细胞基质制备及检定规程"规定。

1）支原体检查　使用支原体检查法，结果应符合培养结束时，接种供试品的培养基均无支原体生长。

2）抗体表达量测定　细胞库的抗体表达量应不低于 5μg/ml。

2. 原液

（1）细胞的复苏与扩增　从工作细胞库来源的细胞复苏后，进行传代、扩增，接种细胞培养罐。

（2）生产用细胞培养液　生产用细胞培养液应不含任何血清和抗生素。

（3）细胞培养　采用经批准的工艺进行细胞培养，收集含目的产物的培养液，即为收获液。细胞培养全过程应严格按照无菌操作。

（4）分离纯化　采用经批准的工艺对收获液进行纯化和病毒灭活，制得高纯度的尼妥珠单抗，除菌过滤后即为尼妥珠单抗原液。如需存放应规定保存温度和时间。

（5）原液检定　与后叙检定中原液检定相同。

3. 半成品

（1）配制与除菌　按经批准的配方配制稀释液，配制后应立即用于稀释。将原液用稀释液稀释至所需浓度，除菌过滤后即为半成品。

（2）半成品检定　与后叙检定中半成品检定相同。

4. 成品

（1）分批　应符合《中国药典》（2020 年版）三部"生物制品分批规程"规定。

（2）分装　应符合《中国药典》（2020 年版）三部"生物制品分装和冻干规程"及通则中有关规定。

（3）规格　应为经批准的规格，50mg/瓶（10ml）。

（4）包装　应符合《中国药典》（2020 年版）三部"生物制品包装规程"及通则中有关规定。

（二）检定

1. 原液检定

（1）pH 值　使用 pH 值测定法进行测定，测定结果应在 6.5 ~ 7.5 之间。

（2）鉴别试验

1）等电点　使用等电聚焦电泳法进行检测，等电点图谱应与对照品一致。

2）相对结合活性　使用成品效价生物学活性测定的相关方法进行。结果与空白对照相比，供试品应有明显的相对结合活性。

3）肽图　使用肽图检查法进行测定，肽图图谱应与对照品一致。供试品经变性、还原和烷基化，按 1:50（mg/mg）加入测序级胰蛋白酶（酶切缓冲液：50mmol/L 三羟甲基氨基甲烷，1mmol/L 氯化钙，1mol/L 尿素，pH 8.1），37℃ ±0.5℃ 保温 16h，加入 0.1% 三氟醋酸终止酶切。上样前 16000r/min 转速离心 15min，取上清液作为供试品溶液。色谱柱以四烷基硅烷键合硅胶为填充剂（如 Vydac C_4 柱，25cm ×4.6mm，粒度 5μm 或其他适宜的色谱柱），柱温为 35℃ ±0.5℃；流速为 0.8ml/min；检测波长为 214nm，取供试品溶液 20μl 注入液相色谱仪；按表 13 -8 进行梯度洗脱（表中流动相 A 为 0.1% 三氟醋酸，流动相 B 为 0.1% 三氟醋酸 -90% 乙腈水溶液）。对照品同法操作。

表 13 -8　尼妥珠单抗注射液肽图梯度洗脱要求

时间（min）	流动相 A（%）	流动相 B（%）
0	100	0
3	100	0

时间（min）	流动相 A（%）	流动相 B（%）
30	73	27
76	50	50
78	0	100
85	0	100
88	100	88
120	100	0

4）N 端氨基酸序列（至少每年测定 1 次）　用氨基酸序列分析仪或质谱法测定，N 端序列应与设计相符。

（3）纯度和杂质

1）电泳法　使用 SDS - 聚丙烯酰胺凝胶电泳法进行测定。用非还原型 SDS - 聚丙烯酰胺凝胶电泳法，分离胶浓度为 7.5%，上样量应不低于 10μg（考马斯亮蓝 R - 250 染色法），非还原型电泳条带应与对照品的一致；还原型 SDS - 聚丙烯酰胺凝胶电泳法，分离胶浓度为 10%，上样量应不低于 10μg（考马斯亮蓝 R - 250 染色法）。经扫描仪扫描，免疫球蛋白重链和轻链含量应不低于 95.0%。

2）毛细管凝胶电泳法（CE - SDS）　采用 CE - SDS 还原型电泳法测定，免疫球蛋白重链和轻链含量应不低于 90.0%，非糖基化重链不高于 5.0%；采用 CE - SDS 非还原型电泳法测定，免疫球蛋白单体应不低于 92.0%。

3）高效液相色谱法

①分子排阻色谱法　依据高效液相色谱法进行。色谱柱以适合分离分子量为 $10 \times 10^3 \sim 500 \times 10^3$ 蛋白质的色谱用凝胶为填充剂（如 TSK3000SW 凝胶色谱柱或其他适宜的色谱柱）；流动相为 0.1mol/L 磷酸氢二钠、0.1mol/L、氯化钠、0.01% 叠氮钠缓冲液，pH 6.7；检测波长为 280nm。用流动相将供试品稀释至每 1ml 中约含 4mg，作为供试品溶液，取供试品溶液 25μl 注入液相色谱仪。按面积归一法计算，免疫球蛋白单体含量应不低于 95.0%。

②弱阳离子色谱法　依据高效液相色谱法进行，供试品图谱应与对照品的一致。色谱柱为弱阳离子交换柱（如 ProPac WCX - 10，4cm × 250mm 或其他适宜的色谱柱）；以 A 相（精密量取 200mmol/L 磷酸氢二钠 61.0ml、200mmol/L 磷酸二氢钠 39.0ml，加水至 2000ml，充分混匀），B 相（精密量取 200mmol/L 磷酸氢二钠 61.0ml、200mmol/L 磷酸二氢钠 39.0ml、1mol/L 氯化钠 1000ml，加水 900ml，充分混匀）为流动相，检测波长为 280nm。用 A 相将供试品和对照品分别稀释至每 1ml 中约含 0.5mg，作为供试品溶液和对照品溶液，取供试品溶液和对照品溶液各 60μl，分别注入液相色谱仪，按表 13 - 9 进行梯度洗脱。

表 13 - 9　尼妥珠单抗注射液肽图梯度洗脱要求

时间（min）	流动相 A（%）	流动相 B（%）
0	100	0
5	100	0
6	98	2
50	92	8

续表

时间（min）	流动相 A（%）	流动相 B（%）
51	25	75
60	25	75
60.1	100	0
90	100	0

4）蛋白 A 残留量　采用酶联免疫法测定，蛋白 A 残留量应不高于蛋白质总量的 0.001%。

5）宿主细胞蛋白残留量　采用酶联免疫法测定，NS0 细胞宿主蛋白质残留量应不高于蛋白质总量的 0.01%。

6）外源性 DNA 残留量　应依据外源性 DNA 残留量测定法进行，检测结果应符合：每 1 次人用剂量应不高于 100pg。

（4）蛋白质含量　依据紫外 – 可见分光光度法进行，检测结果应不低于 4.8mg/ml。用磷酸盐缓冲液（称取磷酸二氢钠 0.45g、磷酸氢二钠 1.8g、氯化钠 8.6g、聚山梨酯 80 0.2g，加水适量使溶解成 1000ml）将供试品稀释至每 1ml 中约含 0.5mg，作为供试品溶液，以磷酸盐缓冲液作为空白，测定 3 份供试品溶液在波长 280nm 吸光度，计算吸光度平均值。按下式计算供试品蛋白质含量：

$$C = D \cdot A / E \cdot l \tag{13-1}$$

式中，C 为蛋白质含量，mg/ml；D 为稀释倍数；A 为吸光度平均值；E 为消光系数，1.404ml/(mg·cm)；l 为液层厚度，cm。

（5）效价

1）生物学活性　依据成品效价生物学活性测定的相关方法进行，生物学活性检测结果应为标准品的 50% ~ 200%。

2）相对结合活性　依据成品效价生物学活性测定的相关方法进行，相对结合活性结果应为标准品的 80% ~ 150%。

（6）细菌内毒素检查　应依据细菌内毒素检查法中的凝胶法或光度测定法进行，检测结果应小于 1EU/mg。

2. 半成品检定

（1）蛋白质含量　与上述蛋白质含量测定方法相同，蛋白质含量应在 4.6 ~ 5.5mg/ml 之间。

（2）无菌检查　应依据无菌检查法中的薄膜过滤法进行检测，所有供试品管均不得出现明显浑浊并确证有菌生长。

（3）细菌内毒素检查　应依据细菌内毒素检查法中的凝胶法或光度测定法进行，检测结果应小于 1EU/mg。

3. 成品检定

（1）鉴别试验

1）等电点　依据等电聚焦电泳法检测，供试品的等电点图谱应与对照品的一致。

2）相对结合活性　依据成品效价生物学活性测定的相关方法进行。检测结果为：与空白对照相比，供试品应有明显的相对结合活性。

（2）物理检查

1）外观 应为无色澄明液体，可带轻微乳光。

2）可见异物 除另有规定外，应依据可见异物检查法（灯检法）进行检测，供试品中白点、细小蛋白质絮状物或蛋白质颗粒，每瓶检出应不多于3个，不得检出少量絮状物、微量沉积物、摇不散的沉淀，且初、复试检出不符合规定的供试品不得超过2支（瓶）。

3）溶液的澄清度 取本品，溶液应澄清。如显浑浊，与1号浊度标准液比较，不得更浓。

4）装量 依据装量检查法进行检测，测定结果应不低于标示量（10ml）。

5）不溶性微粒 依据不溶性微粒检查法进行检测，检测结果应符合：每瓶 $\geq 10\mu m$ 的颗粒不超过6000个，每瓶 $\geq 25\mu m$ 的颗粒不超过600个。

（3）化学检定

1）pH值 依据pH值测定法进行测定，测定结果应在6.5～7.5之间。

2）渗透压摩尔浓度 依据渗透压摩尔浓度测定法进行检测，测定结果应在240～360mOsmol/kg之间。

3）聚山梨酯80含量 依据聚山梨酯80残留量测定法进行，检测结果应在0.1～0.3mg/ml之间。

（4）纯度和杂质

1）电泳法 与前叙电泳法相同，电泳结果非还原型电泳条带应与对照品的一致，还原电泳重链和轻链含量应不低于95.0%。

2）毛细管凝胶电泳法（CE-SDS） 采用CE-SDS还原型电泳法测定，免疫球蛋白重链和轻链含量应不低于90.0%，非糖基化重链不得高于5.0%。采用CE-SDS非还原型电泳法测定，免疫球蛋白单体不得低于92.0%。

3）高效液相色谱法 与前叙高效液相色谱法相同，采用分子排阻色谱法，免疫球蛋白单体含量应不低于95.0%；采用弱阳离子色谱法，供试品图谱应与对照品一致。

（5）蛋白质含量 与前叙蛋白质含量测定方法相同，蛋白质含量应介于4.6～5.5mg/ml之间。

（6）效价

1）生物学活性 依据人肺癌淋巴结转移细胞（H292）在不同浓度的尼妥珠单抗注射液作用下生长情况的不同，检测尼妥珠单抗注射液的生物学活性。

①试剂 使用RPMI 1640培养基与胎牛血清（FBS）作为细胞培养液；使用灭菌磷酸盐缓冲液（PBS）作为缓冲液；使用商品化细胞技术试剂盒CCK-8作为显色液。

②标准溶液的制备 无菌条件下，取尼妥珠单抗标准品，用维持培养液稀释至300μg/ml。用维持培养液做4倍稀释，共8个稀释度，每个稀释度做2孔。

③供试品溶液的制备 无菌条件下，取供试品，用维持培养液稀释至300μg/ml。用维持培养液做4倍稀释，共8个稀释度，每个稀释度做2孔。

④测定法 H292细胞用完全培养液于37℃、5%二氧化碳条件下培养，控制细胞浓度为每1ml含 $1\times10^5\sim5\times10^5$ 个细胞，传代24～36h后用于生物学活性测定。弃去培养瓶中的培养液，0.25%EDTA-胰酶消化并收集细胞，用完全培养液配成每1ml含有 $6\times10^4\sim8\times10^4$ 个细胞的细胞悬液，接种于96孔细胞培养板中，每孔100μl，于37℃、5%二氧化碳条件下培养。18～20h后弃去细胞培养板中的完全培养液，再加入不同浓度标准品溶液或供

试品溶液，每孔 200μl，于 37℃、5% 二氧化碳条件下培养 68~72h。每孔加入显色液 30μl，混匀，于 37℃、5% 二氧化碳条件下培养 4h 后，放入酶标仪，以 630nm 作为参比波长，在波长 450nm 处测定吸光度，记录实验结果。以细胞孔中加入 200μl 维持培养液作为细胞对照，无细胞孔内加入 200μl 维持培养液作为空白对照，同法测定，记录实验结果。采用计算机程序或四参数回归计算法进行处理，以标准品或待测样品浓度为横坐标，以平均吸光度值为纵坐标，计算样品和标准品的半效浓度（ED_{50}），按下式计算结果：

$$供试品生物学活性 =（标准品\ ED_{50}/样品\ ED_{50}）\times 100\%。$$

试验有效标准：S 形曲线平行假设未被否决（P 值 > 0.05）且曲线拟合度 R^2 应大于 0.95。生物学相对活性应为标准品的 50%~200%。

2）相对结合活性　依据不同浓度尼妥珠单抗注射液与人肺癌 H125 细胞结合情况的不同，使用流式细胞术检测尼妥珠单抗注射液的结合活性。

①试剂　使用 RPMI 1640 培养基与胎牛血清（FBS）作为细胞培养液；使用灭菌磷酸盐缓冲液（PBS）作为缓冲液；使用含牛血清白蛋白 0.1g、10% 叠氮钠溶液 100μl、PBS 10ml 的混合溶液作为稀释液；使用 1% 多聚甲醛溶液作为固定液；使用抗人异硫氰酸荧光素（FITC）作为染色液。

②标准溶液的制备　无菌条件下，取尼妥珠单抗标准品，用稀释液稀释至 50μg/ml、15μg/ml、5μg/ml、3μg/ml、2μg/ml、1μg/ml、0.5μg/ml、0.2μg/ml 和 0.05μg/ml，每个稀释度做 2 孔。

③供试品溶液的制备　无菌条件下，取供试品，用稀释液稀释至 50μg/ml、15μg/ml、5μg/ml、3μg/ml、2μg/ml、1μg/ml、0.5μg/ml、0.2μg/ml 和 0.05μg/ml，每个稀释度做 2 孔。

④测定法　H125 细胞用完全培养液于 37℃、5% 二氧化碳条件下培养，控制细胞浓度为每 1ml 含 1×10^5~5×10^5 个细胞，传代 24~36h 后用于生物学相对结合活性测定。弃去培养瓶中的培养液，0.25% EDTA - 胰酶消化后，于 4℃ 1100r/min 离心 5min，弃去上清液，收集细胞并计数，细胞活力（活细胞数占细胞总数的百分比）应不小于 80%。用 10ml PBS 洗涤细胞 2 次后，用 PBS 配成每 1ml 含有 1×10^7 个细胞的细胞悬液。取适宜规格离心管数支，向各离心管加入 20μl 不同浓度标准品或供试品溶液，各个浓度做 2 个复孔，其中 2 管加入 20μl 稀释液作为空白对照。向含有不同浓度的标准品溶液、供试品溶液和空白对照溶液的离心管中加入 25μl 细胞悬液，混匀，4℃ 下保温 30min。向每个离心管中加入 700μl PBS，于 4℃ 1100r/min 离心 5min。小心弃去上清液，在旋涡振荡器上轻轻振荡。向每个离心管中加入 20μl 抗人 FITC 稀释溶液，混匀。4℃ 下保温 30min。向每个离心管中加入 700μl PBS，于 4℃ 1100r/min 离心 5min，小心弃去上清液，在旋涡振荡器上轻轻振荡。向每个管中加入 1% 多聚甲醛溶液 500μl。用流式细胞仪读取细胞平均荧光强度，记录测定结果。采用计算机程序或四参数回归计算法进行处理，以标准品或待测样品浓度为横坐标，以平均荧光强度为纵坐标，计算样品和标准品的半效浓度（ED_{50}），按下式计算结果：

$$样品相对结合活性 =（标准品\ ED_{50}/样品\ ED_{50}）\times 100\%$$

试验有效标准：S 形曲线平行假设未被否决（$P > 0.05$）且曲线拟合度 R^2 应大于 0.97，相对结合活性应不低于标准品的 60%~140%。

（7）无菌检查　应依据无菌检查法中的薄膜过滤法进行检测，所有供试品均不得出现明显浑浊并确证有菌生长。

（8）细菌内毒素检查　应依据细菌内毒素检查法中的凝胶法或光度测定法进行，检测结果应小于 1 EU/mg。

（9）异常毒性检查　应依据异常毒性检查法进行，检测结果应符合在观察期内动物全部健存且无异常反应，到期时每只动物体重增加。

（三）保存、运输及有效期

于 2～8℃ 避光保存和运输。自生产之日起，按批准的有效期执行。

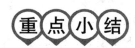

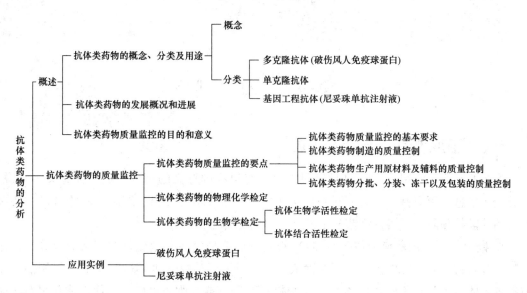

扫码"练一练"

（曾　浩）

第十四章 疫苗类药物的分析

扫码"学一学"

第一节 概 述

一、疫苗的概念、分类及用途

疫苗的发明和应用是人类自身发展史上具有里程碑意义的事件。从某种意义上来说，人类繁衍生息的历史就是人类不断同疾病和自然灾害斗争的历史，控制疾病危害最主要和有效的手段是预防，而接种疫苗又是最有效的预防措施。

1. **概念** 《中国药典》（2020 年版）规定，疫苗是以病原微生物或其组成成分、代谢产物为起始材料，采用生物技术制备而成，用于预防、治疗人类相应疾病的生物制品。疫苗接种人体后可刺激免疫系统产生特异性体液免疫和/或细胞免疫应答，使人体获得对相应病原微生物的免疫力。

2. **分类及用途** 本章所述疫苗系指用于传染病预防的人用疫苗，按其组成成分及用途和生产工艺可分为以下类型。

（1）灭活疫苗 病原微生物经培养、增殖，用理化方法灭活（加热或福尔马林灭活）后制成的疫苗，如乙型脑炎灭活疫苗、甲型肝炎灭活疫苗、流感全病毒灭活疫苗。

（2）减毒活疫苗 采用病原微生物的自然弱毒株或经培养传代等方法减毒处理后获得致病力减弱、免疫原性良好的病原微生物减毒株制成的疫苗，如皮内注射用卡介苗、麻疹减毒活疫苗、水痘减毒活疫苗。

（3）亚单位疫苗 原微生物经培养后，提取、纯化其主要保护性抗原成分制成的疫苗，如 A 群脑膜炎球菌多糖疫苗、b 型流感嗜血杆菌结合疫苗。

（4）基因工程重组蛋白疫苗 采用基因重组技术将编码病原微生物保护性抗原的基因重组到细菌（如大肠埃希菌）、酵母或细胞，经培养、增殖后，提取、纯化所表达的保护性抗原制成的疫苗，如重组乙型肝炎疫苗、重组 B 亚单位霍乱疫苗。

（5）其他类疫苗 不同病原微生物抗原混合制成的疫苗称为联合疫苗，如吸附百白破联合疫苗、麻腮风联合减毒活疫苗；将同种病原微生物不同血清型的抗原混合制成的疫苗称为多价疫苗，如 A 群 C 群脑膜炎球菌多糖疫苗、双价肾综合征出血热灭活疫苗；将病原微生物的保护性抗原组分与蛋白质类载体结合制成的疫苗称为结合疫苗，如 A 群 C 群脑膜炎球菌多糖结合疫苗。

需要强调的是，由于各种现代生物技术以及各学科不断引入到疫苗的研究与开发中，故其分类没有严格的界限。随着疫苗种类的不断增加，对其分类也将会有所调整和补充。

由于篇幅有限，本章只介绍细菌性疫苗、病毒性疫苗、重组疫苗、联合多价疫苗的质量监控。

二、疫苗的发展概况

疫苗发展史，也是对疫苗质量控制认识不断提高的历史。人用疫苗的发展进程如下（表 14 - 1）。

扫码"看一看"

1. **人痘接种法**　中华民族的祖先发明了预防天花的"人痘接种法"（1567～1572 年），这是人类第一次采用人工自动免疫预防天花。在疫苗学的发展史中，"人痘接种法预防天花"被誉为"疫苗接种的里程碑"。

2. **牛痘接种法**　Edward Jenner（1798 年）根据科学研究创立了预防天花的"牛痘接种法"，为疫苗学创立奠定了基础，天花疫苗在全世界的生产和应用消灭了天花。但在当时历史条件下没有天花疫苗的质量控制记载。

3. **灭活疫苗与减毒疫苗的发明**　Pasteur 发明了灭活疫苗和减毒疫苗。Pasteur 用物理、化学和微生物传代等方法，使病原微生物失去毒力或减低毒力，制备了狂犬病（1885 年）疫苗、伤寒疫苗（1896 年）、霍乱疫苗（1896 年）、鼠疫（1897 年）疫苗，由此引发了第一次疫苗革命。这个时期疫苗的突出特征是全病原体疫苗，质量控制仅依靠最终产品的生物学试验。鉴于当时监测手段有限，疫苗中残留的许多杂质未能检测，不良反应严重。

4. **确定疫苗质量标准控制原则**　20 世纪早期，多种新细菌性疫苗和治疗性抗血清相继问世，国际上也成立了生物制品标准化委员会，确定了生物制品标准化的质量控制原则，并倡议每一个国家组建针对生物制品生产的质量检定机构。但是，当时的疫苗质量控制仅针对最终产品进行相应的检定，尚未意识到对整个生产过程进行质量控制的重要性。

5. **应用新技术研发新型疫苗**　分子生物学等新技术的发展为新型疫苗的研制和旧疫苗的改造提供了新的思路。从 20 世纪 70 年代中期开始，分子生物学、分子免疫学、蛋白质化学迅速发展，加速了对致病抗原的分离与鉴定，以及对致病微生物的修饰与改造，如应用计算机预测抗原 T 细胞和 B 细胞表位（表位是抗原分子中决定抗原特异性的特殊化学基团，包括 B 细胞表位和 T 细胞表位）、高压液相色谱技术分离纯化抗原等。免疫学研究的进展探讨了疫苗学保护性机制，促进保护性抗原定位，从分子水平上加深了对体液免疫、细胞免疫及黏膜免疫的认识。可以从培养的微生物中分离、纯化、鉴定、分析微生物的细胞组分，也可以根据这些组分的化学结构，用化学方法或基因重组的方法合成这些物质，如细菌多糖、多肽、蛋白质、脂多糖，并将这些组分制备成为疫苗。最成功的实例是应用病原体多糖与载体蛋白质结合制备的多糖 - 蛋白质结合疫苗，同时将这些新的分析技术纳入质量控制方法中。

总之，疫苗的发展史是一个逐步摸索与创新的历史。在其发展过程中，曾因缺乏系统的理论基础而长期滞留于经验性的传统生产方式中；但随着微生物学、免疫学和分子生物学的进展，疫苗研究逐步形成为一个独立的研究领域。疫苗研究的重要方向之一，是利用现代生物技术对疫苗进行研究与开发。从包括基因工程、蛋白质工程等在内的现代生物技术的蓬勃发展中可以预见，21 世纪将是疫苗发展的黄金时代。

表 14-1 人类疫苗开发概括及特征

	减毒活疫苗	灭活微生物疫苗	蛋白质或多糖疫苗	基因工程疫苗	特征
18 世纪	人痘接种法、天花（1798 年）				全细胞疫苗
19 世纪	狂犬病（1885 年）	伤寒疫苗（1896 年） 霍乱疫苗（1896 年） 鼠疫疫苗（1897 年）			全病原体疫苗，质控采用生物学试验
20 世纪上半叶	结核病（1927 年）BCG 黄热病疫苗（1935 年）	百日咳疫苗（1926 年） 流感疫苗（1936 年） 斑疹伤寒疫苗（1938 年）	白喉类毒素（1923 年） 破伤风毒素（1926 年）		出现类毒素抗血清，国际生物制品标准化委员会成立，确定对终产品质量控制原则
20 世纪下半叶	脊髓灰质炎疫苗（口服） 麻疹、腮腺炎疫苗 风疹、腮腺炎疫苗 伤寒（沙门菌 Ty21a）疫苗 水痘减毒疫苗 乙型脑炎减毒疫苗 甲型肝炎减毒疫苗 轮状病毒减毒疫苗 霍乱病疫苗（重配）	脊髓灰质炎疫苗（注射） 狂犬病疫苗（细胞培养） 乙型脑炎灭活疫苗 森林脑炎灭活疫苗 甲型肝炎灭活疫苗	肺炎球菌多糖疫苗 脑膜炎球菌多糖疫苗 b 型流感嗜血杆菌多糖疫苗 脑膜炎球菌结合疫苗 b 型流感嗜血杆菌结合疫苗 乙型肝炎（血源）疫苗 伤寒（Vi）多糖疫苗 无细胞百日咳疫苗 炭疽（分泌性蛋白质）疫苗	重组乙型肝炎病毒表面抗原疫苗 莱姆病疫苗 霍乱（重组毒素 B 亚单位）疫苗	纯化的微生物多糖或蛋白质、基因工程蛋白疫苗、生物疫苗
21 世纪	冷适应流感疫苗（CAIV）（2003 年） 轮状病毒疫苗（减毒和新的重配疫苗）（2006 年） 带状疱疹疫苗（2006 年）	肠道病毒 71 型 灭活疫苗（2016 年）	4 价脑膜炎球菌结合疫苗（2005 年） 7 价肺炎链球菌结合疫苗（2008 年） 13 价肺炎链球菌多糖菌结合疫苗（2016 年）	重组人乳头瘤病毒（HPV） 二价、四价、九价疫苗（2016 年）	结合疫苗、重配疫苗

三、疫苗质量监控的目的与意义

随着疫苗的广泛应用，人类得以根除天花，控制住了白喉、百日咳、麻疹、脊髓灰质炎等传染性疾病的传播，同时也显著降低了许多传染性疾病的发病率和病死率。因此，接种疫苗被认为是最经济、最有效的医学干预手段。然而人类对疫苗的应用过程并不是一帆风顺的，在开发、生产和使用过程中，受限于当时对疫苗研究和生产工艺特殊性的认知程度，由于减毒不彻底、脱毒方法不正确、安全性检验不健全、生产过程不严谨等原因，曾多次发生疫苗灾难性事故，并付出了惨痛的代价。科学家从事故和灾难中总结经验、吸取教训，逐步建立和完善了疫苗质量控制、安全性评价及有效性检定方法，并不断应用新的监测手段，形成完整的疫苗质量控制和评价体系，更好地保障疫苗的质量。

疫苗代表了制药工业中最迥然不同的一类产品，种类涉及活的减毒病原体（如病毒、细菌）、灭活的病原体、表达抗原的细胞、蛋白质、多肽、多糖，以及这些成分单独存在或与以载体结合形式存在的疫苗，还有重组病毒载体和重组质粒 DNA 制备的疫苗。疫苗不仅在种类上存在差异，而且为保证疫苗的效力，疫苗抗原中还添加了各种化学物质、生物佐剂、抗原结合物、细胞因子、复杂的赋形剂等，从而使疫苗组分更加复杂，也使疫苗的质量控制、效力检定和安全性评价各具特色。

随着现代分子生物学技术的不断发展，新型疫苗的开发也为一些疑难杂症的预防和治疗提供了全新的治疗和预防手段，如癌症治疗疫苗、疟疾疫苗、艾滋病疫苗、治疗自身免疫病的疫苗等；也为正在开发各种全新疫苗提供新的思路，包括合成肽疫苗、重组蛋白疫苗、多糖蛋白结合疫苗、遗传减毒细菌和病毒病原体、异源性蛋白质和 DNA 的活载体、裸核酸（DNA）疫苗、病毒样颗粒、遗传脱毒毒素、转基因植物表达的抗原、修饰的树突细胞和修饰的肿瘤细胞疫苗等。面对新疫苗产品，原有的评价模式已不能解决其在标准化、质量控制和安全性评价等方面的新问题。需要进行专门研究，以保证新疫苗制品的评价需要。

疫苗的质量监控主要有以下两点作用：①有助于提高疫苗的质量，保证人民的身体健康，这是最根本、最重要的一点；②可以辅助控制、改进工艺，加快新疫苗的问世。

四、疫苗质量监控的标准与执行机构

（一）疫苗质量监控的标准

《中华人民共和国药品管理法》（以下简称《药品管理法》）是在中华人民共和国境内从事药品（包括疫苗）的研制、生产、经营、使用和监督管理的单位和个人必须遵守的法规，国家卫生健康委员会会同国家药品监督管理局（NMPA）行使《药品管理法》所赋予的主管全国药品监督管理的职能。为了贯彻《药品管理法》，国家制定了《中华人民共和国药品管理法实施条例》（以下简称为《实施条例》）、《药品生产质量管理规范》(GMP)、《药物非临床试验质量管理规范》(GLP)、《药品临床试验质量管理规范》(GCP)、《中华人民共和国药典》、《生物制品批签发管理办法》、《药品不良反应报告和监督管理方法》、《药品生产监督管理办法》。此外，NMPA 根据《药品管理法》及《实施条例》制定颁布了《新生物制品审批办法》《药品注册管理办法》，该办法确定了药品注册的标准及具体组织实施注册的管理办法。2019 年 6 月十三届全国人大常委会第十一次会议表决通过了《中华人民共和国疫苗管理法》，它是疫苗流通、疫苗接种、保障措施、预防接种异常反应的处理、监督方法、法律责任等方面的重要法规。

（二）疫苗质量监控的国家技术监督管理机构

1. **中国食品药品检定研究院**　以下简称中检院。承担依法实施药品审批和药品质量监督检查的国家法定药品检验机构。中检院负责疫苗注册检验、批签发检验，对申报疫苗的标准进行复核并出具检验报告和复核意见。

2. **国家药典委员会生物制品专业委员会**　组织制订、修订和审查疫苗的国家质量标准等。

3. **国家药品监督管理局药品审评中心**　按照《新药注册管理办法》及相关技术指导原则，对疫苗注册申请进行技术评审。

4. **中国疾病预防控制中心**　参与国家疫苗和免疫安全监测、评价和保证体系的建设和管理，组织和指导全国疫苗不良反应监测和评价及免疫预防活动相关突发事件的调查和处理；负责组织和指导全国疫苗应用效果的监测和评价，开展新疫苗纳入国家免疫规划的论证和评估。

5. **国家药品监督管理局药品评价中心（国家药品不良反应监测中心）**　负责疫苗不良事件监测与评价工作。

第二节　疫苗的质量监控

扫码"学一学"

一、疫苗质量监控要点

疫苗的临床应用特性要求其在均一性、有效性、安全性和稳定性等方面应有严格要求，以生产出具有药理活性高、针对性强、毒性低、副作用小、疗效可靠等特点的安全、高效的疫苗制品。为此，必须进行原材料、生产过程和最终产品的全程质量控制，以确保产品符合质量标准要求。疫苗的质量分析与监控项目众多，但按照其监控对象不同，主要分为以下内容。

（1）全过程质量控制　疫苗由具有免疫活性的成分组成，生产过程使用的各种材料来源及种类各异，生产工艺复杂且易受多种因素影响，应对生产过程中的每一个工艺环节以及使用的每一种材料进行质量控制，并制定其可用于生产的质量控制标准；应制定工艺过程各中间产物可进入后续工序加工处理的质量要求，应对生产过程制定偏差控制和处理程序。

（2）批间一致性的控制　应对关键工艺步骤的中间产物的关键参数进行测定，并制定可接受的批间一致性范围。对半成品配制点的控制应选择与有效性相关的参数进行测定，半成品配制时应根据有效成分测定方法的误差、不同操作者之间及同一操作者不同次操作之间的误差，综合确定配制点。对成品或疫苗原液，应选择多个关键指标（工艺参数、理化参数、有效成分、质量标准及装量等）进行批间一致性的控制。

（3）目标成分及非目标成分的控制　疫苗的目标成分系指疫苗有效成分。应根据至少能达到临床有效保护的最低含量确定疫苗中有效成分的含量及/或活性；添加疫苗佐剂、类别及用量应经充分评估。

疫苗的非目标成分包括工艺相关杂质和制品相关物质/杂质。工艺相关杂质包括来源于细胞基质、培养基成分以及灭活和提取纯化工艺使用的生物、化学材料残留等；制品相关物质/杂质包括与生产用菌毒种相关的除疫苗有效抗原成分以外的其他成分以及抗原成分的降解产物等。

生产过程中应尽可能减少使用对人体有毒、有害的材料，必须使用时，应验证后续工艺的去除效果。除非验证结果提示工艺相关杂质的残留量远低于规定要求，且低于检测方法的检测限，通常应在成品检定或适宜的中间产物控制阶段设定该残留物的检定项。

应通过工艺研究确定纯化疫苗的产品相关物质/杂质，并采用适宜的分析方法予以鉴定。应在成品检定或适宜的中间产物控制阶段进行产品相关物质/杂质的检测并设定可接受的限度要求。

（一）疫苗生产原材料的质量控制

疫苗生产应用的所有原材料一定要具有可靠的来源，并满足确定的规格。

1. 毒种、菌种的要求　生产用菌毒种筛选原则均应该遵守《生物制品生产检定用菌毒种管理规范》的管理，检定项目包括菌毒种无菌检查、外源性因子检查、鉴别试验、特性和型别、感染性滴度、抗原性、免疫原性、减毒特性（减毒疫苗）、传代稳定性。

2. 细胞基质的特征描述　除病毒安全性试验之外，细胞库和批应该进行以下项目的检验，包括鉴别试验、无菌检查、支原体检查，并确定无外源病毒因子污染。

3. 物料　列出疫苗生产过程中应用的所有物质，包括培养基、缓冲溶液、器具、柱填料及其他纯化介质、化学物质、色谱柱等，应按照新的细胞基质要求进行评价。

（1）疫苗生产原料及辅料的选择，首先选择《中国药典》（2020年版）四部及"生物制品生产用原材料及辅料质量控制规程"收载的品种。

（2）对于没有收入上述标准的物料，要求对物料提供分析证明及制订可接受的标准。

（3）对于动物源性原料，如在疫苗纯化和生产应用的单克隆抗体、酶、蛋白质、氨基酸和糖等，应该详细描述其特征，检测外源因子及可能带来感染性污染物。

（二）疫苗生产过程的质量控制

1. 疫苗制品的质量　是由从原材料投入到产品出厂的整个生产过程中的一系列因素所决定的，所以疫苗的质量是生产出来的，检定只是客观地反映所监督疫苗的质量水平。因此，疫苗生产过程要求执行现行版GMP及《中国药典》（2020年版），生产符合批准的生产工艺过程，操作严格按照标准操作规程，对生产全过程的每一个环节做最大可能的控制，才可能使产品符合所有质量要求。

2. 疫苗生产质量控制的影响因素　包括：①菌毒种的全部特征与遗传稳定性；②细胞基质研究的全部特征，对于细胞来源的生物制品的质量，关注的焦点在于外来污染物的进入或用于生产产品的性质；③原料的选择方面，防止病毒和其他外源引入的污染；④生产认证研究、杂质的去除和病毒的去除，包括细胞培养时期的生产认证、纯化时期的生产认证、生产相关的杂质认证等；⑤设施的控制，环境检测控制与设施应用。

3. 生产过程质量控制要点　疫苗的生产包括：①在生产过程中所有原料的接收和质量控制；②被纯化的大量批抗原的生产；③最终大量批剂型的制备；④根据产品的成分，无菌灌装、贴标签、最终产品的包装；⑤根据要求，对于评价产品的分析能力；⑥适当的储存和分发。

（三）疫苗类药物的质量控制

1. 疫苗类药物的质量控制特点

（1）分子量测定　大部分疫苗制品因组分的分子量不同，而产生了不同的生理活性，需进行分子量测定。

（2）生化结构确证 由于有效结构或分子量不确定，其结构的确证很难沿用化学药物或结构已知的生化药物所常用的方法，还需要采用生物化学法分析如氨基酸组成、N端氨基酸序列、肽图等。

（3）生物活性检查 疫苗制品对热、酸、碱、重金属及 pH 等变化敏感，各种理化因素的变化易对生物活性产生影响。除理化分析，还需生物检定，防止蛋白质失活等。

（4）安全性检查 疫苗制品组分复杂，有效成分浓度很低，生物大分子杂质含量比较高，生产工艺复杂，易引入特殊杂质和污染物。如重组乙型肝炎疫苗涉及的安全性检查，包括细胞外源因子检查，原液、半成品、成品中有关血清白蛋白残留量检查，CHO 细胞 DNA 残留量检查，热原检查，过敏试验，异常毒性检查等。

（5）效价测定 对于疫苗制品有效成分的检测，除应有一般化学方法或理化分析进行有效成分含量测定外，更应根据制品的特异生理效应或专一化反应拟定其专属性的生物效价测定方法，以表征其所含生物活性成分的含量。

2. 疫苗类药物的质量检定方法 疫苗类药物质量控制一般包括原液、半成品、成品检测，通常依据疫苗品种的不同制定不同的检验方法。

（1）疫苗原液检定

1）理化检查

①外观 （透明液体制品、混悬液制品、冻干制品等）真空度、溶解时间。

②水分 水分测定主要对冻干制剂要求，控制制品的水分不超过规定的标准。目前，国际上公认的冻干生物制品的水分测定标准为不超过 3.0%。所采用的方法有化学法和称量减重法。

③沉降率测定 将供试品置室温下静置 2h，采用分光光度法测定供试品放置前后的吸光度值（A_{580nm}），计算沉降率。

④pH 值 溶液的 pH 值使用酸度计测定。水溶液的 pH 值通常以玻璃电极为指示电极、饱和甘汞电极为参比电极进行测定，用前校正酸度计。

⑤唾液酸含量 用酸水解方法检测。将结合状态的唾液酸变成游离状态，游离状态的唾液酸与间苯二酚反应生成有色化合物，再用有机酸萃取后，测定唾液酸含量。

⑥磷含量 将有机磷转变为无机磷后进行磷含量测定。磷酸根在酸性溶液中与钼酸铵生产磷钼酸铵，遇还原剂即生成蓝色物质（三氧化钼和五氧化钼的混合物）称之为"钼蓝"，用比色法测定供试品中磷含量。

⑦氯化钠（疫苗辅料）含量 是用硝酸破坏供试品中的蛋白质后，再加入过量的硝酸银，使供试品中的氯离子与硝酸银完全反应，生成氯化银沉淀析出，过量的硝酸银用硫氰酸铵滴定液滴定，根据硫氰酸铵滴定液消耗的量，可计算出供试品中氯化钠的含量。

2）生化结构检查

①蛋白质含量 疫苗类制品常常需要测定蛋白质含量，以检查有效成分，计算纯度和比活性。常用的测定方法有凯氏定氮法、福林酚法（Lowry 法）、BCA 法、紫外分光光度法。

②纯度检查 在疫苗纯度检查方法中，常用高效液相色谱法、毛细管凝胶电泳法、聚丙烯酰胺凝胶电泳法。检验疫苗原液中目的抗原的含量和纯度，常用方法有非还原型SDS - PAGE 法和反相高效液相色谱法。

③分子量检测　常用还原型 SDS – PAGE 法（与非还原型 SDS – PAGE 法区别：供试品上样缓冲液添加了 β – 巯基乙醇或二硫苏糖醇等还原剂）。还原型 SDS – PAGE 法凝胶中分子量标准，经扫描获得分子量标准曲线，计算供试品的分子量。

④等电点检测　蛋白质类供试品的等电点常用等电聚焦垂直板电泳和等电聚焦水平板电泳进行测定。两性电解质在电场中形成一个 pH 梯度，由于蛋白质为两性化合物，其所带的电荷与介质的 pH 值有关，带电的蛋白质在电泳中向极性相反的方向迁移，当到达其等电点时，电流达到最小，不再移动。

⑤N 端氨基酸序列测定　通过自动蛋白质多肽测序仪对疫苗原液 N 端氨基酸序列进行测定，疫苗原液每年至少测定一次。

⑥C 端氨基酸序列测定　通常采用质谱法进行测定。其基本原理是有机物样品在离子源中发生电离，生成不同质荷比（m/z）的带正电荷离子，经加速电场的作用形成离子束，进入质量分析器，在其中再利用电场和磁场使其发生色散、聚焦，获得质谱图，从而确定不同离子的质量，通过解析，可获得有机化合物的分子式，提供其一级结构的信息。

⑦肽图检查　通过蛋白酶或化学物质裂解蛋白质后，采用适宜的分析方法鉴定蛋白质一级结构的完整性和准确性，主要包括反相高效液相色谱法和溴化氰裂解法。

⑧圆二色谱　蛋白质是由氨基酸通过肽键连接而成的具有特定结构的生物大分子。在蛋白质或多肽中主要的光活性基团是肽链骨架中的肽键、芳香氨基酸残基及二硫键等。当平面圆偏振光通过这些光活性的生色基团时，光活性中心对平面圆偏振光中的左、右圆偏振光的吸收不同，产生吸收差值，由于这种吸收差的存在，造成了偏振光矢量的振幅差，圆偏振光变成了椭圆偏振光，这就是蛋白质的圆二色性。通过采集蛋白质供试品在远紫外（190 ~ 250nm）的圆二色（CD）吸收图谱并通过软件进行分析其二级结构。

3）生物学检查

①染色镜检　采用革兰染色法进行检查。细菌先经碱性染料结晶染色，而经碘液媒染后，用乙醇脱色，革兰阳性菌（G^+）不被脱去，革兰阴性菌（G^-）可被脱去。为方便观察，脱色后再用一种红色染料如碱性蕃红等进行复染。阳性菌仍带紫色，阴性菌则被染上红色。

②纯菌检查　染色镜检，紫色为革兰阳性菌，红色为革兰阴性菌。至少观察 10 个视野，平均每个视野内不得有 10 个以上非典型菌（对应标准菌型），并不应有杂菌。

③活菌率测定　根据"中国细菌浊度标准"比浊浓度，将供试品稀释至总菌 1.0×10^{11}/ml，采用平皿计数法检测活菌数，活菌率应不低于 25%。

④抗原含量测定　主要采用 ELISA 法检测疫苗各组分抗原含量。

⑤鉴别试验　为了确定疫苗含有目的组分，应进行鉴别试验。以下将以疫苗实例进行简介。

口服福氏宋内菌痢疾双价活疫苗：将疫苗接种于厚氏斜面，置 35 ~ 37℃培养18 ~ 20h后，取菌苔分别用福氏志贺菌群 3、4 及Ⅱ型血清和宋内志贺菌Ⅰ型血清做玻片凝集试验，应出现明显凝集反应。

A 群脑膜炎球菌多糖疫苗、b 型流感嗜血杆菌结合疫苗：采用免疫双扩散法，在琼脂糖凝胶板上按一定距离打数个小孔，在相邻的两孔内分别加入抗原与抗体，若抗原、抗体互相对应，浓度、比例适当，则一定时间后，在抗原与抗体孔之间形成免疫复合物的沉淀线，以此对供试品的特异性进行检查。疫苗与相应标准菌抗体应形成明显沉淀线。

皮内注射用卡介苗：做抗酸染色涂片检查，细菌形态与特性应符合卡介菌特征。

乙型脑炎减毒活疫苗：将毒种做10倍系列稀释，取适宜稀释度分别与非同源性乙型脑炎特异性抗体和乙型脑炎阴性血清混合，置37℃水浴90min，接种地鼠肾单层细胞或BHK$_{21}$细胞进行中和试验，观察5~7d动物发病和死亡情况。对照组动物死亡，而中和组动物不死（即细胞中含有与该抗血清相应的病毒），中和指数应大于1000。

人用狂犬病疫苗、冻干甲型肝炎减毒活疫苗：采用双抗体夹心ELISA法检查，以抗病毒蛋白单抗包被微孔板，再加入相应酶标二抗，通过捕捉供试品中病毒核蛋白进行快速鉴别试验，应证明含有相应病毒抗原。

⑥效力测定　效力测定是指用于评价一个疫苗的特定生物学效应和免疫原性强度的试验。因此，在疫苗开发的早期，必须研究建立效力测定指标。在开展临床试验之前，应建立最终效力检测方法，而检测方法的建立基于其主要作用机制，确定通过体液免疫应答和/或细胞免疫应答测定。效力测定包括体内效力测定和体外效力测定。

体外效力测定：对病毒灭活类疫苗用细胞培养基法测定减少感染病毒量来评价疫苗免疫效果；对于蛋白质/多肽类疫苗，测定目的抗原的含量和生物活性，包括体外相对活性和应用体内试验测定该疫苗的免疫原性；对于核酸类疫苗进行转染效率和目的基因表达的检测，可以应用定量的体外测定与定性的体内生物测定。当体外测定有足够证据表明与其免疫原性之间存在相关性时，体外测定可以替代常规批签发检测的体内免疫原性试验。

体内效力测定：又称动物免疫原性，是疫苗有效性的重要质量控制指标。对于某些成分复杂，有效成分尚未完全明确的疫苗，如一些灭活疫苗，可比性研究应包括动物免疫原性的对比。对一些减毒活疫苗，目前尚无成熟的动物免疫原性检测方法，如果可以确证场地变更前后生产终末代次毒株毒力基因及保护性抗原基因未发生显著改变，可不再进行动物免疫原性的比较。

对于质量标准中含有体内效力试验的疫苗，可进行扩展的动物免疫原性分析，例如炭疽减毒活疫苗、百白破联合疫苗需按照质量标准进行攻毒保护力试验并增加中和抗体水平研究；出血热灭活疫苗、卡介苗、钩端螺旋体灭活疫苗需按照质量标准进行免疫动物后抗体的检测并增加功能性抗体水平研究；乙型肝炎疫苗可采用动物免疫原性方法（小鼠ED$_{50}$法）进行检测分析。开展动物免疫原性试验比较时需进行盲法设计，以减少主观因素对试验结果的影响。

对于活疫苗和病毒载体疫苗，活菌苗和细菌载体疫苗效力检验可能涉及活菌数及其免疫原性评价，活病毒和病毒载体疫苗效价检验可能涉及病毒感染细胞的测量，传统上，应用敏感的细胞类型进行空斑形成试验；现在已经产生了相当精确的、简单的和以效力检测为基础的高通量Q-PCR，即效力也可以通过编码转基因的表达评价，因此，也可应用逆转录RT-PCR或免疫检测方法如ELISA法。

⑦生物活性检测　通常依据疫苗品种的不同建立特异的检验方法。

⑧比活性测定　是指单位重量的蛋白质中所具有的生物活力单位数，一般用IU/mg蛋白质来表示。

⑨微生物限度检查　指检查非规定灭菌制剂及其原料、辅料受微生物污染程度的方法。检查项目包括细菌数、霉菌数、酵母菌数及控制菌检查。细菌及控制菌培养温度为30~35℃；霉菌、酵母菌培养温度为23~28℃。

4）残余杂质检测　残余杂质可分为工艺相关杂质和制品相关杂质两大类。工艺相关杂质包括微生物污染、热原、细胞成分（例如细胞蛋白质、DNA、其他组分）、培养基中的成分、来自生产过程的物质（如制品纯化亲和柱中的抗体、其他试剂等）；制品相关的杂质包括突变物、错误裂解的产品、二硫化物异构体、二聚体和多聚体、化学修饰的形态、脱去酰氨基的或氧化的形态、其他降解物等（主要是存在于重组疫苗）。残余杂质检测项目主要包括以下内容。

①宿主细胞蛋白质残留量　宿主细胞蛋白质为疫苗制品生产用细胞、工程菌相关的特殊杂质。其检测方法及原理详见第三章。

②外源性 DNA 残留量　外源性 DNA 常用 DNA 探针杂交法和荧光染色法进行检测。其检测原理及方法详见第三章。

③抗生素残留量　如果疫苗制品在生产过程中使用了抗生素，则不仅要在纯化工艺中除去，而且要在原液检定中增加残余抗生素活性的检测方法，主要包括培养法和 ELISA 法，其检测原理及方法详见第三章。

④多糖衍生物残留量　多糖衍生物主要包括己二酰肼和氰化物。其与破伤风类毒素蛋白共价结合制成 b 型流感嗜血杆菌结合疫苗。《中国药典》（2020 年版）规定如果疫苗制品在生产过程中使用了多糖衍生物则需对其进行检测。己二酰肼和氰化物残留检测如下。

己二酰肼残留量：其检测原理是依据在四硼酸钠存在的条件下，己二酰肼（ADH）中的氨基基团能与三硝基苯磺酸（TNBS）发生显色反应，采用紫外－可见分光光度法测定供试品己二酰肼的含量。

氰化物残留量：其检测原理是依据在酸性条件下，溴化银与吡啶联苯胺发生显色反应，采用紫外－可见分光光度法测定多糖衍生物中溴化氰的含量。

⑤O－乙酰基残留量　O－乙酰基常作为疫苗稳定剂用于疫苗原液到半成品的过程中，其作用是乙酰化辅酶 A、组蛋白和其他蛋白质，使蛋白质稳定性得以改变。因此，疫苗相关杂质检测常包含 O－乙酰基残留量的检测，检测方法简述如下。

精密量取氯化乙酰胆碱（或溴化乙酰胆碱）对照品溶液分别置试管中，补加水至 1ml，加新鲜配制的碱性羟胺溶液 2ml 摇匀，于室温放置 4min，加盐酸调 pH 值至 1.2±0.2。加 0.37mol/L 三氯化铁－盐酸溶液 1ml，在波长 540nm 处测定吸光度。建立标准曲线，并计算 O－乙酰基残留量。

⑥聚乙二醇残留量　聚乙二醇常作为疫苗佐剂用于疫苗原液到半成品的过程中，其具有优良的润滑性、保湿性、分散性，黏结剂、抗静电剂及柔软剂等，广泛应用于疫苗类药物，检测方法简述如下。

通常采用比色法进行检查，其原理是聚乙二醇与钡离子和碘离子形成复合物(1:1)，用比色法测定聚乙二醇含量。以聚乙二醇对照品溶液的浓度对其相应的吸光度作直线回归。将供试品溶液吸光度代入直线回归方程，计算出供试品溶液聚乙二醇含量。

⑦牛血清白蛋白（BSA）残留量　BSA 作为疫苗稳定剂用于疫苗原液到半成品的生产过程中，其主要用于限制性酶或者修饰酶的保存溶液和反应液中。有些酶在低浓度下不稳定或活性低，加入 BSA 后，它可起到"保护"或"载体"作用，不少酶类添加 BSA 后能使其活性大幅度提高，检测方法简述如下。

采用酶联免疫法，将牛血清白蛋白标准品稀释成不同浓度，具体方法参照 BCA 法蛋白质浓度测定。以牛血清白蛋白参考品含量对其相应吸光度作直线回归，将供试品吸光度值代入直线回归方程，计算牛血清白蛋白残留量。

⑧其他生物材料　无血清培养基若添加转铁蛋白、胰岛素、生长因子等生物材料，应对其可能引入的潜在外源因子进行评估，包括采用适宜的方法进行检测等，并应详细记录其材料来源。人和动物来源的生物材料，应符合《中国药典》（2020 年版）和国家相关规定的要求。

5）防腐剂、灭活剂及稳定剂含量检查　疫苗类制品在制造中为了脱毒、灭活、稳定和防止杂菌污染，常加入苯酚、甲醛、汞制剂、β-丙内酯等作为防腐剂和灭活剂；加入聚山梨酯、人血白蛋白等作为稳定剂。对这些非有效成分，《中国药典》（2020 年版）规定其含量应控制在一定限度内。

①苯酚含量　常采用溴量法测定。其原理是：依据溴酸盐溶液与盐酸反应产生溴，遇苯酚生成三溴苯酚，过量的溴与碘化钾反应释出碘，析出的碘用硫代硫酸钠滴定液滴定，根据硫代硫酸钠滴定液的消耗量，可计算出供试品中苯酚的含量。

②游离甲醛含量　常采用复红比色法测定。其原理是：依据品红亚硫酸在酸性溶液中能与甲醛生成紫色复合物，用比色法测定供试品中游离甲醛含量。

③β-丙内酯含量　通常采用气相色谱法进行测定。其原理是气体为流动相（载气）流经装有填充剂的色谱柱进行分离测定的色谱方法。物质或其衍生物气化后，被载气带入色谱柱进行分离，各组分先后进入检测器，用数据处理系统记录色谱信号。

④硫柳汞含量　通常采用滴定法进行测定。其原理是汞有机化合物经强酸消化成无机汞离子，与双硫腙溶液形成橙黄色化合物，根据双硫腙滴定液的消耗量，可计算出供试品中硫柳汞含量。

⑤聚山梨酯 80 含量　常采用比色法进行测定，其原理是：依据聚山梨酯 80 中的聚乙氧基和铵钴硫氰酸盐反应形成蓝色复合物，可溶于二氯甲烷，用比色法测定聚山梨酯 80 含量。

⑥人血白蛋白含量　通常用分子排阻色谱法测定人血白蛋白多聚体含量。取供试品适量，用流动相稀释成每 1ml 约含蛋白质 12mg 的溶液，取 20μl，注入色谱柱，记录色谱图 60min，按面积归一法计算，色谱图中未保留（全排阻）峰的含量（%）除以 2，即为人血白蛋白多聚体含量。

6）安全性检查

①无菌检查　指检查药品、敷料、缝合线、无菌器具及适用于《中国药典》（2020 年版）要求无菌检查的其他品种是否无菌的一种方法。无菌检查应在环境洁净度 B 级背景下的局部 A 级洁净度的单向流空气区域内或隔离系统中进行，其全过程应严格遵守无菌操作，防止微生物污染。单向流空气区与工作台面，必须定期进行洁净度验证。

②细菌内毒素检查　细菌内毒素检查包括两种方法，即凝胶法和光度测定法，后者包括浊度法和显色基质法。供试品检测时，可使用其中任何一种方法进行试验，当测定结果有争议时，除另有规定外，以凝胶法结果为准。

③支原体检查　通常用指示细胞培养法（DNA 染色法）进行检查。

④外源病毒因子检查　病毒类制品在毒种选育和生产过程中，经常使用动物或细胞基质培养。因此，有可能造成外源因子（特别是外源病毒因子）的污染。为了保证制品质量，需要对毒种和细胞进行外源因子的检测。常采用动物试验法和细胞培养法。

动物试验法：用经抗血清中和后的病毒悬液，动物脑内接种，同时腹腔接种，连续观察 15～25d。在观察期内至少有 80% 最初接种的动物存活，试验才有效。

细胞培养法：将经抗血清中和后的病毒悬液，分别接种于人源、猴源和生产用的同种细胞。用人二倍体细胞生产的，还应接种另外一株人二倍体细胞。每种细胞至少接种 6 瓶，每瓶病毒悬液接种量不少于培养液总量的 25%。于 36℃±1℃ 培养，观察 14d，必要时可更换细胞培养液，未见细胞病变为阴性，符合要求。

⑤毒力试验　用体重 16~18g 的小鼠至少 3 组，每组至少 10 只，在麻醉状态下从鼻腔滴入经培养 20~24h、以 PBS 稀释的菌液 0.05ml，观察 14d，记录小鼠生死情况，计算半数致死量（LD_{50}）。LD_{50} 表示在规定时间内，通过指定感染途径，使一定体重或年龄的某种动物半数死亡所需最小细菌数或毒素量。

⑥病毒安全性检查　常采用动物试验法进行检查。用经抗血清中和后的病毒悬液，小鼠脑内接种，连续观察 21d 以上（动物体重变化、有无异常等）。计算小鼠存活率。

⑦异常毒性检查　疫苗按照小鼠 0.5ml/只和豚鼠 5ml/只进行注射。试验中应设同批动物空白对照，7d 内试验过程无异常反应，且动物健存、体积增加。

7）稳定性评价　疫苗稳定性评价应包括对成品以及需要放置的中间产物在生产、运输以及贮存过程中有可能暴露的所有条件下的稳定性研究，以此为依据设定产品将要放置的条件（如温度、光照度、湿度等），以及在这种条件下将要放置的时间。对变更主要生产工艺的产品也应进行稳定性评价，并应与变更前的产品比较。

①疫苗稳定性评价的主要类型　包括：实时、实际条件下的稳定性研究；加速稳定性研究；极端条件下稳定性研究；热稳定性研究。疫苗最根本的稳定性评价应采用实时、实际条件下的研究方案对疫苗产品进行评价，还应根据不同的研究目的所采用的其他适宜的评价方法进一步了解疫苗的稳定性。确定中间产物和成品保存条件的主要评估标准通常是看其效力能否保持合格，也可将理化分析和生物学方法相结合进行稳定性检测。应根据疫苗运输过程可能出现的脱冷链及振动等的情况，选择适宜的评价方法。

②稳定性评价方案　稳定性评价应根据不同的产品、不同的目的制定适宜的稳定性研究方案，内容应包含检测项目、可接受的标准、检测间隔、数据及其分析的详细信息。通常包括保存条件、保存时间、取样点以及对样品检测及分析等。同时，还应考虑在各种保存条件下保存至产品的质量标准已降至不可接受的时间点进行取样检测。

③检测指标和检测方法　评价疫苗稳定性的参数应因每种疫苗的特性而异，这些指标应在质量控制研究、非临床安全性评价和临床试验中被证明与疫苗质量密切相关。对大多数疫苗来说，效力测定是反映产品稳定性的主要参数，不同疫苗可采用不同形式进行该项检测（如减毒活疫苗采用感染性试验、多糖蛋白结合疫苗可检测结合的多糖含量等）。其他与产品效力明确相关的检测项目可提供重要的补充数据，如抗原降解图谱、结合疫苗的载体蛋白解离，以及佐剂与抗原复合物的解离等。此外，一些常用检测也可作为稳定性研究的一部分，如一般安全性、聚合物程度、pH、水分、防腐剂、容器及其密封程度，以及内包材的影响因素等。

④稳定性结果评价　稳定性研究的结果可用于确定保存条件及有效期，并证明在有效期内产品有效性和安全性等指标符合规定标准。

（2）疫苗半成品检定

1）配制　应按照批准的配方进行半成品配制，将所有组分按配制量均一混合制成半成品。这个过程可能包括一个或多个步骤，如添加稀释液、佐剂吸附、稳定剂、赋形剂以及防腐剂等。半成品配制完成后特别是疫苗吸附铝佐剂的应尽快分装。

半成品配制添加的辅料，其质量控制应符合《中国药典》（2020 年版）相关要求，添加防腐剂应在有效抑菌范围内采用最小加量；添加佐剂应依据抗原含量及吸附效果确定其加量。

2）检测　应取样检测，所取待检样品应能代表该批半成品的质量属性。应依据生产工艺和疫苗特性设定检测项目，如无菌检查、细菌内毒素检查、防腐剂残留量测定等，铝佐剂疫苗应进行吸附率和铝含量测定。

①无菌检查、细菌内毒素检查等安全性检查　参照上述疫苗原液检测项目和方法进行检查。

②防腐剂、稳定剂等检测　参照上述疫苗原液检测项目和方法进行检查。

③氢氧化铝（或磷酸铝）检测　检测原理是过量的乙二胺四醋酸二钠与铝离子发生反应，再用锌滴定液滴定剩余的乙二胺四醋酸二钠，根据锌滴定液的消耗量，可计算出供试品中氢氧化铝（或磷酸铝）的含量。

④吸附率　取疫苗原液，用佐剂吸附前后样品，建立 ELISA 法测定佐剂吸附前后吸光度。以参考品含量的对数对其相应吸光度对数作直线回归，将样品佐剂吸附前后吸光度值代入直线回归方程，计算吸附率。

（3）疫苗成品检定　将半成品疫苗分装至最终容器后经贴签和包装后为成品。

1）分装　分装是指通过分装设备将半成品疫苗均一地分配至规定的终容器的过程。分装应符合《中国药典》（2020 年版）的要求。应根据验证结果，对分装过程中产品的温度、分装持续的时间、分装环境的温度和湿度等进行控制。分装设备应经验证，以确保承载分装容器的温度控制系统和内容物分装量均一性等装置的性能稳定可靠。

2）检测　疫苗成品检测项目一般包括鉴别、理化测定、纯度检查、效力检测、异常毒性检查、无菌检查、细菌内毒素检查、佐剂、防腐剂及工艺杂质残留检测等，其中工艺杂质主要包括以传代细胞生产的病毒性疫苗中宿主细胞蛋白质和 DNA 残留，以及生产过程中用于培养、灭活、提取和纯化等工艺过程的化学、生物原材料残留物，如牛血清、甲醛和 β - 丙内酯等灭活剂、抗生素残留等。对于因产品特性无法在成品中检测的工艺杂质，应对适当的中间产物取样检测，其检测结果应能准确反映每一成品剂量中的残留水平。依据具体情况，成品的部分检定项目可在贴签或包装前进行。

①外观　按照《中国药典》（2020 年版）规定，参照疫苗原液检测项目和方法进行检查。

②装量　常用方法包括重量法和容量法。

③无菌检查、细菌内毒素检查、异常毒性等安全性检查　参照上述疫苗原液进行检查。

④水分、pH 值　按照《中国药典》（2020 年版）规定，参照上述疫苗原液进行测定。

⑤稀释剂检查　疫苗类制品稀释剂主要包括无菌、无热原 PBS，氯化钠注射液，灭菌注射用水等，应符合《中国药典》（2020 年版）"凡例"的有关要求。

⑥渗透压摩尔浓度　生物膜，例如人体的细胞膜或毛细血管壁，一般具有半透膜的性质，溶剂通过半透膜由低浓度溶液向高浓度溶液扩散的现象称为渗透，阻止渗透所需施加的压力，即为渗透压。在涉及溶质的扩散或通过生物膜的液体转运各种生物过程中，渗透压都起着极其重要的作用。因此，在制备注射剂、眼用液体制剂等药物制剂时，必须关注其渗透压，处方中添加了渗透压调节剂的制剂，均应控制其渗透压摩尔浓度。采用渗透压摩尔浓度仪测定，用前校正仪器。

⑦疫苗成品生物学检查　按照《中国药典》(2020年版) 规定，参照上述疫苗原液检测项目和方法进行检查。

⑧疫苗成品稳定性试验　参照上述疫苗原液检测项目和方法进行。

（四）疫苗制品的贮存和运输

1. 疫苗贮存　贮存是指疫苗中间产物或成品，在规定条件下（包括容器、环境和时间等）的存放过程。

（1）中间产物的贮存　在疫苗生产全过程中的不同阶段产生的中间产物，因工艺或生产过程控制的需要（如等待检验结果、多价或联合疫苗的序贯生产等），不能连续投入下一道工艺步骤，应在适宜的条件下保存。

（2）成品的贮存　成品贮存包括疫苗完成包装工序送入成品库贮存至销售出库的过程（不包括疫苗运输、使用过程中的贮存）。贮存过程应设定适宜的温度，通常为 2 ~ 8℃；此外，还应考虑环境湿度的影响；应避免冰点温度保存。除另有规定外，不得冻存，尤其是液体剂型的疫苗，特别是含铝佐剂的疫苗。

2. 疫苗的运输　除另有规定外，疫苗应采用冷链运输。应依据疫苗在运输过程中的环境温度确定外包装方式，并应验证该疫苗在这种包装下在运输全过程中均能符合温度要求。验证应设定最长运输距离和时间，以及在运输过程中可能承受的最高和/或最低温度等极端因素以及运输过程中震动对疫苗的影响。此外，还应考虑在短暂脱冷链等其他条件下对疫苗稳定性的影响。

二、疫苗质量控制方法的研究与验证

疫苗质量控制方法的验证就是要证明采用的方法适合于相应检测要求，具有相当的准确性和可靠性，进而可以达到控制产品质量的目的。只有经过验证的分析方法才能用于控制产品质量，因此方法验证是制定质量标准的基础。

一般情况下，需验证的分析项目有：鉴别试验、杂质检查、原液或制剂中有效成分的含量测定及生物活性测定。其他质控方法，如必要时也应加以验证。

疫苗类药物质控中采用的方法包括理化分析方法和生物学测定方法。疫苗类药物的理化分析方法验证原则与化学药品基本相同，可参照《化学药物质量控制分析方法验证技术指导原则》进行，同时需结合疫苗类药物的特点进行。

相对于理化分析方法而言，生物学测定具有更大的可变性，一般要使用动物、细胞或生物分子，因此对于生物学测定的判断标准可适当灵活掌握，但是对于定量测定方法应尽可能减少方法的变异，验证的结果仍应能证明该方法具有相当的准确性和可靠性，并应以能够有效控制疫苗质量为基本标准。

（一）生物学测定常用方法

生物学测定指采用生物学方法，以反映被测物的生物学特性为目的的测定方法。以下为生物学测定常用方法，根据具体情况，可在疫苗的常规质控时采用其中的一种或几种方法。鉴于一种测定方法仅能反映疫苗某一方面的特性，且方法的变异一般较大，为更好控制疫苗质量，必要时需同时采用多种方法进行测定。其方法主要包括：酶反应试验、结合试验、细胞测定试验、动物试验等。

（二）疫苗质量控制方法的来源（种类）

根据疫苗质量控制方法的来源，可分为标准方法（或正式方法、法定方法）和非标准方法（标准方法的替代方法、来自参考文献的方法、自己建立的方法）。原则上，对于各类方法均需进行验证，但不同来源的方法对于验证的要求也有所不同。

（三）疫苗质量控制分析方法

疫苗质控分析方法主要包括：①分析方法的原理；②供试品取样方法；③测试用仪器及参数；④测试用试剂；⑤标准品或参考品的配备；⑥供试品的配备；⑦测试过程；⑧计算方法；⑨判定标准。

（四）疫苗质量控制分析方法的验证

疫苗质控分析方法的验证就是根据方法的需要测定该方法的专属性、准确性、精密度、线性、范围、耐用性、检测限度、定量限度等几个指标中的一个或几个，用于不同检测目的的试验方法需进行不同参数的测定，表 14 - 2 为各种检测方法通常需测定的参数。

表 14 - 2 疫苗类药物质控方法参数

分析方法 参数	鉴别试验	杂质检查		生物活性 （效价）测定	含量测定
		定量	限度		
专属性	+	+	+	+	+
准确性	−	+	−	+	+
精密度	−	+	−	+	+
线性	−	+	−	+	+
范围	−	+	−	+	+
耐用性	+	+	+	+	+
检测限度	−	−	+	−	−
定量限度	−	+	−	−	−

注：− 表示通常不需测定的参数； + 表示通常需测定的参数。

1. 专属性 首先从测试原理、测试用材料和疫苗组成等方面分析方法的专属性，然后再进行必要的验证。

2. 准确性 对于化学药品一般可采用填加和回收实验来测定，即对已知量的供试品进行测定，比较测定值和真实值之间的差异。但对于疫苗而言，由于没有纯的标准物质，往往难以获得确切的准确性数据，所以一般不需要准确地测出该参数。疫苗的生物学活性为相对活性，一般与同时进行测定的标准品/参考品进行比较而得，所以应对单位有一个适当的定义或以适用的标准品/参考品作为对照经计算而得。为得到准确的测定结果，应注意以下几点：①必须同时测定供试品和标准品/参考品的剂量反应曲线；②应尽可能使供试品随机分布及保证测试系统的平衡性。

3. 精密度 与理化测定方法相比，各种生物学测定方法的变异均较大，且不同类疫苗的生物学测定方法的变异也不同。对精密度的要求可根据疫苗的性质、用途以及测定方法的特点有所不同。在测定方法与生物活性、药理作用或效力相关性较好的情况下，应尽可能采用变异较小的测定方法。对于不同测定方法，其精密度可有较大不同，一般情况下，酶法：小于20%；结合试验：小于20%；细胞试验：小于30%；动物试验：小于50%。对于一些尚不成熟的试验方法或某些特殊方法（如噬菌斑试验），其方法变异可能会更大些。

4. 线性 应在分析方法的范围内评价检测结果与供试品中被分析物浓度（或含量）的线性关系。可用所建议的方法，直接对标准品、供试品进行测定。应以信号对被分析物的浓度作图，根据图形是否呈线性进行评价。如果有线性关系，可用适当的统计方法估算试验结果。在某些情况下为使分析指标和供试品浓度呈线性关系，可在回归分析前对测试数据进行数学转换。应提供相关系数、Y轴上的截距、回归线的斜率等数据，还可以分析实测值与回归线的偏差（离散性），以助于对线性做出评价。

5. 范围　验证时所设定的范围应至少包括了检定标准中规定的范围，如标准中规定成品生物活性应为标示量的 80% ~ 120%，则验证的范围可设定为标示量的 70% ~ 130%。确定范围的方法为：供试品浓度（含量）在范围末端和范围内时，均能获得满意的线性、精密度和准确性。

6. 耐用性　在疫苗研发阶段即应进行耐用性的评估，它应能表明在方法的参数（温度、湿度、培养时间、试剂的 pH 等）有微小改变时该分析方法仍然是可靠的。

7. 检测限度　检测限度的测定可以通过直观法、信噪比法等测定。

（1）直观法　对一系列已知浓度分析物的供试品进行分析，并以能测得被分析物的最小量来建立。

（2）信噪比法　将已知低浓度试样测出的信号与空白样品测出的信号进行比较，算出能被可靠地检测出的最低量。一般可接受的信噪比为 3:1 或 2:1。

8. 定量限度　定量限度的测定也可以通过直观法、信噪比法等测定。

第三节　应用实例

一、卡介苗

扫码"学一学"

结核杆菌引起 15 ~ 59 岁成人的发病率和病死率比世界上任何其他疾病均高，在所有可预防的死亡中，结核病占 26%。自从 1882 年德国科学家科赫发现结核分枝杆菌是结核病的病原菌后，各国科学家积极进行抗结核药物和疫苗的研究，链霉素和异烟肼等抗结核药物的研制成功、卡介苗的广泛使用等使结核病疫情显著下降，结核病一度被认为是"有苗可防，有药可治"的疾病。

卡介苗（Bacillus Calmette - Guerin Vaccine，BCG）是目前结核病预可用的疫苗，在全球广泛使用。BCG 是一种经过人工培养的无毒牛型结核杆菌（卡介苗）悬液制成的减毒活疫苗。BCG 经过 70 余年在世界各地的应用，证明它是预防和控制结核病的有效预防制剂之一，特别对结核性脑膜炎、粟粒性结核有较好的预防效果。

下面从 BCG 的工艺和质量控制要点及质控方法的研究进展，以及新型结核病疫苗的发展方向及其评价方法等较为全面地探讨结核病疫苗的质量控制。

（一）BCG 制造

1. 菌种　生产用菌种应符合"生物制品生产检定用菌毒种管理规程"规定。

（1）名称及来源　采用卡介菌 $D_2PB\ 302$ 菌株。严禁使用通过动物传代的菌种制造卡介苗。

（2）种子批的建立　应符合"生物制品生产检定用菌毒种管理规程"规定。

（3）种子批的传代　工作种子批启开至菌体收集传代应不超过 12 代。

（4）种子批的检定

1）培养特性　卡介菌在苏通（sauton）培养基上生长良好，培养温度在 37 ~ 39℃之间。抗酸染色应为阳性。在苏通马铃薯培养基上培养的卡介菌应是干皱成团略呈浅黄色。在牛胆汁马铃薯培养基上为浅灰色黏膏状菌苔。在鸡蛋培养基上有突起的皱型和扩散型两类菌落，且带浅黄色。在苏通培养基上卡介菌应浮于表面，为多皱、微带黄色的菌膜。

2）毒力试验　用结核菌素纯蛋白衍生物皮肤试验（皮内注射0.2ml，含10IU）阴性、体重300～400g的同性豚鼠4只，各腹腔注射1ml菌液（5mg/ml），每周称体重，观察5周动物体重应不减轻；同时解剖检查，大网膜（哺乳类胃背部肠系膜从胃与肠之间向前膨出，在肠的前方下垂形成皱襞，称为大网膜）上可出现脓疱，肠系膜淋巴结及脾可能肿大，肝及其他脏器应无肉眼可见的病变。

3）无有毒分枝杆菌试验　用结核菌素纯蛋白衍生物皮肤试验（皮内注射0.2ml，含10IU）阴性、体重300～400g的同性豚鼠6只，于股内侧皮下各注射1ml菌液（10mg/ml），注射前称体重，注射后每周观察1次注射部位及局部淋巴结的变化，每2周称体重1次，豚鼠体重应不降低，6周时解剖3只豚鼠，满3个月时解剖另3只，检查的各脏器应无肉眼可见的结核病变。若有可疑病灶（指机体上发生病变的部分）时，应做涂片和组织切片检查，并将部分病灶磨碎，加少量生理氯化钠溶液混匀后，由皮下注射2只豚鼠，若证实系结核病变，该菌种即应废弃。当试验未满3个月时，豚鼠死亡则应解剖检查，若有可疑病灶，即按上述方法进行，若证实系结核病变，该菌种即应废弃。若证实属非特异性死亡，且豚鼠死亡1只以上时应复试。

4）免疫力试验　用体重300～400g的同性豚鼠8只，分成两组各4只，免疫组经皮下注射0.2ml（1/10人用剂量）用种子批菌种制备的疫苗，对照组注射0.2ml生理氯化钠溶液。豚鼠免疫后4～5周，经皮下攻击10^3～10^4CFU/ml强毒人型结核分枝杆菌，攻击后5～6周解剖动物，免疫组与对照组动物的病变指数及脾脏毒菌分离数的对数值经统计学处理，应有显著差异。

2. 原液

（1）生产用种子　启开工作种子批菌种，在苏通马铃薯培养基、胆汁马铃薯培养基或液体苏通培养基上每传1次为1代。在马铃薯培养基培养的菌种置冰箱保存，不得超过2个月。

（2）生产用培养基　生产用培养基为苏通马铃薯培养基、胆汁马铃薯培养基或液体苏通培养基。

（3）接种与培养　挑取生长良好的菌膜，移种于改良苏通综合培养基或经批准的其他培养基的表面，置37～39℃静止培养。

（4）收获和合并　培养结束后，应逐瓶检查，若有污染、湿膜、浑浊等情况应废弃，收集菌膜压干，移入盛有不锈钢珠瓶内，钢珠与菌体的比例应根据研磨机转速控制在适宜的范围，并尽可能在低温下研磨，加入适量无致敏原的稳定剂稀释，制成原液。

3. 半成品配制

用稳定剂将原液稀释成1.0mg/ml或0.5mg/ml，即为半成品。

4. 成品

（1）分批　应符合"生物制品分批规程"规定。

（2）分装与冻干　应符合"生物制品分装和冻干规程"规定。分装过程中应使疫苗液混合均匀。疫苗分装后应立即冻干，冻干后应立即封口。

（3）规格　按标示剂复溶后每瓶1ml（10次人用剂量），含卡介菌0.5mg；按标示量复溶后每瓶0.5ml（5次人用剂量），含卡介菌0.25mg。每1mg卡介菌含活菌数应不低于1.0

$\times 10^6 CFU$。

（4）分装　应符合"生物制品包装规程"规定。

（二）BCG 生产过程的质量控制

疫苗的质量安全、有效和一致除了依赖于对疫苗的全面检定外，更重要的是生产过程中应进行科学、严格的质量控制。BCG 生产过程中的质量控制主要从以下几个方面进行。

1. 菌种培养和传代中的质量控制　卡介苗作为一种减毒活疫苗，菌种的安全、可靠至关重要。首先，必须严格按照种子批管理系统启用和保存菌种，严禁使用通过动物传代的菌种制造 BCG。其次，菌种传代和培养的质量高低直接影响疫苗质量。

2. 培养基质量控制　卡介苗生产用培养基为苏通马铃薯培养基、胆汁马铃薯培养基或液体苏通培养基。通常，卡介苗培养第一代，即冻干菌种的复苏使用苏通 – 马铃薯培养基或胆汁马铃薯培养基，以后代次培养均使用液体苏通培养基。其中的氮源有必要进行控制，通常将液体培养菌膜直接转接液体培养基时，待接种培养基使用谷氨酸钠作为氮源，其他各代培养多用门冬酰胺作为氮源。

3. 原液收集和合并中的质量控制　培养结束后，应逐瓶检查，若有污染、湿膜、浑浊等情况应废弃。在收集菌膜压干过程中，由于水分压干程度不同，同样湿重下的疫苗所含实际活菌量不同，进而影响疫苗浓度，故在对收集的菌膜进行压干去除水分时，压力控制是必要的，通常根据收集的菌量调整压力。同样，菌体经研磨后获得大小不一的菌团，菌团大小可能和临床上 BCG 的不良反应有关，通常菌团越大，越易引起局部反应并可在淋巴结处滞留而引起强反应。因此，压干的菌块移入装有不锈钢珠的球瓶内，钢珠与菌体的比例应根据研磨机转速控制在适宜范围，研磨时间也应根据菌量确定。同时应对菌液均匀度进行监测，以保证生产过程的一致性。总之，在菌体收集、压干和研磨过程中，应对压力和研磨转速及时间设计相应的过程参数并经充分验证。

4. BCG 的成分及其理化特性和免疫原性

（1）BCG 的成分及其理化特性　卡介苗系用卡介菌 $D_2 PB302$ 菌种经培养后，收集菌体，加入稳定剂冻干制成。外观为白色疏松体或粉末状，用注射用水复溶后为均匀悬液。有效成分为卡介菌活菌，经抗酸染色，显微镜下为细长略弯曲的红色杆菌。

（2）BCG 的免疫原性　BCG 免疫豚鼠 5 周后，受试豚鼠结核菌素纯蛋白衍化物（TB – PPD）皮肤试验阳转，局部硬结反应直径不小于 5mm。婴幼儿或成人如接种 BCG 成功，12 周后 TB – PPD 皮肤试验阳转，局部硬结反应直径不小于 5mm。

5. BCG 质量控制要点及质量标准　为了确保 BCG 的安全性和有效性以及生产过程的一致性，对 BCG 原液、半成品和成品均有严格的质量控制和标准，详见表 14 – 3 和表 14 – 4。

表 14 – 3　BCG 原液和半成品检定项目和质量标准

检验项目	检验方法	质量标准	备注
原液纯菌检查	无菌检查法	不得有杂菌	
浓度测定	分光光度法（A_{580}）		以冻干 BCG 参考比浊标准为标准，测定原液浓度
半成品纯菌检查	无菌检查法	不得有杂菌	
浓度测定	分光光度法（A_{580}）	应不超过配制浓度的 110%	以冻干 BCG 参考比浊标准为标准，监测半成品浓度不超过配制浓度的 110%
活菌数测定	梯度稀释培养法（CFU）	$\geqslant 1.0 \times 10^7 CFU/mg$	

续表

检验项目	检验方法	质量标准	备注
沉降率测定	分光光度法（A_{580}）	室温静置2h，沉降率应≤20%	监测菌团大小，便于控制生产过程的一致性
活力测定	XTT法	供试品A_{450nm}应大于参考品A_{450nm}	XTT法具有快速、稳定的优点，与传统梯度稀释培养法相比更利于生产过程质控

表14-4　BCG成品检定项目和质量标准

项目	检验方法	质量标准	备注
鉴别试验	抗酸染色	细菌形态与特征应符合卡介菌特征	抗酸染色方法简单，但特异性较差，目前正在研究分子生物学的方法
外观及溶解性	目测	白色疏松体或粉末状，按示量加入注射用水，应在3min内复溶至均悬液	
水分	费休法	≤3.0%	
装量差异	称重法	符合《中国药典》（2020年版）规定	
纯菌检查	无菌检查法	不得有杂菌	
无有毒分枝杆菌试验	动物法	6周体重不减轻，肝、脾、肺等脏器无结核病变	耗时长，需要耗费动物；目前正在研究分子生物学方法
效力检测	豚鼠皮试法	疫苗注射5周后皮试局部硬结直径≥5mm	
活菌数测定	梯度稀释培养法（CFU）	≥1.0×10^6 CFU/mg	
热稳定性试验	梯度稀释培养法（CFU）	37℃放置28d的活菌数不低于置4℃同批样品的25%，且活菌数≥2.0×10^5 CFU/mg	

二、乙型肝炎疫苗

病毒性肝炎是世界上最常见的传染性疾病之一。世界卫生组织的流行病学资料表明，全世界60亿人口中，约1/2生活在乙型肝炎病毒（HBV）高流行区，约20亿人曾感染HBV，慢性感染者达3亿~4亿，每年因乙肝死亡约75万例。乙型肝炎是中国一个严重的公共卫生问题。HBV是双链DNA病毒，负链呈完整的环状，而环状正链则带有缺口。乙型肝炎疫苗是将乙型肝炎病毒表面抗原经过纯化等工艺，加入铝佐剂（氢氧化铝或磷酸铝）吸附而成。乙型肝炎病毒表面抗原的发现及其具有免疫原性的研究为乙型肝炎类的诊断和疫苗的研制奠定了基础，并且血源乙型肝炎疫苗是第一个应用病毒亚单位蛋白制备用于人体成功的疫苗，而重组酿酒酵母乙型肝炎疫苗也是首个人用基因工程疫苗。基因工程或血源乙型肝炎疫苗有效预防HBV的感染已经充分证实，鉴于乙型肝炎的高致病性和致死性，全世界都意识到新生儿接种乙型肝炎疫苗对于减少乙肝病毒传播和乙型肝炎相关肝病意义重大。

目前上市的乙型肝炎疫苗主要有酵母（酿酒酵母和甲基营养型酵母）以及中国仓鼠卵巢细胞（Chinese hamster ovary cell，CHO）。目的基因的组合构建影响表达的抗原、活性和功能。目前世界范围内主要是以表达的S蛋白制备疫苗，其中酵母生产的基因乙肝疫苗由于易于高密度发酵培养，表达最高（约40μg/ml），成本较低，工艺成熟，取得了支配地位。

重组乙型肝炎肝炎疫苗（CHO 细胞或酿酒酵母）是由重组 CHO 细胞或酿酒酵母表达的乙型肝炎病毒表面抗原（HBsAg）经纯化，加入佐剂制成。用于预防乙型肝炎。

（一）重组乙型肝炎疫苗（CHO 细胞或酿酒酵母）的制造

1. 重组乙型肝炎疫苗（CHO 细胞）生产用细胞

（1）细胞名称及来源　生产用细胞为 DNA 重组技术获得的表达 HBsAg 的 CHO 细胞 C_{28} 株。

（2）细胞库的建立及传代　应符合"生物制品生产检定用动物细胞基质制备及检定规程"规定。C_{28} 株主细胞库细胞代次应不超过第 21 代，工作细胞库细胞代次应不超过第 26 代，生产疫苗的最终细胞代次应不超过第 33 代。

（3）主细胞库及工作细胞库细胞的检定　应符合"生物制品生产检定用动物细胞基质制备及检定规程"规定。

1）细胞外源因子检查　包括细菌和真菌、支原体、细胞病毒等，检查均应为阴性。

2）细胞鉴别试验　应用同工酶分析、生物化学方法、免疫学、细胞学和遗传标记物等任何方法进行鉴别，应为典型 CHO 细胞。主要包括细胞染色体检查和目的蛋白鉴别。细胞染色体检查用染色体分析法进行检测，染色体应为 20 条。目的蛋白鉴别采用酶联免疫法检查，应证明为 HBsAg。

3）HBsAg 表达量　主细胞库及工作细胞库细胞 HBsAg 表达量应不低于原始细胞库的表达量。

2. 重组乙型肝炎疫苗（酿酒酵母）生产用菌种

（1）名称及来源　生产用菌种为美国默克公司以 DNA 重组技术构建的表达 HBsAg 的重组酿酒酵母原始菌种，菌种号为 2150-2-3（pHBS56-GAP347/33）。

（2）种子批的建立　应符合"生物制品生产检定用菌毒种管理规程"规定。由美国默克公司提供的菌种经扩增 1 代为主种子批，主种子批扩增 1 代为工作种子批。

（3）种子批菌种的检定　主种子批及工作种子批应进行以下全面检定。

1）培养物纯度　培养物接种于哥伦比亚血琼脂平板和酶化大豆蛋白琼脂平板，分别于 20～25℃ 和 30～35℃ 培养 5～7d，应无细菌和其他真菌被检出。

2）HBsAg 基因序列测定　HBsAg 基因序列应与原始菌种 2150-2-3 保持一致。

3）质粒保有率　采用平板复制法检测。将菌种接种到复合培养基上培养，得到的单个克隆菌落转移到限制性培养基上培养，计算质粒保有率，应不低于 95%。

4）活菌率　采用血细胞计数板，分别计算每 1ml 培养物中总菌数和活菌数，活菌率应不低于 50%。

5）抗原表达率　取种子批菌种扩增培养，采用适宜的方法将培养后的细胞破碎，测定破碎液的蛋白质含量（Lowry 法），并采用酶联免疫方法测定 HBsAg 含量。抗原表达率应不低于 0.5%。

3. 重组乙型肝炎疫苗（CHO 细胞）制备

（1）原液

1）细胞制备　取工作细胞库细胞，复苏培养后，经胰蛋白酶消化，置适宜条件下培养。

2）培养液　培养液为含有适量灭能新生牛血清的 DMEM（一种含各种氨基酸和葡萄糖的培养基）液。

3）细胞收获　培养适宜天数后，弃去培养液，换维持液继续培养，当细胞表达 HBsAg

达到 1.0mg/L 以上时收获培养上清液。根据细胞生长情况，可换以维持液继续培养，进行多次收获。应按规定的收获次数进行收获。每次收获物应逐瓶进行无菌检查。收获物应于 2~8℃ 保存。

4）对照细胞病毒外源因子检查 按照《中国药典》（2020 年版）规定进行检查。

5）收获物 合并来源于同一细胞批的收获物，经无菌检查合格后可进行合并。

纯化合并的收获物经澄清过滤，采用柱色谱法进行纯化，脱盐，除菌过滤后即为纯化产物。

6）甲醛（灭活剂）处理合并后的 HBsAg，纯化产物中按终浓度为 200μg/ml 加入甲醛，置 37℃ 保温 72h。

7）除菌过滤甲醛处理后的 HBsAg，经超滤、浓缩、除菌过滤后即为原液（亦可在甲醛处理前进行除菌过滤）。

（2）半成品配制 按最终蛋白质含量为 10μg/ml 或 20μg/ml 进行配制。加入氢氧化铝佐剂吸附后，可加入适量硫柳汞作为防腐剂，即为半成品。

（3）成品 每瓶 0.5ml 或 1.0ml。每 1 次人用剂量为 0.5ml，含 HBsAg 10μg；每 1 次人用剂量为 1.0ml，含 HBsAg 10μg 或 20μg。

4. 重组乙型肝炎疫苗（酿酒酵母）制备

（1）原液 发酵取工作种子批菌种，于适宜温度和时间经锥形瓶、种子罐和生产罐进行三级发酵，收获的酵母菌应冷冻保存。

纯化用细胞破碎器破碎的酿酒酵母，除去细胞碎片，以硅胶吸附法粗提 HBsAg，疏水色谱法纯化 HBsAg，用硫氰酸盐处理，经稀释和除菌过滤后即为原液。

（2）半成品 甲醛处理原液中按终浓度为 100μg/ml 加入甲醛，于 37℃ 保温适宜时间。

铝吸附每 1μg 蛋白质和铝剂，按一定比例置 2~8℃ 吸附适宜的时间，用无菌生理氯化钠溶液洗涤，去上清液后再恢复至原体积，即为铝吸附产物。

配制蛋白质浓度为 20.0~27.0μg/ml 的铝吸附产物，与铝佐剂等量混合后，即为半成品。

（3）成品 每瓶 0.5ml 或 1.0ml，每 1 次人用剂量 0.5ml，含 HBsAg 5μg 或 10μg；或每 1 次人用剂量 1.0ml，含 HBsAg 10μg。

（二）重组乙型肝炎疫苗（CHO 细胞或酿酒酵母）生产工艺与质控

重组乙型肝炎疫苗（CHO 细胞）生产工艺与质控简介见图 14 - 1，重组乙型肝炎疫苗（酿酒酵母）生产工艺与质控简介见图 14 - 2。

1. 重组乙型肝炎疫苗（CHO 细胞）生产与质控要素

（1）细胞系的建立与保存 细胞库就是建立稳定的、有一定特性的细胞系，进行长期保存。根据药品生产的有关规定，应包括原始细胞库、主细胞库和工作细胞库。质控指标包括细胞活性检测、无菌检查、核型分析、DNA 分析、同工酶分析、支原体检查、其他外源因子检查、稳定性和基因型分析等，主细胞库必须与工作细胞库完全一致。

对于细胞库，低温冷冻保存是其中重要步骤。一定数量的细胞中加入冷冻保护液后分装，经过缓慢冷冻后，再放入低温冰柜或液氮中，温度为 -190~-150℃，使细胞活动几乎处于停止状态。另一方面，细胞复苏也是影响细胞活性的关键因素。冷冻细胞取出后，立即在 37℃ 水浴中快速融化。在保护剂存在下，慢冻快融是保存复苏细胞的要领。融化后的细胞可用于进一步试验。

（2）大规模培养　单层贴壁培养是将细胞贴附于一定的固定支持表面上进行培养的方法。接种后，细胞经过吸附、接触而贴附于基质表面，然后进行生长、分裂增殖，很快进入对数期。一般数天就长满整个表面，形成致密的单层细胞。容器有转瓶、玻璃珠、微载体等。适宜的电荷密度是黏附和贴壁的关键，电荷密度低则不能有效黏附，电荷密度高则会对细胞产生毒性。

细胞培养的操作方式与微生物基本相同。目前乙型肝炎疫苗应用的是半连续式操作，特别适用于分泌表达型细胞，待细胞长满后，反复收获细胞的分泌产物，再纯化后制备乙型肝炎疫苗，操作简单，使细胞密度和产量维持在一定水平，能在较长时间内进行持续生产，反复收获产物，是哺乳动物细胞生产药物中经常采用的方式。优点有容易更换培养液，灌装培养时能达到高细胞密度；有利于产物的分泌表达，可改变培养液与细胞的比例。缺点是操作较烦琐，检测受到一定限制，培养条件难以均一，传质和传氧均较差，放大培养是瓶颈。因而，转瓶工艺生产需要严格的培养条件，有效控制外源污染。

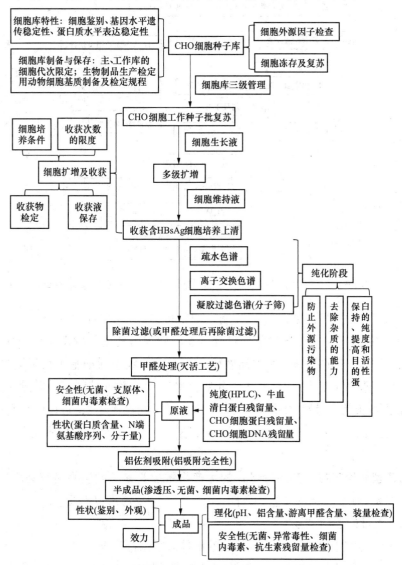

图 14-1　重组乙型肝炎疫苗（CHO 细胞）生产工艺与质控流程图

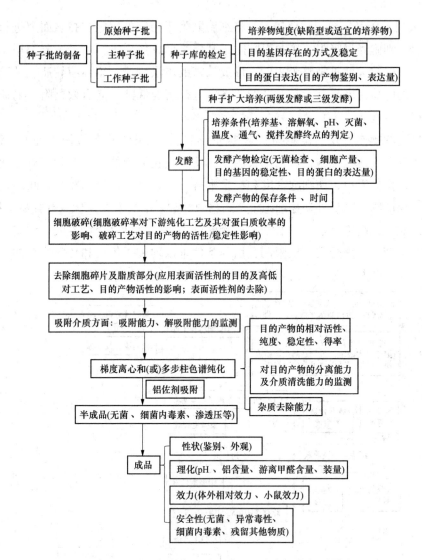

图 14 – 2　重组乙型肝炎疫苗（酿酒酵母）生产工艺与质控流程图

（3）细胞培养过程的检测与工艺控制　细胞培养过程中的检测和控制是不可缺失的，通过一系列参数的检测，可以准确掌握过程状态，如细胞的生长状态、污染状况、产物的积累情况等，采取相应的措施，实现高效生产。检测参数包括细胞生长环境参数（温度、pH、溶解氧、转速、液流量），培养基成分变化参数（葡萄糖消耗率、乳糖生成率、铵离子浓度），细胞生长状态参数（形态变化、活性高低、密度大小），目标产物生产率（产物的合成与积累速度、分泌水平），微生物污染参数。全面检测这些参数才能做到精确控制整个工艺过程。

2. 重组乙型肝炎疫苗（酿酒酵母）的生产与质控要素　微生物培养是个复杂的过程，要保证发酵产物、纯化产物的质量一致性，稳定性，需要考虑以下要素。

（1）种子质量的控制措施

1）菌种稳定性的检查　生产上所使用的菌种必须保持有稳定的生产能力。菌种保存中微生物或多或少会出现变异的危险，因此定期考察及挑选稳定的菌种投入生产是十分重要的。挑出形态整齐、孢子丰满的菌落进行摇瓶试验，测定其生产能力，以不低于其原有的生产活力为原则，并取生产能力高的菌种备用。

2）无（杂）菌检查　在种子制备过程中每移种一步均需进行杂菌检查。通常采用的方法是种子液显微镜观察，肉汤或琼脂斜面接入种子液培养进行无菌检查，对种子液进行生化分析。其中无菌检查是判断杂菌的主要依据。

3）种子液生化分析　培养物纯度（缺陷型或适宜的培养基）：依据基因构建原理而定，确定培养菌种无杂菌。

目的基因存在的方式及稳定性：目的基因序列的稳定性；如果只是以质粒形式游离存在，则考虑质粒丢失率的监测；如果以整合基因形式存在，则应考虑整合基因拷贝数及其稳定性。

目的蛋白表达（目的产物鉴别、表达量）：目的蛋白的特异性鉴别、目的蛋白的表达量。

（2）种子扩大培养　一般都将菌种扩大培养，进行两级发酵或三级发酵。菌种扩大培养的目的就是要为每次发酵罐的投料提供相当数量的代谢旺盛的种子。影响种子质量的主要因素有培养基、培养条件（溶解氧、pH、灭菌、温度、通气、搅拌）、种子罐级数、接种龄与接种量、染菌的控制（设备、管道、阀门漏损、灭菌；空气净化；无菌操作或菌种纯度等）等。发酵时间的长短和接种量的大小有关，接种量大，发酵时间则短，提高发酵罐利用率，有利于减少染菌的机会；接种量过多，则培养种子费时，也过多地移入代谢废物，反而会影响正常发酵。

（3）发酵控制要点

1）培养基的选择　进行生长促进试验，单位体积细胞量和单位细胞抗原同时符合相关的标准。

2）发酵终点判定　根据培养时间、菌体量判定，或同时参照溶解氧值等参数。

3）染菌控制　设备、管道、阀门等用生蒸汽进行灭菌；空气净化；无菌操作；无杂菌检查。

4）目的基因稳定性检查　进行基因序列测定，HBsAg基因序列应与原始菌种2150 - 2 - 3保持一致。

此外，还包括细胞收获量、细胞保存（温度、时间、方式等）条件、目的蛋白表达量的检查。

（4）纯化过程质控要点

1）细胞破碎　控制细胞破碎能力、目标产物的活性和稳定性、细胞碎片的去除能力〔应用表面活性剂（Triton X - 100）的目的及浓度高低对工艺的影响；表面活性剂的去除〕。

2）梯度离心和（或）柱色谱纯化法　对目标产物的分离能力及介质清洗能力的监测、杂质去除能力（大分子、小分子或潜在有害、有毒物质）、得率。

3）对纯化产物的细菌内毒素的监测　对细胞培养和纯化过程的污染控制、培养基、纯化介质及中间缓冲液的细菌内毒素检查。

4）纯化产物质控指标　纯度，比活性，潜在有毒、有害物质的去除能力（有机溶剂、有害物质残余），宿主细胞残留物（蛋白质、DNA、多糖等），热原检查，纯化产物的保存（温度、时间、容器、稳定性）等。

（三）重组乙型肝炎疫苗（CHO细胞或酿酒酵母）的质量标准

为了确保重组乙型肝炎疫苗（CHO细胞或酿酒酵母）的安全性和有效性以及生产过程的一致性，对重组乙型肝炎疫苗（CHO细胞或酿酒酵母）原液、半成品和成品均有严格的质量控制和标准，详见表14 - 5 ～ 表14 - 8。

表 14-5　重组乙型肝炎疫苗（CHO 细胞）原液和半成品检定项目和质量标准

检验项目	检验方法	质量标准	备注
原液			
无菌检查	无菌检查法	不得有杂菌	
支原体检查	指示细胞培养法（DNA 染色法）	无支原体生长	
蛋白质含量	Lowry 法	$100 \sim 200 \mu g/ml$	
特异蛋白质带	还原型 SDS-聚丙烯酰胺凝胶电泳法	应有分子量 23×10^3、27×10^3 蛋白质带，可有 30×10^3 蛋白质带及 HBsAg 多聚体蛋白质带	银染法对凝胶染色
纯度	SEC-HPLC 法	$\geqslant 95\%$	亲水树脂体积排阻色谱柱
牛血清白蛋白残留量	牛血清白蛋白残留量测定法	$<50ng/剂$	
CHO 细胞 DNA 残留量	DNA 探针杂交法	$<10pg/剂$	
CHO 细胞蛋白质残留量	酶联免疫法	不高于总蛋白质含量的 0.05%	
细菌内毒素检查	凝胶限度法	$<10EU/10\mu g$	
N 端氨基酸序列	氨基酸序列分析仪测定	Met-Glu-Asn-Thr-Ala-Ser-Gly-Phe-Leu-Gly-Pro-Leu-Leu-Val-Leu	每年至少测定 1 次
半成品			
无菌检查	无菌检查法	不得有杂菌	
细菌内毒素检查	凝胶限度法	$<10EU/剂$	

表 14-6　重组乙型肝炎疫苗（CHO 细胞）成品检定项目和质量标准

检验项目	检验方法	质量标准	备注
鉴别试验	酶联免疫法	应证明含有 HBsAg	使用相应试剂盒进行检测
外观	灯检法	应为乳白色混悬液体，可因沉淀而分层，易摇散，不应有摇不散的块状物	
装量	容量法	不低于标示量	参照《中国药典》（2020 年版）制剂通则
pH 值	pH 值测定法	$5.5 \sim 6.8$	酸度计进行测定
铝含量	滴定法	$<0.43mg/ml$	本疫苗使用氢氧化钠佐剂
硫柳汞含量	滴定法	$<60\mu g/ml$	
游离甲醛含量	比色法	$<50\mu g/ml$	
效价测定	酶联免疫法	供试品 ED_{50}（稀释度）/参考疫苗 ED_{50}（稀释度）之值应不低于 1.0	
无菌检查	无菌检查法	不得有杂菌	
异常毒性检查	异常毒性检查法	动物健康存活，无异常	
细菌内毒素检查	凝胶限度法	$<10EU/剂$	
抗生素残留量	酶联免疫法	$<50ng/剂$	间接竞争法（试剂盒检测）

表 14 - 7　重组乙型肝炎疫苗（酿酒酵母）原液和半成品检定项目和质量标准

检验项目	检验方法	质量标准	备注
原液			
无菌检查	无菌检查法	不得有杂菌	
蛋白质含量	Lowry 法	$20.0 \sim 27.0 \mu g/ml$	
特异蛋白质带	还原型 SDS - 聚丙烯酰胺凝胶电泳法	应有分子量 $20 \times 10^3 \sim 25 \times 10^3$ 蛋白质带，可有 HBsAg 多聚体蛋白质带	银染法对凝胶染色
纯度	高效液相色谱法	杂蛋白应不高于 1.0%	亲水硅胶离效体积排阻色谱柱
细菌内毒素检查	凝胶限度法	$<10EU/ml$	
N 端氨基酸序列	氨基酸序列分析仪测定	Met – Glu – Asn – Ile – Thr – Ser – Gly – Phe – Leu – Gly – Pro – Leu – Leu – Val – Leu	每年至少测定 1 次
半成品			
无菌检查	无菌检查法	不得有杂菌	
细菌内毒素检查	凝胶限度法	$<5EU/ml$	
吸附完全性	比色法	$\geqslant 95\%$	试剂盒测定参考品、供试品及其上清液中 HBsAg 含量，直线回归相关系数不低于 0.99
硫氰酸盐含量	比色法	$<1.0 \mu g/ml$	
Triton X - 100 含量	比色法	$<15.0 \mu g/ml$	作为本疫苗原液去污剂
pH 值	pH 值测定法	$5.5 \sim 7.2$	
游离甲醛含量	复红比色法	$<20 \mu g/ml$	
铝含量	滴定法	$0.35 \sim 0.62 mg/ml$	本疫苗使用氢氧化铝佐剂
渗透压摩尔浓度	渗透压摩尔浓度测定法	(280 ± 65) mOsmol/kg	

表 14 - 8　重组乙型肝炎疫苗（酿酒酵母）成品检定项目和质量标准

检验项目	检验方法	质量标准	备注
鉴别试验	酶联免疫法	证明含有 HBsAg	使用相应试剂盒进行检测
外观	灯检法	应为乳白色混悬液体，可因沉淀而分层，易摇散，不应有摇不散的块状物	
装量	容量法	不低于标示量	参照《中国药典》（2020 年版）制剂通则
pH 值	pH 值测定法	$5.5 \sim 7.2$	
铝含量	滴定法	$0.35 \sim 0.62 mg/ml$	本疫苗使用氢氧化铝佐剂
体外相对效力测定	酶联免疫法	$\geqslant 0.5$	使用相应试剂盒进行检测
无菌检查	无菌检查法	不得有杂菌	
异常毒性检查	异常毒性检查法	动物健康存活，无异常	
细菌内毒素检查	凝胶限度法	$<5EU/ml$	使用相应试剂盒进行检测

重点小结

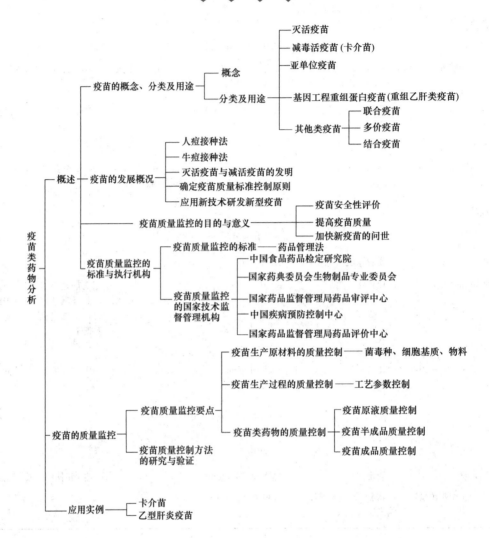

疫苗类药物分析

概述
- 疫苗的概念、分类及用途
  - 概念
  - 分类及用途
    - 灭活疫苗
    - 减毒活疫苗(卡介苗)
    - 亚单位疫苗
    - 基因工程重组蛋白疫苗(重组乙肝类疫苗)
    - 其他类疫苗
      - 联合疫苗
      - 多价疫苗
      - 结合疫苗
- 疫苗的发展概况
  - 人痘接种法
  - 牛痘接种法
  - 灭活疫苗与减活疫苗的发明
  - 确定疫苗质量标准控制原则
  - 应用新技术研发新型疫苗
- 疫苗质量监控的目的与意义
  - 疫苗安全性评价
  - 提高疫苗质量
  - 加快新疫苗的问世
- 疫苗质量监控的标准与执行机构
  - 疫苗质量监控的标准——药品管理法
  - 疫苗质量监控的国家技术监督管理机构
    - 中国食品药品检定研究院
    - 国家药典委员会生物制品专业委员会
    - 国家药品监督管理局药品审评中心
    - 中国疾病预防控制中心
    - 国家药品监督管理局药品评价中心

疫苗的质量监控
- 疫苗质量监控要点
  - 疫苗生产原材料的质量控制——菌毒种、细胞基质、物料
  - 疫苗生产过程的质量控制——工艺参数控制
  - 疫苗类药物的质量控制
    - 疫苗原液质量控制
    - 疫苗半成品质量控制
    - 疫苗成品质量控制
- 疫苗质量控制方法的研究与验证

应用实例
- 卡介苗
- 乙型肝炎疫苗

（曾　浩）

第十五章 血液制品类药物的分析

📖 **学习目标**

1. **掌握** 血液制品类药物的定义、分类，血液制品类药物质量监控的程序、检定原理和方法。
2. **熟悉** 血液制品类药物的质量监控标准和检定方法。
3. **了解** 血液制品类药物的主要检定方法及国内、外研究进展。

血液制品（blood product），根据其组成成分的不同，可分成全血、血液有形成分（红细胞、白细胞、血小板）制品、血浆及血浆蛋白制品。采集的人血液在加入抗凝成分，经离心或沉淀处理后可分成沉淀和上清液两部分，沉淀部分就是血液的有形成分，而上清液（淡黄色液体）就是血浆。在血浆中含有血液的非细胞成分，包括血浆蛋白、无机盐、糖类、脂肪及多种有机物（肌酐、肌酸、尿酸、氨基酸、酮体、胆红素等）。血浆中，水分占92%，血浆蛋白占6%~8%。血浆蛋白制品是指从血浆中分离制备的具有临床应用意义的蛋白质制品的总称。

血液制品由于其特殊的生物学特性和在临床实践中表现的医用和药用价值，已被现代医学认可和广泛加以应用，已在急症抢救、战地救伤、疾病治疗及健康保健等方面被认为是不可缺少的特殊药品。血液制品具有生物活性，属于生物药品范畴。

第一节 概 述

扫码"学一学"

一、血液制品的定义、分类及用途

科学研究证明，人血浆中含有200余种蛋白质，其中已有100余种得到分离和纯化，20余种在临床上得到广泛应用。含有单一血浆蛋白的血液制品具有纯度高、生物活性效价高、疗效确切及稳定性好等优点，具有其他药物无法替代的作用。

血液制品是指源自人类血液或血浆并用于预防和治疗的产品，如人血白蛋白、人免疫球蛋白、人凝血因子等。由于在血液制品中广泛使用的是血浆蛋白制品，而有形的细胞成分应用比例较少，所以，通常使用的血液制品是指血浆蛋白制品，即血液制品的狭义概念。在医药行业内，血浆蛋白制品亦称血液制剂或血浆衍生物（plasma derivatives），不包括血液有形成分制品。本章中所述血液制品即指血浆蛋白制品。

血液制品主要以健康人血浆为原料，通过分离、纯化技术或者生物工程技术制备的有生物活性的特殊生物药品。目前，国内外临床上用于疾病预防和治疗的血液制品有20余种，使用较普遍的有静脉注射用人免疫球蛋白（immunoglobulin）、人血白蛋白、人凝血因子Ⅷ、人凝血因子Ⅸ或重组人凝血因子Ⅷ、重组人凝血因子Ⅶa、抗凝血酶Ⅲ等，其中静脉注射用人免疫球蛋白是用量最大血液制品（表15-1）。

表 15 - 1　常用血液制品种类和用途

种类	产品	用途
白蛋白	人白蛋白	补充血容量
凝血因子	人凝血因子Ⅷ	甲型血友病
	人凝血酶原复合物	肝病
	人凝血因子Ⅸ	乙型血友病
	人凝血因子Ⅶ	凝血因子Ⅶ缺乏
	人凝血因子 vWF	凝血因子 vWF 缺乏
	人凝血因子ⅩⅠ	丙型血友病
	人纤维蛋白原	纤维蛋白原缺乏
	人凝血因子Ⅷ	凝血因子Ⅷ缺乏
	活化人凝血酶原复合物	用于凝血因子Ⅷ抑制剂的产生
蛋白酶抑制剂	人抗凝血酶Ⅲ	抗凝血酶Ⅲ缺乏
	人 α_1 - 抗胰蛋白酶	临床上有肺气肿的 α_1 - 抗胰蛋白酶缺乏
	人 C_1 - 酯酶抑制剂	血管神经水肿
抗凝剂	人蛋白 C	蛋白 C 缺乏所致血栓
	活化人蛋白 C	血栓
	人蛋白 S	蛋白 S 缺乏
	纤维蛋白胶	外科止血黏合
肌内注射用人免疫球蛋白	人免疫球蛋白	预防甲型肝炎、麻疹
	乙型肝炎人免疫球蛋白	预防乙型肝炎
	破伤风人免疫球蛋白	治疗或预防破伤风
	RhO（D）人免疫球蛋白	预防新生儿溶血病
	狂犬病人免疫球蛋白	预防狂犬病
	水痘 - 带状疱疹人免疫球蛋白	预防水痘
静脉注射用人免疫球蛋白	静脉注射用人免疫球蛋白	免疫缺乏替代治疗及免疫介导失调
	静脉注射用巨细胞病毒人免疫球蛋白	预防骨髓移植后的巨细胞病毒感染
	静脉注射用乙型肝炎人免疫球蛋白	预防移植后乙型肝炎病毒感染
	静脉注射用 Rho（D）人免疫球蛋白	预防新生儿溶血症、治疗 ITP
	静脉注射用 IgM 人免疫球蛋白	败血症

　　输注血液制品是目前临床上用于预防和治疗疾病的有效途径之一，在输血技术发达的国家，对血浆和血浆蛋白制品的需求量非常大。例如，有的国家每 100 万人每年需要人血蛋白 300kg，甚至有的国家的每个患者一年就需要 25 000 IU 的人凝血因子Ⅷ。近 10 年来，随着血浆分离技术的快速发展，新的血浆蛋白种类不断增加，尤其在血源性病毒的检测、灭活或去除技术上取得很大突破，使血液制品的质量得到了显著提高和保证，这也是血液制品临床应用越来越普遍的关键因素之一。

　　血液制品的预防和治疗疾病的特殊功效已被越来越多的临床实践所证明，甚至某些疾病的治疗离不开输注高浓度的血浆蛋白制品。例如，对甲型血友病的出血，输注新鲜冷冻血浆只能使患者血液中的凝血因子Ⅷ水平上升约 15%，但输注人凝血因子Ⅷ制品，可使患者血中的凝血因子迅速上升到约 25%。因此，采用血浆成分药物治疗不但能有效地利用血液成分，而且可取得血液或血浆所不能取得的治疗效果。

二、血液制品的发展概况和进展

（一）血液制品的诞生

用输注血液来治疗疾病，最早是从 17 世纪开始尝试的，到 19 世纪实现了将一个人的血液输注给另一个人的创举。然而，真正意义上的输血应从奥地利生物学家和内科医生 Karl Landsteiner 于 1900 年首次发现 ABO 血型才开始的。当时由于受到知识和技术的局限，只知道采取全血输注。

20 世纪 40 年代初，第二次世界大战期间由于数以千万的伤员急需血液制品救治，所以催生了美国哈佛大学 E. J. Cohn 教授领导的研究团队于 1941 年初就生产出了纯度达 98% 的高浓度人血白蛋白制剂，而且证明该制剂能有效地恢复失血者的血容量。经珍珠港战场上的实际应用后，美国国家研究委员会于 1942 年 1 月正式批准在军队推广使用。与此同时，在生产血浆白蛋白过程中陆续分离出其他血浆蛋白成分，并开发出了一系列血液制品。血浆中含有很多具有不同生理学功能的蛋白质成分，因此，将各种血浆蛋白分离和纯化后，制成单一成分制品用于疾病预防和治疗或救伤，无疑提高疗效和安全性，使宝贵的血液资源得到充分利用。血液制品产业已成为了医药工业中的一个重要分支，并逐渐发展壮大起来。

（二）血液制品的发展概况

1. 血浆蛋白分离技术的发展　E. J. Cohn 教授的研究团队最先采用低温乙醇法制备出了人类第一种血液制品，即人血白蛋白制剂，该技术发表于 1946 年，被称为 Cohn 6 法。他们于 1949 年又发明了用于分离制备丙种球蛋白（免疫球蛋白）的 Cohn 9 法。因此，Cohn（6 +9）法构成了工业化制备血浆蛋白的坚实基础，现称为经典的低温乙醇分离系统。该系统具有工艺成熟、产品性能稳定、技术易于操作的特点，已被世界各国血液制品生产单位采用。

瑞士红十字会的 P. Kistler 与 H. Nitschmann（1962 年）对 Cohn 法进行了改进，被后人称为 Kistler – Nitschmann 法。该方法显著提高了 Cohn 法中所用的乙醇原始浓度，从而缩小了反应体积，减少了分离步骤，简化了操作程序，缩短了生产周期，使白蛋白和丙种球蛋白的回收率有所提高。欧洲有些国家的血液制剂生产单位采用该方法生产血液制品。

苏格兰血液中心于 20 世纪 70 年代设计出了连续小容量混合血浆蛋白分离系统。该系统仍采用 Cohn 6 法反应流程，但在工艺上进行了明显改进，采用小容量生产设备和自动化程序控制系统，使乙醇和血浆的连续小容量混合反应更充分，缩短了反应时间，减少了血浆蛋白局部变性的可能。

除低温乙醇分离法外，还有些单位采用硫酸铵盐析法、依沙吖啶（Rivanol）沉淀法及聚乙二醇（PEG）沉淀法等方法生产血液制剂，但由于这些方法生产出的产品质量、安全性及稳定性存在问题，尤其不适于大规模工业化生产，所以，这些方法均已停止使用。

自 20 世纪 70 年代起，柱色谱技术在血浆蛋白分离提纯工艺中得到了逐步应用，显著提高了血液制品的纯度、回收率和自动化程度。进入 20 世纪 90 年代后，该技术被欧洲一些中、小规模血液制品生产单位广泛采用。但由于采用柱色谱技术进行大规模血液制品生产，必须提供大量高质量超纯水，外加必须解决病毒灭活以及考虑生产成本等问题，色谱技术无法得到广泛和持久的应用。

进入 20 世纪 90 年代后期，血液制品的生产向着以低温乙醇分离法为主，并结合必要的柱色谱等蛋白质分离纯化技术生产多种血液制品的方向发展，即以低温乙醇分离工艺为基础，不断采用柱色谱等蛋白质分离新技术，提高血浆综合利用水平，提高血浆制品质量、安全性和稳定性，为疾病预防和治疗提供尽可能多的和可靠的血液制品。

2. 新血液制品的研究进展　自第一种血液制品血浆白蛋白问世以来，已有 20 余种血液制品在临床上得到应用。根据血液制品的开发和应用进程，可将血液制品产业发展大致分成三个阶段，即 20 世纪 40～80 年代的以白蛋白为主导产品的白蛋白制剂阶段、20 世纪 80～90 年代以凝血因子（F Ⅷ）为主导产品的凝血因子制剂阶段及 20 世纪 90 年代以后以人免疫球蛋白产品为主导的静脉注射用人免疫球蛋白（IVIG）制剂阶段。2000 年全世界血液制品销售总额中，静脉注射用人免疫球蛋白制剂占 30%，白蛋白制剂占 23%，凝血因子制剂占 13%，其余为肌内注射用人免疫球蛋白、纤维蛋白黏合剂、抗凝血酶Ⅲ、α_1－抗胰蛋白酶等制剂。2008 年全世界血液制品销售总额中，静脉注射用人免疫球蛋白制剂已占到近 50% 的份额，由此看出，人免疫球蛋白制剂已成为血液制品中的主导制剂。

目前，血液制品主要分为三大类，即白蛋白类、凝血因子类及免疫球蛋白类。而其他不属于此三大类的制品则被称为微量蛋白质类，当然其中有些制品在血浆中含量并不低，只是为了方便分类而已。在微量蛋白质类制品中，以血浆蛋白酶抑制剂为主。

（1）免疫球蛋白类制剂　免疫球蛋白（原称丙种球蛋白）是第二次世界大战结束后不久就问世的、可用于预防某些传染病的有效制剂。该制剂是当时由健康人混合血浆经低温乙醇法分离制备的，主要用于甲型肝炎和麻疹等传染病的预防。当时发现，虽然该制品的免疫抗体谱广，但效价不高。为了提高抗体效价及其对一些传染病的预防效果，研究者对供血者血浆中的抗体滴度（效价）进行了筛选，发现采用恢复期患者提供的血浆可制备出抗体效价特别高的"特异性免疫球蛋白"，显著提高了对某些传染病的防治效果。后来，许多国家通过对志愿供血者注射多种疫苗或特异抗原进行超免疫，然后筛选和采集抗体滴度高的血浆，由此制备出了特异性免疫球蛋白。紧接着，采用该技术开发出了抗破伤风、牛痘、狂犬病、麻疹、Rh（D）、风疹、腮腺炎、水痘、百日咳、白喉及乙型肝炎表面抗原等几十种特异性免疫球蛋白。由于这类制剂的抗体效价高，对疾病预防效果好，生产特异性免疫球蛋白就成为这类制剂的一个发展方向。

上述免疫球蛋白制剂采用肌内注射给药途径，在一定程度上存在注射剂量少和制剂进入血液循环过程中易发生损耗，其疗效不甚理想，因此，开发适合静脉注射的免疫球蛋白制剂就可避免上述缺点。最早一代的静脉注射用人免疫球蛋白制品是采用猪胃酶或人纤维溶酶对 IgG 的聚合体（也包括单体）进行酶解而制得。第二代制剂是通过对 IgG 分子进行适当的化学改性处理，以消除制剂中多聚体激活补体活性（抗补活性）的缺点，采用方法有还原－烷基化法、β－丙内酯法、磺化法等。尽管这两代制剂都在一定程度上克服了静脉注射给药的不良反应，而且疗效也不错，但还存在不同程度的缺点。随着人们对 IgG 分子的结构与功能的认识，尤其认识到 IgG 分子中 Fab 片段的抗体活性（识别和结合抗原）和 Fc 片段的生物活性（介导体液免疫系统反应），因此，成功开发出了第三代静脉注射用人免疫球蛋白制剂，即含完整 IgG 单体的静脉注射用人免疫球蛋白制剂。在制备过程中采用的方法有聚乙二醇（PEG）沉淀法、离子交换色谱法、pH 4.0 处理法以及白蛋白保护法等。在生产的制剂中 90% 的 IgG 分子保持了结构和功能的完整性，这样保证了大剂量静脉注射的耐受性。另外，近 10 年来，各血液制品生产单位在生产工艺中普遍增加了病毒灭活或去除的二次处理，为静脉注射用人免疫球蛋白等血液制品的大量临床应用提供了更加可靠的安全性保证。

（2）凝血因子类制剂　纤维蛋白原是最早成功开发的凝血因子制剂，它存在于低温乙醇法分离的血浆蛋白组分Ⅰ中，经加工纯化可制成纤维蛋白原浓缩制剂。该制剂主要用于低纤维蛋白原血症患者的出血治疗。由于血浆蛋白组分Ⅰ被证实可能是一种病毒富集沉淀物，因此，由其制备的制剂具有传播病毒病的危险。欧美国家早在1978年就开始禁止使用纤维蛋白原制剂。但近10年来，由于血液制剂病毒灭活或去除技术的发展和日趋成熟，纤维蛋白原类制剂又重新受到重视，与此同时又开发出以纤维蛋白原为主，配合其他凝血因子制备出纤维蛋白黏合剂（fibrin sealant），供在外科（整形、神经、泌尿、显微等）手术等领域中应用，取得了较好的效果。

另一种凝血因子制剂是用于治疗甲型血友病的FⅧ制剂。该制剂是由美国医生 J. G. Pool研制的。Pool（1959年）研究发现冷冻血浆在4℃融化时，出现少量的冷不溶沉淀，而且发现其含有原血浆绝大部分FⅧ促凝血活性，当时称之为抗血友病因子（antihaemophilic factor）或抗血友病球蛋白（antihaemophilic globulin）（AHF/AHG）。后来，Pool与Shannon等（1965年）研制出FⅧ制剂的制备方法。20世纪70年代以后，通过改进工艺制备出了比活性分别为 $0.2 \sim 1.0$ IU/mg 蛋白冻干"中纯度FⅧ浓制剂"和大于10 IU/mg 蛋白的高纯度FⅧ制剂。这类制剂体积小，效价高，疗效稳定，适于家庭使用。

第三种开发较早和应用较广泛的凝血因子制剂是凝血酶原复合物浓缩制剂（prothrombin complex concentrate，PCC）。PCC中含有凝血因子Ⅱ、Ⅶ、Ⅸ、Ⅹ四种，不仅适用于先天性或获得性单一或多种凝血因子Ⅶ、Ⅸ、Ⅹ缺乏患者出血性疾病的治疗，还可用于产生FⅧ抑制物的甲型血友病患者的治疗。为了提高这些凝血因子制剂的质量，欧美一些国家的血液制品生产单位曾试验添加多种抗凝剂（如EDTA、枸橼酸盐）和稳定剂（肝素），开发出了多种可满足不同类型血友病患者治疗需求的新制剂。

目前，在国际上研制成功并在临床上应用和登记过的血液制品还有许多，如抗凝血酶Ⅲ（ATⅢ）、α_1-抗胰蛋白酶（α_1-AT）、凝血因子Ⅶ（FⅦ）、凝血因子ⅩⅢ（FⅩⅢ）、补体C1酯酶抑制剂（C1-INH）、纤维结合蛋白（Fn）、α_2-巨球蛋白（α_2-M）、蛋白C（protein C）、蛋白S（protein S）、载脂蛋白A₁（Apo-A₁）等。

（三）国外血液制品产业的发展概况

伴随着血液制品的问世、新制剂的研究开发、先进和安全生产工艺的应用以及临床上广泛应用，国外血液制品生产单位经历了从无到有、从少到多、从多到兼并重组的发展历程。据统计，20世纪70年代末，国外共有血液制品生产企业82家（包括营利和非营利的机构），到1984年已增至95家。进入21世纪后，由于经济全球化和市场竞争加剧，特别是20世纪90年代由于血液制品病毒污染引起的安全问题日益突出，各国政府加强了对企业的监管，使得血液制品生产企业之间不断进行大规模并购重组，使大批中、小企业被兼并或破产。据2008年统计，全球（中国除外）只剩下20家左右企业，但血液制品生产能力不断上升，全球用于制备各种血液制品的血浆投料量超过 3×10^7 kg。据报道，2006年全球血液制品市场总额约为70亿美元，2008年已突破100亿美元。目前，在国际上知名的血液制品生产企业中，美国有5家，欧洲有8家，其中以澳大利亚CSL、美国百特（Baxter）公司为首的五大公司中，每个公司年投血浆量都在 2×10^6 kg 以上，最大的CSL公司达到约 6×10^6 kg，它们的产品约占全球血液制品市场的70%以上。

目前，国外企业生产并纳入药典标准的血液制品有 6 大类，约 30 多个品种，主要为人血白蛋白类、凝血因子类、人免疫球蛋白类（静脉注射用和肌内注射用）、蛋白酶抑制剂、纤维蛋白胶、抗凝剂。据 2006 年统计，在全球血液制剂总销售额中，免疫球蛋白类制剂合计占 51%（静脉注射用人免疫球蛋白和特异人免疫球蛋白类制剂各占 43% 和 8%），凝血因子制剂占 17%（FⅧ和 FⅨ制剂各占 14% 和 3%），白蛋白类制剂占 13%，其他制剂（纤维蛋白胶）约占 19%。2008 年全球血液制品的销量和价格分别较 2000 年增长了 2 倍以上。随着人们对血液制品活性功能的认识及安全性认识的保证与提高（病毒灭活和去除），血液制品已成为现代医学不可替代的生物药品，具有广阔的应用前景。

（四）中国血液制品的发展概况

中国血液制品的研究、开发和生产起步较晚，始于 20 世纪 50 年代。由于受到资金、技术及血浆原料的限制，原卫生部上海生物制品研究所和北京生物制品研究所主要以胎盘血为原料制备免疫球蛋白（丙种球蛋白）和人胎盘血白蛋白，其产量、质量或品种都不能满足需要。但到了 1982 年以后，中国开始推广血浆单采技术，初步解决了原料血浆供应问题，此时，中国血液制品生产才开始迅速发展起来。以原卫生部直属的上海、北京、成都等六大生物制品研究所为国有企业，均采用 Cohn 低温乙醇法进行生产。后来以中国科学院输血研究所和一些省、市血站为一个系统，以部队大军区供血站为另一系统的多家单位，都开展了血液制品的生产。后两个系统生产规模较小，多数采用依沙吖啶法（rivanol），而少数采用 Cohn 低温乙醇法生产血液制品。

中国多数血液制品生产企业是在 1985 年以后才建立起来的。1988 年国家投资 1.7 亿元在原卫生部上海生物制品研究所新建了血液制品生产线，1991 年正式投产，生产设计能力为年分离血浆 3×10^5 L，是远东地区最大的血液制品现代化生产线。成都军区直属的蜀阳生物制品厂于 1989 年建成了年分离血浆能力达 3×10^5 L 的低温乙醇血液制品生产线。原卫生部成都生物制品研究所采用国产设备也扩建了血液制品生产线。到 1997 年，中国血液制品生产单位（民营、外资、中外合资等）已达近 80 家，使中国的血浆年投料总量猛增至 2×10^6 kg。目前，中国较大的血液制品生产企业有华兰生物工程股份有限公司、山东泰邦生物制品有限公司、上海莱士血液制品股份有限公司等。

自中国制药行业实施强制性《药品生产质量管理规范》（GMP）认证以来，许多企业由于生产工艺落后或生产经营管理不善而停产或被兼并。目前，中国共有 32 家血液制品生产企业，年分离血浆能力可达 12×10^6 kg。中国每年需要 6×10^6 kg 血浆才能生产出可勉强满足临床需要的血液制品。由于中国原料血浆不足，许多企业不能满负荷生产。据 2010 年统计，中国原料血浆供应量约为 48×10^5 kg，但年处理血浆量在 3×10^5 kg 以上的单位还不到 6 家。

随着中国血液制品行业的发展，中国生产的血液制品种类和品种都在不断增加，包括人血白蛋白、肌内注射用人免疫球蛋白、静脉注射用人免疫球蛋白、多种特异性免疫球蛋白、凝血因子制剂（FⅧ、FⅨ等）、纤维蛋白原制剂、抗凝血酶Ⅲ（AT Ⅲ）制剂、纤维蛋白胶（FG）等，此外，还有多种在研和临床试验的血液制品。与国外著名血液制品生产企业相比，中国企业生产规模小、血浆综合利用程度低、生产成本高、技术研发水平不高、产品结构不合理。目前，中国生产的血液制品销售市场上，白蛋白约占 75%，免疫球蛋白类占 20%，凝血因子类占 3%，其他制剂占 2%，与国际市场上血浆制品销售比例存在明显差距。不过，随着国家对血液制品生产和管理重视程度的不断提高，中国血液制品具有广阔的发展前景。

（五）当代血液制品的主要进展

血液制品具有其他药物所不具有的优点，而且在临床上具有良好的疗效，所以，全球血液制品生产和销售呈现不断扩大的趋势。但是，血液制品存在一些潜在的不安全因素，尤其是血液制品易被病毒污染和同种抗原性蛋白可能引起不良后果的问题。所以，当代血液制品的主要进展不仅体现在不断发现和生产新种类的血浆蛋白，而且体现在血浆制品的安全性上，尤其病毒灭活或去除技术的发展。

医学研究证明，人血液可携带和传播多种病毒，如乙型肝炎病毒（HBV）、丙型肝炎病毒（HCV）、人类免疫缺陷病毒（HIV）、人类嗜 T 淋巴细胞病毒 Ⅰ 型（HTLV－Ⅰ）等，此外，还可能带有巨细胞病毒（CMV）、EB 病毒（EBV）、甲型肝炎病毒（HAV）、人细小病毒 B_{19}（human parvovirus B_{19}）。其中 HIV、HBV、HCV 等病毒是人们最关心的，所以，血液制品的病毒检测和灭活/去除是保证血液制品安全的重要措施之一。

针对血液制品中可能存在病毒污染的问题，现已研制出多种病毒检测和病毒灭活/去除技术，如酶联免疫检测（ELISA）、蛋白质印迹法、核酸检测技术（NAT）、生物芯片等。目前，被国际公认有效和中国国家认可的病毒灭活/去除处理的方法主要有加热法（巴斯德消毒法）、有机溶剂/表面活性剂法（S/D 法）、低 pH 孵育法和纳米膜过滤法，这些技术在企业生产中被广泛应用。此外，近 20 年来研究出的新方法有酶消化法、静态或动态加压法、辛酸钠法、光化学法、有机酸法、抗病毒药物法、碘化合物处理法、不溶性单态氧生成剂法等。中国于 2010 年修订的最新版《药品生产质量管理规范》中对多种病毒都有严格的检测和灭活/去除技术要求及规范。

由于血液蛋白质中存在各种不同的遗传型，在临床上应用时可能带来同种异体抗原性蛋白质问题，会使受体发生变态反应或导致免疫系统异常甚至下降。为避免这些问题，现代的血液制品生产企业都采取了提高血浆制品纯度和改进生产工艺的措施，可以说，现在制造的血液制品比以往任何时候都更安全。

第二节　血液制品的质量监控

血液制品是从人血浆中提取的，而血浆是一种复杂的生物材料，它包含有几百种生物化学物质，有些物质是相对稳定的，如人血白蛋白、人免疫球蛋白，而有些物质是不稳定的，易失去生物学活性，如人凝血因子等。血液制品生产是从大量混合血浆中经分离和提纯而制备的，其中常不可避免地可能污染有经血液传播的病毒（如 HIV、HBV、HCV、HAV 等）、细菌或其他有害物质，另外，可能含有同种异体抗原性蛋白等物质。作为药品，血液制品的生产、经营及使用必须严格遵循《中华人民共和国药品管理法》；制品的生产和质量必须符合《中国药典》（2020 年版）三部的要求；严格控制原料血浆质量，采用安全有效的蛋白质分离提纯工艺及有效的灭活/去除病毒的方法；严格执行《药品生产质量管理规范》（GMP）；生产过程及半成品、成品进行质量控制并实行批签发制度和售后产品质量监督等。

扫码"学一学"

一、血液制品质量监控的目的和意义

自血液制剂问世以来，其在救死扶伤、预防和治疗疾病、保障健康等方面发挥了其他药品不可替代的作用。血液制品生产已成为医药领域中一个非常重要的产业。由于血浆制品是由成千上万人份血浆的混合物经复杂的工业化过程提纯获得的，血源性传播病毒等有害微生物污染是影响血液制品安全的永恒话题。据统计，经血液传播的主要病毒有近20种（表15-2），而且许多病毒有经血液制品传播的风险（表15-3）。事实上，在人类利用血浆制品的历史上，因输注被病毒污染的血液或血浆制品而造成病毒感染的例子曾给人类留下了惨痛的教训。例如，20世纪80年代艾滋病（AIDS）开始肆虐全球，有输注未经灭活处理的FⅧ制剂的血友病患者证实有人类免疫缺陷症病毒（HIV）的感染。另外，由于混合血浆中存在同种异体抗原性蛋白质，一旦输注纯度不高的血浆制品，将会使受体免疫系统遭受同种异原性蛋白质的重复攻击，破坏免疫系统或发生异常，使机体免疫功能下降。这就要求对血浆制品的生产、使用和管理必须做出严格的安全保证。加强血液制品的质量监控，不仅保护受输注者的健康，提高防病治病效果，而且对血液制品生产单位的安全生产和效益的提高具有根本保证。另外，血液制品具有国家战略意义，一旦发生战争或重大灾难，救死扶伤需要大量的血浆制品，充足、安全可靠的血液制品是保证人类健康和社会稳定的重要医药物质基础。

表15-2　主要的血源性传播病毒

分类	病毒（英文缩写）	基因组	大小（nm）
脂包膜病毒	EB病毒（EBV）	ds-DNA	120~220
	巨细胞病毒（CMV）	ds-DNA	180~200
	人类疱疹病毒8型（HHV-8）	ds-DNA	120~200
	人类免疫缺陷病毒（HIV）	ds-DNA	80~100
	人类T细胞白血病病毒Ⅰ&Ⅱ（HTLV Ⅰ&Ⅱ）	ss-RNA	80~100
	西尼罗病毒（WNV）	ss-RNA	40~60
	庚型肝炎病毒（HGV）	ss-RNA	40~60
	丙型肝炎病毒（HCV）	ss-RNA	40~50
	登革热病毒（DV）	ss-RNA	50
	基孔肯雅病毒（SV）	ss-RNA	60~70
	SARS病毒（SARSV）	ss-RNA	80~90
	输血传播病毒（TTV）	ss-DNA	30~50
	乙型肝炎病毒（HBV）	ds-DNA	40~48
	丁型肝炎病毒（HDV）	ss-RNA	36
	甲型流感病毒H1N1亚型（IAV-H1N1）	ss-RNA	80~120
	甲型流感病毒H5N1亚型（IAV-H5N1）	ss-RNA	80~120
非包膜病毒	戊型肝炎病毒（HEV）	ss-RNA	35~39
	甲型肝炎病毒（HAV）	ss-RNA	27~32
	人细小病毒B$_{19}$（B$_{19}$）	ss-DNA	18~26

注：ss-单链；ds-双链。

表15-3　血液制品传播传染性病毒的风险

分类	病毒	有形成分产品	全血浆	血浆蛋白制品
细胞伴随病毒	人类T细胞白血病病毒Ⅰ&Ⅱ	+	-	-
	巨细胞病毒	+	-	-
	EB病毒	+	-	-
	人类疱疹病毒8型	?	-	-

续表

分类	病毒	有形成分产品	全血浆	血浆蛋白制品
存在于血浆中的病毒	人类免疫缺陷病毒	+	+	+
	乙型肝炎病毒	+	+	+
	丙型肝炎病毒	+	+	+
	丁型肝炎病毒	+	+	+
	甲型肝炎病毒	+	+	+
	戊型肝炎病毒	+	+	+
	庚型肝炎病毒	+	+	+
	输血传播病毒	+	+	+
	人细小病毒 B_{19}	+	+	+
	西尼罗病毒	+	+	−
	登革热病毒	+	+	−
	猴泡沫病毒	?	?	−
	SARS 病毒	−	?	−
	基孔肯雅病毒	+	?	−

注：+. 有传播证据；−. 无传播证据；?. 可疑或未知。

二、血液制品质量监控的标准与管理机构

由于生物学检定方法易受动物个体差异、生物材料、试剂纯度以及方法的敏感性和稳定性等因素的影响，所以，生物学测定结果往往差异较大。为了克服这种不足，在开展生物测定时，一定要有效价已知的制品作为对照来校正试验结果，这种对照制品就是标准物质。因此，生物制品标准物质是指用于生物制品效价、活性或含量测定，或相关特性鉴别或检查的生物标准品或生物参考品。

为了使世界各地不同单位或不同检定方法测定结果具有可比性，世界卫生组织生物制品标准化委员会（WHO Expert Committee on Biological Standarization，ECBS）负责建立国际标准和相关生化物质的国际参考品，由 ECBS 制备的标定及其会议记录在世界卫生组织技术报告上连续刊发。世界卫生组织各成员国一致承认并使用世界卫生组织的国际标准品。国际标准品的制备量有限，只能供各个国家标化国家标准品用。各个国家的国家药品检定机构往往采用国际标准物质作为标准，经制备和标定，建立各自国家的标准品，各使用单位采用国家标准品来标定本单位检定用的工作标准品。标准品一般分为三级，即国际标准品、国家标准品和工作标准品，工作标准品用于常规检定，而不能再用作标准品而标化其他标准品。

（一）国家生物制品标准物质的建立

根据《中国药典》(2020 年版) 三部，生物制品标准物质是指用于生物制品效价、活性或含量测定或其他特性鉴别、检查的生物标准品或生物参考品。国家生物标准物质分为国家生物标准品和国家生物参考品两类。国家生物标准品是指用国际生物标准品标定的，或由国家自行研制的（尚无国际生物标准品）定量测定某一制品的含量、效价及毒性的标准物质，其生物活性以国际单位（IU）、单位（U）或重量单位（g，mg）表示。国家生物参考品是指用国际生物参考品标定的，或由国家自行研制的（尚无国际生物参考品）用于微生物（或其产物）的定性鉴定或疾病诊断的生物试剂、生物材料或特异性抗血清；或用于

定量检测某些制品的生物效价的参考物质。国家生物标准物质由国家药品检定机构负责制备、标定和分发。

血液制品标准物质制备和标定要点如下：

1. 原料选择要求　要求一切人源性原料无病毒污染，具有高度的均一性和稳定性，具有适于检测或试验要求的特异性，尽可能使标准物质与供试品的组成和性质相一致，并有足够的数量，可满足长年使用。

2. 分装容器的质量要求　采用中性玻璃安瓿分装标准物质，能耐受高温、高压消毒和低温冷冻保藏，安瓿的样式和大小应便于分装、开启和取出。一般选用 5ml 容量的安瓿分装 1.0ml 的标准物质。如果做冻干品应选用平底安瓿，因该种安瓿易于导热，冻干效果好。

3. 分装、冻干和熔封质量要求　在分装过程中要保证分装量的一致性，而且在分装过程中至少抽检 1%~2% 安瓿的重量来确定分装的准确性，分装误差（CV 值）不应大于 1%。分装时间要尽可能短，要求一次完成。冻结温度要低于该标准物质的冰点。冰点难测定时，应在 −60℃ 以下冷冻。冻干后的标准物质，应在暗处、低温（一般在 −20℃ 以下）保存。

4. 检定　待标定标准物质应进行效价测定、无菌检查、水分和真空度测定。无菌检查应符合《中国药典》（2020 年版）通则关于无菌检查的要求；水分含量采用费休氏水分测定法测定，水分不应高于 3.0%；如果有真空要求的标准物质，要进行真空度检查，用高频火花真空测定器测定，应出现蓝紫色辉光。

5. 标定　由国家药品检定机构负责协作标定。新建标准物质的研制或标定，一般需要由 3 个有经验的实验室协作进行，以同类国际标准品为标准，对国家标准品的效价进行协作标定。参加单位需采用统一的设计方案、方法及记录格式。至少取得 5 次独立的有效标定结果进行统计学处理。

6. 稳定性测定　分装、冻干、密封后的标准品要进行加速破坏试验。该方法是通过热加速反应，根据温度对 k 值的影响规律，采用 Arrhenius 公式来推测标准物质的稳定性。根据不同制品的性质确定放置温度，通过加热加速标准物质分解。一般放置在 4℃、25℃、37℃、−20℃（或 −30℃），放置一定时间后进行生物学活性测定，测出几个较高温度时的 k 值。k 值为速度常数或比速度。这是化学反应的一个特征数值，与浓度无关，能标记药物稳定性的特征常数。药物分解反应多数为一级反应（反应速度与反应物浓度的一次方成正比），$k = 2.303/t \times \log C_0/C$ ［或 $k = 2.303/(t_2 - t_1) \times \log C_1/C_2$］或 $k = -2.303 \times$ 直线斜率。式中，t 为某一温度下的放置时间（d），C 为某一温度下测定的效价（IU/ml）。

下面以补体 C_3 国家标准品为例，说明如何利用热加速破坏试验测定标准物质的稳定性。补体 C_3 标准品分别在 4℃、37℃、42℃、−30℃ 条件下保存 180d 时测定的效价见表 15 − 4。

表 15 − 4　补体 C_3 标准品不同温度条件下的效价

保存温度（℃）	4	37	42	−30
t（d）	180	180	180	180
效价（IU/ml）	89.46	83.60	82.78	90.18

计算 k 值：

$k_{4℃} = 2.303/180 \times \log(90.18/89.46) = 4.45 \times 10^{-5}$

$k_{37℃} = 2.303/180 \times \log(90.18/83.60) = 4.21 \times 10^{-4}$

$k_{42℃} = 2.303/180 \times \log(90.18/82.78) = 4.76 \times 10^{-4}$

得表 15 – 5：

表 **15 – 5**　补体 C_3 标准品不同温度条件下的 k 值

参数	4℃	37℃	42℃
$1/t$	$1/(273+4) = 3.61 \times 10^{-3}$	$1/(273+3) = 3.23 \times 10^{-3}$	$1/(273+42) = 3.17 \times 10^{-3}$
k	4.45×10^{-3}	4.21×10^{-4}	4.76×10^{-4}
$\log k$	5.6513	5.6243	1.6776
或负值 $\log k$	–4.3487	–3.3757	–3.3226

注：$R = -0.9965$；$A = 4.558$；$B = -22472.1$。

根据表 15 –5，得直线回归方程：$Y = a + bX$（式中，$Y = \log k$，$X = 1/t$），

如 –20℃ 保存：$1/t = 1/(273-20) = 0.00395 = 3.95 \times 10^{-3}$

代入上述公式求得：$\log k = -5.21$，即 $k = 6.21 \times 10^{-6}$

k 值也可用 $\log k$ 对 $1/t$ 在坐标纸上作图，得一直线，延长这条直线至某一温度，得出在这一温度下的 $\log k$，反对数得 k。

在药剂学上，药物的稳定性常用药物有效期加以说明。药物的有效期一般指药物分解 10%（或 5%）所需的时间，在化学动力学上称作 1/10 衰期（0.1 衰期），用 $t_{1/10}$ 表示。计算补体 C_3 标准品 0.1 衰期：

$$t_{1/10} = 0.106/k = 0.106/6.21 \times 10^{-6} = 17064.6d = 46.8 \text{ 年}$$

结果表明，补体 C_3 标准品在 –20℃ 保存 46.8 年，其效价衰减 10%。然而，实际情况并非如此，这主要是因为对标准品保存期产生影响的因素还有很多，如空气中的氧、光线、温度波动、溶剂、金属离子、其他药物以及添加的附加剂或稳定剂等。另外，加热反应与室温贮藏反应有时也不完全一致，而且当用 $\log k$ 对 $1/t$ 作图时获得的直线的线性关系也不一定好，外推到室温条件，可能存在较大误差。所以，化学动力学的加速试验法，也只是参考的依据，需要对标准物质要进行长期稳定性检测，定期与国际标准物质进行比较，观察其生物学活性是否下降。

7. 标准物质的审批　新建标准品由国家药品检定机构对协作标定的结果进行审查并认可后，报上级主管机构批准，并发放批准证书。标准品替换审批也由国家药品检定机构批准。

（二）已建立的与血液制品质量控制有关的标准物质

1. 国际标准物质　世界卫生组织已建立的血液制品及相关物质的国际标准物质有 125 个，其中凝血因子 21 个，免疫球蛋白和抗血清 21 个，纤溶制品、抑制剂及抗凝剂 20 个。表 15 –6 列出了人免疫球蛋白和人血清国际标准物质。

表 **15 – 6**　人免疫球蛋白和人血清国际标准物质

制品	标准	材料	编码	WHO/BS 文件
IVIG 中抗 – A 及抗 – B 抗体：限度参考品，冻干，A1 及 B 红细胞直接血凝抑制试验，抗 – A、抗 – B 滴度为 32~64（倍稀释）	第一批参考试剂，2008	人免疫球蛋白	07/310	08.2091
IVIG 中抗 – A 及抗 – B 抗体：血凝试验阳性和阴性对照品，冻干，07/306 抗 – A 及抗 – B 指导滴度分别为 32~64 和 16~32（倍稀释），07/308 是同一试验的阴性对照	第一批参考试剂，2008	人免疫球蛋白	07306 和 07/308	08.2091

制品	标准	材料	编码	WHO/BS 文件
IVIG 中抗 D 抗体：血凝抑制试验阳性和阴性对照品，冻干，A1 及 B 红细胞直接血凝抑制试验，02/228 抗 D 指导滴度为 8；02/226 是同一试验的阴性对照	第一批参考试剂，2004	人免疫球蛋白	02/228 和 02/226	04.2002
人抗 - D 免疫球蛋白，冻干，285IU（57μg）/安瓿	第二批国际标准品，2003	人免疫球蛋白	01/572	03.1962
抗 - 棘球绦虫人血清，冻干，87.36mg 人血清/安瓿	第一批参考试剂，1975	人血清	ECHS	75.1106
抗 - 甲型肝炎人免疫球蛋白，冻干，49IU/安瓿	第二批国际标准品，1998	人免疫球蛋白	W104097/646	98.1878
抗 - 乙型肝炎人免疫球蛋白，冻干，100IU/安瓿	第二批国际标准品，2008	人免疫球蛋白	07/164	08.2084
抗 - 戊型肝炎人免疫球蛋白，冻干，50U/安瓿	第一批国际标准品，1997	人血清	95/584	97.1869
抗 - 麻疹人血清，冻干，5IU/安瓿、100IU/安瓿	第三批国际标准品，2006	人血清	82/585	07.2076
抗 - 人细小病毒 B_{19}（IgG）血清，冻干，77IU/安瓿	第二批国际标准品，2003	人血清蛋白	01/602	03.1960
抗 - 脊髓灰质炎病毒血清（1、2、3 型），冻干，11IU/安瓿（1 型），32IU/安瓿（2 型），3IU/安瓿（3 型）	第三批国际标准品，2006	人血清	82/585	06.2038
抗 - 狂犬病人免疫球蛋白，冻干，30IU/安瓿	第二批国际标准品，1993	人免疫球蛋白	RAI	93.1749
抗 - 风疹人免疫球蛋白，冻干，1600IU/安瓿	第一批国际标准品，1996	人免疫球蛋白	RUBI - 1 - 94	96.1833
抗 - 梅毒人血浆 IgG 和 IgM，冻干，3IU/安瓿	第一批国际标准品，2007	人血清蛋白	05/132	07.2059
抗 - 破伤风人免疫球蛋白，冻干，120IU/安瓿	第一批国际标准品，1992	人免疫球蛋白	TE - 3	92.1696
抗 - 弓形体血液，冻干，1000IU/安瓿	第三批国际标准品，1994	人血清	TOXM	94.1761
抗 - 弓形体属人血清（IgG），冻干，20IU/安瓿	第一批国际标准品，2003	人血清	01/600	03.1971
抗 - 水痘带状疱疹人免疫球蛋白，冻干，50IU/安瓿	第一批国际标准品，1987	人免疫球球蛋白	W1044	87.1565
人血清免疫球蛋白 E，冻干，5000IU/安瓿	第二批国际参考品，1980	人血清	75/502	79.1240
人血清免疫球蛋白 G、A 及 M（IgG、IgA、IgM），冻干，100IU/安瓿（IgG），100IU/安瓿（IgA），100IU/安瓿（IgM）	第三批国际标准品，1994	人血清	67/086	70.1019

2. 国家标准物质　为了满足血液制品质量检定的需要，截至目前，中国已制备出国家标准品 8 种，国家参考品 2 种（表 15 - 7）。

表 15 – 7　血液制品国家标准物质

名称	批号	材料	规格	标准编号
前激肽释放酶活剂（PKA）国家标准品	93068	纯化的血浆蛋白质	926IU/支	280011
人凝血因子Ⅷ国家标准品	20100101	纯化的血浆蛋白质	12.1IU/支	280016
人凝血因子Ⅱ、Ⅶ、Ⅸ和Ⅹ国家标准品	280017 – 200106	纯化的血浆蛋白质	FⅡ：16.06IU/支 FⅦ：15.03IU/支 FⅨ：10.4IU/支 FⅩ：12.06IU/支	280017
冻干人凝血酶国家标准品	20021105	纯化的血浆蛋白质	127IU/支	280013
血液制品鉴别试验试剂盒国家参考品（抗人、抗马、抗猪、抗羊、抗牛）	20081201	血浆或血清	10IU/支	280005
乙肝表面（HBs）抗体血浆国家标准品	20041002	人血浆	1.3IU/支，0.5ml/支（复溶体积）	280018
乙肝表面（HBs）抗体免疫球蛋白国家标准品	20041001	人免疫球蛋白	2.5IU/支，0.5ml/支（复溶体积）	280019
人免疫球蛋白白喉抗体国家标准品	990702	人免疫球质蛋白	0.9HAU/支	280015
正常人血清免疫球蛋白 G 国家标准品	20030101	人血清	87IU/支	280012
抗 A、抗 B 血型定型试剂（单克隆抗体）国家参考品	201001	单克隆抗体（小鼠腹水）		280020

（三）国家生物制品的管理及管理机构

为了加强血液制品的管理，预防和控制经血液途径传播的疾病，保证血液制品的质量，国务院于 1996 年 12 月 30 日发布了《血液制品管理条例》，条例规定国务院卫生行政管理部门对全国的原料血浆的采集、供应和血液制品的生产和经营活动实施监督管理。原卫生部负责采供血机构管理等有关政策、规范、标准制定，并组织指导实施。针对原料血浆管理，原卫生部制定了一系列法规文件，包括《单采血站基本标准》《单采血浆站技术操作规程》《单采血浆站质量管理规范》《中国药典》《血液制品生产用人血浆规程》等。

国家药品监督管理局负责血液制品行政监督和技术监督，负责制定血液制品研制、生产、流通、使用方面的质量管理规范并监督实施；制定血液制品安全监督管理的政策、规划并监督实施，参与起草相关法律法规和部门规章草案。针对血液制品生产管理，国家药品监督管理局制定了一系列法规文件，包括《药品生产质量管理规范》《药品注册管理办法》《血液制品去除/灭活病毒技术方法及验证指导原则》《实施血液制品生产用原料血浆检疫期》《中国药典》《血液制品管理条例》《生物制品批签发管理办法》等。

血液制品生产企业的生产条件需符合《药品生产质量管理规范》，符合标准的由国家药品监督管理局颁发 GMP 证书。血液制品每一品种和规格需经注册，生产工艺必须包括有效地去除/灭活病毒步骤，经国家药品监督管理局批准，企业获得生产文号后方可进行生产。血液制品上市需经国家批签发。

目前，在中国执行血液制品质量监督和管理职能的机构主要有三个部门，即国家药品监督管理局直属的药品审评中心、中国食品药品检定研究院（简称中检院）及国家药典委员会（图 15 – 1）。药品审评中心是中国药品（包括血液制品）注册管理的技术审评机构，为药品注册管理的科学化、规范化提供技术支撑，并根据《新药审批办法》等有关法规，对新药、仿制药、进口药进行技术审评。中检院是中国检验药品（包括生物制品）质量的法定机构和最高技术仲裁机构。中检院下设 11 个研究所，其中生物制品检定所下设 17 个科室，血液制品室专门承担人血白蛋白、免疫球蛋白、凝血因子等血液制品的注册检验、监督检验、委托检验、口岸检验以及相关检验检测的复验和技术检定等工作。国家药典委员会负责组织国家药品（包括血液制品）标准的制定和修订工作。

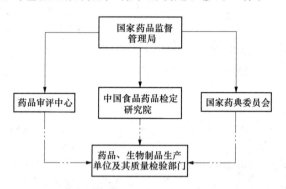

图 15－1　中国生物制品和血液制品质量管理机构系统

　　另外，国家药品监督管理局及各省、市、自治区食品药品监督管理局都设有稽查部门，加强对药品、生物制品的质量监督工作。总之，中国有包括法律法规、行政监督管理及技术指导等在内的一整套完整体系，对血液制品进行质量监控，保证血液制品的质量和安全。

三、血液制品质量监控的要点

（一）原料血浆的质量控制

　　尽管目前多数血液制品生产单位采用低温乙醇法生产血浆制品，并采取病毒检测和灭活/去除技术，但生产用原料血浆的安全性和质量受多种因素累加的影响，因此，应选择健康供血浆者，对采集血液/血浆进行筛查，对合并血浆进行检测，血浆采集实行全面的质量管理规范，尽可能快速低温冻存、运输、保存所采集的血浆，执行血浆检疫期等。必须采取多种措施降低传染性疾病经血液制品传播的风险。《中国药典》（2020 年版）三部中对血液制品生产用人血浆都有严格规定。另外，应参考世界卫生组织"关于生产用人血浆的制造、（质量）控制和管理的建议"（2005 年），同时了解《欧洲药典》及美国联邦法规中关于血浆制品的相关规定，这些都有利于保证原料血浆的质量控制。

（二）生产过程的质量控制

　　血液制品的生产过程是非常严格的。在用人血浆生产血液制品时应首先对生产工艺进行验证，既考虑到对蛋白质的提纯和去除病毒的能力，又应考虑工艺的重复性、重现性、抗干扰能力和目的蛋白的收率。生产中采用的病毒灭活/去除方法要经过验证，所用方法需经过国家药品监督管理权威机构批准方可应用。为了防止污染和交叉污染，在厂房设计和布局、人员管理、设备管理、空气净化系统、储存人血浆的冷库管理等都应严格规范。在血液制品中加入的防腐剂（如硫柳汞）和稳定剂（如辛酸钠、乙酰色氨酸、甘氨酸、糖、糖醇等）都应严格遵守国家相关规定。另外，针对不同的血浆制品要采取不同的成熟工艺或措施确保质量安全。按全面质量管理的原则，血液制品生产的每一步都必须严格遵守《药品生产质量管理规范》（GMP）的规定。任何违反 GMP 或未经批准擅自添加物质来生产药品，即使符合《中国药典》，或按《中国药典》没有检出其添加的物质或相关杂质，也不能认定为符合规定。

（三）成品的质量控制

凡按照特定生产工艺从人血浆中分离提纯的目的蛋白（原液），都要经过蛋白质含量和纯度、pH 以及残留乙醇含量的检定。对于特异性人免疫球蛋白还要进行特异性抗体效价测定，凝血因子类制品需经特定的凝血因子效价和比活性检定，经检定合格后，再按照要求进行稀释、配制成均一的中间品（半成品）。对这些中间品或半成品需经无菌和热原等必要项目的检查合格后，分装于最终容器中，密封（或冻干后密封）保存。最后经目检、贴签、包装、全面检定（成品检定）合格后，方可签发上市。成品检定一般包括鉴别、外观、pH、无菌、热原、异常毒性、装量（注射液）或装量差异（注射用冻干制品）、可见异物、有效成分、生产过程中添加的各种有机溶剂或其他物质残留量等项目检定。对于静脉输液用制品还要进行不溶性微粒和渗透压摩尔浓度检查。另外，对于不同种类的血浆制品除开展上述共性检定项目外，还要开展特殊项目检定，因篇幅所限不再赘述。

四、血液制品的物理化学检定

（一）人血白蛋白

白蛋白是人血浆中含量最高的蛋白质，每 100ml 血浆含白蛋白 3500～5500mg，约占血浆总蛋白 50% 以上，所以，很容易从血浆中进行大量提取。白蛋白分子量为 66×10^3，分子呈椭圆形，构型对称，大小为 $3.8nm \times 15nm$，长径与横径比接近 4:1。白蛋白渗透压大，黏度低，具有血容扩张功能。在 20℃ 时，单体白蛋白的沉降系数为 $4.6 \times 10^3 S$。白蛋白通常带负电荷，故在电泳时向阳极泳动；在离子强度 0.15 时，等电点为 4.7；在 pH8.6 和离子强度 0.15 条件下，白蛋白的电泳迁移率为 5.9Tiselius 单位。白蛋白分子是由 610 个氨基酸（Behrens 报道 584 个氨基酸）组成的单条肽链，经盘曲可形成球状分子。白蛋白的结构有 3 个功能区和 9 个亚功能区，在链内半胱氨酸残基间有 17 个二硫键交叉连接，形成天然的四级结构，因此，表现良好的稳定性。

（二）免疫球蛋白

1. 免疫球蛋白的基本结构　免疫球蛋白（immunoglobulin，Ig）是指具有抗体活性或其化学结构与抗体相似的球蛋白。单体免疫球蛋白分子结构呈"Y"形（图 15 - 2），由两条相同的重链（H 链）和两条相同的轻链（L 链）由二硫键连接起来。

Ig 重链分子量为 $50 \times 10^3 \sim 75 \times 10^3$，由 450～550 个氨基酸残基组成。不同种类的免疫球蛋白的氨基酸组成和排列顺序不同，故可将免疫球蛋白划分为五类：IgM、IgD、IgG、IgA 和 IgE，其相应的重链分别命名为 μ、δ、γ、α 和 ε 链。根据不同种类甚至是同类 Ig 的不同特

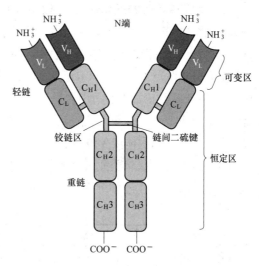

图 15 - 2　免疫球蛋白基本结构示意图

性（二硫键数量和位置、铰链区氨基酸数目和位置等），可将同一类的 Ig 分为不同的亚类

（subclass），例如，IgG 可分为 $IgG_1 \sim IgG_4$ 四个亚类，IgA 分为 IgA_1 和 IgA_2，IgM 分为 IgM_1 和 IgM_2。IgD 和 IgE 还未发现有亚类。

Ig 轻链分子量约为 25×10^3，由 214 个氨基酸残基组成。轻链分 κ 链和 λ 链两种，据此可将 Ig 分为 κ 型和 λ 型。正常人血清免疫球蛋白 κ 型:λ 型比值约为2:1。研究表明，如果人免疫球蛋白 λ 链过多，可能存在 λ 链 B 细胞肿瘤。根据 λ 链恒定区个别氨基酸的差异，又可将其分为 $λ_1$、$λ_2$、$λ_3$ 和 $λ_4$ 四个亚类（subtype）。

根据氨基酸序列变化情况，免疫球蛋白的重链和轻链分为可变区和恒定区，其中靠近 N 端的约 110 个氨基酸的序列变化较大，称为可变区（variable region，V），分别占重链和轻链的 1/4 和 1/2，其他部分的氨基酸序列较稳定，则为恒定区（constant region，C）。V 区末端为抗原结合位点，似钥匙的锯齿一样，可特异性识别并结合特定抗原。C 区保护抗体分子的相对稳定性，像钥匙柄，是补体细胞膜结合部位，按功能不同又分为 C_1、C_2、C_3 和 C_4 功能区。IgG 和 IgA 的重链有 V_H、C_H1、C_H2 和 C_H3 四个功能区，而 IgM、IgD 和 IgE 有 V_H、C_H1、C_H2、C_H3 和 C_H4 五个功能区。轻链可均分为 V_L 和 C_L 两个功能区。在两个重链间二硫键连接处的重链恒定区内有一可转动的铰链区（hinge region），由 $2 \sim 5$ 个二硫键连接的 C_H1 尾部和 C_H2 头部的小段肽链构成，约有 30 个氨基酸。当 Ig 与抗原结合时，该区可转动，一方面使可变区的抗原结合点尽量与抗原结合，另一方面可使 Ig 变构，使补体结合位点暴露出来。

Ig 重链和轻链除具有上述基本结构外，有些类型的 Ig 还含有其他辅助成分，如 J 链（joining chain）和分泌片（secretory piece，SP）。J 链是一种富含半胱氨酸的多肽链，由浆细胞合成，具有将单体 Ig 分子连接为二聚体或多聚体的功能。一个分泌型 IgA 分子由两个 IgA 单体通过 J 链连接成二聚体；一个 IgM 分子由五个 IgM 单体通过 J 链连接成五聚体。IgG、IgD 和 IgE 以单体形式存在，无 J 链。分泌片又称分泌成分（secretory component，SC），是分泌型 IgA 分子上的辅助成分，为含糖肽链，由黏膜上皮细胞合成和分泌，并结合在 IgA 二聚体上，使其转变成为分泌型 IgA（SIgA），并分泌到黏膜表面。分泌片具有保护分泌型 IgA 的铰链区免受蛋白水解酶的作用，并介导 IgA 二聚体从黏膜下通过黏膜等细胞转运到黏膜表面。

2. 免疫球蛋白的理化性质　人体血液中含有 IgM、IgD、IgG、IgA 和 IgE 等五种类型的免疫球蛋白，其含量、分子量大小、开始合成时期、半衰期、结合抗原效价等理化性质和生物学功能上都存在许多差异（表 15－8）。其中 IgG 是血清和细胞外液中含量最高的 Ig，约占血清 Ig 的 75% ~ 85%。IgA、IgM 和 IgD 分别占血清 Ig 总量的10%~15%、5%~10% 和 0.3%，而 IgE 是正常人血清中含量最少的 Ig，在血清中的浓度约为 5×10^{-5} mg/ml。IgG 的开始合成期较早，具有重要的免疫功能，是机体抗感染的主力军，在新生儿抗感染免疫中起重要作用；IgM 是初次体液免疫应答中最早出现的抗体，是机体抗感染的"先头部队"；IgA 是外分泌液中的主要抗体类别，在局部感染中发挥作用，是机体抗感染的"边防军"；IgD 的半衰期仅为 3d，其生物学功能还不详；IgE 为亲细胞抗体，与过敏反应和抗寄生虫免疫有关。

表 15－8　人免疫球蛋白的主要理化性质

性质	IgM	IgD	IgG	IgA	IgE
分子量（$\times 10^3$）	950	184	150	160	190
亚类数	2	无	4	2	无
重链	μ	δ	γ	α	ε

性质	IgM	IgD	IgG	IgA	IgE
C 区结构域数	4	3	3	3	4
辅助成分	J	无	无	J、SP	无
糖基化修饰率（%）	10	9	3	7	13
主要存在形式	五聚体	单体	单体	单体/二聚体	单体
开始合成时间	胚胎后期	任何时间	生后 3 个月	生后 4~6 个月	较晚
合成率 [mg/(kg·d)]	7	0.4	33	6.5	0.016
占血液 Ig 量比例（%）	5~10	0.3	75~85	10~15	0.02
血清含量（mg/ml）	0.7~1.7	0.03	9.5~12.5	1.5~2.6	0.0003
半衰期（d）	10	3	23	6	2.5
结合抗原价	5	2	2	2、4	2

（三）凝血因子

目前，人类发现的凝血因子蛋白共有 13 个，包括按发现顺序以罗马数字命名的凝血因子 I、II、III、V、VII、VIII、IX、X、XI、XII、XIII，以及激肽释放酶原和高分子量激肽原。这些凝血因子的主要理化和生物学特性见表 15-9。

表 15-9　凝血因子的主要理化和生物学特性

因子	同义名词	分子量（×10³）	氨基酸残基数	基因长度（kb）	基因的染色体定位	血浆浓度（mg/ml）	半衰期（h）	功能
I	纤维蛋白原	34	2964	50	4q26-28	2000~4000	90	结构蛋白
II	凝血酶原	72	579	21	11p11-Q12	150~200	60	蛋白酶原
III	组织因子	45	263	12.4	1p21-22	0		辅因子
V	易变因子	330	2196	80	1q21-25	5~10	12~15	辅因子
VII	稳定因子	50	406	12.8	13q34	0.5~2	6~8	蛋白酶原
VIII	抗血友病球蛋白	330	2332	186	Xq28	0.1	8~12	辅因子蛋白
IX	血浆凝血活酶成分	56	415	34	Xq27.1	3~4	12~24	蛋白酶原
X	Stuard-Prower 因子	59	448	22	13q34-ter	6~8	48~72	蛋白酶原
XI	血浆凝血活酶前质	160	1214	23	4q35	4~6	48~84	蛋白酶原
XII	接触因子	80	596	11.9	5q33-ter	2.9	48~52	蛋白酶原
XIII	纤维蛋白稳定因子	320	2744		6p24-25(a)	25	72~120	转谷酰胺酶原
PK	激肽释放酶原	85	619		4q35	1.5~5	35	蛋白酶原
HMPK	高分子量激肽原	120	626	2.7	3q26-ter	7.0	144	辅因子

1. **凝血因子Ⅻ** 又称接触因子，为单链糖蛋白，分子中含糖量约为13.5%，主要连接在230位和414位的天冬酰胺残基上。凝血因子Ⅻ是丝氨酸蛋白酶原，其活性部位由位于丝氨酸蛋白酶区的组氨酸393、天冬氨酸442和丝氨酸544残基组成，参与内源性凝血途径的启动。

2. **凝血因子PK** 又称前激肽释放酶原（prekallikrein，PK）或激肽释放酶原，为单链糖蛋白，是激肽系统的主要成分之一，参与内源性凝血途径的启动。

3. **凝血因子HMWK** 又称高分子量激肽原（high molecular weight kininogen，HMWK），为多功能蛋白质，在激肽原释放酶的水解作用下可释放出激肽，参与内源性凝血途径的启动。

4. **凝血因子Ⅺ** 又称血浆凝血活酶前质，为二聚糖糖蛋白，含糖量为5%，是内源性凝血途径中与接触相关的4种凝血因子之一。

5. **凝血因子Ⅸ** 又称血浆凝血活酶成分，为单链糖蛋白，含糖量约为17%，属于依赖维生素K的凝血因子，是内源性凝血途径中的重要凝血因子。缺乏该凝血因子将导致乙型血友病。

6. **凝血因子Ⅷ** 又称抗血友病球蛋白，是内源性凝血途径中的重要凝血因子。该凝血因子以单链形式合成，但在血浆中以异二聚体形式再与von Willebrand因子形成复合形式而存在，缺乏该凝血因子将导致甲型血友病。

7. **凝血因子Ⅶ** 又称稳定因子，为单链糖蛋白，属于依赖维生素K的凝血因子，参与外源凝血途径。

8. **凝血因子Ⅲ** 又称组织因子（tissue factor，TF）或组织凝血活酶（tissue thrombo-plastin），是唯一不存在于正常人血浆中的凝血因子，参与外源凝血途径。

9. **凝血因子Ⅹ** 又称Stuart-Prower因子，为单链蛋白质分子，由448个氨基酸残基组成，是一种依赖维生素K的凝血因子，参与内源性凝血和外源性凝血途径。

10. **凝血因子Ⅴ** 又称易变因子，是血浆凝血因子中最不稳定的，为单链糖蛋白，由2196个氨基酸残基组成。

11. **凝血因子Ⅱ** 又称凝血酶原（prothrombin，PT），是最早被纯化和确定氨基酸顺序的凝血因子，为单链糖蛋白，由579个氨基酸组成。靠近氨基末端有10个γ-羧基谷氨酸，有3条糖链分别连接在分子中门冬酰胺78、100、373位的侧链上，糖链末端均为N-乙酰唾液酸。属于依赖维生素K的凝血因子。凝血酶原经激活后转化为具有蛋白质水解活性的凝血酶，然后通过多种凝血因子的蛋白质水解作用参与凝血过程。

12. **凝血因子Ⅰ** 又称纤维蛋白原（fibrinogen，Fg），为两个相同部分组成的对称二聚体，每个部分由3条不同的肽链组成。纤维蛋白原是凝血过程中一系列具有蛋白质水解活性的凝血因子相继激活的最终底物，经水解转化为纤维蛋白。纤维蛋白缺乏或分子结构异常会导致凝血障碍。

13. **凝血因子ⅩⅢ** 又称纤维蛋白稳定因子，为四聚体，由2个α亚单位和2个β亚单位组成，活性中心位于α亚单位。其主要功能是使可溶性纤维蛋白变成不可溶的纤维蛋白多聚体，从而稳固纤维蛋白凝块。

扫码"学一学"

第三节　应用实例

一、人血白蛋白

1. 抽样　对血液制品生产单位生产的各批次人血白蛋白成品都应进行随机抽样和全面质量检定，不同机柜冻干的制品分别抽样做无菌检查和水分测定。

2. 鉴别试验　采用免疫双扩散法进行检测。仅与抗人血清产生沉淀线，与抗马、抗牛血清不产生沉淀线。

3. 物理检查

（1）外观　应为略黏稠、黄色或绿色至棕色澄明液体，不应出现浑浊。

（2）可见异物　依法检查（《中国药典》通则0904），应符合规定。

（3）不溶性微粒检查　依法检查（《中国药典》通则0903第一法），应符合规定。

（4）渗透压摩尔浓度　应为210～400mOsmol/kg或经批准的要求（《中国药典》通则0632）。

（5）装量　依法检查（《中国药典》通则0102），应不低于标示量。

（6）热稳定性试验　取供试品置57℃±0.5℃水浴中保温50小时后，用可见异物检查装置，与同批未保温的供试品比较，除允许颜色有轻微变化外，应无肉眼可见的其他变化。

4. 化学检定

（1）乙酰色氨酸含量　如与辛酸钠混合使用，则每1g蛋白质中应为0.064～0.096mmol（通则3112）。

（2）pH值　用0.85%～0.9%生理氯化钠溶液将冻干制剂稀释成10g/L蛋白质溶液，于20℃±2℃测定pH值，pH值应为6.4～7.4。

（3）蛋白质含量　采用凯氏定氮法（检测原理及方法参照第九章）进行测定，蛋白质含量应不低于标示量的95.0%～110.0%，每瓶蛋白质的总量应不低于出品规格。

（4）纯度　采用醋酸纤维素薄膜电泳法进行检测。供试品（蛋白质、核苷酸等）在惰性支持介质（醋酸纤维素）中，在电场的作用下，带电粒子按各自的速度向极性相反的电极方向进行泳动，使组分分离成狭窄的区带，用适宜的检测方法记录其电泳区带图谱或计算其含量。白蛋白含量应不低于蛋白质总量96.0%。

（5）钠离子测定　采用火焰光度法测定供试品中钠离子含量。精密量取供试品0.5ml，置于50ml量瓶中，用水稀释至刻度，即为供试品溶液，照火焰光度法测定，在波长589nm处测定供试品溶液的发光强度。另精密称取于110℃干燥至恒重的氯化钠0.293g，置于100ml量瓶中，用水稀释至刻度，再精密量取该溶液0.9ml、1.1ml、1.3ml、1.5ml、1.7ml，分别置于50ml量瓶中，用水稀释至刻度，制成0.9mmol/L、1.1mmol/L、1.3mmol/L、1.5mmol/L、1.7mmol/L的系列标准钠溶液，同法操作。

以系列标准钠溶液的浓度对其相应的发光强度作直线回归，将供试品溶液发光强度代入直线回归方程，求得供试品溶液钠离子浓度（mmol/L），再乘以供试品的稀释倍数（100），计算出供试品钠离子含量（mmol/L）。钠离子含量应≤160mmol/L。

（6）铝残留量　应不高于200μg/L（《中国药典》通则3208）。

（7）钾离子测定　采用火焰光度法测定供试品中钾离子含量，方法参照钠离子测定。

钾离子含量应≤2mmol/L。

（8）吸光度测定　用 0.85% ~ 0.90% 生理氯化钠溶液将供试品蛋白质含量稀释至 10g/L，按紫外 – 可见分光光度法，测定 403nm 吸光度，应不大于 0.15。

（9）多聚体含量　采用分子排阻色谱法测定人血白蛋白多聚体含量。取供试品适量，用流动相稀释成每 1ml 约含蛋白质 12mg 的溶液，取 20μl，注入色谱柱，记录色谱图 60min，按面积归一法计算，色谱图中未保留（全排阻）峰的含量（%）除以 2，即为人血白蛋白多聚体含量。多聚体含量应≤5.0%。

（10）辛酸钠含量　采用气相色谱法测定供试品中辛酸钠含量。每 1g 蛋白质中应为 0.140 ~ 0.180mmol，如与乙酰色氨酸混合使用，则每 1g 蛋白质中应为 0.064 ~ 0.096mmol。

5. HBsAg 测定　采用敏感性为 1ng/ml 以下的 ELISA 试剂盒进行测定，应为阴性（检测原理及方法参照第五章）。

6. 无菌检查　按《中国药典》（2020 年版）通则中的无菌检查法进行检测，检测原理及方法参照第三章，应符合相关规定。

7. 安全性检查

（1）豚鼠试验　选取体重 250 ~ 350g 健康豚鼠 2 只，每只皮下注射待检样品 5ml，注射后半小时内豚鼠不应有明显的异常反应，连续观察 7d，豚鼠均应健存，每只豚鼠体重增加，无局部脓肿、坏死或结痂者，判为合格。若豚鼠体重不增加时，应继续观察 7d。豚鼠体重上升，无上述局部反应时可判为合格。若不符合上述要求，应用 4 只豚鼠重复测试一次，判定标准同前。

（2）小白鼠试验　选取体重 18 ~ 20g 小白鼠 5 只，每只经腹腔注射待检样品 0.5ml，半小时内小白鼠不应有明显的异常反应，连续观察 7d，小白鼠均健存，每只体重增加者判为合格。若不符合上述要求，应用 10 只 19 ~ 21g 小白鼠复试一次，判定标准同前。

8. 热原检查　按《中国药典》（2020 年版）三部通则中热原检查法进行测定。注射剂量按家兔体重每 1kg 注射 0.6g 蛋白质；应符合相关规定。或采用"细菌内毒素检查法"，蛋白质浓度分别为 5%、10%、20%、25% 时，其细菌内毒素限值（L）应分别小于 0.5EU/ml、0.83EU/ml、1.67EU/ml、2.08EU/ml。

二、人免疫球蛋白

1. 抽样　对血液制品生产单位生产的各批次人免疫球蛋白成品都应进行随机抽样和全面质量检定。除常规检定项目外，还应进行鉴别试验。

2. 鉴别试验

（1）免疫双扩散法　仅与抗人血清或血浆产生沉淀线，与抗马、抗牛、抗猪、抗羊血清或血浆不产生沉淀线。

（2）免疫电泳法　与正常人血清或血浆比较，主要沉淀线应为 IgG。

3. 物理检查

（1）外观　应为无色或淡黄色澄明液体，可带乳光，不应出现浑浊。

（2）可见异物　依照《中国药典》（2020 年版）通则可见异物检查法（灯检法）检查，除允许有可摇散的沉淀外，其余应符合规定。

（3）装量　依照《中国药典》（2020 年版）通则注射剂装量检查法进行检查，应不低于标示量。

（4）热稳定性试验　将供试品置于 57℃ ±0.5℃ 水浴中保温 4h 后，用可见异物检查装置，肉眼观察应无凝胶化或絮状物。

4. 化学检定

（1）pH 值 用 0.85% ~0.90% 生理氯化钠溶液将供试品蛋白质含量稀释成 10g/L，依照《中国药典》（2020 年版）通则 pH 值测定法进行测定，pH 值应为 6.4 ~7.4。

（2）蛋白质含量 采用凯氏定氮法进行测定，应不低于标示量的 95.0% 。

（3）纯度 采用醋酸纤维素薄膜电泳法进行检定，应不低于蛋白质总量 90.0% 。

（4）糖含量 如制品中加葡萄糖或麦芽糖，其含量应为 20 ~50g/L。采用高效液相色谱法进行检定。

（5）甘氨酸含量 如制品中加甘氨酸，其含量应为 10 ~30g/L。依据过量的 6 - 氨基喹啉基 - N - 羟基琥珀酰亚氨基氨基甲酸酯在一定条件下和氨基酸形成稳定的衍生产物（柱前衍生），用高效液相色谱法测定衍生产物，根据衍生产物的含量计算人免疫球蛋白中甘氨酸含量。

（6）分子大小分布 采用分子排阻色谱法测定 IgG 单体与二聚体含量，二者含量之和应不低于 90.0% 。

5. 抗体效价

（1）抗 - HBs 按放射免疫法试剂盒说明书测定，每 1g 蛋白质应不低于 6.0IU。

（2）白喉抗体 依据抗原抗体凝集反应测定效价，每 1g 蛋白质应不低于 3.0HAU。

（3）甲型肝炎抗体 如用于预防甲型肝炎，则应采用酶联免疫方法进行甲型肝炎抗体检测，应不低于 100IU/ml。

6. 无菌检查 依照《中国药典》（2020 年版）通则中的无菌检查法进行检查，应符合相关规定。

7. 异常毒性检查

（1）豚鼠试验 选取体重 250 ~350g 健康豚鼠 2 只，每只腹腔注射供试品 5.0ml，连续观察 7d，观察期限内，豚鼠应全部健存，且无异常反应，到期时每只豚鼠体重应增加，供试品判为合格。如不符合上述要求，可用 4 只豚鼠重复测试 1 次，判定标准同前。

（2）小白鼠试验 选取体重 18 ~22g 小白鼠 5 只，每只经腹腔注射供试品 0.5ml，连续观察 7d。观察期内，小白鼠应全部健在，且无异常反应，到期时每只小鼠体重应增加，供试品判为合格。若不符合上述要求，可用 10 只小白鼠复试 1 次，判定标准同前。

8. 热原检查 依照《中国药典》（2020 年版）通则中的热原检查法进行测定，应符合相关规定。注射剂量按家兔体重注射 0.15g/kg 蛋白质。

9. 其他检定项目 根据病毒灭活方法，应增加相应的检定项目。

三、人凝血因子Ⅷ

1. 抽样 对血液制品生产单位生产的各批次人凝血因子成品都应进行随机抽样和全面质量检定，不同机柜冻干的制品分别抽样做无菌检查和水分测定。

2. 鉴别试验 采用免疫双扩散法进行检测。仅与抗人血清产生沉淀线，与抗马、抗牛血清不产生沉淀线。

3. 物理检查

（1）外观 冻干制剂应为乳白色疏松体，无融化迹象。液体制剂和冻干制剂经重溶后，溶液无色澄明或具轻微乳光，允许有微量细小蛋白质颗粒。

（2）真空度 采用高频火花真空测定器检测，瓶内应出现蓝紫色辉光。

（3）溶解时间　从冰箱中取出的制品应平衡至 25～37℃，然后按瓶签标示量加入适量 25～37℃灭菌注射用水，使其每 1ml 含 4IU。制品应于 30min 内完全溶解。

（4）可见异物　依法检查（《中国药典》通则 0904），除允许有微量细小蛋白颗粒外，其余应符合规定。

（5）渗透压摩尔浓度　应符合批准的要求（《中国药典》通则 0632）。

（6）装量差异　依法检查（《中国药典》通则 0102），应符合规定。

4. 化学检定

（1）水分　冻干制剂水分含量应 ≤3.0%（g/g）。

（2）pH 值　取进行溶解时间检定时制作的溶液，于 20℃±2℃ 测定 pH 值，pH 值应为 6.5～7.5。

（3）钠离子测定　钠离子含量应 ≤160mmol/L，检测方法及原理参照人血白蛋白钠离子测定。

（4）枸橼酸离子测定　取前述溶液进行测定。若生产中加有枸橼酸作稳定剂，其枸橼酸离子含量应 ≤25mmol/L。检测方法采用高效液相色谱法，色谱柱为十八烷基硅烷键合硅胶填充色谱柱，柱长 250mm，柱直径 4.6mm，粒度 5μm。流动相为 18.2mmol/L 磷酸盐缓冲液，0.1% 异丙醇溶液（pH 2.0～2.5）；柱温：40℃；流速：1.0ml/min；样品池温度：室温；运行时间：50min；紫外检测器检测波长：210nm。取 5.0mmol/L 枸橼酸离子溶液 20μl，注入色谱柱，记录色谱图，拖尾因子按枸橼酸离子色谱峰测定应为 0.95～1.40。

（5）聚乙二醇（PEG）残留量　如采用 PEG 分离制备，加适量稀释剂溶解至人凝血因子Ⅷ 20IU/ml 进行检定，其残留量应不高于 0.5g/L（《中国药典》通则 3202）。

（6）糖含量　如制品中添加糖作稳定剂，其含量应符合批准的要求（《中国药典》通则 3120）。

（7）氨基酸含量　如制品中添加氨基酸作稳定剂，其含量应符合批准的要求（《中国药典》通则 3123）。

5. 效价测定

取前述溶液用一期法进行测定。根据每 1ml 人凝血因子Ⅷ效价及标示装量计算每瓶人凝血因子Ⅷ效价，应为标示量的 80%～140%。

6. 比活性测定

根据蛋白质含量（福林酚法，检测方法及原理参照第九章）和每 1ml 人凝血因子Ⅷ效价，计算比活性，每 1mg 蛋白质应不低于 10.0IU，如加入蛋白质类稳定剂，可免做该项测定。

7. HBsAg 测定

采用敏感性为 1ng/ml 以下的 ELISA 试剂盒进行测定，应为阴性。

8. 无菌检查

按《中国药典》（2020 年版）通则中的无菌检查法进行检测，检测原理及方法参照第三章，应符合相关规定。

9. 安全试验

（1）豚鼠试验　选取体重 250～350g 健康豚鼠 2 只，每只腹腔注射待检样品 15IU，注射后半小时内豚鼠不应有明显的异常反应，连续观察 7d，豚鼠均应健存，每只豚鼠体重增加，无局部脓肿、坏死或结痂者，判为合格。若豚鼠体重不增加时，应继续观察 7d。豚鼠体重上升，无上述局部反应时可判为合格。若不符合上述要求，应用 4 只豚鼠重复测试一次，判定标准同前。

（2）小白鼠试验　选取体重 18～20g 小白鼠 5 只，每只经腹腔注射待检样品 1.5IU，半小时内小白鼠不应有明显的异常反应，连续观察 7d，小白鼠均健存，每只体重增加者判为合格。若不符合上述要求，应用 10 只 19～21g 小白鼠复试一次，判定标准同前。

10. 热原检查　按《中国药典》(2020 年版) 三部通则中的热原检查法进行测定。注射剂量按家兔体重注射 10IU/kg。应符合相关规定。

11. 其他检测　根据病毒灭活/去除方法，必要时应增加相应的检定项目。

扫码"练一练"

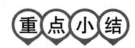

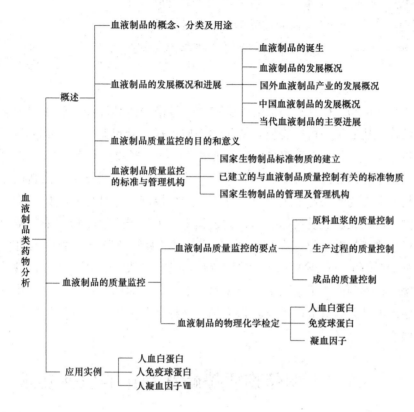

血液制品类药物分析
- 概述
  - 血液制品的概念、分类及用途
  - 血液制品的发展概况和进展
    - 血液制品的诞生
    - 血液制品的发展概况
    - 国外血液制品产业的发展概况
    - 中国血液制品的发展概况
    - 当代血液制品的主要进展
  - 血液制品质量监控的目的和意义
  - 血液制品质量监控的标准与管理机构
    - 国家生物制品标准物质的建立
    - 已建立的与血液制品质量控制有关的标准物质
    - 国家生物制品的管理及管理机构
- 血液制品的质量监控
  - 血液制品质量监控的要点
    - 原料血浆的质量控制
    - 生产过程的质量控制
    - 成品的质量控制
  - 血液制品的物理化学检定
    - 人血白蛋白
    - 免疫球蛋白
    - 凝血因子
- 应用实例
  - 人血白蛋白
  - 人免疫球蛋白
  - 人凝血因子Ⅷ

(吕国忠)

第十六章　生物药物质量标准的制订

生物药物是指动物、植物、微生物等生物体在其生命活动过程中产生的一大类用于预防、诊断、治疗疾病的生理活性物质。从化学本质上说，既包括小分子的化学药物，也包括大分子的生物制品，如基因重组蛋白质、抗体类药物、多肽类药物、核酸类药物、疫苗、血液制品等。由于它们的理化性质、制备方法、检测指标、检测技术、控制标准等差异很大，特别生物制品类药物，各个生产环节都需要严格控制，并且控制项目和检测手段与化学药物都不同，所以在新药质量标准制订的过程中，小分子化学药物和采用基因重组技术制备的大分子生物药物需区分对待。为此，国家药品监督管理局于 2020 年 6 月公布的《生物制品注册分类及申报资料要求》，将以微生物、细胞、动物或人源组织和体液等为起始原材料，用生物学技术制成，用于预防、治疗和诊断人类疾病的制剂定义为生物制品。本章主要以生物制品中基因重组蛋白质类药物为例，介绍大分子生物药物质量标准制定的基本原则和主要内容。

第一节　生物药物质量标准制定的总体要求

一、生物制品注册分类

参照 2020 年 6 月国家药品监督管理局公布的《生物制品注册分类及申报资料要求》，将生物制品分为预防用生物制品、治疗用生物制品和按生物制品管理的体外诊断试剂。

（一）预防用生物制品

预防用生物制品是指为预防、控制疾病的发生、流行，用于人体免疫接种的疫苗类生物制品，包括免疫规划疫苗和非免疫规划疫苗。预防用生物制品注册分类：

1 类：创新型疫苗：境内外均未上市的疫苗：

1.1 无有效预防手段疾病的疫苗。

1.2 在已上市疫苗基础上开发的新抗原形式，如新基因重组疫苗、新核酸疫苗、已上市多糖疫苗基础上制备的新的结合疫苗等。

1.3 含新佐剂或新佐剂系统的疫苗。

1.4 含新抗原或新抗原形式的多联/多价疫苗。

2 类：改良型疫苗：对境内或境外已上市疫苗产品进行改良，使新产品的安全性、有效性、质量可控性有改进，且具有明显优势的疫苗，包括：

2.1 在境内或境外已上市产品基础上改变抗原谱或型别，且具有明显临床优势的疫苗。

2.2 具有重大技术改进的疫苗，包括对疫苗菌毒种/细胞基质/生产工艺/剂型等的改进。（如更换为其他表达体系或细胞基质的疫苗；更换菌毒株或对已上市菌毒株进行改造；对已上市细胞基质或目的基因进行改造；非纯化疫苗改进为纯化疫苗；全细胞疫苗改进为组分疫苗等）

2.3 已有同类产品上市的疫苗组成的新的多联/多价疫苗。

2.4 改变给药途径，且具有明显临床优势的疫苗。

2.5 改变免疫剂量或免疫程序，且新免疫剂量或免疫程序具有明显临床优势的疫苗。

2.6 改变适用人群的疫苗。

3 类：境内或境外已上市的疫苗：

3.1 境外生产的境外已上市、境内未上市的疫苗申报上市。

3.2 境外已上市、境内未上市的疫苗申报在境内生产上市。

3.3 境内已上市疫苗。

（二）治疗用生物制品

治疗用生物制品是指用于人类疾病治疗的生物制品，如采用不同表达系统的工程细胞（如细菌、酵母、昆虫、植物和哺乳动物细胞）所制备的蛋白质、多肽及其衍生物；细胞治疗和基因治疗产品；变态反应原制品；微生态制品；人或者动物组织或者体液提取或者通过发酵制备的具有生物活性的制品等。生物制品类体内诊断试剂按照治疗用生物制品管理。治疗用生物制品注册分类：

1 类：创新型生物制品：境内外均未上市的治疗用生物制品。

2 类：改良型生物制品：对境内或境外已上市制品进行改良，使新产品的安全性、有效性、质量可控性有改进，且具有明显优势的治疗用生物制品。

2.1 在已上市制品基础上，对其剂型、给药途径等进行优化，且具有明显临床优势的生物制品。

2.2 增加境内外均未获批的新适应症和/或改变用药人群。

2.3 已有同类制品上市的生物制品组成新的复方制品。

2.4 在已上市制品基础上，具有重大技术改进的生物制品，如重组技术替代生物组织提取技术；较已上市制品改变氨基酸位点或表达系统、宿主细胞后具有明显临床优势等。

3 类：境内或境外已上市生物制品：

3.1 境外生产的境外已上市、境内未上市的生物制品申报上市。

3.2 境外已上市、境内未上市的生物制品申报在境内生产上市。

3.3 生物类似药。

3.4 其他生物制品。

（三）按生物制品管理的体外诊断试剂

按照生物制品管理的体外诊断试剂包括用于血源筛查的体外诊断试剂、采用放射性核素标记的体外诊断试剂等。

1 类：创新型体外诊断试剂。

2 类：境内外已上市的体外诊断试剂。

二、生物药物质量标准制订的总体要求

生物药物质量标准是国家对生物药物质量、规格及检验方法所作的技术规定，是生物

药物的生产厂家、供应、使用、药物检验和药物管理各部门共同执行的法规。

根据《药品管理法》的规定，未经国家药品监督管理局批准的新药不得投入生产。在批准新药的同时即颁布该新药的质量标准。所以制订生物药物质量标准的基础是新药研制过程中的质量研究工作。这些质量上的研究资料是制订新的生物药物质量标准不可少的基础研究工作。

一般来说，从生物药物的药理学、毒理学特征和临床上给药途径来考虑制订质量标准。外用药质量标准要求可稍宽些，口服药物要求严格一些，而注射剂和麻醉用药要求更严格。

总体要求：用药安全有效，检测项目和指标明确，检测方法先进、可行、可信。

（1）从保证人民身体健康的需求出发去研制新药，在药学、药效学、毒理学等一系列的研究工作基础上，制订出保证药物质量的质量标准。

（2）经国家药品监督管理局批准的各类新药，同一品种原则上只能制订一个部标准，并有两年的试行期。在标准试行期间，生产厂要进一步完善质量标准。试行期满并符合要求，经国家药品监督管理局审批，转为正式标准。

（3）两个或两个以上研制单位先后申报同一新药，后申报的药物质量标准必须达到已申报的药物质量标准的水平，方可批准生产。若后申报的药物质量标准水平比已申报的药物质量标准水平先进，则按先进的药物质量标准修订原订的质量标准。

（4）两个或两个以上研制单位同一时期内申报同一新药，则对不同的药物质量标准进行统一：①方法相同，指标不同的，按高指标制订；②由于生产工艺及条件的不同而造成杂质检查项目有不同的，可以并列。

三、生物药物质量标准制订的意义

随着生命科学和生物技术的发展，涌现出大量的生物药物，在人类预防及战胜一系列重大疾病、保障身体健康的进程中发挥着越来越大的作用，因此许多国家已经把生物医药作为医药产业发展的重点领域。

由于生物药物生产过程具有复杂性、易变性及产品检验的特殊性，需要不断的建立和完善多种多样的微生物学、生物学、化学、物理学检测方法，研究和制定每种产品质量标准。生物药物，尤其是基因工程制品，多为热敏性或多组分的药品，虽经各种提纯，但其产品纯度达不到100%，其原料药和制造的各种制剂在贮存过程中，因环境因素的作用，还会产生不同程度的降解反应，失去原有药效，产生一些不良反应。因此对这类药品，各国都规定了特定的管理条例及严格的检验制度，如原材料质量、培养过程的检测、分离纯化的中间体、成品均要进行严格的检查。许多国家都制订了"生物技术医药产品的生产和质量控制"一类质量控制准则。同时，伴随着药物制剂学的剂型研究已从一般的片剂、针剂向微囊制剂、缓释制剂、控释制剂、靶向制剂等新型制剂发展，更加需要建立相应的新的检测方法，以便研究和制定新制剂的质量标准，并且需要紧密配合现代化的仪器和分析手段，以便更深入地研究药物的化学结构与生物活性之间的关系，揭示药物分子与受体间的作用，从而进行药物分子设计、定向生物合成或化学修饰的研究。

总之，对于生物药物分析工作者而言，不仅要重视药物的静态常规监察，还要深入到药物筛选、生产工艺过程、贮存期间、生物体内的药物代谢过程等的动态分析监控。其目的就是保证生物药物的安全、有效、质量可控。

第二节　生物药物质量标准制订的基础工作

本节所讲述的生物药物，特指使用基因工程技术获得的重组蛋白质类药物。基因工程药物不同于一般药品，它是来源于活的生物体（细菌或细胞），并具有复杂的分子结构，它的生产步骤多，周期长，涉及生物材料和生物学过程，如发酵、细胞培养、分离纯化获得目的产物。这些过程有其固有的易变性，如重组基因突变、质粒丢失、蛋白质多肽类物质易受到各种理化因素的影响。测定基因工程药物的生物学活性方法与物理化学方法相比，变异性大。因此对此类产品的质量控制尚无非常成熟的经验和方法，需要坚持在生产过程中严格质量管理，并且开展对原材料、半成品、成品的多重质量监控，做大量而详细的药学、药效学、毒理学及质量监控方法等方面的研究工作。因此，在制订质量标准之前，需做好下列基础工作。

一、新药背景与名称

对于创新型的生物药物，首先要进行文献检索，查阅国内外是否有类似药物的研制或投放市场，说明研制新药的必要性和开发前景；收集相关的质量标准及检测方法，作为制订该新药质量标准参考。如果是仿制生物药物，需要明确：①仿制生物药物的英文名称及商品名称；②该药物的质量标准及检测方法；③该药物在国内外的研究、上市销售现状及相关文献资料或者生产、使用情况的综述；④对该品种的创新性、可行性等的分析。

二、新药结构确证

基因克隆表达的重组蛋白质类药物，其结构确认一般包括一级结构氨基酸的组成、二级三级结构蛋白质折叠方式以及二硫键、四级结构寡聚体还是多聚体。确证结构的方法，普遍使用方法包括 N - 末端测序、C - 末端测序、氨基酸组成分析、肽图分析、还原型和非还原型 SDS - 聚丙烯酰胺凝胶电泳（SDS - PAGE）分析，必要时还应增加单晶 X - 射线衍射、圆二色光谱、质谱等方法进行研究。对于化学偶联修饰的制品，还应对修饰位点等进行确证。

确证结构均应附图谱，应为原图的复印件或照片，不得用手工描绘图谱。详细注明检测仪器的型号和测试的具体条件。

1. **分子量**　常采用十二烷基磺酸钠 - 聚丙烯酰胺电泳（SDS - PAGE）、毛细管电泳（CE - SDS）、质谱等方法测定蛋白质分子量。最常使用的是 SDS - PAGE 方法，但如果蛋白质含有链间二硫键，还需进一步采用还原和非还原两种条件进行电泳分析，并与理论值比较，确定其完整分子量大小。当前，质谱技术精确测定大分子蛋白质的分子量已被广泛应用，它解决了原来采用 SDS - PAGE 电泳法无法准确测定蛋白质分子量的问题。对于糖蛋白，在进行质谱分子量检测时，还需比较糖切去前后的分子量变化情况，以及与理论分子量的差异。

2. **N 端分析**　最常用 Edman 降解法进行蛋白质的 N 端分析。除检测报告外，尚需提供标准氨基酸和每一循环降解氨基酸的 HPLC 图谱。如遇半胱氨酸（Cys），应尽可能对其进行修饰后测定。应分析 N 端序列是否一致，如 N 端不均一，还应估测出各种 N 端所占比例。如一次测定结果不理想，由原始图谱难以读出氨基酸序列，应改进条件或更换测试单位，再重复测定。

3. C端测定　应尽可能采用各种可行的方法进行 C 端序列分析，如蛋白酶切后 LC – MS/MS 分析等，并提供相关的原始检测图谱和数据。此外，还应对 C 端修饰进行分析，如乙酰化、酰胺化导致的部分降解等。

4. 肽图分析　肽图分析是鉴定蛋白质结构的精准方法之一，其结果说明两个问题，一个是确证表达产物结构的正确性，另一个是确认批间产品结构的一致性。为达到前者的目的，应进行质量肽谱分析，即应用合适的酶解或化学试剂催化断裂蛋白质后，使其产生不连续多肽，而后采用质谱法鉴定各多肽片段，将测得肽段的分子量与理论值比较，分析其一致性，并计算检出率/覆盖率（测得肽段占全序列的百分比）；如可获得已上市的同结构产品，也可与之作对照，进行酶解后 HPLC 图谱分析，比较二者结构的一致性。为达到后者的目的，应至少对连续三批自制样品进行肽图谱测定，并分析批间样品的肽图谱的一致性，以说明批间产品质量稳定性。

随着生物技术的不断发展，大多数重组蛋白制品已经可以借助蛋白酶切、肽图分析，结合二级质谱等手段检测分析全长的氨基酸序列，因此开发此类药物时应考虑进行全长氨基酸序列分析，尤其是对于按生物类似药研发的重组蛋白产品，需提供与原研药比对的蛋白质一级序列确证分析。

5. 巯基和二硫键　如果产品基因序列存在半胱氨酸残基时，应尽可能确定巯基和/或二硫键的数量及位置。使用方法包括肽图分析（还原和非还原条件下）联合质谱测定法或其他适当的方法。

6. 蛋白质翻译后修饰的分析　蛋白质翻译后修饰具体包括氧化、脱酰胺等。可以采用蛋白酶切质谱（Lys – C 肽图）等多种技术手段综合分析。在分析样品时，需注意分析不同批次间的一致性，同时也要进一步研究其对产品生物活性等功能的影响，必要时还需进行含量控制。

7. 糖基化结构分析　对于含有糖基化位点的糖蛋白而言，采用真核表达体系制备时可产生糖基化修饰。而糖基化的有无及类型，往往影响到糖蛋白的生物活性、药代动力学行为、体内的稳定性及免疫原性等，因此对于糖蛋白进行必要的糖基化结构分析是很有意义的。目前，一般对于糖结构意义明确的产品，应检测分析糖蛋白中糖基化位点、糖链结构、糖型、唾液酸含量等。现有的技术手段对于 N – 糖的研究比较成熟，但对于 O – 糖的研究还有待加强。

8. 高级结构的分析　一般来讲，蛋白质的高级结构对保证其生物活性非常重要，所以还应尽可能进行表达产物高级结构的研究。但目前蛋白质高级结构研究的手段还比较有限。现阶段较为方便、可行的测试方法仍是圆二色谱分析，不过受多种因素的影响，该项测试结果的意义也是有限的。对于以下情况应尽可能提供圆二色谱分析结果：如能取得标准品做对照，应将样品和对照品同时进行圆二色谱比较分析；如为改构产品，应以天然结构产物作为对照，进行圆二色图谱比较，以分析改构前后产品的二级结构是否发生变化。近几年，随着蛋白质结构分析技术的发展，在表达产物结构确证方面有了更多可利用的手段。如差示扫描量热法、傅里叶变换红外光谱法、X 射线晶体衍射、核磁共振等。研究开发单位尽可能采用一些新的技术，多方求证其产品结构的正确性。

9. 其他　对于化学偶联修饰的制品，如 PEG、化学小分子、多糖偶联修饰制品，应对修饰基团/蛋白比例、修饰位点、修饰比例等进行分析，如可采用蛋白酶切辅之以质谱的方法进行分析。

三、新药试制工艺与处方依据

1. 原料药 要明确目的基因的来源、克隆经过；对于改造过的基因应说明被修饰后的密码子、被切除的肽段及拼接的方法；使用 PCR 技术扩增得到的目的基因，应明确扩增的模板、引物及酶反应条件等，并以限制酶酶切图谱和核苷酸分析方法确认基因结构正确无误。

应明确表达载体的名称、结构、遗传特性以及各组成部分（复制子和启动子等）的来源与功能，构建重组质粒中所用位点的酶切图谱、抗性标记物等，并建立相应的检测方法。

应明确宿主细胞的名称、来源、传代历史、检定结果及其生物学特性等，明确载体引入宿主细胞的方法和载体在宿主细胞中存在的状态，是否整合到染色体上及拷贝数、遗传稳定性以及启动和控制基因表达的方法和水平，并建立相应的检测方法。

应明确种子批不含致癌因子，无细菌、病毒、霉菌和支原体污染及其检测方法。

应明确产品分离纯化中采用的分级沉淀、超滤、色谱、电泳等方法和所达到的纯化倍数、收率、活性回收率、产物纯度，记录每一步所去除的微量 DNA、糖类、残余宿主蛋白质、纯化过程中带入的有害化学物质及热原的方法。

研究色谱柱使用的寿命、保存条件等。特别是使用亲和色谱法分离时，需研究填料的质量，并证实分离过程中，色谱柱上的物质不会掉入产品中。如单克隆抗体，应建立监测可能污染这种外源性物质的方法，不应含有异种免疫球蛋白。如在反相纯化步骤中，用到乙腈或甲醇等有机溶剂，用蛋白 A 亲和色谱纯化抗体，有机溶剂和蛋白 A 等这些对人体有毒物质应加以去除和控制，要研究重组蛋白质类药物是否为纯一产品，是否有聚体或者降解物产生。如有，要通过等电聚焦测定蛋白质分子量，HPLC 等方法检测其含量，并结合毒理实验等，研究其致敏性、异常毒性、副作用等，从而确定聚合体的最大限量。

单克隆抗体及真核细胞表达的重组制品，其生产工艺中应包含有效的病毒去除/灭活工艺步骤，并应建立病毒去除/灭活效果的实验方法和验证资料。

生产过程中加入对人有潜在毒性的物质时，应提供生产工艺去除效果的验证资料，制订产品中的限量标准并提供依据。如采用有机溶剂或者其他物质进行提取、纯化或者灭活处理，生产的后续工艺应能有效去除，且去除工艺应经验证，残留量应符合残留溶剂测定法的相关规定。

生产用原材料涉及内源性物质的，需按国家药品监督管理局的有关规定提供相应的资料。

为了确定原液、成品、中间品等存放的容器、存放方式，需对直接接触内包材或容器开展相关研究。应说明直接接触的内包材或容器的来源、规格、材质、结构组成、质量标准，并进行有关研究以支持其选择的合理性。其中一项就是相容性研究，由于目前尚无针对生物药物的相关技术指导原则，可参考国内外其他相关指导原则开展相应研究。

对于其他生产工艺中使用的接触材料，如一次性反应袋、中间品盛放容器等，应参照内包材的有关要求开展相容性等研究，并提供研究资料。如采用在线滤器对成品中不溶性微粒进行去除，应一并提供相关研究结果。

2. 制剂 药物必须制成适宜的剂型才能用于临床，制剂的研究工作在新药研究与开发中占有重要的地位。同一种药物的不同剂型，其疗效是不同的，因此，在新药的质量标准制订前，要进行用药剂量、给药方法、疗程和用药时间的各种效应（包括疗效、不良反应）试验，选择稳定性好、生物利用度高、血浓维持时间长、服用方便的剂型用于临床。

生物技术产品具有多样、复杂和易变的特性，因此如何将这类药物制成稳定、安全、有效的制剂，往往成为研究开发中的重点和难点问题。进行处方筛选时需注意所选用的辅料应不对主药的生物活性产生影响。成品配制中所选用的保护剂、赋形剂等辅料必须符合药用标准，并符合国家食品药品监督管理总局《关于发布药包材药用辅料申报资料要求（试行）的通告》（2016 年第 155 号）的相关要求。应尽可能避免选择动物或人体组织来源的成分，如果之前已经选择了，后续应尽可能考虑采用非动物源成分替代。对于单剂量的制品，不宜使用防腐剂。如选用的辅料国内无药用级产品，可购买进口的国外药用级产品。选择辅料时应兼顾其合法性和可获得性，应对辅料的选择应给予足够的重视，如不能持续合法地取得符合药用要求的辅料，将会给药品的注册和上市带来难以克服的问题。

对于选定的制剂类型，应研究处方的组成与组成的筛选结果，说明处方中每一种辅料的作用，详述制备工艺及在制备与贮存过程中可能产生的降解产物，制剂中用的原辅料均应附质量标准。如制剂处方引自国外，应附原始文献和详细资料。还应考虑不同的生产规模对产品质量的影响。创新性制品还应考虑进行主药与辅料相互作用的研究。合理的剂型和处方主要是为了保证药物有良好的稳定性，另外还可以达到增加药物的溶解度、提高药物的生物利用度或方便临床给药等目的。

另外，对于注射剂类的产品，常采用预充式注射器或多剂量笔包装，对其密封性、给药剂量准确性等也应采用适宜的方法进行研究确证。

四、产品的鉴别、纯度检查等质量研究工作

中国的基因工程产品质量控制主要依据《重组 DNA 产品质量控制要点》《中国生物制品规程》《中国药典》《药品生产质量管理规范》《药品注册分类及管理办法》等，同时参考世界卫生组织和美国食品药品管理局（FDA）颁布的指南、药品注册的国际协调组织（ICH）文件等。

基因工程产品质量控制包括原液的检测项目和成品的检测项目。原液的检测项目有：来源和性质、外观、理化性质、结构确认、鉴别试验、纯度测定、含量测定和活性测定、安全性试验。成品的检测内容有：来源和性质、外观、特性、鉴别试验、pH 值、渗透压、干燥失重或者水分测定、不溶性物质测定、重量偏差、安全性试验、无菌检查、含量测定、活性测定。任何一种单一方面的分析方法都无法满足对产品的检测要求。

1. 外观　产品外观异常往往反映其安全与效力可能发生变化，故要建立相关的方法和标准研究产品外观。如透明液体制品，应本色或无色澄清液体，不得含有异物、白点、凝块、浑浊或摇不匀的沉淀物。冻干制品应为白色、淡黄色疏松体，呈海绵状或结晶状，应无明显冻融现象。

2. 鉴别　依据生物制品的理化性质和生物学特征，判断其真伪。采用特异性或者非特异性方法进行鉴别，建立相应方法。如采用还原型电泳和 HPLC 进行非特异性鉴别；采用免疫印迹法、等电聚焦法、肽图分析、氨基酸组成成分分析、氨基酸测序等方法进行特异性鉴别。

3. 纯度　是保证药物质量的重要指标。产品中含有某些有效成分和无效有害成分，需要通过不同的方法进行检查，制订最低含量标准，以保证产品的安全有效。可以用电泳、

凝胶色谱、HPLC、毛细管电泳等方法检测蛋白质纯度。

4. 杂质　分为蛋白质和非蛋白质两类。不论哪类，由于杂质的存在，会直接影响产品质量、安全性和稳定性，所以需采用免疫分析法、电泳法、HPLC 法、分子杂交法、微生物学以及动物实验法加以研究和控制。

五、产品的含量与活性检测

基因重组蛋白质类药物的含量测定是检查主要有效成分的含量，以计算纯度和比活力。常用的测定方法有：半微量凯氏定氮法、福林酚（Lowry）法、紫外吸收法。

活性测定是保证基因工程药物产品有效性的重要手段。采用国际上通用的方法测定，必须用国际或者国家标准品加以校正，以国际单位表示或者折算成国际标准单位。比如干扰素活性测定使用细胞致病变法测定；白细胞介素－2（IL－2）采用促进细胞增殖结合 3－(4，5－二甲基噻唑－2)－2，5－二苯基四氮唑溴盐（MTT）比色法。蛋白质的比活力是蛋白质活性与蛋白质含量的比值，是重组蛋白质药物的一项重要指标。它不仅是含量指标，也是纯度指标。比活力不符合规定的原料药物不允许生产制剂。由于蛋白质的空间结构不能常规测定，而蛋白质空间结构的改变，特别是二硫键的错配，可影响蛋白质的生物活性，从而影响蛋白质的药效，比活性可以间接反映这一情况。如白细胞介素－2 的比活力为 10^7 IU/mg，如果某批的比活力仅为 10^6 IU/mg，说明这批产品中有 90% 的蛋白质不具有正常活性或者已被灭活。比活力还可以反映生产工艺的稳定性，用于比较不同表达系统或不同生产厂家生产同一品种的质量情况。比活力的实测值可为工艺过程中成品的配制、分装提供依据。一般比活力的标准可根据中试工艺优化后的多次鉴定结果统计后定出下限。

六、产品的稳定性研究

为了确定产品的有效期，保存及运输方式等，需要开展稳定性研究。研究内容一般包括影响因素试验（如高温、光照、振荡、冻融、氧化等）、加速试验和长期试验，合理制定考察时间。考察项目要全面，影响产品安全性、有效性及敏感的稳定性考察指标应重点关注。需提供至少三批原液和三批制剂的稳定性研究结果的总结及关键图谱。如中间品需要储存，还应提供中间品储存条件下的稳定性研究结果。根据品种特点，开展模拟临床使用情况的稳定性研究，并将研究信息纳入产品说明书。原液如需转运，应进行相关运输稳定性验证。如按照生物类似药申报，还需按照有关的指导原则开展候选药与参照药的稳定性比对研究。申报生产时需提供支持拟上市产品有效期的稳定性研究数据；如生产工艺、生产地点等发生变更，应提供支持其有效期的桥接研究资料。

大分子生物药物一般稳定性较差，结构和性质复杂，产品内在质量变化不易被检测到，所以稳定性研究有一定的难度，出现的问题较多，如考察批数少、考察条件单一（仅设温度条件，而不考虑光照、反复冻溶、冻干制品溶解后的稳定情况）、检测指标少（缺少含量、纯度和降解产物等方面的分析）、对不同规格不同内包装的样品不分别考虑、生产工艺发生变化后未进行桥接研究等。这些问题的存在常导致制定有效期的依据不充分，对于储存条件的规定不全面，有时根据已有结果甚至难以确定产品的有效期。由于稳定性研究很难在后续的工作中弥补，所以这项工作需做在前头，结合产品开发，每个阶段性均需要严谨周密设计，并要在很长时间里坚持按计划完成。

七、参考品或对照品的制备及检定

一般包括活性测定用参考品和理化分析用对照品。对于已有国际标准品或国家标准品（参考品）的，需溯源到这些标准品或参考品；对于自行研制的，应提供不同开发阶段的参考品或对照品的详细信息（包括含量、支数、溶媒、包装容器、用途、保存条件等）、制备过程、结构表征、质量标准、标定依据（包括含量、纯度、生物学活性等）、桥接试验、检验报告、稳定性研究（定期复检）结果等，并提供对照品在产品开发过程中的可溯源材料。

对于自行制备的关键生产用原材料，也应进行相应的参考品或对照品进行研究。

八、质控分析方法的验证

质控分析方法验证就是证明采用的方法适合于相应检测要求，测定该方法的专属性、准确性、精密度、线性、范围、检测限度、定量限度、耐用性等几个指标中的一个或几个，用于说明所采用的方法具有相当的准确性和可靠性，进而可以达到控制产品质量的目的。只有经过验证的分析方法才能用于控制产品质量，因此方法验证是制定质量标准的基础。不同检测目的的试验方法需进行不同参数的测定。

一般情况下，需验证的分析项目有：鉴别试验、杂质检查、原液或制剂中有效成分的含量测定及生物活性测定。其他质控方法，如必要时也应加以验证。

根据质控分析方法来源的不同，对于验证的要求也有所不同。对于已有国家标准的质控方法，一般不需重新进行系统验证，但研制单位在首次采用此类方法前，也应对该方法进行适当的验证，如进行专属性和精密度的验证，以便证明在实际的使用条件下该方法也是适用的。而对于各种自建或参照文献建立的非标准方法，则应进行全面系统的验证。

在对不同检测方法进行验证时，可根据检测目的、方法的原理、方法的技术特点、被检物的成分等设计具体的验证方案。最后，应根据方法的来源及具体的验证结果等，对于质控分析方法的准确性和可靠性进行综合分析，并评价由拟定的质控分析方法构成的制检规程能否基本控制产品质量。

第三节 生物药物质量标准的主要内容

基因工程药物的生产过程与一般药品的生产有着很多不同之处，是一项十分复杂的系统工程。因此这类产品的质量控制，包括在从原料到产品以及制备全过程的每一个环节，以确保产品符合质量标准、安全有效。对基因工程类药物的生产全过程和最终产品，各国均制订了严格的质量控制标准。虽然制订格式略有差异，但基本内容是相同的。其质量标准一般包括：药物名称、基本要求、制造、检定、保存、运输和有效期，主要内容如下。

一、药物名称与基本性质

药物名称包含中文名称、汉语拼音、英文名称。阐述该产品的表达系统和制剂类型，以及是否含有稳定剂、防腐剂和抗生素。

二、基本要求

生产和检定用设施、原材料及辅料、水、器具、动物等应符合"凡例"有关要求。

生产设施要符合现行版中国《药品生产质量管理规范》(GMP) 要求。

直接用于生产和检定生物制品的菌种、细胞、DNA 工程菌和工程细胞，均须经国务院药品监督管理部门批准。主要依据《重组 DNA 产品质量控制要点》《中国生物制品规程》《中国药典》等资料进行管理。

制剂使用的辅料和生产中使用的原材料，其质量应符合《中国药典》(2020 年版) 的规定。如果药典未收载，则必须符合生产和质量控制要求的标准。生产用培养基不得含有可能引起人体不良反应的物质。生产过程中使用的过滤介质，应为无石棉的介质。

生产用水应符合国家饮用水标准，纯化水和注射用水应符合《中国药典》(2020 年版) 的标准。生产用水的制备、贮存、分配和使用及生产用具的处理均应符合我国 GMP 要求。

生产过程中，除非有特殊规定，不得使用青霉素和其他 β - 内酰胺类抗生素。禁止使用抗生素作为防腐剂，在生产过程中，应尽量避免使用抗生素。如必须使用，应选择安全性风险相对低的抗生素，不得超过 1 种，而且后续工艺应保证有效去除制品中的抗生素，去除工艺应经验证，且要测定成品中抗生素残留量，并规定残留量限值。

应尽量避免在注射剂的中间品和成品中添加防腐剂，尤其是含汞类的防腐剂。单剂量注射用冻干制剂中，不得添加任何防腐剂；单剂量注射液应避免添加防腐剂；供静脉用的注射液不得添加任何防腐剂。对于多剂量制品，根据使用时可能发生的污染与开盖后推荐最长使用时间来确定是否使用有效的防腐剂。如需使用，需证明防腐剂不会影响制品的安全性与效力。

培养细胞用牛血清应来源于无牛海绵状脑病地区的健康牛群，其质量符合《中国药典》(2020 年版) 规定。消化细胞用的胰蛋白酶应无外源性或内源性病毒污染。

生产工艺应经过验证，并经国务院药品监督管理部门批准。

三、制造

对工程菌菌种或者细胞株的名称及来源、种子批建立规程、菌种的检定。如干扰素工程菌株在 LB 琼脂平板上的生长状态应为大肠埃希菌集落形态及无杂菌；染色镜检状态应为革兰阴性；对抗生素的抗性应与原始菌种相符；电镜检查应为典型大肠埃希菌形态、无支原体、病毒样颗粒剂其他微生物污染；生化反应符合大肠埃希菌生化反应特征；干扰素表达量应不低于原始菌种的表达量；应用抗干扰素特定亚型的血清做中和实验，证明型别无误；质粒酶切图谱应与原始质粒相符；目的基因核苷酸序列检查应与批准的序列一致。

对种子液的制备和发酵液的制备、初步纯化和高度纯化的检定，应符合申报的工艺资料。

对原液的检定包括生物学活性检查。如干扰素采用细胞致病变法检测其活性，使用半微量凯氏定氮法检测其蛋白质含量，计算生物学活性与蛋白质含量的比值，求出比活力。

对原液纯度的检测，包括电泳法、HPLC、分子量、外源性 DNA 残留量、鼠 IgG 残留量、宿主细胞蛋白质残留量、残留抗生素量、细菌内毒素检查、等电点、紫外光谱、肽图、N 端氨基酸测序。

对半成品检定使用稀释液配制半成品，稀释液的配方需经过批准，稀释后立即除菌过滤，即成半成品溶液，保存于 2~8℃ 使用。半成品检定内容有细菌内毒素检查和无菌检查。

对于成品的检定内容有鉴别试验（免疫印迹法）、物理检查，如外观、可见异物、装量；化学检定，如 pH 值和渗透压摩尔浓度、生物活性、残余抗生素活性、无菌检查、细菌内毒素检查、异常毒性检查。

四、检定

1. 鉴别 鉴别为判断药物真伪，鉴别试验应具有高度特异性。可根据生物药物的特性，选择理化、生物和/或免疫学方法中的一种或几种进行鉴别试验。生物大分子多采用免疫印迹试验对产品进行鉴别，此时需设蛋白质分子量标准品（Marker），并在转移前做电泳对照。随着对蛋白特性和本质的不断认识，也可采用如毛细管区带电泳、毛细管等点聚焦电泳、高效液相色谱等，通过与参比品的比较进行产品鉴别。同时，在质量标准描述时还要纳入对主要峰或条带成分的数目和比例控制。注意，所有实验方法应规范。

2. 纯度和有关物质分析 至少应采用两种不同原理的分析方法进行检定。现行版药典一般包括非还原 SDS - PAGE 方法和 HPLC 方法。进行 SDS - PAGE 分析时，如采用银染法，上样量应不少于 5μg；如采用考马斯亮蓝染色，上样量应不少于 10μg。结果应显示预期条带，经扫描，产品纯度一般应至少大于 95%。如出现次带（含量小于 5%），应对次带的性质进行分析，并在质控方法描述中予以体现。进行 HPLC 分析时，应采用多种分离原理的色谱介质（如分子筛色谱、反相色谱和离子交换色谱等），应明确所使用色谱柱的型号及选择的理由。当色谱分离的结果为多个峰时，说明蛋白质产品不均一，应尽可能去分析确证这些峰对应的异构体成分，分析它们与生物药物活性或体内代谢、免疫原性的关系，必要时需进行含量控制。

3. 含量测定 一般采用理化方法和/或免疫学方法对大分子生物药物进行含量测定，应选择适宜的参考品作对照。对于蛋白含量，也能通过一个绝对定量的方法测定，要求对含量测定方法进行溯源和验证，如果偏差过大，需考虑其他方法重新检测。

4. 生物活性测定 各种产品质量检定方法的不同主要体现在活性测定方法上。生物活性测定方法的研究，通常难度较大，因为所确定的活性测定方法不但应能反映产品的活性，而且要求定量、专一性强、重现性好。一般要求活性测定方法原理应尽可能与制品的作用机制相关。如为已收载于药典的品种，应采用药典中规定的方法；如为仿制产品，应尽可能采用与国外产品相同的测定方法，并采用与之相同的标准品（或参考品），以保证与被仿制品活性单位相当；如为创新药，应研究建立测定方法，并建立自己的参考品。如拟采用与药典或被仿制品不同的测定方法，应提供两种方法的相关性研究资料。凡采用较成熟测定方法的，可适当减少方法学研究资料，但应注意对成熟方法适用性的研究；否则，应提供详细的研究及验证资料。每一种测定方法，均需提供方法学研究资料，附有关国外参考文献，提供检定用标准品或参考品。此项工作对于生物制品的质量研究和质控标准的建立，意义非常重大。

5. 残余 DNA 含量检定 检测限度需根据工艺验证及临床批次结果和生物药物在人体的暴露情况制定，一般应小于 10ng/剂量。对于采用致瘤性风险较大的哺乳动物细胞系生产的生物药物及人体暴露量较大的生物药物，应制定更高的 DNA 残留量控制限度标准。现行版药典方法为 DNA 探针杂交法和荧光染色法，目前正在研究采用定量 PCR 方法代替。

6. 残余宿主蛋白含量 一般采用 ELISA 的方法。多数情况下采用商业化检测试剂盒进行检测。需进行试剂盒的适用性分析，必要时还应根据自身产品特点建立特异性更高的检测方法。目前，大部分已批准上市的生物药物的残余宿主蛋白含量均规定在 0.1% 以下，但这些药物的临床单次给药剂量较低。如某一产品的拟用药剂量较高，需要多次给药，在人体内的暴露量较大，则应根据临床的实际适当提高该标准。

7. 生产过程中使用有潜在毒性物质的检查　如果生物药物在生产中可能会用到一些对人体不安全的物质（如动物血清、消泡剂、有机溶剂、抗生素、蛋白酶、活化/偶联试剂等），需在原液和/或终产品中检测其残留量，制定合理的含量限度标准并提供制定依据。采用的检测分析方法应满足检测该物质的专属性、灵敏度、特异性等要求。

8. 其他　生物药物的一些常规检定项目，如无菌、内毒素、外观、渗透压、不溶性微粒、pH、热原、异常毒性检测等，可参照《中国药典》三部中的相应规定进行检定。

由于生物药物具有易变性，某些指标在储存过程中容易发生变化，这会给标准的制定带来困难。如在储存过程中某种蛋白药物的氧化形式由 5% 增加到 10%，而研究结果显示，尤其是临床研究数据表明含 10% 氧化形式的药物仍是安全、有效的，这时如果将合格标准定为小于 5%，则投放市场后的产品检定结果可能会超过标准限度；如定为小于 10%，则存在风险。为了解决这种问题，国外有些企业采用两种标准，即出厂标准（release specification）和有效期内标准（end of shelf life specification），其中出厂标准高于有效期内标准，由此既可以保证产品在有效期内的检定结果都合格，又可以保证临床使用中的安全有效性。一些国内研制的生物药物有时也会遇到同样的问题，国外的上述做法值得借鉴。

此外，一个生物药物质量限度标准的制定，除了需结合生产中多批次质量检测的结果外，还需结合稳定性研究和临床试验批次的质量分析结果进行综合考虑。为加强产品质量管理及保证临床用药的安全有效，应结合临床试验的安全性和有效性，总结提炼出生物药物的关键质量属性，并科学制定限度标准。

质量标准的研究不仅仅局限于申报临床和生产阶段，还需随着工艺的改进不断深入对生物药物关键质量属性的认识，并在产品的整个生命周期中不断进行修订和完善。

在生物类似药的产品开发中，还应该遵照现行版的《生物类似药研发与评价技术指导原则》，开展与原研参照药全面的质量比对研究。

第四节　实例分析

一、重组肿瘤坏死因子 - α

肿瘤坏死因子 - α（TNF - α）也称为细胞毒素（cytotoxin，CTX）、坏死素（necrosin）、巨噬细胞细胞毒因子（marcophage cytotoxic factor，MCF）等。在体内，肿瘤坏死因子 - α 由单核巨噬细胞产生；体外包括 NK 细胞、T 细胞、B 细胞、嗜酸性粒细胞、嗜碱性粒细胞、成纤维细胞、树突细胞、脂肪细胞、星形细胞、神经元、角质细胞、乳腺和结肠的上皮细胞等，以及一些肿瘤细胞（乳腺癌、卵巢癌细胞）都可以产生 TNF - α。

TNF - α 能诱导敏感细胞的凋亡，可快速、不可逆地抑制粒系肿瘤细胞的生长，且无需淋巴或巨噬细胞的参与；TNF - α 可抑制造血，引起红细胞减少，增强巨噬细胞的杀伤功能，增强其促进免疫应答的能力，对炎症局部的中性粒细胞的活性和聚集也有促进作用。TNF - α 在骨质吸收和重建中起重要作用。

TNF - α 的全身副作用大，国内针对肿瘤治疗的改构体已批准上市，一般临床使用均为肿瘤局部给药。TNF－α能在局部通过增强免疫细胞功能、诱导炎症反应而改善宿主的防御机制。有报道在临床使用 TNF－α治疗黑色素瘤、结肠癌、Kaposi 肉瘤、乳腺癌、肝癌、头颈部肿瘤、卵巢癌和神经胶质瘤等晚期肿瘤患者。局部用药的疗效明显高于全身用药。TNF－α的副作用包括寒战、发热、低血压、疲劳、恶心呕吐、肌肉疼痛、腹泻和体重减轻等，但最大耐受剂量随不同输入方法而异，临床受试者个体副作用差异不同。TNF－α单独应用效果不佳，但在体外与 IFN、IL－2、化疗药物等联合使用有协同作用。

（一）质量标准研究内容

TNF－α为典型多肽重组制品，对其质量控制主要通过结构确认、蛋白特性、纯度、残留杂质几个方面来进行，见表 16－1。

表 16－1　TNF－α的质量标准

检测项目	检测方法	规定标准
原液		
生物学活性	L929 细胞毒性方法	无
蛋白质含量	Lowry 法	无
比活性	生物学活性/蛋白质含量	$\geqslant 1.0 \times 10^8$ IU/mg
分子量	还原型 SDS－PAGE	$\geqslant 95.0\%$
HPLC 纯度	HPLC	$\geqslant 95.0\%$
紫外光谱	紫外光谱扫描	(278 ± 3) nm
等电点	等点聚焦电泳	5.5～7.0
肽图	胰蛋白酶裂解后，RP－HPLC 测定	与对照品图形一致
N 端序列	Edman 降解法	(M) VRSSSRTPSDKPVAH
外源性 DNA 残留量	荧光染色法	$\leqslant 10$ng/剂量
宿主菌蛋白残留量	酶联免疫吸附法	$\leqslant 0.1\%$
残余抗生素活性	培养法	阴性
细菌内毒素	凝胶法	$\leqslant 10$EU/剂量
成品		
鉴别实验	斑点免疫法或免疫印迹法	应为阳性
外观	肉眼观察	白色疏松固体，加水后溶解为澄明液体
pH	电位法	6.5～7.5
水分	费休氏实验	$\leqslant 3.0$
不溶性微粒	光阻法	应符合规定
装量差异	重量法	应符合规定
渗透压摩尔浓度	冰点下降法	应符合规定
效价测定（IU/ml）	L929 细胞毒性方法	无菌生长
细胞内毒素检查	凝胶法	<10EU/支
异常毒性	小鼠试验法	无异常反应，动物健存，体重增加

（二）生物学活性测定

1. 原理　TNF 效价测定采用 L929 细胞株。适当浓度的 TNF 对 L929 细胞具有杀伤作用，用细胞染色液对存活的 L929 细胞染色，可以得到 TNF 的效应曲线。按 50% 最大效应点的稀释倍数可以折算为待检样品中 TNF 的效价，测定结果需用 TNF 效价标准品校正。

2. 材料和试剂

（1）完全培养基 1　DMEM 培养液添加 10% FBS（V/V）。置于玻璃或塑料瓶中，4℃ 条件下保存。使用期限不得超过产品标示有效期。

（2）完全培养液 2　DMEM 培养液添加 3% FBS（V/V）、0.7μg/ml 放线菌素 D。置于玻璃或塑料瓶中，4℃ 条件下保存。使用期限不得超过产品标示有效期。

（3）L929 细胞株　成纤维细胞，来源于鼠结缔组织，梭状。

（4）细胞染色液　自行配制或市购，根据染色液种类选择合适染色方法。

（5）标准品　TNF 效价测定标准品。

3. 实验步骤　具体介绍如下，其中，步骤（1）～（5）应于无菌条件下进行。

第一天：

（1）铺板　消化和收集 L929 细胞，用完全培养液 1 配成 1.5×10^{5}/ml 的细胞悬液，接种于 96 孔细胞培养板中，每孔 100μl。37℃、5% CO$_2$ 条件下培养 18～24h（镜检细胞布满孔底面积 80% 以上）。

第二天：

（2）制备样品溶液　取 1 支标准品按说明书配成标准样品溶液。取规定数量的待检样品按说明书配成待检样品溶液。

（3）制备样本溶液　用完全培养基 2 将标准样品溶液稀释至 100IU/ml；根据情况用完全培养基 2 将待检样品溶液稀释至约 100IU/ml，每步稀释不得超过 10 倍。按以上预稀释程序制备的溶液称为样本溶液。

（4）制备样本梯度　于 96 孔细胞培养板中，在 A6、A7 各孔中每孔加入 200μl 标准样本溶液，在 A2、A3；A4、A5；A8、A9；A10、A11 各孔中每孔加入 200μl 各待检样本溶液，每个待检样品做 2 个复孔。第 2～11 列其余各孔加入 150μl 完全培养基 2。自 A 行取 50μl 至 H 行作 4 倍稀释，每孔留 150μl 余液。

（5）加样　取步骤（1）制备的细胞培养板，吸去各孔上清。将步骤（4）制备的实验样本梯度按位置对应关系移入该细胞培养板，每孔 100μl。37℃、5% CO$_2$ 条件下培养 18～24h（镜检标准样本的 50% 病变点在 D 或 E 行）。

第三天：

（6）染色　染色及脱色步骤参照各染色液说明书。

（7）比色　设定合适波长，记录测定结果。

4. 结果计算　对各实验样品的各实验点 OD 值、预稀释倍数、样本梯度等数据采用手工绘图或计算机程序进行处理，分别计算各实验样品的半效稀释倍数，即从样本溶液至相当于标准品 50% 最大效应点的稀释倍数，并按下式计算实验结果：

$$待检样品效价 = 标准品效价 \times \frac{待检样品预稀释倍数}{标准品预稀释倍数} \times \frac{待检样品半效稀释倍数}{标准品半效稀释倍数}$$

二、阿达木单克隆抗体

TNF－α 是一种在炎症和免疫应答中自然出现的细胞因子。研究发现在类风湿关节炎患者的滑膜液中，TNF-α 水平升高，并在病理性炎症和关节破坏方面起重要作用。针对 TNF 活性起抑制作用的抗体、可溶性受体的开发研究在国内进展很快，作为抗炎药主要针对痛风症、克罗恩病、糖尿病等。

阿达木单抗系在中国仓鼠卵巢细胞中表达的重组全人源化 TNF-α 的单克隆抗体注射剂。阿达木可特异性地与 TNF-α 结合并阻断其与 p55 和 p75 细胞表面 TNF-α 受体的相互作用。有补体存在的情况下，阿达木单抗也可促进表面有 TNF-α 表达的细胞发生裂解。阿达木单抗还对由 TNF 诱导或调节的生物应答起到调控作用，使造成白细胞位移的粘连分子的水平发生改变。

阿达木单抗适用于类风湿关节炎。与甲氨蝶呤合用，用于缓解抗风湿性药物（DMARD）治疗无效的，包括甲氨蝶呤疗效不佳的成年中重度活动性类风湿关节炎患者。与甲氨蝶呤联合用药，可以减缓患者关节损伤的进展，并且可以改善身体机能。

（一）质量标准

阿达木制剂质量标准见表 16-2。

表 16-2　阿达木制剂的质量标准

检测项目	检查方法	规定标准
外观	直接观察法	符合规定
可见异物	直接观察法	应符合《中国药典》规定
不溶性微粒	光阻法	应符合《中国药典》规定
装量	重量法	应符合《中国药典》规定
蛋白质含量	紫外分光光度法	符合规定
pH	电位法	符合规定
渗透压摩尔浓度	冰点下降法	符合规定
电荷异质性	阳离子交换色谱（CEX-HPLC）	供试品电荷变异体液相图谱与参比品一致
纯度检查	分子排阻色谱（SEC-HPLC）	供试品和参比品单体峰的保留时间差异应不高于 2%，按面积归一化法计算，供试品单体峰面积应不低于 98.0%
纯度检查	毛细管凝胶电泳（CE-SDS）	供试品非还原型 CE-SDS 电泳图谱应与参比品一致；还原型 CE-SDS 电泳测定，供试品重链、轻链之和应不低于 95.0%
结合活性	ELISA 法	供试品结合活性应为参比品的 65%~130%
生物学活性	TNF-α 毒性中和法	供试品生物学活性应为参比品的 80%~125%
无菌检查	薄膜过滤法	应符合《中国药典》规定
细菌内毒素检查	动态显色法	应符合《中国药典》规定
异常毒性检查	小鼠法	应符合《中国药典》规定

（二）质控要点

1. 电导率　首先用电导率标准品对电导仪进行校准，校准后测定样品，数值稳定后记录结果。以上步骤均需要在 25℃ 水浴中进行。

2. 肽图谱　阿达木是抗人肿瘤坏死因子（TNF-α）的全人源单克隆抗体，是人单克隆 D2E7 重链和轻链经二硫键结合的二聚物。首先将分子还原和烷基化，置换缓冲体系后，加入胰蛋白酶酶解，37℃ 水浴反应 4h 后加入 TFA 终止酶解，再用反相 HPLC 分离肽段，供试品主要图谱应与参比品一致，如图 16-1 所示。

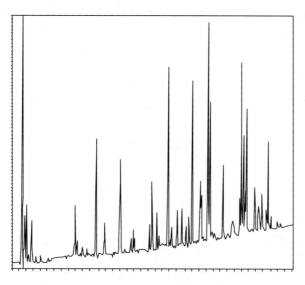

图 16 - 1　阿达木单抗肽图图谱

3. **寡糖图谱**　单抗分子的糖基化对保持蛋白生物活性至关重要。寡糖图谱的检测方法主要包括以下几个步骤；用糖苷酶将寡糖从阿达木分子中释放出；冰乙醇沉淀纯化后，荧光染料标记；再用糖分析色谱柱进行分离，根据不同类型的寡聚糖吸收峰面积计算其相对百分比值（图 16 - 2）。

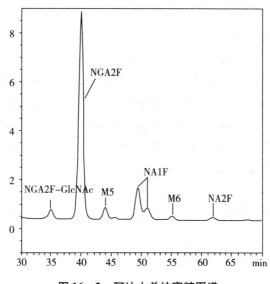

图 16 - 2　阿达木单抗寡糖图谱

4. **聚合物**　可采用适合分离分子量为 10 ~ 500kDa 蛋白质的色谱柱，以适当浓度的 Na_2HPO_4、NaCl（pH 7.5）缓冲液为流动相，上样量应不低于 40g，流速为 0.5ml/min；检测波长为 214nm。供试品单体峰面积应不低于 98.0%。

5. **阳离子交换色谱（CEX - HPLC）**　采用阳离子交换色谱柱，流动相 A 液为 0.01mol/L Na_2HPO_4（pH 7.5），流动相 B 液为 0.01mol/L Na_2HPO_4/0.5mol/L NaCl（pH 5.5），上样量为 100μg，检测波长为 280nm。供试品电荷变异体液相图谱与参比品一致；赖氨酸变异体峰（Lys0、Lys1、Lys2）面积总和应不低于 75.0%（图 16 - 3）。

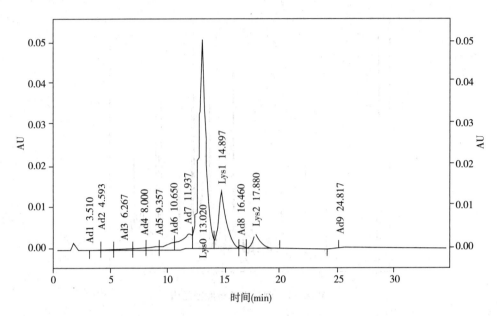

图 16 – 3　阿达木单抗阳离子交换色谱图谱

6. 毛细管凝胶电泳（CE – SDS）　　毛细管凝胶电泳分为非还原型和还原型电泳图谱。非还原样品中加入碘乙酰胺水溶液进行烷基化；还原样品中加入 β – 巯基乙醇溶液还原，孵育离心后进行上样。毛细管经过预处理和预填充后开始 10kV 反相极性进样，15kV 下运行 40min，样品室温度和毛细管温度均为 18 ~ 22℃。

结果分析：还原型电泳纯度为重链、轻链的修正峰面积之和。非还原型电泳纯度为主峰的修正峰面积占所有峰修正峰面积之和的百分比。

7. 外源性 DNA 残留量　　外源性 DNA 残留量测定采用的是磁珠法核酸提取试剂盒和 DNA 定量试剂盒。首先提取 DNA，然后制备 DNA 标准品溶液，用 DNA Dilution Buffer 将 CHO DNA Control 配成 3000pg/μl、300pg/μl、30pg/μl、3pg/μl、0.3pg/μl、0.03pg/μl、0.003pg/μl 的标准品溶液。实时定量 PCR 仪的反应条件为：95℃预变性 10min，95℃变性 15s，60℃退火（延伸）1min，40 个循环。

按照公式计算 DNA 残留量：

DMA 残留量（pg/mg 蛋白）＝ DNA 检测值（pg/μl）×提取后体积（μl）/提取蛋白含量（mg）。

（三）生物学活性测定

阿达木单抗的生物学活性测定法是一种比较成熟的 TNF – α 毒性中和法，通过比较阿达木参比品与供试品对 TNF – α 的中和程度，以决定供试品的效价。试验方法简述如下。

（1）溶液配制　　配制含 10% FBS 的完全培养基；放线菌素 D 用 DMSO 复溶后，用完全培养基稀释至适宜浓度；rHu – TNF – α 用完全培养基溶液稀释至适宜浓度。

（2）细胞处理　　L929 细胞消化离心后，用完全培养基将细胞浓度调整至 2×10^5 ~ 3×10^5 个/ml，以 100μl/孔加入 96 孔板中，培养 18 ~ 24h。

（3）参比品及供试品稀释　　用完全培养基溶液将参比品及供试品稀释至适宜浓度，通过梯度稀释制备 8 ~ 10 个曲线测定点。

（4）将系列稀释的参比品和供试品溶液转移到细胞板，50μl/孔，每孔各加入 25μl 稀释好的 rHu – TNF – α 溶液和放线菌素 D。在 37℃、5% CO$_2$ 下，培养 24h。

（5）细胞染色和读板　每孔加入 20μl MTS，37℃、5% CO_2 条件孵育 3h，读取 A_{490}/A_{630} 的吸光度。

（6）结果计算　通过下式计算试验结果

$$相对百分效价（\%）=参比品\ EC_{50}/供试品\ EC_{50}×100\%$$

（7）典型图谱　见图 16-4。

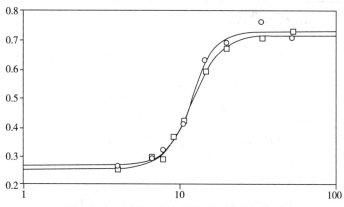

图 16-4　阿达木单抗生物学活性测定图谱

生物学活性测定时值得注意的问题：

（1）要保证 L929 细胞的活率在 90% 以上。

（2）放线菌素 D 遇光不稳定，因此要注意避光保存。

（3）实验中应设置阳性对照和阴性对照。

基于 L929 细胞的 TNF-α 毒性抑制法，优点是 L929 细胞培养方法简单，试验方法耐用性较好，操作简便；缺点是相比其他测活细胞（如 WEHI 细胞），L929 细胞测活的试验周期较长，需要 3 天。

三、乙型脑炎灭活疫苗（Vero 细胞）

流行性乙型脑炎是由三带喙库蚊等蚊虫传播的一种急性传染脑炎疾病，其病死率和致残率高，是威胁人群特别是儿童健康的主要传染病之一。

目前，中国采用 Vero 细胞制备乙型脑炎灭活疫苗。其生产流程为 Vero 细胞培养，细胞成致密单层后，接种 P3 株乙型脑炎病毒液，洗换，多次收获后经甲醛灭活，超滤浓缩，纯化（超速离心或色谱），稀释，加稳定剂，冻干后即获得纯化乙型脑炎脑炎灭活疫苗。

1. 疫苗成分、理化特性及免疫原性　Vero 细胞乙脑疫苗有效成分为灭活的乙型脑炎病毒 P3 株，成品中添加的辅料主要包括明胶、麦芽糖、人血白蛋白，疫苗稀释剂为灭菌注射用水。本品为冻干制剂，呈白色疏松体，水分不高于 3.0%，复溶后为无色澄明液体，无异物。

2. 质量控制要点及质量标准　合格的疫苗成品需要对生产过程进行严格的质量控制。以疫苗原液及成品的检定项目为例，以下列出了 Vero 细胞乙型脑炎疫苗其原液及成品的各项检定项目，分别见表16-3、表16-4。

表 16-3　Vero 细胞乙型脑炎疫苗原液检定项目和质量标准

项目	检验方法	质量标准
无菌检查	薄膜过滤法、直接接种法	无菌生长
病毒灭活验证检查	小鼠脑内接种法	除处死、非特异性死亡外，全部健存

续表

项目	检验方法	质量标准
蛋白质含量	Lowry 法	按批准的标准
抗原含量	ELISA	按批准的标准

表 16 – 4　Vero 细胞乙型脑炎疫苗成品检定项目和质量标准

项目	检验方法	质量标准
鉴别试验	ELISA	（+）
外观	肉眼观察	白色疏松体，复溶后无色澄明液体，无异物
水分	费休氏法、甲苯法	不高于 3.0%
游离甲醛	比色法	不高于 $10\mu g/ml$
效价测定	免疫小鼠血清中和抗体测定法	$T\geq(RA+RB)/2-0.33$
热稳定性	37℃加速破坏试验	$T\geq(RA+RB)/2-0.33$
牛血清白蛋白残留量	ELISA	不高于 50ng/剂
抗生素残留量	ELISA	不高于 50ng/剂
Vero 细胞 DNA 残留	DNA 探针杂交法	不高于 100pg/剂

3. 检测方法

（1）病毒滴度采用小鼠脑内接种法，计算 LD_{50} 值。该法是药典载入的方法，但要求操作人员具备熟练的动物实验技能，以免造成过多的非特异性死亡。

（2）抗原含量的测定，目前采用的是 ELISA 双抗体夹心法，该法是由北京天坛生物制品股份有限公司制备的乙脑抗原定量检测试剂盒，采用乙脑病毒 E 蛋白的单克隆抗体包板，具有较好的特异性。

（3）成品的免疫原性，即效价测定仍采用免疫小鼠血清中和抗体测定法，以噬菌斑减少中和试验测定中和抗体为准。该法的参考疫苗以及中和试验阳性血清均为国家药品检定机构提供。用疫苗免疫小鼠后采集小鼠血清，以噬菌斑减少中和试验测定血清中抗乙脑病毒的中和抗体。试验要求病毒对照组的噬菌斑平均数在 50～150 之间，否则试验不成立，应重试。

（4）疫苗安全性试验，即疫苗的灭活安全试验，是在乙脑病毒原液的检定阶段，通过病毒灭活验证试验进行的安全性检定。取灭活后病毒液同时进行小鼠脑内接种和腹腔接种，小鼠脑内接种经过盲传 3 代，通过小鼠健存的比率确定有无活的病毒存在，以证明原液的灭活效果。

（5）脑内致病力毒性逆转试验，为生物制品的异常毒性检查，系生物制品的非特异性毒性的通用安全试验，检查制品中是否污染外源性毒性物质以及是否存在意外的不安全因素。除另有规定外，异常毒性试验应包括小鼠试验和豚鼠试验。

（6）各种杂质的检查　疫苗不同于一般药品，它来源于活的生物体（细菌、病毒或细胞等），并具有复杂的分子结构，它的生产涉及生产过程中的各种原、辅料，具有较大的变异性和潜在的内源性与外源性污染的危险。疫苗中的杂质主要分为两大类：一类是非有效抗原成分的残留物，如宿主细胞 DNA、宿主细胞蛋白质；一类是疫苗生产过程中的添加物，如牛血清白蛋白、甲醛、抗生素、明胶等。

一般认为，原代细胞的 DNA 不具有致瘤性，如地鼠肾细胞。传代细胞的 DNA 具有致瘤性，如 Vero 细胞。世界卫生组织规定用传代细胞生产的纯化生物制品中宿主细胞 DNA 可小于 10ng/剂，《中国药典》（2020 年版）规定 Vero 细胞乙型脑炎灭活疫苗残余 DNA 含量应不高于 100pg/剂，外源性 DNA 残留量的测定可采用 DNA 探针杂交法和荧光染色法，具体操作见第三章。

过敏反应率的增加自然与反复多次接种有关，但疫苗内残留的异种蛋白质成分却不容忽视。因此纯化工艺的改进和检测技术的提高，则不失为提高疫苗质量、减少疫苗过敏反应的有效途径之一。虽然目前尚缺乏能够引起过敏反应的宿主细胞蛋白质最低剂量方面的确切数据。但《中国药典》(2020 年版) 在 2015 版药典的基础上，在 Vero 细胞乙脑灭活疫苗的成品检定项目中增加了对于宿主细胞蛋白质留量的测定，采用酶联免疫法，以不高于 2μg/ml 为限。

疫苗中残留的细菌内毒素可引起接种者的发热反应。《中国药典》(2020 年版) 明确规定 Vero 细胞乙型脑炎灭活疫苗中细菌内毒素的含量不超过 50EU/ml，利用鲎试剂来检测或量化由革兰阴性菌产生的细菌内毒素，以判断样品中细菌内毒素的限量。

对于疫苗生产过程中的各类添加物（牛血清、甲醛、抗生素、明胶等）药典中也已经给出了明确的要求。

牛血清主要用于细胞培养，但它也是一种异种蛋白质，如制品中牛血清白蛋白残留量偏高，多次使用能引发机体的过敏反应。《中国药典》(2020 年版) 规定采用酶联免疫法测定病毒类疫苗中残余牛血清白蛋白的含量，应不超过 50ng/剂。

甲醛主要用于病毒收获液的灭活，有人认为日本鼠脑纯化疫苗引起的过敏性不良反应与疫苗内加入甲醛灭活剂引起的变性蛋白质有关。《中国药典》(2020 年版) 规定采用比色法测定游离甲醛含量，乙型脑炎灭活疫苗中游离甲醛含量应不高于 10μg/ml。

抗生素主要用于细胞培养阶段，以降低细菌污染的风险。《中国药典》(2020 年版) 规定采用酶联免疫法测定，抗生素含量应不高于 50ng/剂。

明胶是作为冻干疫苗的稳定剂使用的，接种患者表现为皮肤和呼吸道症状，如荨麻疹和气喘，该类患者的血清中有针对明胶的 IgE 抗体，这类患者可能与加入疫苗内作为稳定剂的明胶有关。明胶主要来源于猪和驴，属于异种蛋白质，可引起过敏反应，因此目前有逐渐被其他类物质所取代的趋势。

扫码"练一练"

重点小结

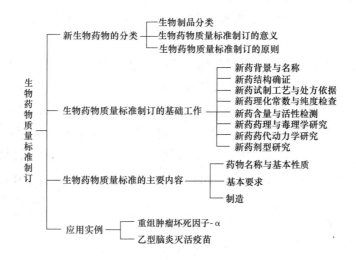

（张怡轩）

参考文献

[1] 杭太俊. 药物分析 [M].7 版. 北京：人民卫生出版社，2011.

[2] 郑一美. 药物分析与质量控制 [M].2 版. 北京：化学工业出版社，2014.

[3] 何华. 生物药物分析 [M].2 版. 北京化学工业出版社，2014.

[4] 赵春杰. 药物分析 [M]. 北京：清华大学出版社，2012.

[5] 张冬青. 生物药物分析 [M]. 广州：华南理工大学出版社，2008.

[6] 白秀峰. 生物药物分析 [M]. 北京：中国医药科技出版社，2002.

[7] 王镜岩，朱圣庚，徐长法. 生物化学 [M]. 北京：高等教育出版社，2002.

[8] 毕开顺. 实用药物分析 [M]. 北京：人民卫生出版社，2015.

[9] 姚文兵. 生物化学 [M].7 版. 北京：人民卫生出版社，2011.

[10] 吴梧桐. 现代生化药学 [M]. 北京：中国医药科技出版社，2002.

[11] 厉保秋. 多肽类药物研究与开发 [M]. 北京：人民卫生出版社，2011.

[12] 吴晓英，范一文，周世水. 生物药物分析与检验 [M].2 版. 北京：化学工业出版社，
     2011.

[13] 于广利，赵峡. 糖药物学 [M]. 青岛：中国海洋大学出版社，2012.

[14] 刘吉成，牛英才. 多糖药物学 [M]. 北京：人民卫生出版社，2008.

[15] 吴梧桐. 酶类药物学 [M]. 北京：中国医药科技出版社，2011.

[16] 袁勤生. 现代酶学 [M]. 上海：华东理工大学出版社，2007.

[17] 周海钧. 药品生物鉴定 [M]. 北京：人民卫生出版社，2005.

[18] 达恩 J. A. 克罗姆林. 制药生物技术化学 [M]. 北京：化学工业出版社，2005.

[19] 吴晓英. 生物药物分析与检验 [M].2 版. 北京：化学工业出版社，2011.

[20] 中国药品生物制品检定所，中国药品检验总所. 中国药品检验标准操作规范 [M].
     北京：中国医药科技出版社，2010.

[21] 奥斯伯（Ausubel, F. M.）. 精编分子生物学实验指南 [M].5 版. 北京：科学出版
     社，2008.

[22] 沈倍奋，陈志南，刘民培. 重组抗体 [M]. 北京：科学出版社，2005.

[23] 王廷华，李官成. 抗体理论与技术 [M]. 北京：科学出版社，2005.

[24] 甄永苏，邵荣光. 抗体工程药物 [M]. 北京：化学工业出版社，2002.

[25] 王军志. 生物技术药物研究开发和质量控制 [M]. 北京：科学出版社，2002.

[26] 董志伟，王琰. 抗体工程 [M].2 版. 北京：北京医科大学出版社，2002.

[27] 王军志. 疫苗的质量控制与评价 [M]. 北京：人民卫生出版社，2013.

[28] 侯继锋，张庶民，王军志. 世界卫生组织血液制品管理规范及技术指导原则选编
     [M]. 北京：军事医学科学出版社，2012.

[29] 倪道明. 血液制品 [M].3 版. 北京：人民卫生出版社，2012.

[30] 王憬惺. 血液制品 [M].2 版. 北京：人民卫生出版社，2002.

[31] 赵铠，章以浩，李河民. 医学生物制品 [M].2 版. 北京：人民卫生出版社，2007.

［32］ 周海钧. 药品生物鉴定［M］. 北京：人民卫生出版社，2005.

［33］ 中国药品生物制品检定所，中国药品检验总所. 中国药品检验标准操作规范［M］. 北京：中国医药科技出版社，2010.

［34］ 时潇丽，姚春霞，林晓，等. 多糖药物应用与研究进展［J］. 中国新药杂志，2014，23（9）：1057.

［35］ 薛依婷，李春霞，管华诗，等. 硫酸多糖类药物含量测定方法研究进展［J］. 中国药学杂志，2014，49（4）：271.

［36］ 赵艳，毕荣宇，牟德华. 真菌多糖定量检测方法研究进展［J］. 食品与机械，2012，28（6）：264.

［37］ 王国佳，曹红. 香菇多糖中药注射液含量测定方法的改进［J］. 解放军药学学报，2012，28（2）：139.